现代医学
临床麻醉应用

贺 鹏 等主编

上海科学普及出版社

图书在版编目（CIP）数据

现代医学临床麻醉应用／贺鹏等主编. —上海：上海科学普及出版社，2023.9
ISBN 978-7-5427-8623-4

Ⅰ.①现… Ⅱ.①贺… Ⅲ.①麻醉学 Ⅳ.①R614

中国国家版本馆CIP数据核字（2023）第254493号

统　　筹　张善涛
责任编辑　郝梓涵
整体设计　宗　宁

现代医学临床麻醉应用
主编　贺　鹏　等
上海科学普及出版社出版发行
（上海中山北路832号　邮政编码200070）
http://www.pspsh.com

各地新华书店经销　山东麦德森文化传媒有限公司印刷
开本 787×1092 1/16　印张 23.25　插页 2　字数 595 000
2023年9月第1版　　2023年9月第1次印刷

ISBN 978-7-5427-8623-4　定价：198.00元
本书如有缺页、错装或坏损等严重质量问题
请向工厂联系调换
联系电话：0531-82601513

编委会

前　言

　　麻醉学是一门以生理、病理生理、药理为基础的综合性临床学科,其范畴涵盖临床麻醉、急救复苏、重症监测及疼痛治疗等诸多方面,它通过运用有关麻醉的基础理论和技术来实现消除患者的手术疼痛、保证患者的安全,为手术创造良好的条件。医学科学的发展促进了麻醉学基础、麻醉药物、麻醉方法的进步,这就要求麻醉科医务人员必须不断学习、丰富临床经验、掌握最新的技术方法,以更好地帮助患者减轻术中痛苦。为了适应现代麻醉学的新发展阶段,编者编写了《现代医学临床麻醉应用》一书。

　　本书从发展的角度对麻醉学的基础知识、临床应用做了详细阐述,先简单概述了麻醉学基础、临床常用麻醉方法与术后镇痛的内容,再逐渐深入讨论,对眼科麻醉、耳鼻咽喉科麻醉、口腔颌面外科麻醉等临床常见麻醉进行了重点阐述,包括麻醉前评估、麻醉准备、麻醉方法、麻醉管理和麻醉监测等麻醉内容。本书深入浅出、内容新颖、语言精练,秉承理论和实践相结合的原则,突出各种麻醉技术的实施要点,覆盖麻醉学的多个领域,具有科学性、新颖性、强指导性的特点。本书不仅可以作为麻醉专业人士的参考读物,也有助于相关学科的住院医师、研究生、进修医师提高临床水平。

　　由于麻醉学相关知识更新迅速,加之编者日常工作繁重、编写时间紧张、编写经验有限,在编写过程中难免存在局限性,故书中出现的各种疏漏甚或谬误之处,恳请广大读者见谅,并望批评指正。

《现代医学临床麻醉应用》编委会

2023 年 6 月

目 录

第一章

麻醉学基础

第一节　病情评估与术前准备

麻醉前病情评估主要包括4个方面工作：①次日进行的择期手术；②当天的手术室外和日间手术；③急诊手术；④重大和特殊手术应有多学科术前讨论。手术患者较多的医院开设麻醉科门诊评估，多数医院在手术前1天由麻醉医师访视患者。

一、麻醉前访视与检查

(一)复习病史

1.现病史

通过查阅病历及与患者本人谈话，充分了解目前存在的外科问题及本次手术的部位、方式、目的、时间及出血程度。同时掌握患者当前的健康状况，是否妊娠，以及当前并存内科疾病，如糖尿病、高血压、心脏疾病、哮喘、慢性支气管炎、阻塞性睡眠呼吸暂停综合征、甲状腺功能以及神经精神系统疾病，明确是否已接受治疗以及接受何种治疗，疗效如何。最后对器官功能状态做出评估。

2.既往麻醉手术史

以往使用的麻醉药物、麻醉方法、麻醉效果及是否出现麻醉相关并发症，后遗症及麻醉药物过敏史。同时应了解既往麻醉期间是否出现过危险情况如困难通气或困难气道，恶性高热等。此外，询问以往手术方案，评估其可能对本次麻醉造成的影响。

3.家族史

家族遗传病及治疗情况。

4.个人史

运动耐力、吸烟饮酒史和过敏史。

(二)调整术前治疗用药

注意术前使用的治疗用药持续时间及用药剂量、不良反应及药物过敏史。关注术前用药对麻醉的影响，是否需要调整用药剂量或停止用药。包括术前使用违禁药物及饮酒情况。重点了解以下几方面。

1.心血管用药

了解患者使用抗高血压药的种类、剂量及疗效,一般应使用至手术当天早晨,但用β受体阻滞剂及钙通道阻滞剂的患者麻醉诱导及维持过程易发生低血压。地高辛应依据心率和心脏功能调整剂量。

2.激素

3个月内用过糖皮质激素患者,术前应加用激素,可在术前1天肌内注射甲泼尼龙40 mg,术中也静脉注射甲泼尼龙40~80 mg或静脉滴注氢化可的松100 mg。

3.利尿药与降糖药

术前停用利尿药,并注意有否低钾血症。手术当天停用降糖药。

4.抗凝药和抗血栓类药物

(1)抗凝药与手术治疗。

抗凝治疗的患者在接受外科手术时,围术期应对策略可分为以下几种。①保守策略:指术前停用华法林3~5天,术后尽快恢复华法林治疗;②积极策略:指在围术期停用华法林期间,使用肝素替代。采取何种策略应该根据患者和外科手术的具体情况而定。

牙科小手术、白内障摘除术和人工晶状体植入术,患者术前不必停用抗凝药物。局部应用氨甲环酸或6-氨基己酸有助于减少此类患者的拔牙后出血。需要球后阻滞麻醉的眼科手术应该在术前停用华法林。

胃肠道内镜手术,应根据可能的出血情况来决定是否停用抗凝药。上消化道镜检,出血风险低,一般不需要停药;而对于存在较高出血概率的内镜术如结肠镜、息肉切除及括约肌切开术等则需要停用华法林。

在国际标准化比值(INR)≤1.5,大多数外科手术可以安全实施。如果患者来不及停用香豆素衍生物,根据INR情况,皮下注射10 mg维生素K_1,在8~10小时可纠正华法林的抗凝效果,但有时可能需要追加剂量。尽管维生素K经静脉使用可即刻起效,但有可能导致严重的变态反应,曾有过快速静脉注射致死的报道。对于重症患者如果必须静脉注射时,速度不应超过1 mg/min。对于INR在2~3的患者,口服2 mg维生素K_1可在24小时内纠正华法林的抗凝效果。

人工心脏瓣膜术后、心房纤颤、高凝状态以及深静脉血栓形成患者,停用华法林所带来的风险可能要远大于抗凝治疗。近期发生的静脉血栓栓塞患者(特别是<30天),出现再栓塞的概率高达50%,华法林可以使这种风险降低约80%。因此,择期手术应该尽可能推迟,否则应采用积极策略,即在围术期使用肝素替代,以确保术前和术后INR>2。如果INR在抗凝治疗靶范围之内,术前6小时停用标准肝素,足以保证术中恢复正常的凝血功能。术后12小时可恢复肝素替代治疗(如果存在明显渗血应推迟),直至患者可以口服抗凝药物,最终维持INR>2。动脉系统一旦发生栓塞后果更为严重,因此,动脉栓塞30天以内患者,应推迟其择期手术。对必须手术者,术前应使用静脉肝素替代治疗,而除非该患者术后出血概率较低,否则一般不必像预防静脉栓塞那样积极使用肝素。在重大外科手术后,对此类患者不提倡静脉使用肝素,必要时可考虑皮下注射低剂量标准肝素或低分子量肝素。

对于体内有金属裸支架和(或)药物涂层支架的患者,突然停用抗凝治疗是引发围术期冠脉支架内血栓形成的主要风险因素。为此,保证支架畅通降低支架内血栓形成的围术期抗血小板治疗方案应包括以下几点:①手术期间和术后继续双联抗血小板治疗。②停用氯吡格雷,用短效静脉抗血小板药物接替至手术日,术后尽可能早恢复使用氯吡格雷。③术前停用氯吡格雷但继续使用拜阿司匹林,术后尽可能早恢复使用氯吡格雷。

（2）抗凝药与椎管内麻醉。

皮下注射预防性使用标准肝素,在给药 4 小时后方可进行椎管内穿刺或置管,皮下注射肝素后 2 小时达到峰浓度,如有置管困难应适当推迟下一次给药;在穿刺或置管后 1 小时方可再次给予皮下预防性小剂量标准肝素。

静脉注射标准肝素,应在椎管内穿刺或置管 4 小时前停用;穿刺或置管 1 小时后方可再次静脉使用标准肝素。

如果术中需要继续使用肝素,应该在硬膜外置管 1 小时后使用。

皮下注射预防剂量肝素或静脉使用标准肝素,若要拔出硬膜外置管应在上次使用肝素 4 小时后进行。

对于使用低分子量肝素的患者,椎管内穿刺或置管应在上次应用低分子量肝素 10 小时后进行,术中若需要恢复使用至少应在穿刺置管或拔管 2 小时后。

操作时曾反复穿刺或出血,低分子量肝素恢复使用应推迟 24 小时。

拔除硬膜外导管应在上次使用低分子量肝素 12 小时后进行,恢复其使用至少应在拔管 2 小时后。

对口服抗凝药(如华法林)患者,在进行硬膜外穿刺前应停用 3～5 天,INR 恢复正常后方可穿刺,硬膜外导管拔除后可以恢复使用抗凝药。

术前 36 小时内开始华法林治疗者,不影响患者的凝血状态。

术前是否应停用拜阿司匹林尚有争议,根据我国的实际情况建议术前 7 天停服拜阿司匹林。

(三)体格检查

体格检查包括生命体征(体温、呼吸音、呼吸频率及幅度、心脏听诊情况),神经及精神状态,营养发育,全身有无水肿、贫血、发绀及瘀斑。全身麻醉患者应重点关注张口度,头面颈胸腹有无发育不全或畸形,颈椎及下颌关节活动度等。椎管内麻醉患者应注意脊柱有无畸形及压痛,穿刺部位有无感染等。

(四)实验室常规检查

1.血、尿常规检查

重点了解患者白细胞计数,血红蛋白及血小板计数。了解患者是否存在感染,贫血及凝血功能异常。

2.生化检查

了解肝肾功能,根据肝肾功能决定麻醉药物的选择及使用。明确血钾、血钠、血钙及血糖浓度,防止因电解质紊乱导致的恶性心律失常,合理选择平衡盐液体进行术中补液。

3.凝血功能检查

凝血酶原时间(PT)延长超过 3 秒和(或)凝血活酶时间(APTT)延长超过 10 秒,则禁忌椎管内麻醉。

4.胸片、心电图检查

了解患者心肺情况,对有无气管狭窄或移位,肺部通、换气功能,心电生理活动及心肌缺血可能做出初步判断。

（五）特殊检查

如若患者当前并存内科疾病或存在体格及实验室常规检查的异常,则应进行相关特殊检查。

1.心血管系统

24 小时动态心电图、超声心动图、冠脉造影、心肌酶谱及肌钙蛋白、心房利尿钠肽等。

2.呼吸系统

肺活量检查、动脉血气分析、胸部 CT 等。

3.内分泌系统

甲状腺功能、血尿儿茶酚胺水平等。

二、麻醉危险性估计

（一）麻醉危险因素

与麻醉有关的病死率,目前发达国家仍有 1∶10 000。威胁生命的严重并发症(如心力衰竭、心肌梗死、肺水肿、昏迷、瘫痪等)发生率为 0.7%～22%。造成麻醉死亡的关键在于麻醉处理,即指外科医师和麻醉科医师在术前是否能将患者的全身情况进行充分评估,尽可能纠正或稳定器官功能状态,使患者术前达到最佳状态。但围术期常常存在某些不能被纠正的因素,特别需要在围术期麻醉处理中切实加以重视。

（二）围术期很难纠正的危险因素

（1）年龄因素:新生儿或婴幼儿,以及高龄患者。

（2）医疗设备及医护人员的诊疗水平。

（3）疾病本身的严重程度及手术类型。

（三）病理性危险因素

1.心血管系统疾病

（1）先天性心脏病:房间隔缺损、室间隔缺损如分流量较小的患者对麻醉的耐受力较好;如分流量大可致心力衰竭或严重肺动脉高压,则麻醉和手术的危险性增加。法洛四联症存在红细胞计数增多和右心流出道狭窄,麻醉后易致心排血量骤减和严重低氧血症,麻醉危险性大。

（2）瓣膜性心脏病:麻醉危险性取决于病变的性质及心功能受损程度,应了解有无心力衰竭以及肺血管受累情况,心功能Ⅰ～Ⅱ级瓣膜性心脏病患者麻醉耐受好,Ⅲ～Ⅳ级的患者手术麻醉危险性大。为预防细菌性心内膜炎,瓣膜患者术前应常规使用抗生素。

（3）缺血性心脏病:应明确是否存在心绞痛,是否发生过心肌梗死以及目前心功能情况,有心肌梗死史的患者术后发生心肌梗死的危险性是无心肌梗死史患者的 50 倍,心肌梗死 6 个月内患者不宜进行择期手术。

（4）心律失常:心律失常患者应请内科治疗,室性期前收缩应少于 5 次/分,对快速房颤的患者应控制心率慢于 100 次/分。完全性房室传导阻滞或双束支传导阻滞伴心动过缓(<50 次/分),对药物无反应,以及病态窦房结综合征的患者,术前应安装起搏器。已安装起搏器的患者,应请心脏内科医师会诊和调整设置,对术中使用电刀等电子设备的危险性应充分重视,可能情况下以双极电刀替代单极电刀。

（5）高血压病:麻醉危险性取决于是否存在继发性重要脏器(脑、心、肾)的损害及其损害程度,如合并肥胖及糖尿病,麻醉手术危险性增加。高血压患者术前应使用降压药,使血压控制在 21.3/14.7 kPa(160/100 mmHg)以下,降压药应一直用至手术日晨(肾上腺素能神经阻断性抗高血压药,如利血平等需要术前停药1周)。这类患者的术前准备还应包括改善重要脏器功能、维持水电解质平衡。

对于高血压、冠心病(近期有无心肌梗死,有无接受治疗及接受何种治疗。心肌梗死6个月内不宜进行择期手术)、先天性心脏病、心脏瓣膜疾病、心力衰竭、心律失常的类型及控制情况、糖尿病微血管及大血管病变及慢性主动脉夹层等患者,术中应维持血压稳定于基础血压波动不超过20%范围内,通过调整前后负荷及控制心率,减少心肌氧耗。询问患者目前有无服用抗凝药,术前是否需要调整用药。

2.呼吸系统

慢性支气管炎、慢性阻塞性肺病、支气管哮喘、肺大疱、创伤性湿肺、近期有上呼吸道感染及多发肋骨骨折等患者,应充分了解其术前动脉血氧分压及肺功能,注意其近期有无呼吸道感染,谨防麻醉及术中因气道高反应性出现的喉及支气管痉挛,以及术后肺部感染加重、肺不张及肺大疱破裂导致气胸的可能。

(1)急性呼吸系统感染患者术后极易并发肺不张和肺炎,择期手术必须推迟至完全治愈1周后进行。

(2)慢性呼吸系统疾病术前禁烟至少2~4周,4~8周或以上更佳,术前应练习深呼吸和咳嗽排痰动作,术前3~5天用抗生素治疗。

(3)高危患者术后易并发呼吸功能不全,术前应与家属说明,术后可能需要用呼吸机进行呼吸支持。

3.肝脏疾病

(1)肝脏患者有黄疸,腹水,低蛋白血症和凝血机制障碍,手术麻醉危险性增加。

(2)术前给高蛋白质、高碳水化合物饮食,保肝治疗并给予大量B族维生素、维生素C和必要时静脉滴注GIK溶液(10%葡萄糖液500 mL加胰岛素10 U,氯化钾1 g)。

(3)输注清蛋白或鲜血、血浆,提供凝血因子和血小板。

(4)控制腹水,注意水电解质平衡。

4.肾脏疾病

(1)术前纠正贫血,补充血容量,纠正水和电解质平衡。

(2)避免使用经肾排泄和损害肾功能的药物。

(3)避免使用血管收缩药,以免减少肾血流量,加重肾功能损害。

(4)使用抗生素控制感染。

5.内分泌系统

糖尿病、垂体功能减退、甲状腺功能亢进或减退等患者应注意围术期由于手术及应激反应等导致的原有疾病急剧恶化,出现垂体危象或甲状腺危象。

(1)甲状腺功能亢进(简称甲亢)患者应纠正:①甲亢症状基本控制;②心率慢于90次/分;③血压和基础代谢正常;④蛋白结合碘4小时<25%,24小时<60%后进行手术麻醉;⑤甲状腺激素水平在正常范围(TSH 0~10 mU/L,T_3 1.8~2.9 nmol/L,T_4 65~156 nmol/L,FT_3 3~9 nmol/L,FT_4 9~25 nmol/L)。

(2)糖尿病患者要求术前空腹血糖控制到8.0 mmol/L以下,尿糖阴性或弱阳性。对合并肥胖冠心病的患者应注意预防并发症。术中静脉滴注胰岛素和葡萄糖的比例是1 U : 4~5 g。

(3)嗜铬细胞瘤患者术前用α受体阻滞剂(如酚苄明)和β受体阻滞剂(普萘洛尔)控制血压

和心率,并使血细胞比容低于 0.4。

(4)皮质醇增多症患者和长期使用皮质激素患者术前及术中应加大激素剂量,一般在术前晚和手术日晨各肌内注射甲泼尼龙 40 mg,术中静脉滴注氢化可的松或甲泼尼龙。

6.血液疾病

(1)贫血患者术前用铁剂、叶酸和维生素 B_{12},使血红蛋白达到 90 g/L 以上。急症手术术前应输入红细胞浓缩液。

(2)血小板减少症患者血小板计数要求在 6×10^9/L 以上,实施椎管内麻醉者至少在 7.5×10^9/L。血小板计数过低,术前应输注血小板浓缩液。每输 1 单元浓缩血小板可提高血小板计数 $(4 \sim 20) \times 10^9$/L。血小板计数减少的患者不宜选用连续硬膜外阻滞。

(3)白血病、血友病患者进行手术时应与血液科医师一起做特殊术前准备。

7.神经及精神系统

脑梗死、脑血管畸形患者麻醉中应注意维持血压的稳定,防止脑血管意外的发生。重症肌无力及吉兰-巴雷综合征患者应了解神经肌肉累及的部位及严重程度,全身麻醉后拔管应待肌力完全恢复,各项反射灵敏后方可谨慎拔管。具有精神系统疾病患者应注意其平时专科治疗药物的用量及疗效。关于脑梗死的危险因素和术前应考虑的问题:①脑血管意外或短暂性脑缺血发作有关的病史。②只要无禁忌时尽量继续抗血小板和抗凝治疗。③术前超声心动图检查可帮助对房颤患者进行危险性分层(心力衰竭伴房颤增加脑血管意外的风险)。④尽可能使用局部麻醉。⑤术中控制平均动脉压接近术前基础血压水平,特别在患者有发生脑血管意外的高危因素时。⑥术中尽可能控制血糖在 110 mg/dL 左右,至少低于 180 mg/dL。⑦术后维持电解质和血容量平衡。

8.感染性疾病

(1)手术患者因创伤性操作和疾病、手术、麻醉导致免疫功能下降,易于发生感染。择期急性上呼吸道感染患者应延期 1~2 周再手术。

(2)患有感染性疾病(结核病、乙型肝炎、艾滋病)的手术患者,麻醉医师在进行麻醉操作时要预防这些感染性疾病在患者之间和患者与麻醉医师间的交叉感染。

(3)麻醉医师经常接触血液和针头、刀片等锐利物品,肝炎病毒抗原除存在于血液中外,在唾液、尿液中也有存在,故麻醉医师是乙型肝炎病毒感染的高危人群。据统计麻醉科住院医师乙肝表面抗体(抗 HBs)阳性率达17%~23%。

(4)当血液检测出 HBsAg、HBeAg、抗 HBc 同时呈阳性,临床上称为"大三阳",说明乙肝病毒在人体内复制活跃,这时患者的血液、唾液、精液、乳汁、尿液、宫颈分泌物都可能带有传染性,手术应待治疗后进行,但急诊及癌症患者除外。如手术必须进行应注意隔离。当 HBsAg、抗 HBe、抗 HBc 呈阳性,称为"小三阳",表明乙肝病毒复制减少,传染性减小,是病程相对稳定阶段。如果血液中只有抗 HBc 阳性,提示患者处于乙肝窗口期,即人体感染了乙肝病毒,但是免疫系统并没有发现乙肝病毒而未引起重视,针对病毒的抗体还没有产生或不稳定,导致乙肝 5 项检查中乙肝抗体为阴性,而且表面抗原也是阴性,只有核心抗体是阳性。可反映乙肝病毒急性感染。乙肝感染窗口期为 1~6 个月。大部分的乙肝感染窗口期一般为 2 周~3 个月,少数人可到 4~5 个月,很少超过 6 个月。在临床上,具体了解乙肝传染性大小,要通过 HBV-DNA 检测来加以判断。如果 HBV-DNA 阳性,说明乙肝病毒复制活跃,传染性强,并且检测值越大,传染性就越大;如果 HBV-DNA 阴性,那么就说明了乙肝病毒复制不活跃,传染性不强。为了保护自己,麻醉医师操作时应戴手套,注射针头应加针套,以避免被穿刺针损伤,必要时可注射乙肝疫苗预防。

(5)艾滋病为由人类免疫缺陷病毒感染导致的疾病。故手术患者也有可能携带艾滋病病毒,术前应对患者进行人类免疫缺陷病毒感染初筛试验,试验呈阳性的患者再作蛋白印迹法确诊。人类免疫缺陷病毒可在血液、精液、阴道分泌物、尿液、泪液、脑脊液、胸腔内液、心包液和乳汁中检测到,流行病学资料表明血液是医护人员最重要的感染媒介,而麻醉医师最可能的人类免疫缺陷病毒感染途径是针刺损伤直接接种或与血污染的黏膜和分泌物的接触。资料表明,被污染的针头刺伤后,人类免疫缺陷病毒感染率约为20%。麻醉医师应注意预防被感染,在进行动静脉穿刺,气管插管和拔管,放置胃管、口腔及鼻咽部吸引时要戴手套,完成操作后,在接触其他未污染物件前要脱去手套,并立即洗手,应穿手术服,戴口罩及保护眼镜,如发现被血液或其他体液污染,应更换衣服及手套,麻醉过程尽量使用一次性物品,用过后集中消毒或销毁。

9.水、电解质和酸碱平衡失调

(1)较长时间不能进食以及应用脱水药和利尿药的患者,术前应补充液体(晶体液和(或)胶体液),必要时测定中心静脉压,根据中心静脉压补充液体。下午手术的患者,应在上午适当输液。

(2)低钠血症(血钠低于135 mmol/L)时体液容量可以不足,也可增加或正常。术前应根据不同病因进行纠正。对低血容量性低钠血症,应补充含钠较多的液体,并应补充血容量。对正常血容量性低钠血症,宜给含钠等渗液,对高血容量性低钠血症,可应用5%氯化钠溶液及呋塞米利尿。

(3)低钾血症(血钾低于3.5 mmol/L)较常见,应在尿量正常后,静脉缓慢补钾,速度不应超过20 mmol/h,补钾应同时纠正病因及代谢性碱中毒,并应监测心电图。

(4)轻度代谢性酸中毒常随脱水的纠正而好转,重度代谢性酸中毒除补充碳酸氢钠纠正外,保持呼吸循环功能正常尤为重要。代谢性碱中毒时应注意补充钾及氯离子。重度代谢性碱中毒应补充氯化铵。

(5)呼吸性酸中毒术前应改善通气功能,必要时行间歇正压通气。呼吸性碱中毒应注意原发病治疗,适当增加CO_2吸入,合并低氧血症时必须给氧治疗。

10.急症患者病情估计

(1)对急症患者应按病情轻重缓急,进行必要的术前准备,大出血或气道梗阻患者情况非常危急,急危重患者必须手术准备和抢救同步进行。而如急性阑尾炎、无肠梗阻腹股沟疝嵌顿患者病情较轻,也应适当纠正水电解质紊乱。

(2)严重创伤者常有低血容量及休克,应估计失血量并紧急输液输血,及时补充血容量,进行麻醉及手术。

(3)对气道梗阻、血气胸、颅脑损伤患者应及时吸氧,保证气道通畅,良好的通气和氧合,必要时行气管插管或气管切开进行呼吸支持。

(4)严重创伤由于疼痛、恐惧、休克等使胃肠排空时间显著延长。肠梗阻患者有胃肠液体残留,全身麻醉时易引起呕吐,反流和误吸。故急症患者应考虑到饱胃的可能性。应用全身麻醉时要快速气管插管,预防反流误吸。

(5)急症患者常有水电解质紊乱,术前要适当补充水、电解质。

(6)伴快速房颤的心脏病患者或高血压患者施行急症手术时,术前应适当心血管治疗。

三、关于麻醉前用药

麻醉前用药的目的：①减轻患者紧张情绪和焦虑，有助于全身麻醉诱导平稳及提高机体对局部麻醉药的耐受性。②降低代谢，提高痛阈，减少麻醉药剂量。③减少腺体分泌，保持术中呼吸道通畅。④抑制交感和迷走神经反射，降低应激反应。⑤预防和减轻麻醉药的不良反应。

目前我国手术量骤增，尤其是手术室外麻醉及日间短小手术增多，这些患者只能在进入手术室后，根据不同麻醉方法静脉给麻醉前用药。但住院患者择期手术仍应按要求在病房给药。

(一)常用麻醉前用药

常用抗胆碱能药物有阿托品、东莨菪碱和格隆溴铵，近年也有用戊乙奎醚。使用时根据对心血管、呼吸、脑和胃肠道药理作用结合患者情况选用。

1.阿托品

阿托品主要药理作用是减少腺体分泌和治疗严重心动过缓。阿托品降低胆道和输尿管平滑肌张力，可预防吗啡引起的平滑肌痉挛。治疗剂量的阿托品使膀胱底部平滑肌松弛，而膀胱括约肌收缩，因此，可能引起尿潴留。阿托品局部应用可使瞳孔扩大和睫状肌麻痹，使调节麻痹。阿托品的扩瞳和调节麻痹作用时间较长，可持续7～14天。阿托品主要在肝脏代谢，其血浆蛋白结合率为50%，分布半衰期为1分钟，消除半衰期为140分钟，稳态分布容积大，50%以原型排出体外，并可部分经肾小管主动分泌而排出，有30%的阿托品经酶分解成无活性托品醇和托品酸再由尿排出，微量原型经汗腺和乳汁排除。阿托品对心脏和支气管平滑肌的作用特别强，是治疗心动过缓最有效的抗胆碱能药物。阿托品的衍生物，异丙托溴铵，阿托品与术后轻微的记忆缺失有关，中毒剂量通常导致兴奋性反应。可经静脉或肌内注射，$0.01\sim0.02$ mg/kg，普通成人最高 $0.4\sim0.6$ mg。肌内注射 $0.01\sim0.02$ mg/kg，能够确切地抑制腺体分泌。甲状腺功能亢进、心动过速、高热、青光眼及有眼压升高倾向的患者，禁用阿托品，并慎用于闭角型青光眼、前列腺肥大或膀胱颈梗阻的患者。

2.东莨菪碱

东莨菪碱抑制腺体分泌作用比阿托品更强，对中枢神经系统的作用也更强。临床剂量通常可导致瞌睡和健忘，也可能出现不安或谵妄。东莨菪碱对网状激活系统的抑制作用较阿托品强100倍，对大脑皮质的其他部位也有抑制，从而能够产生镇静和遗忘作用。东莨菪碱的消除半衰期为 $1.6\sim3.3$ 小时，分布容积为 $1.2\sim2.7$ L/kg，在体内主要经肝脏代谢，以仅1%以原型经肾脏排出体外。东莨菪碱可以用来预防情绪障碍和术后恶心、呕吐，但是可能会伴有眼睛、膀胱、皮肤和精神方面的不良反应。东莨菪碱和阿托品及格隆溴铵相比，镇静作用最强且时效长，小剂量东莨菪碱（$0.3\sim0.5$ mg）肌内注射有明显的镇静作用，镇静可能是麻醉前用药期望的效果，但可能影响短时间手术的术后苏醒。另外东莨菪碱还有预防晕动病的作用。脂溶性特点使之可以经皮吸收。因为东莨菪碱对眼的作用明显，最好避免用于闭角型青光眼患者。

3.格隆溴铵

格隆溴铵是四级结构，因此不能通过血-脑屏障，通常对中枢神经系统和眼几乎没有活性。格隆溴铵无镇静作用，能够暂时抑制唾液腺和呼吸道分泌，抑制唾液腺分泌较阿托品强2倍多，静脉注射后心率通常加快，但肌内注射后心率不会加快。格隆溴铵作用时间（$2\sim4$ 小时）比阿托品长（30分钟）。

4.戊乙奎醚

戊乙奎醚商品名为盐酸戊乙奎醚，选择性作用于 M_1、M_3 和 N_1、N_2 亚型受体，对于 M_2 亚型无明显作用,能够通过血-脑屏障进入脑内,作用于中枢神经系统。治疗剂量的戊乙奎醚能较好地拮抗有机磷毒物中毒引起的中枢中毒症状和外周的毒蕈碱样中毒症状,但是由于对 M_2 受体无明显作用,因而无心率增快的不良反应。

戊乙奎醚常用于麻醉前以抑制腺体分泌,特别是呼吸道黏液分泌,主要用于要求口腔、呼吸道分泌物减少的手术。青光眼、眼压升高患者禁用,老年人慎用。

用量适当时常常伴有口干、面红和皮肤干燥等。如用量过大,可出现头晕、尿潴留、谵妄和体温升高等。一般不须特殊处理,停药后可自行缓解。儿童对本类药物较敏感,应慎用;伴有高热的患者更应慎用。对前列腺肥大的老年患者可加重排尿困难,用药时应严密观察。如与其他抗胆碱药(阿托品、东莨菪碱和山莨菪碱等)同用时有协同作用,应酌情减量。

常用剂量和用法:术前 30 分钟成人肌内注射剂量为 0.5 mg,或麻醉诱导前静脉注射 0.3~0.5 mg。小儿 10 μg/kg。如剂量太大(>1 mg)则术后易发生躁动。

(二)麻醉前用药注意事项

1.剂量和用法

麻醉前用药应包括镇静、镇痛和减少腺体分泌 3 个方面药物的组合。

(1)椎管内麻醉和神经阻滞:肌内注射咪达唑仑 0.07~0.1 mg/kg。

(2)全身麻醉:肌内注射咪达唑仑 0.07~0.1 mg/kg,阿托品 0.01 mg/kg 或东莨菪碱 0.007 mg/kg。

(3)小儿麻醉前用药剂量:肌内注射阿托品 0.01 mg/kg 或东莨菪碱 0.007~0.01 mg/kg。

2.注意事项

(1)年老体弱,全身情况欠佳者,应减少用药剂量。危重和休克者不用镇静药和镇痛药。

(2)年轻、体壮、情绪紧张患者应适当增加剂量。

(3)呼吸功能不全、颅内高压及产妇禁用麻醉性镇痛药。呼吸道炎症分泌物较多患者避免用抗胆碱药。

四、麻醉安全与围术期基本监测

(一)围术期的基本监测

1.呼吸

(1)氧合:监测患者吸入氧气浓度及血氧浓度,如脉搏氧饱和度,以保证患者吸入气有效氧浓度,确保组织氧供。

(2)通气:观察患者胸廓活动度是否对称。双侧呼吸音是否对称,有无啰音及哮鸣音。监测呼气末二氧化碳,接受机械通气患者应监测其气道压力,潮气量及呼吸频率,确保患者术中适宜通气。

2.循环

持续监测心电图及心率,至少每 5 分钟测 1 次血压,以确保患者术中循环稳定,早期发现不良心脑血管事件的发生。

3.体温

尤其是新生儿及婴幼儿应持续测量,老年和大手术患者必要时也应监测体温,预防低体温,保障组织正常代谢及生理功能。

（二）麻醉安全对监测的进一步要求

1.麻醉深度和肌张力监测

精准麻醉要求适当麻醉深度和肌松程度,有助于预防麻醉过深及术中知晓,避免发生术后肌肉松弛药残余作用。

2.高危患者加强监测

（1）直接动脉压监测：及时发现及处理心血管不良事件,有助于维持循环稳定,减少心脑不良事件发生。

（2）中心静脉压监测：对于心功能不良及需要大量输血补液患者具有一定指导意义。

（3）动脉血气分析：及时调节呼吸参数,电解质及酸碱平衡,维持内环境的稳定,防止由此导致的心血管不良事件,同时调整呼吸参数在适宜范围。

（张虎峰）

第二节　麻醉呼吸机与呼吸回路使用

麻醉呼吸机是现代麻醉机的主要部件之一。与常规呼吸机相比,麻醉呼吸机要求性能稳定,而呼吸模式相对简单。

一、麻醉呼吸机的分类

麻醉呼吸机可按驱动源、驱动机制、转换机制和风箱类型等进行分类。

（一）驱动源

按驱动的动力麻醉呼吸机可分为气动或电动两类,或者兼而用之。老式的气动呼吸机,有压缩气源就能工作。当代的电动呼吸机,则需要电源和压缩气源。

（二）驱动机制

多数麻醉呼吸机可归类为双回路气动呼吸机。在双回路系统中,驱动力挤压呼吸皮囊或风箱,后者将气体送入患者肺内。驱动力由压缩气体提供,称为气动呼吸机。

（三）转换机制

多数麻醉呼吸机属于时间转换的控制模式定时装置触发吸气。有些老式的气动呼吸机采用射流定时装置。现代的电动呼吸机多采用固态电子定时装置,属于定时、电控模式。诸如同步间歇指令通气（SIMV）、压力控制通气（PCV）和压力支持通气（PSV）式等更多的高级呼吸模式,具有一个可调节压力的阈值,以提供同步呼吸等功能。在上述模式中,压力传感器为呼吸机控制系统提供反馈数据,便于其判断何时开始或终止一次呼吸周期。

二、呼吸机工作原理

（一）风箱型呼吸机

上升型风箱呼吸机的工作原理是呼吸皮囊（风箱）位于透明塑料风箱盒内。驱动气与患者回路的气体相互隔离,驱动气回路位于风箱外,而患者的呼吸回路位于风箱内。在吸气期,驱动气进入风箱盒内,盒内压力随之升高,呼吸机的排气阀首先关闭,以防止麻醉气体泄入废气清除系统内,风箱随之受驱动气的挤压,风箱内的气体进入患者肺内。呼气期,驱动气泄出风箱盒,风箱盒内压力下降,呼吸机排气阀部位压力下降至大气压,排气阀开放,患者呼出的气体首先充盈风箱,然后多余部分泄入废气处理系统。呼吸机排气阀内有一个重量球,能产生 0.2~0.3 kPa(2~3 cmH_2O,1cmH_2O=9.8×10^{-2} kPa)的回压,保证气体优先充盈风箱。因此,上升型风箱呼吸机将在呼吸回路产生有 2~3 cmH_2O 的呼气末分压。Datex-Ohmeda 7000、7800 和 7900 等系列的麻醉呼吸机均属于上升型风箱、双回路、电控呼吸机。

(二)活塞型呼吸机

活塞式呼吸机采用计算机控制的步进电机取代压缩驱动气,驱使气体在回路系统内流动。系统内只有一路为患者供气的回路,又称为活塞驱动、单回路呼吸机。活塞型呼吸机的结构相对简单,多数位于麻醉机身内部,不易观察到活动状态。活塞型呼吸机由汽缸、活塞和电机组成。呼吸机内活塞工作原理摄类似于注射器活塞,电机推动活塞前后运动,为患者输送预先设定潮气量的气体。由于机械通气不需要压缩气体来驱动风箱,通气期间,因不需要驱动气体,只需电力驱动就能工作,呼吸机消耗的压缩气体较传统气动呼吸机明显减少,更适合于氧气供应短缺的地方。汽缸经适当的加温,以防止潮湿的呼吸气体在呼吸机凝聚积水,影响电器元件的性能稳定。

活塞型呼吸机的优点:高峰值流速,高品质的通气性能;低压缩容量,仅用来满足潮气量的需求;无内源性的呼气末分压存在;可用于多种通气模式;具有泄漏补偿;不需要医用压缩空气和氧气驱动,节约成本;能快速控制流速的变化;在呼气期,活塞运动能与患者的呼气期配合,最大限度地重复利用呼吸回路中的气体,减少新鲜气体的消耗和呼气的阻力;活塞型呼吸机较少受到患者顺应性的影响。精密的计算机控制系统能提供多种高级呼吸支持模式,如同步间歇指令道气(SIMV)、压力控制通气(PCV)、压力支持通气(PSV)以及传统的机械控制通气(CMV)等。

自主呼吸期间,活塞没有明显可视的活动表现。手动呼吸囊是活塞型呼吸机回路系统的组成部分。因此,当呼吸回路脱开时,手动呼吸囊出现萎瘪。机械通气时活塞的活动不如风箱明显,被认为是活塞型呼吸机的缺点之一。此时,手动呼吸囊出现萎瘪是重要的观察指标之一。此外,当呼吸回路漏气或脱开时,呼气期活塞气缸仍能被充盈。呼吸回路漏气时,活塞型呼吸机会从漏气处吸入室内空气,从而稀释麻醉气体,并使氧浓度下降,可能导致低氧血症和术中知晓。新鲜气流脱耦联阀在呼吸机吸气时关闭,新鲜气流不能进入呼吸机皮囊,因此能保证吸气潮气量不变(等于设定的潮气量)。呼气时,新鲜气流脱耦联阀打开,新鲜气流进入到呼吸机皮囊内。Datex-Ohmeda 7900 等系列的麻醉呼吸机依靠吸气流量传感器和呼气流量传感器调整潮气量的变化,以此来保证潮气量的精确性。

三、麻醉呼吸机的调节

(一)通气量

正确估计和调节通气量是保证有效机械通气的根本条件,每分通气量=潮气量×呼吸频率(RR),每分通气量按每公斤体重计算较为方便实用,一般成人为 100~120 mL/kg,儿童120~130 mL/kg,婴儿 130~150 mL/kg。小儿个体差异较大,潮气量微小变化可引起通气效果明显改变,每分通气量=潮气量(5~7 mL/kg)×RR(30~40 次/分),可预定潮气量和 RR,不管成人和小儿,潮气量和 RR 应按具体需要组合。成人用较大潮气量和较慢频率有一定优点:①较大潮气量使患者对呼吸困难的敏感性降低,微弱的自主呼吸容易消失,患者感觉舒适;②潮气量较大,呼吸频率变慢,吸/呼比率的呼气时间延长有利于 CO_2 排出和静脉回流;③使吸气流速减慢,慢气流产生层流,气体分布均匀,肺泡容易扩张,气道阻力低,并减少肺气压伤和肺不张的发生率。但近年来有不同看法,肺气肿和顺应性差的老年胸腔或腹腔大手术患者,应实施肺保护策略,减轻机械通气引起的肺损伤。主张用小潮气量,一般 6～8 mL/kg,呼吸频率成人一般为 15～18 次/分,小儿略快,且年龄越小,呼吸频率越快。预计值的通气效果如何,应维持呼气末二氧化碳分压($PETCO_2$)在 4.7～6.0 kPa(35～45 mmHg),并进行血气分析核对。

(二)吸/呼(I/E)比

从吸气开始到呼气结束为一个呼吸周期。吸气时间和呼气时间的比值即为吸呼比。一般情况,成人 1：2;小儿 1：1.5。正常吸气时间为 1～1.5 秒。如 I/E>1,则使吸气气流加速,静脉回流减少。慢性阻塞性肺部疾病及高碳酸血症患者呼气时间宜长,用 1：2.5～1：4,以利 CO_2 排出;限制性呼吸功能障碍及呼吸性碱中毒患者用 1：1,使吸气时间适当延长。

(三)气道压力

决定通气压力的高低包括胸肺顺应性、气道通畅程度及潮气量等 3 个因素,力求以最低通气压力获得适当潮气量,同时不影响循环功能。气道压力一般维持在(成人)15～20 cmH₂O 和小儿 12～15 cmH₂O,下列情况下通气压力升高:①胸肺顺应性降低,如慢性阻塞性肺部疾病,体位改变及肺受压(机械性或血气胸)等;②呼吸道不通畅,包括导管扭曲或过深,分泌物过多等;③麻醉浅、咳嗽和呼吸不合拍。发现上述气道压力升高应迅速处理。

(四)吸入氧浓度(FiO_2)

具有空氧混合装置的呼吸机,FiO_2 可随意调节。麻醉手术过程中可调节 FiO_2=0.8～1.0,长期时间手术的患者机械通气时 FiO_2<0.7。如 FiO_2=0.7 有低氧血症,不要盲目提高 FiO_2,可试用:①呼气末分压或持续气道正压通气;②加用 EIP;③延长吸气时间。

四、使用麻醉呼吸机的注意事项

使用麻醉机注意事项包括:①使用者应熟悉所用麻醉呼吸机的结构原理,特别是手动与机械通气的转换机制。②根据个体情况,设置合理的机械通气参数,应加强并呼吸监测,特别是监测血氧饱和度、$PETCO_2$ 和气道压力。并根据血气分析结果指导通气参数的精确调整。③麻醉前应先开机自检,观察呼吸机的活动情况,并进行报警上下限的设置。④及时处理报警信息,找出原因,合理解决。⑤麻醉机从手动通气转为机控通气时,如果对呼吸机结构及操作不熟练,错误的按压按钮等会造成人为操作错误;例如,部分的麻醉机在面板上按压机控按钮后,还需将可调节压力释放阀转向机控方向,并应观察呼吸机工作情况,不然呼吸机不能正常工作。⑥使用麻醉呼吸机,同时应在手边备好简易呼吸回路,以防万一断电、断气时可进行人工通气。⑦有关气道压力,传统麻醉机在机器呼吸环路中安装有压力限制器,但有时也需要事先手动设置以维持压力低于临床极限。但有些麻醉机在气道压力超出事先设定值时仅有报警而无限压装置,患者可由于吸气期使用快速充氧装置而发生危险。各种麻醉机气道压力监测仪器的位置各不相同。压力监测设备多位于设备端与吸气阀处,也可位于 Y 型接头处。现在大多数可调节压力释放阀都具有调节器,可提供持续气道正压通气,麻醉机应能迅速地完全打开可调节压力释放阀,及时释放气道压力,以免造成气压伤。⑧小儿或肺顺应性差的慢性阻塞性肺部疾病患者常用压力控制通气(PCV)时,通过给予减速吸气流速可以很快达到预期的气道压力。麻醉机最初应自动提供高流速气体,这样能快速达到预期压力设置;若预设的流速太低,可能达不到预期的压力水平。

五、低流量循环紧闭麻醉对麻醉机的要求

低流量循环紧闭麻醉（LFCCA）是具有麻醉平衡、用药量少，不污染环境，有利于维持气道相对湿度等显著优点。为了施行 LFCCA，对麻醉有如下要求：①麻醉机低压系统和呼吸回路的状态良好，可按安全操作检查进行泄漏试验。泄漏不得＞200 mL/min。②精确的低流量的 O_2 和 N_2O 流量计，必要时可用皂沫流量计等测定其准确程度。③蒸发器在流量很低时（200 mL/min）应能输出准确麻醉药浓度。④麻醉呼吸机以呼气上升型风箱（立式）为好。呼气下降型风箱（挂式）因风箱本身的重量，使呼吸回路内产生一定的负压，因而有时可能从孔隙吸入空气，很容易冲淡麻醉药和氧浓度，而产生麻醉过浅或缺氧。⑤CO_2 吸收罐应有足够容积，至少容纳 500 g 以上的钠石灰。⑥呼吸回路以聚乙烯管为好。因橡胶管可吸收大量的麻醉药，而聚乙烯管的吸收量仅为橡胶管的 1/5。

六、麻醉机的安全操作检查

（一）氧浓度监测仪的校准

氧浓度监测仪是评估麻醉机低压系统功能是否完好的最佳装置，用于监测流量阀以后的气体浓度的变化。将氧传感器置于空气中，进行 21% 氧校正尤为重要。

（二）低压系统的泄漏试验

低压系统的泄漏可以引起患者缺氧或麻醉中知晓。低压系统的泄漏试验主要检查流量控制阀至共同输出口之间的完整性。流量表的玻璃管和蒸发器及其衔接处是泄漏的常见部位。低压系统中有无止回阀，泄漏试验的方法有所不同。

1.无止回阀的麻醉机

无止回阀的麻醉机包括北美 Drager 2A，2B、3 和 4 型及多数国产麻醉机。正压试验只能用于无止回阀的麻醉机，而负压试验既可用于带止回阀的麻醉机，也可用于无止回阀的麻醉机。传统的用于回路系统的正压试验可用于试验该类麻醉机的低压系统是否存在泄漏。首先关闭排气阀，充氧，使回路内压力达 30～50 cmH_2O，在 30 秒内或更长时间，观察压力表的压力能否维持。这种试验不需特别的装置，操作简单，但试验的灵敏度稍差，常不能检出＜250 mL/min 的泄漏。

2.带有止回阀的麻醉机

为减小泵压对蒸发器的影响，许多麻醉机低压系统内多装备了止回阀，如欧美达等型号。止回阀位于蒸发器与快速充氧阀之间。当回路压力增高时（正压通气快速充氧），止回阀关闭，一般推荐使用负压试验小球进行泄漏试验。试验时关闭所有流量控制阀（或关闭麻醉机主开关），捏扁小球后接至共同输出口。小球在低压系统内形成负压，并使止回阀开放，小球维持萎缩状态 30 秒以上，说明无泄漏存在。如小球在 30 秒内膨起，说明有泄漏存在。随后，逐个打开蒸发器浓度调节钮，检查蒸发器的泄漏。负压试验十分敏感，能检出 30 mL/min 的泄漏存在。传统的正压试验因使止回阀关闭，故不能用于检测泄漏试验。

（三）回路系统试验

回路系统试验用于患者呼吸回路系统的完整性的测试，包括共同输出口至 Y 接口之间的所有部件。试验分为泄漏试验和活瓣功能试验两部分，均需在麻醉前完成。泄漏试验时，关闭放气阀，堵住 Y 接头，快速充氧使回路内压力达 30 cmH_2O 左口，如有泄漏，压力将不能保持。进行活瓣功能试验时，取下 Y 接头，试验者分别通过吸气和呼气螺纹管进行呼吸。若活瓣功能正常，吸

气螺纹管只能吸气不能呼出,而呼气管只能呼出不能吸入。

(四)麻醉机的检查常规

在使用麻醉机之前,对所将使用的麻醉机进行全面的检查显得越来越重要,通过检查,确定麻醉机各组成部分性能及状态良好,可以减少由于麻醉器械而引起的麻醉意外的发生从而提高麻醉安全性。

(姜 鹤)

第三节 麻醉与围术期监护

围术期患者的监护是麻醉学的一个重要组成部分。麻醉医师应掌握常用的围术期监护方法,了解其临床意义,并在围术期对患者进行实时监护,对患者的病情做出正确判断与处理,保证手术安全,促进术后良好转归。

一、呼吸功能监测

呼吸功能监测对麻醉安全和围术期危重患者处理至关重要,应充分了解各呼吸监测指标的临床意义,指导气道管理、呼吸治疗和机械通气。

(一)通气量监测

通气量监测包括潮气量、通气量、补吸气量、补呼气量、余气量、肺活量、功能余气量、肺总量等。临床上在用仪器测定同时应观察患者胸、腹式呼吸运动,包括呼吸频率、呼吸幅度及有无呼吸困难等,结合监测指标进行判断。

1.潮气量(VT)与分钟通气量(VE)

潮气量为平静呼吸时,一次吸入或呼出的气量。正常成年人为 $6\sim8$ mL/kg。潮气量与呼吸频率的乘积为分钟通气量,正常成年人为 $5\sim7$ L/min。

临床意义:酸中毒可通过兴奋呼吸中枢而使潮气量增加,呼吸肌无力、CO_2 气腹、支气管痉挛、胸腰段硬膜外阻滞(麻醉平面超过 T_8)等情况可使潮气量降低。机械通气时通过调整 VT 与呼吸频率,维持正常 VE。监测吸入和呼出气的 VT,如两者相差 25% 以上,提示回路漏气。

2.无效腔与潮气量之比

(1)解剖无效腔:上呼吸道至呼吸性细支气管以上的呼吸道内不参与气体交换的气体量,也称为解剖无效腔。正常成人约150 mL,占潮气量的1/3。随着年龄的增长,解剖无效腔也有所增加。支气管扩张也使解剖无效腔增加。

(2)肺泡无效腔:由于肺泡内血流分布不均,进入肺泡内的部分气体不能与血液进行气体交换,这一部分肺泡容量称为肺泡无效腔。肺泡内肺内通气/血流(V/Q)比率增大使肺泡无效腔增加。

(3)生理无效腔:解剖无效腔和肺泡无效腔合称为生理无效腔。健康人平卧时生理无效腔等于或接近解剖无效腔。

(4)机械无效腔:面罩、气管导管、麻醉机、呼吸机的接头和回路等均可使机械无效腔增加。小儿通气量小,机械无效腔对其影响较大。机械通气时的 VT 过大,气道压力过高也影响肺内血流灌注。

3.肺活量

肺活量约占肺总量的 3/4,和年龄成反比,男性＞女性,反映呼吸肌的收缩强度和储备力量。可用小型便携式的肺量计床边测定。临床上通常以实际值/预期值的比例表示肺活量的变化,≥80％则表示正常。肺活量与体重的关系是 30～70 mL/kg,若减少至 30 mL/kg 以下,清除呼吸道分泌物的功能将会受到损害,当减少至 10 mL/kg 时,必然导致 $PaCO_2$ 持续升高。神经肌肉疾病可引起呼吸功能减退,当肺活量减少至 50％以下时,可出现 CO_2 潴留。

(二)呼吸力学监测

呼吸力学监测以物理力学的观点和方法对呼吸运动进行研究,是一种以压力、容积和流速的相互关系解释呼吸运动现象的方法。

1.气道阻力

呼吸道阻力由气体在呼吸道内流动时的摩擦和组织黏性形成,反映压力与通气流速的关系。其主要来源是大气道的阻力,小部分为组织黏性阻力。正常值为 1～3 $cmH_2O/(L \cdot s)$,麻醉状态可上升至 9 $cmH_2O/(L \cdot s)$。气道内压力出现吸气平台时,可以根据气道压力和平台压力之差计算呼吸道阻力。

临床意义:机械通气中出现气道阻力突然降低或无阻力最常见的原因是呼吸回路漏气或接头脱落。气道阻力升高常见于以下情况。①机械原因引起的梗阻,包括气管导管或螺纹管扭曲打折,呼吸活瓣粘连等。②呼吸道梗阻,包括气管导管位置异常、气管导管梗阻。③气道顺应性下降,包括胸顺应性下降(如先天性漏斗胸、脊柱侧弯,后天性药物作用或恶性高热)或肺顺应性下降(包括肺水肿、支气管痉挛和气胸)。

2.肺顺应性

肺顺应性的影响因素有胸廓和肺组织弹性,是表示胸廓和肺扩张程度的一个指标,反映潮气量和吸气压力的关系($\triangle V/\triangle P$)。常用单位为 mL/cmH_2O。实时监测吸气压力-时间曲线可估计胸部顺应性。

(1)动态顺应性:潮气量除以气道峰压与呼气末正压之差,正常值是 40～80 mL/cmH_2O。

(2)肺静态顺应性:潮气量除以平台压与呼气末正压之差,正常值是 50～100 mL/cmH_2O。在肺浸润性病变、肺水肿、肺不张、气胸、支气管内插管或任何引起肺静态顺应性减少的患者中,静态顺应性均会下降。

3.呼吸波形监测

(1)压力-容量环(pressure-volume loop,P-V 环)是指受试者做平静呼吸或接受机械通气时,监测仪描绘的一次呼吸周期内潮气量与相应气道压力相互关系的曲线环,反映压力和容量之间的动态关系。实时监测压力-容积曲线可评估胸部顺应性和气道阻力。不同通气方式的 P-V 环形态不同(图 1-1)。P-V 环可估计胸肺顺应性,P-V 环向左上方移动,说明肺顺应性增加,向右下移动说明肺顺应性减少。

如果 P-V 环起点与终点间有一定距离则提示有漏气。如发现呼吸异常情况,气道压力显著高于正常,而潮气量并未增加,则提示气管导管已进入一侧支气管内。纠正后,气道压力即恢复正常。如果气管导管扭曲,气流受阻时,P-V 环上可见压力急剧上升,而潮气量减少。双腔导管在气管内的位置移位时,P-V 环上可发生气道压力显著升高,而潮气量无变化。

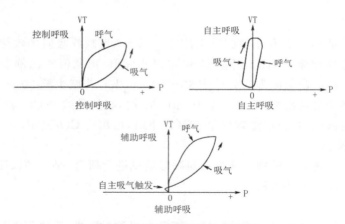

图 1-1　不同通气方式的 P-V 环

(2)流量-容量环(flow-volume loop,F-V 环):F-V 环又称阻力环,显示呼吸时流量和容量的动态关系。其正常图形也因麻醉机和呼吸机的不同而稍有差异。图 1-2 为典型的 F-V 环。

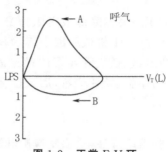

图 1-2　正常 F-V 环
A.呼气;B.吸气

呼气流量波形变化可反映气道阻力变化。支气管痉挛患者使用支气管扩张药物后,呼气流量明显增加,且波形下降,曲线较平坦,说明疗效好。

F-V 环可检测呼吸道回路有无漏气。若呼吸道回路有漏气,则 F-V 环不能闭合,呈开放状,或面积缩小。双腔导管在气管内位置移位,阻力环可立即发生变化,呼气时流速减慢和阻力增加。如 OLV 时,气流阻力过大,流速过慢,致使呼气不充分,可有内源性呼气末正压,阻力环上表现为持续的呼气气流。

(三)血氧饱和度(SpO_2)监测

1.原理

SpO_2是血液中与氧结合的血红蛋白的容量占全部可结合的血红蛋白容量的百分比。脉搏SpO_2是根据血红蛋白的光吸收特性而设计的,氧合血红蛋白和去氧合血红蛋白对这两种光的吸收性截然不同。氧合血红蛋白吸收更多 940 nm 红外光,让 660 nm 红光透过;去氧合血红蛋白吸收更多 660 nm 红光,让 940 nm 红外光透过。在探头一侧安装上述两波长光线的发射装置,探头另一侧安装感光装置,通过感知透过的光量,计算后得到连续的 SpO_2 分析测定。SpO_2与血氧分压密切相关,临床上有助于早期发现低氧血症。正常情况下 $SpO_2>95\%$,如 SpO_2 在$91\%\sim95\%$则提示缺氧情况存在,如 $SpO_2<91\%$为明显缺氧。

2.临床意义

(1)监测氧合功能:可评估 PaO_2,避免创伤性监测。新生儿处于相对低氧状态,其 PaO_2 在氧离曲线的陡坡段,因此 SpO_2 可以作为新生儿氧合功能监测的有效指标,指导新生儿气道处理和评价呼吸复苏效果。给予氧疗时,可根据 SpO_2 调节 FiO_2,避免高氧血症的有害作用。

(2)防治低氧血症:连续监测 SpO_2,一旦其数值下降至95%以下,即有报警显示,可以及时发现各种原因引起的低氧血症。

(3)判断急性哮喘患者的严重程度:哮喘患者的 SpO_2 和 PaO_2 的相关性较正常值小(r=0.51),甚至可呈负相关(r=-0.88)。另一方面,有研究发现 SpO_2 和呼气最高流速相关性良好(r=0.584)。因而,对判断急性哮喘患者的危险性,SpO_2 仅提供一个简单的无创指标。同时根据观察重度哮喘患者发生呼衰,$PaO_2<8.0$ kPa(60 mmHg),$PaCO_2>6.0$ kPa(45 mmHg)时的 SpO_2 变化,提出若急性重度哮喘患者的 $SpO_2>92\%$ 时,则发生呼衰的可能性小的观念。

3.影响因素

(1)氧离曲线:氧离曲线为S形,在 SpO_2 处于高水平时(即相当氧离曲线的平坦段),SpO_2 不能反映 PaO_2 的同等变化。此时虽然 PaO_2 已经明显升高,但 SpO_2 的变化却非常小。即当 PaO_2 从8.0 kPa(60 mmHg)上升至13.3 kPa(100 mmHg)时,SpO_2 从90%升至100%,仅增加了10%。当 SpO_2 处于低水平时,PaO_2 的微小变化即可引起 SpO_2 较大幅度的改变。此外,氧离曲线在体内存在很大的个体差异。研究表明 SpO_2 的95%可信限为4%左右,所以当 $SpO_2=95\%$ 时,其所反映的 PaO_2 值可以从8.0 kPa(60 mmHg)($SpO_2=91\%$)至21.3 kPa(160 mmHg)($SpO_2=99\%$)。其区间可变的幅度很大,因此 SpO_2 值有时并不能反映真实的 PaO_2。

(2)血红蛋白:脉搏-血氧饱和度监测仪是利用血液中血红蛋白对光的吸收来测定 SpO_2,如果血红蛋白发生变化,就可能会影响 SpO_2 的准确性。

(3)血流动力学变化:SpO_2 的测定基于充分的皮肤动脉灌注。重危患者,其心排血量减少,周围血管收缩以及低温时,监测仪将难以获得正确信号。

(4)其他:有些情况下 SpO_2 会出现误差。严重低氧,氧饱和度低于70%;某些色素会影响测定,皮肤太黑、黄疸、涂蓝或绿色指甲油等,胆红素>342 μmol/L(20 mg/dL),SpO_2 读数降低;红外线及亚甲蓝等染料均使 SpO_2 降低;贫血(Hb<5 g/dL)及末梢灌注差时可出现误差,SpO_2 读数降低。

4.注意事项

(1)根据年龄、体重选择合适的探头,放在相应的部位。手指探头常放在示指,使射入光线从指甲透过,固定探头,以防影响结果。

(2)指容积脉搏波显示正常,SpO_2 的准确性才有保证。

(3)如手指血管剧烈收缩,SpO_2 无法显示。用热水温暖手指,或用1%普鲁卡因2 mL封闭指根,往往能再现 SpO_2。

(四)呼气末二氧化碳($PETCO_2$)监测

1.原理和测定方法

CO_2 的弥散能力很强,动脉血与肺泡气中的 CO_2 分压几乎完全平衡。所以肺泡的 CO_2 分压可以代表动脉血 CO_2 分压($PaCO_2$)。呼气时最后呼出的气体(呼气末气体)应为肺泡气体,故 $PETCO_2$ 应能反映 $PaCO_2$ 的变化。从监测 $PETCO_2$ 间接了解 $PaCO_2$ 的变化,具有无创、简便、反应快等优点。现临床上最常用的方法是用红外线 CO_2 监测仪,可以连续监测呼吸周期中 CO_2 的浓度。

2.波形分析

测定呼出气体中的 CO_2 值并进行波形分析,是确定气管导管位置最可靠的方法,也可用于评估呼吸及诊断多种呼吸病理情况。

患者肺功能正常时,由于存在少量肺泡无效腔, $PETCO_2$ 通常较 $PaCO_2$ 低 $0.1 \sim 0.7$ kPa(1~5 mmHg)。凡是增加肺泡无效腔的因素都能增加 $PETCO_2$ 和 $PaCO_2$ 的差值。

在波形不变情况下, $PETCO_2$ 逐渐升高可能与分钟通气量不足、 CO_2 产量增加或腹腔镜手术时气腹所致 CO_2 吸收有关;如同时伴有基线抬高提示有 CO_2 重复吸入,见于麻醉呼吸回路中活瓣失灵、 CO_2 吸收剂耗竭。 $PETCO_2$ 过低主要是肺通气过度或输入肺泡的 CO_2 减少。 $PETCO_2$ 突然降至零或极低水平多提示有技术故障,如取样管扭曲、气管导管或呼吸回路脱落、呼吸机或 CO_2 分析仪故障等; $PETCO_2$ 突然降低但不到零,若气道压力同时降低多见于呼吸管道漏气,若气道压力升高多考虑呼吸管道梗阻; $PETCO_2$ 在短期内(1~2分钟)逐渐降低,提示有肺循环或肺通气的突然变化,如心搏骤停、肺栓塞、严重低血压和严重过度通气等; $PETCO_2$ 逐渐降低,曲线形态正常多见于过度通气、体温降低、全身或肺灌注降低。

3.临床意义

主要的临床意义如下:①反映 $PaCO_2$ 。②监测机械通气时的通气量。③发现呼吸意外和机械故障。呼吸管道脱落是机械呼吸时最常见的意外。呼吸管道漏气、阻塞或脱落以及活瓣失灵时, CO_2 波形变化或消失。④反映循环功能变化。⑤确定气管导管位置。⑥体温升高和代谢增加时, $PETCO_2$ 升高是早期发现恶性高热的最敏感的监测指标。⑦心肺复苏时,若 $PETCO_2$ ≥1.3 kPa(10 mmHg),说明已有充分的肺血流,复苏应继续进行; $PETCO_2 < 1.3$ kPa(10 mmHg)提示复苏未获成功。

二、心电图监测

心电图监测可监测麻醉期间可能出现的各种心律失常和心肌缺血,以便及时有效地采取处理措施,防止严重事件的发生。

麻醉期间常用的导联有标准 Ⅱ 导联和胸导联 V5。标准 Ⅱ 导联因为易见 P 波,便于发现心律失常,也可发现下壁缺血。V5 导联用来监测心肌缺血,因为大部分左室心肌多在 V5 导联下。五导联系统用于监测有术中发生心肌缺血风险较大的患者,同时监测 Ⅱ 导联和 V5 导联,这种组合发现术中心肌缺血的敏感度可为 $80\% \sim 96\%$,而单独进行 V5 导联监测敏感度只有 $75\% \sim 80\%$,单独进行 Ⅱ 导联监测只有 $18\% \sim 33\%$ 。

(一)正常心电图

正常心电图包括 P 波、P-R 间期、QRS 波群、ST 段、T 波、Q-T 间期和 U 波等。

1.P 波

P 波为心房除极波,时间一般小于 0.11 秒。

2.P-R 间期

P-R 间期指从 P 波的起点到 QRS 波群起点,代表心房开始除极到心室开始除极的时间,成年人的 P-R 间期为 0.12~0.20 秒,其长短与心率有关,心率快则 P-R 间期相应缩短。老年人及心动过缓者,P-R 间期可略延长,但不超过 0.22 秒。

3.QRS 波群

QRS 波群指心室完全除极的过程,时间为 0.06~0.1 秒。

4.ST 段

ST 段指自 QRS 波群终点至 T 波起点。正常 ST 段为等电位线,可有轻度向上或向下偏移,但一般下移不超过 0.05 mV,抬高在 V1、V2 不超过 0.3 mV,V6 不超过 0.5 mV,其他导联不超过 0.1 mV。

5.T 波

T 波为心室复极波,通常为 ST 段后出现的钝圆且占时较长的波。

6.Q-T 间期

Q-T 间期代表心室除极和复极过程所需时间,正常为 0.32～0.44 秒。

7.U 波

U 波在 T 波之后 0.02～0.045 秒出现的振幅很小的波,与 T 波方向一致。

(二)临床意义

1.术前心电图检查意义

(1)可诊断心律失常:如心动过速或心动过缓,室性和室上性心律等。

(2)对缺血性心脏病如心肌缺血或心肌梗死有重要价值。

(3)可判断心脏扩大:如高血压常伴有左心室肥大,左心室扩大提示二尖瓣狭窄。

(4)诊断心脏传导阻滞:窦房或房室传导阻滞,决定是否要安置起搏器。

(5)对诊断电解质紊乱和某些药物影响有一定意义:如低钾血症和洋地黄影响。

(6)有助于心包疾病的诊断:如心包炎和心包积液等。

2.围术期及 ICU 心电图监测意义

(1)持续显示心电活动,及时发现心率变化。

(2)持续追踪心律,及时诊断心律失常。

(3)持续观察 ST 段、U 波等变化,及时发现心肌损害与缺血以及电解质紊乱等变化。

(4)监测药物对心脏的影响,作为决定用药剂量的参考和依据。

(5)判断心脏起搏器的功能,评估心脏起搏器的功能和药物治疗的效果等。

三、常见心律失常心电图表现

(一)窦性心动过缓

心率<60 次/分,心律规则,Ⅰ、Ⅱ、aVF 导联 P 波直立。一般不需要处理,心率缓慢进行性加重或患者合并甲状腺功能低下、心肌梗死或心肌缺血,血流动力学不稳定。

(二)窦性心动过速

心率>100 次/分,心律规则,Ⅰ、Ⅱ、aVF 导联 P 波直立。一般不做处理,如增加心肌氧耗有导致心肌缺血、心肌梗死或严重心律失常的危险。

(三)房性心动过速

起源于窦房结以外部位,频率>100 次/分,节律规整的为房性心律失常。心电图上有 P 波,心房率 150～220 次/分,QRS 波规律出现,波宽正常。房室结对快速的心房率可能下传也可能阻滞,因此 P 波数与 QRS 波数不一致,形成房性心动过速伴房室传导阻滞。引发原因包括洋地黄中毒、心肌病、心肌缺血或病态窦房结综合征。

(四)房扑

心房活动呈规律的锯齿状扑动波,频率 220～350 次/分。

(五)房颤

P波消失,代之以形态、振幅、间期完全不等的心房颤动波,频率350～500次/分;心室率为60～180次/分,不超过200次/分,节律绝对不规则;如无室内差异性传导,QRS波形态正常。麻醉期间对房颤的管理应以控制心室率为主。

(六)室性心动过速

连续出现的室性期前收缩,QRS宽大畸形。若心室率过快,影响心室充盈,可导致心排血量降低,血压降低,是室颤及心搏骤停的先兆。

(七)室颤

QRS-T波消失,代之以方向、形态、振幅大小无规则的波形,无等电位线,心律250～500次/分。须立即除颤行心肺复苏。

(八)房室传导阻滞

按阻滞程度分为以下几种。

(1)一度房室传导阻滞,心律规则,每个P波后均有正常波形的QRS波,P-R间期>0.2秒。

(2)二度Ⅰ型房室传导阻滞,心房率规则,QRS波型正常,P-R间期进行性延长终致脱落。

(3)二度Ⅱ型房室传导阻滞,多存在器质性损害,心电图上可表现为比例规律或不规律的窦房传导阻滞,或多于一个的连续脱落,脱落前的P-R间期保持固定,可不延长或略延长。

(4)二度房室传导阻滞,又称完全性房室传导阻滞,指全部的心房激动都不能传导至心室,其特征为心房与心室的活动各自独立、互不相干,且心房率快于心室率。严重的二度Ⅱ型和二度房室传导阻滞可使心室率显著减慢。当伴有明显症状如晕厥、意识丧失、阿-斯综合征发作时,需要植入起搏器治疗,以免发生长时间心脏停搏,可能会有生命危险。

四、循环功能监测

(一)心率和脉搏监测

心率监测是简单和创伤性最小的心脏功能监测方法。心电图是最常用的方法。心电图对心率的测定依赖于对R波的正确检测和R-R间期的测定。手术中应用电刀或其他可产生电噪声的设备可干扰ECG波形,影响心率的测定。起搏心律可影响ECG测定,当起搏尖波信号高时,监护仪可能错误地将其识别为R波用于心率计算。高的T波也可产生同样的干扰。

脉率的监测与心率相比,主要的区别在于电去极化和心脏收缩能否产生可触摸的动脉搏动。房颤患者由于R-R间期缩短影响心室充盈,心排血量降低,导致感觉不到动脉搏动,致心率与脉率不等。电机械分离或无脉搏的心脏活动时,见于心脏压塞、极度低血容量等,虽然有心脏搏动但无法摸到外周动脉搏动。麻醉过程中脉率监测最常使用脉搏-血氧饱和度监测仪。

(二)动脉血压

动脉血压可反映心脏收缩力、周围血管阻力和血容量的变化,是麻醉期间重要的基础监测项目。测量方法分无创性和有创性动脉血压测量。

1.无创性动脉血压测量(间接测压)

目前麻醉期间广泛使用自动化间断无创血压测量。麻醉期间测量间隔时间一般至少每5分钟一次,并根据病情调整。测量时须选择合适的袖套宽度(一般为上臂周径的1/2,小儿袖套宽度须覆盖上臂长度的2/3)。袖套过大可引起测量血压偏低,反之测量血压偏高。一般来讲,低血压[通常收缩压<10.7 kPa(80 mmHg)]反映麻醉过深、有效血容量不足或心功能受损等;高血

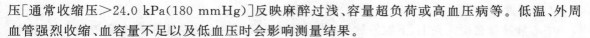

压[通常收缩压＞24.0 kPa(180 mmHg)]反映麻醉过浅、容量超负荷或高血压病等。低温、外周血管强烈收缩、血容量不足以及低血压时会影响测量结果。

2.有创动脉压测量(直接测压)

(1)适应证:适用于各类危重患者、心脏大血管手术及颅内手术患者、需反复测动脉血气的患者、严重低血压休克患者以及应用血管活性药物需连续测量血压的患者。

(2)穿刺置管途径:最常用的动脉穿刺部位为左侧桡动脉。以往桡动脉穿刺置管前须进行Allen试验,以了解尺动脉侧支循环情况。现临床很少用Allen试验,因为Allen试验在预测桡动脉置管后缺血并发症方面的价值受到质疑,通过荧光素染料注射法或体积描记图测定发现Allen试验结果与远端血流没有直接关系。如怀疑手部血流较差可用超声多普勒测定尺动脉血流速度。此外,腋、肱、尺、股、足背和颞浅动脉均可直接穿刺置管测压。

(3)置管技术:一般选择经皮动脉穿刺置管,特殊情况下也可直视穿刺置管。经皮穿刺置管常选用左侧桡动脉,成人用20 G外套管针,患者左上肢外展,腕部垫高使腕背伸,消毒铺巾。穿刺者左手摸清动脉波动位置,右手持针,针体与皮肤呈30°～45°,针尖抵达动脉可见针芯内有鲜红血液,将套管针放平减少其与皮肤夹角后,继续进针约2 mm,使外套管也进入动脉,此时一手固定针芯,另一手捻转推进外套管,在无阻力的情况下可将外套管置入动脉腔内。然后拔出针芯,外套管连接压力监测装置,多为压力换能器,进行动脉压力及波形监测分析。小儿、肥胖或穿刺困难者用超声引导穿刺置管。

(4)注意事项如下。①有创直接血压测压较无创测压高0.7～2.7 kPa(5～20 mmHg)。②必须预先定标零点:将换能器接通大气,使压力基线定位于零点。③压力换能器应平齐于第4肋间腋中线心脏水平,低或高均可造成压力误差。④压力换能器和放大器的频率应为0～100 Hz,测压系统的谐频率和阻尼系数为0.5～0.7。阻尼过高增加收缩压读数,同时使舒张压读数降低,而平均动脉压变化较小。仪器需定时检修和校对,确保测压准确性和可靠性。⑤测压径路需保持通畅,不能有任何气泡或凝血块。经常用肝素盐水冲洗,冲洗时压力曲线应为垂直上下,提示径路畅通无阻。⑥测压装置的延长管不宜长于100 cm,直径应大于0.3 cm,质地需较硬,以防压力衰减,同时应固定好换能器和管道。⑦注意观察:一旦发现血栓形成和远端肢体缺血时,必须立即拔除测压导管。

(5)临床意义:动脉血压反映心脏后负荷、心肌氧耗、做功及脏器和周围组织血流灌注,是判断循环功能的重要指标。组织灌注除了取决于血压外,还与周围血管阻力有关。若周围血管收缩,阻力增高,虽血压不低,但组织血流灌注仍然不足。不宜单纯追求较高血压。

(三)中心静脉压

中心静脉压(central venous pressure,CVP)指胸腔内上腔和下腔静脉即将进入右心房的位置测得的右心房内的压力,主要反映右心室前负荷,其高低与血容量、静脉张力和右心功能有关,需采取中心静脉穿刺置管的方法进行测量。

1.适应证和禁忌证

(1)适应证:①严重创伤、休克及急性循环衰竭的危重患者;②需长期输液、全胃肠外营养治疗或需接受大量快速输血补液的患者;③心血管代偿功能不全的患者行危险性较大的手术或预期术中有血流动力学显著变化的患者;④经导管安置临时起搏器的患者。

(2)禁忌证:①穿刺部位感染;②上腔静脉综合征,不能行上肢静脉或颈内静脉穿刺置管;③近期安装过起搏器的患者慎用;④凝血功能障碍患者为相对禁忌证。

2.穿刺置管方法

中心静脉导管插入到上、下腔静脉与右房交界处,常用的方法是采用经皮穿刺技术,将特制的导管通过颈内静脉、锁骨下静脉或股静脉插入至上述部位。

(1)颈内静脉穿刺置管:右颈内静脉是最常选用的穿刺部位,因右颈内静脉与右头臂静脉的角度较平直,导管易于进入,到右心房入口最近。左颈内静脉后方有胸导管,易损伤,因此一般不作为首选。

(2)锁骨下静脉穿刺置管:锁骨下静脉是中心静脉穿刺的重要部位。尤其适用于紧急容量治疗、需要长期经静脉治疗或透析患者,而不是短时间内监测。

(3)股静脉:股静脉是下肢最大静脉,位于腹股沟韧带下股动脉内侧,外侧为股神经。在无法行颈静脉和锁骨下静脉穿刺的情况下,如烧伤、外伤或者手术区域位于头颈部、上胸部等,可行股静脉穿刺。

3.CVP 的监测

用一直径 0.8～1.0 cm 的玻璃管和刻有 cmH_2O 的标尺一起固定在盐水架上,接上三通开关,连接管内充满液体,排除空气泡,一端与输液器相连,另一端接中心静脉穿刺导管,标尺零点对准腋中线右心房水平,阻断输液器一端,即可测得 CVP。这种测量 CVP 装置可自行制作,操作简易,结果准确可靠。有条件的单位也可用心血管系统监护仪,通过换能器、放大器和显示仪,显示和记录数据、波形。

CVP 部分反映血容量与静脉系统容积的相称性,还可反映右心室的功能性容积。因此临床上监测 CVP 用于评估血容量和右心功能。清醒患者自主呼吸时,CVP 的正常值在 0.1～0.9 kPa（1～7 mmHg）,临床上应动态观察 CVP 的变化,同时结合动脉血压综合判断。CVP 降低表示心肌收缩力增强,回心血量降低或血容量降低。如 CVP 降低同时血压升高,血管阻力不变,考虑是心肌收缩力增强;如血压降低则考虑血容量不足或回心血量减少。CVP 升高表示心肌收缩力降低,回心血量增加或血容量增加。

4.中心静脉穿刺置管注意事项

(1)判断导管插入上、下腔静脉或右房,绝非误入动脉或软组织内。

(2)导管尖端须位于右心房或近右心房的上下腔静脉,确保静脉内导管和测压管道系统内畅通,无凝血、空气,管道无扭曲等。若导管扭曲或进入异位血管,测压则不准。

(3)因 CVP 仅为数厘米水柱,零点发生偏差将显著影响测定值的准确性,测压标准零点应位于右心房中部水平线,仰卧位时基本相当于第四肋间腋中线水平,侧卧位时位于胸骨右缘第四肋间水平。

(4)严格遵守无菌操作。

(5)操作完成后常规听诊双侧呼吸音,怀疑气胸者及 ICU 患者摄胸片。

(6)穿刺困难时,可能有解剖变异,应用超声引导可提高成功率和减少并发症。

(四)肺动脉压及肺动脉楔压监测

经皮穿刺置入肺动脉 Swan-Ganz 漂浮导管,可测量右房压、右室压、PAP 及肺动脉楔压,用以评估左心室功能、肺循环状态、估计疾病进程以及诊断治疗心律失常等。在临床应用于心脏病等危重患者或心血管手术。

1.适应证和禁忌证

(1)适应证:肺动脉导管的置入可能引起并发症并给患者带来较大危险,因此应充分衡量肺动脉漂浮导管在诊断和治疗中的益处与其并发症带来的危险之后谨慎应用。

（2）禁忌证：对于三尖瓣或肺动脉瓣狭窄、右心房或右心室内肿块、法洛氏四联症等患者一般不宜使用。严重心律失常、凝血功能障碍、近期置起搏导管常作为相对禁忌证。根据病情需要和设备及技术力量，权衡利弊决定取舍。

2.肺动脉导管置入方法

右颈内静脉是置入漂浮导管的最佳途径，导管可直达右心房，从皮肤到右心房的距离最短，操作方法易于掌握，并发症少。当颈内静脉穿刺成功后，将特制的导引钢丝插入，沿钢丝将导管鞘和静脉扩张器插入静脉，然后拔除钢丝和静脉扩张器，经导管鞘将肺动脉导管插入右心房，气囊部分充气后继续推进导管，导管通过三尖瓣进入右心室后，压力突然升高，下降支又迅速回到零点，出现典型的平方根形右室压力波形，舒张压较低。此时，使气囊完全充气，穿过肺动脉瓣进入肺动脉，最后到达嵌入位置。

3.肺动脉导管监测的临床意义

通过肺动脉导管可监测一系列血流动力学参数，包括肺动脉压（pulmonary artery pressure，PAP）、肺动脉楔压（pulmonary artery wedge pressure，PAWP）、混合静脉血氧饱和度（oxygen saturation of mixed venose blood，SvO_2）和心排血量（cardia coutput，CO）。

（1）PAP：PAP波形与动脉收缩压波形相似，但波幅较小，反映右心室后负荷及肺血管阻力的大小。正常肺动脉收缩压为 2.0～4.0 kPa（15～30 mmHg），肺动脉舒张压为 0.7～1.6 kPa（5～12 mmHg）。肺动脉平均压超过 3.3 kPa（25 mmHg）时为肺动脉高压症。PAP降低常见于低血容量，PAP升高多见于慢性阻塞性肺疾病（COPD）、原发性肺动脉高压、心肺复苏后、心内分流等。缺氧、高碳酸血症、急性呼吸窘迫综合征（ARDS）、肺栓塞等可引起肺血管阻力增加而导致 PAP升高。左心功能衰竭、输液超负荷可引起 PAP升高，但肺血管阻力并不增加。

（2）PAWP：气囊充气后，阻断肺小动脉内前向血流，导管远端传导的是肺小动脉更远处肺毛细血管和静脉系统的压力，此时测得的肺小动脉远处的压力称为 PAWP，反映左房和左心室舒张末压。PAWP正常值为 0.7～1.6 kPa（5～12 mmHg），呼气末这个值近似于左房压，和左心室舒张末容积相关，常反映肺循环状态和左心室功能；可鉴别心源性或肺源性肺水肿，判定血管活性药物的治疗效果，诊断低血容量以及判断液体治疗效果等。

（3）CO：利用温度稀释法可经肺动脉导管进行心排血量的测定。将 10 mL 凉盐水从导管的中心静脉端快速匀速注入，肺动脉导管开口附近的热敏电阻将检测到温度变化，通过记录温度-时间稀释曲线分析后可测得 CO。CO 正常范围 4～8 L/min，心指数 2.4～4.0 L/(min·m²)。CO 大小受心肌收缩力、心脏的前负荷、后负荷及心率等因素影响。

（4）SvO_2：通过肺动脉导管测定肺动脉血中的氧饱和度为 SvO_2，可反映组织氧供给和摄取关系。SvO_2 与 CO 的变化密切相关，吸空气时 SvO_2 正常值为 75％。在脓毒血症、创伤和长时间手术等情况下，组织摄氧的能力下降，仅根据 SvO_2 很难对病情作出正确判断。

4.肺动脉置管常见并发症

常见并发症包括心律失常、气囊破裂、肺栓塞、肺动脉破裂和出血以及导管打结。

（五）心排血量监测

心排血量是反映心脏泵功能的重要指标，可判断心力衰竭和低排综合征，评估患者预后。

1.有创心排血量监测方法

(1)Fick 法:Fick 于 1870 年首先提出由于肺循环与体循环的血流量相等,故测定单位时间内流经肺循环的血量可确定心排血量。当某种物质注入流动液体后的分布等于流速乘以物质近端与远端的浓度差。直接 Fick 法是用氧耗量和动、静脉氧含量差来计算心排血量的,直接 Fick 法被认为是心排血量监测的金标准。在实际应用中,直接 Fick 法也有一定的误差。如导管尖端的位置不当,或者是存在左向右分流时肺动脉采血的氧含量不能完全代替实际的混合静脉血氧含量。机体正常情况下有一部分静脉血流绕过肺泡经支气管静脉和心内最小静脉直接流入左心室与体循环(即右向左分流)。这部分血流占心排血量的 20%。故肺循环血量不能完全代替体循环血量。研究表明采用这种方法测出的心排血量,平均误差范围为 2.6%~8.5%。

(2)温度稀释法:利用肺动脉导管,通过注射冷生理盐水导致的温差及传导时间计算心排血量的方法为温度稀释法,是常用的有创心血管功能监测方法。①温度稀释法,利用 Swan-Ganz 导管施行温度稀释法测量心排血量,是创伤性心血管功能监测方法,结果准确可靠,操作简便,并发症少。②连续温度稀释法,采用物理加温作为指示剂来测定心排血量,可以连续监测心排血量。③脉搏轮廓分析连续心排血量测定,采用成熟的温度稀释法测量单次心排血量,并通过分析动脉压力波型曲线下面积与心排血量存在的相关关系,获取连续心排血量。

2.无创或微创心排血量监测法

(1)生物阻抗法心排血量监测(thoracic electrical bioimpedance,TEB):TEB 是利用心动周期中胸部电阻抗的变化来测定左心室收缩时间并通过计算获得心搏量。TEB 操作简单、费用低并能动态连续观察心排血量的变化趋势。但由于其抗干扰能力差,尤其是不能鉴别异常结果是由于患者的病情变化引起,还是由于仪器本身的因素所致,另外计算心排血量时忽略了肺水和外周阻力的变化,因此,在危重病和脓毒症患者与有创监测心排血量相关性较差,在一定程度上限制了其在临床上的广泛使用。心阻抗血流图 Sramek 改良了 Kubicek 公式,应用 8 只电极分别安置在颈根部和剑突水平,根据生物电阻抗原理,测量胸部电阻抗变化,通过微处理机自动计算心排血量。

(2)食管超声心动图(transesophageal echocardiography,TEE):TEE 监测参数包括以下内容。①每搏量=舒张末期容量-收缩末期容量。②左室周径向心缩短速率,正常值为每秒 0.92±0.15 周径。③左室射血分数。④舒张末期面积,估计心脏前负荷。⑤根据局部心室壁运动异常,包括不协调运动、收缩无力、无收缩、收缩异常及室壁瘤,监测心肌缺血。TEE 监测心肌缺血较 ECG 和 PAP 敏感,变化出现较早。

(3)动脉脉搏波形法连续心排血量监测:通过外周动脉置管监测患者动脉波形,并根据患者的年龄、性别、身高及体重等信息计算得出每搏量(SV)。通过 SV×心率得出心排血量。

(4)部分 CO_2 重复吸入法心排血量监测:该技术采用的是转换的 Fick 公式,以 CO_2 消耗量为参数,而不是氧摄取量。

初期的临床研究表明该方法与温度稀释法有较好的一致性,但该方法仅限于机械通气且无明显肺内分流的患者,临床应用有较大局限性。

3.临床意义

判断心脏功能:①诊断心力衰竭和低心排血量综合征,估计病情预后。②绘制心功能曲线,指导输血、补液和心血管治疗。

五、肾功能监测

(一)肾小球滤过功能测定

肾小球滤过率(glomerular filtration rate,GFR)是指单位时间内从双肾滤过的血浆的毫升数。GFR不能直接测定,只能通过测定某种标志物的清除率而得知。内生肌酐清除率(creatinine clearance rate,CCR)是目前临床上最常用的估计GFR的方法。正常参考范围男性为(105 ± 20)mL/min,女性为(95 ± 20)mL/min。根据CCR一般可将肾功能分为4期。CCR $51\sim80$ mL/min为肾衰竭代偿期;CCR $20\sim50$ mL/min为肾衰竭失代偿期;CCR $10\sim19$ mL/min为肾衰竭期;CCR<10 mL/min为尿毒症期或终末期肾衰竭。

血肌酐是判断肾小球功能的简便而有效的指标。正常参考范围男性为$44\sim133$ μmol/L $(0.5\sim1.5$ mg/dL),女性为$70\sim106$ μmol/L$(0.8\sim1.2$ mg/dL)。当肾小球滤过功能减退时,理论上讲血肌酐的浓度会随内生肌酐清除率下降而上升,但研究显示当肾功能下降到正常的1/3时,血肌酐才略微上升,并且严重肾脏疾病患者约2/3的肌酐从肾外排出,因此在肾脏功能下降的早期和晚期都不能直接应用血肌酐来判断GFR的实际水平。

(二)肾小管功能测定

肾小管的主要功能是通过重吸收和分泌使原尿变成终尿。

1.尿比重试验

尿比重是尿液与纯水重量的比值,反映肾小管的浓缩与稀释功能。正常在$1.015\sim1.030$。成人夜尿或昼尿中至少有一次尿比重>1.018,昼尿最高和最低尿比重差>0.009。

2.尿渗透压测定

反映尿中溶质分子和离子的总数,自由状态下尿渗透压波动幅度大,高于血浆渗透压。禁饮后尿渗透压为$600\sim1\,000$ mmol/(kg·H_2O)。血浆渗透压平均为300 mmol/(kg·H_2O)。尿/血浆渗透压比值为$(3\sim4.5):1$。低渗尿提示远端肾小管浓缩功能下降。

3.肾小管葡萄糖最大重吸收量试验

当最大重吸收量减少时,表示近曲小管重吸收葡萄糖能力下降,称为肾性糖尿。

4.酚磺酞排泄试验

酚磺酞作为反映肾近曲小管的分泌功能的指标之一,健康人15分钟总排泄量>25%,2小时总排泄量为55%~75%。

5.肾小管标志性蛋白测定

肾小管标志性蛋白测定 β_2-微球蛋白等。

(三)血中含氮物质浓度的测定

血尿素氮是血中非蛋白氮的主要成分。蛋白质摄入过多、发热、感染、中毒、组织大量破坏、急性肾功能不全少尿期或慢性肾功能不全晚期,血尿素氮均增高。

六、体温、肌张力和麻醉深度监测

(一)体温监测

人体通过体温调节系统,维持产热和散热的动态平衡,使中心体温维持在(37 ± 0.4)℃。麻醉手术过程中,患者的体温变化除与其疾病本身相关外,还受到手术室内温度、手术术野和体腔长时间大面积暴露、静脉输血或输注大量低温液体、体腔内冲洗等因素影响。此外全身麻醉药物可抑制下丘脑体温调节中枢的功能,使机体随环境温度变化调节体温的能力降低,一些麻醉期间常用药物(如阿托品)也可影响机体体温调节导致体温升高。因此体温监测是麻醉期间监测的重要内容之一,对危重患者、小儿和老年患者尤为重要。

1.测量部位

麻醉期间常用中心体温监测部位有鼻咽部、鼓膜、食管、直肠、膀胱和肺动脉等,前两者反映大脑温度,后四者反映内脏温度。人体各部的温度并不一致。直肠温度比口腔温度高 0.5～1.0 ℃,口腔温度比腋窝温度高 0.5～1.0 ℃。体表各部位的皮肤温度差别也很大。当环境温度为 23 ℃时,足部温度为 27 ℃,手为30 ℃,躯干为 32 ℃,头部为 33 ℃。中心温度比较稳定。由于测量部位不同,体温有较大的变化。在长时间手术、危重及特殊患者的体温变化更大。因此,围术期根据患者需要可选择不同部位连续监测体温。

2.体温降低和升高

(1)围术期低温。体温低于 36 ℃称体温过低。当体温在 34～36 ℃时为轻度低温,低于34 ℃为中度低温。麻醉期间体温下降可分为三个时相,第一时相发生早且体温下降快,通常发生在全身麻醉诱导后 40 分钟内,中心体温下降近 1 ℃。第二时相是之后的 2～3 小时,每小时下降0.5～1.0 ℃。第三时相是患者体温与环境温度达到平衡状态时的相对稳定阶段。常见围术期低温的原因如下。①术前体温丢失,手术区皮肤用冷消毒及裸露皮肤的面积大、时间长。②室温过低,<21 ℃时。③麻醉影响:吸入麻醉药和肌肉松弛药。④患者产热不足。⑤年龄:老年、新生儿和小儿。⑥术中输冷库血和补晶体液。⑦术后热量丢失,运送至病房,保暖欠佳。

(2)围术期体温升高。①手术室温度及湿度过高。②手术时无菌巾覆盖过多。③麻醉影响:阿托品抑制汗腺分泌,影响蒸发散热。麻醉浅时,肌肉活动增加,产热增加,CO_2 潴留,更使体温升高。④患者情况:术前有发热、感染、菌血症、脱水、甲亢、脑外科手术在下视丘附近手术。骨髓腔放置骨水泥可因化学反应引起体温升高。⑤保温和复温过度。⑥恶性高热。

在体温监测的指导下,术中应重视对患者体温的调控,具体方法包括:①调节手术室温度在恒定范围;②麻醉机呼吸回路安装气体加温加湿器,减少呼吸热量丢失;③使用输血输液加温器对进入人体的液体进行加温;④使用暖身设备对暴露于术野之外的头部、胸部、背部或四肢进行保温;⑤麻醉后恢复室使用辐射加热器照射。

(二)肌张力监测

全身麻醉期间使用肌肉松弛药时,传统判断神经肌肉传递功能的方法有观察腹肌的紧张度、抬头试验、握手试验、睁眼试验和吸气负压试验等,但这些方法均缺乏科学的、量化的依据。进行神经肌肉传递功能的监测可为判断神经肌肉传递功能提供客观的参考指标,是麻醉期间监测的重要内容。据我国多中心研究显示全麻气管拔管时肌肉松弛药残余作用发生率为57.8%,因此,肌张力监测十分必要,尤其是老年和肝肾功能不全等患者的麻醉。

1.目的和适应证

(1)目的:①决定气管插管和拔管时机。②维持适当肌松,满足手术要求,保证手术各阶段顺利进行。③指导使用肌肉松弛药的方法和追加肌肉松弛药的时间。④避免琥珀胆碱用量过多引起的Ⅱ相阻滞。⑤节约肌肉松弛药用量。⑥决定肌肉松弛药逆转的时机及拮抗药的剂量。⑦预防肌肉松弛药的残余作用所引起的术后呼吸功能不全。

(2)适应证:①肝、肾功能明显减退,严重心脏疾病,水与电解质紊乱及全身情况较差和极端肥胖患者。②特殊手术需要如颅内血管手术、眼科或其他精细手术等。③血浆胆碱酯酶异常的

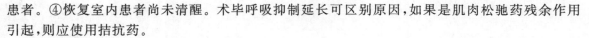

患者。④恢复室内患者尚未清醒。术毕呼吸抑制延长可区别原因,如果是肌肉松弛药残余作用引起,则应使用拮抗药。

2.监测类型

常见的有以下五种类型:①单次颤搐刺激;②四个成串刺激;③强直刺激;④强直刺激后计数;⑤双短强直刺激。

3.肌张力监测的注意事项

(1)适当选用刺激方法。

(2)非去极化肌肉松弛药对不同肌群的作用不同。

(3)熟悉肌张力监测仪性能。

(4)电极安放部位必须正确。

(5)先测定对照值。

(6)注意其他药物对肌松作用的影响。

(三)麻醉深度监测

1.监测方法

麻醉镇静深度监测目的是指导全麻诱导和维持时调节麻醉深度和预防麻醉过深和术中知晓,从而达到理想的麻醉状态,也可用于 ICU 镇静深度监测。目前临床上主要用脑电双频指数(BispectralIndex,BIS)、Narcotrend 指数和听觉诱发电位。

2.临床意义

(1)镇静程度的评估:监测对意识水平和脑电镇静的深度监测有一定价值,可用来测定药物的镇静和催眠作用,BIS 值越小,镇静程度越大,两者的相关性良好。

(2)判断意识恢复:BIS 值 < 71 时在 50 秒内意识恢复的可能性不到 5%,没有一个对指令有反应的患者能回忆起这段情节。当 BIS 上升 > 60 时,意识恢复是同步的,BIS 在 70 左右拔除气管导管,血流动力学变化较小。BIS > 80 时,50% 以上的患者能唤醒。BIS 大于 90 时,几乎所有患者都可唤醒。但丙泊酚麻醉后恢复期的 BIS 值会突然恢复至基础水平,预计性较差。

(3)促进新型手术的开展,提高心肺脑复苏患者的救治成功率:皮层脑电信号的强弱与脑组织的氧供水平密切相关。①特殊手术的安全开展,如颈动脉内膜剥离术、心脏和大血管手术、特殊体位手术等存在脑缺氧损伤的手术操作以及脑外科需要术中唤醒的手术。②临床急救和心肺脑复苏过程中,床旁持续的脑电图监测能够实时客观评价患者的脑功能恢复程度和治疗效果,指导调整治疗方案,提高早期救治的成功率。

(4)预防术中知晓:术中知晓的发生率为 0.1% ~ 0.2%,心脏手术患者术中知晓的发生率为 0.4% ~ 1%,儿童术中知晓的发生率为 0.8% ~ 1.1%。创伤休克患者手术、全麻剖宫产、支气管镜手术患者及心脏手术患者易发生术中知晓,气管插管及肌肉松弛药过量使用时术中知晓比较常见。世界性多中心研究,2 503 名术中清醒高危人群患者随机进行普通麻醉或 BIS 指导下的麻醉,研究显示 BIS 减少术中知晓发生率 82%。上述情况推荐使用 BIS 监测。但必须注意监测仪总是滞后于麻醉实时状态 15 ~ 30 秒。因此应在诱导前开始使用,一般 BIS 值维持在 60 以下。

(5)术后短期转归均具有积极的作用:指导麻醉手术期间合理使用全身麻醉药,术后睁眼时间和气管导管拔除时间,以及出麻醉后苏醒室的时间都缩短。患者术后恶心、呕吐的发生率降低。

(赵红梅)

第二章

临床常用麻醉方法

第一节　全身麻醉

一、静脉全身麻醉

静脉全身麻醉是指将药物经静脉注入,通过血液循环作用于中枢神经系统而产生全身麻醉作用的方法。静脉麻醉下患者安静入睡、对外界刺激反应减弱或消失、应激反应降低。静脉麻醉有许多独特的优点,最突出的就是不需要经气道给药和无气体污染。国内在 20 世纪 90 年代前,长达 40 多年普遍应用静脉普鲁卡因复合麻醉。80 年代末期,越来越多的新型静脉麻醉药产生,如短效的静脉麻醉药(丙泊酚)、麻醉性镇痛药(瑞芬太尼)和肌肉松弛药(罗库溴铵)等,同时新的静脉麻醉给药方法和技术的诞生,如计算机辅助静脉自动给药系统,使静脉麻醉发生了划时代的变化。

静脉麻醉的给药方式包括单次给药、间断给药和连续给药,后者又包括人工设置和计算机设置给药速度。理想的静脉麻醉的给药方式应该是起效快、维持平稳、恢复迅速。本节将分别介绍气管插管和不用气管插管的静脉麻醉方法。

(一)不用气管插管的静脉麻醉

1.适应证

不用气管插管的静脉麻醉用于不要求肌肉松弛的短小手术、门诊和日间诊疗手术(手术时间一般在 30 分钟以内),如体表肿块切除、活检、无痛人流、取卵、无痛胃肠镜等。必要时可应用声门上装置控制气道。给药方式和用药种类包括分次注入和持续输注(恒速、变速和靶控输注)。可仅用一种麻醉药,也可联合应用两种或两种以上药物。联合用药的优点如下:①麻醉效果增强(协同作用);②各种药物的用量减少;③不良反应降低;④达到全麻镇静、镇痛和控制应激反应等目的。

2.注意事项

(1)麻醉前禁食禁饮,使用适当的术前药。

(2)严格掌握适应证和禁忌证,根据手术选择作用时间适宜的药物和给药方案。

(3)注意药物间的相互作用,选择药物以满足手术为主。

(4)保持呼吸、循环稳定。

(5)严密监测并备有急救措施。

3.常用静脉麻醉

(1)丙泊酚静脉麻醉。

适应证:短小手术与特殊检查麻醉及部位麻醉的辅助用药。

禁忌证:①休克和血容量不足;②心肺功能不全者慎用;③脂肪代谢异常者;④对丙泊酚过敏患者。

用法:①短小手术麻醉先单次静脉注射丙泊酚 1~3 mg/kg,随后 2~6 mg/(kg·h)静脉维持,剂量和速度根据患者反应确定,常需辅以麻醉性镇痛药。②椎管内麻醉辅助镇静,一般用丙泊酚 0.5 mg/kg 负荷,然后以 0.5 mg/(kg·h)持续输注,当输注速度超过 2 mg/(kg·h)时,可使记忆消失。靶控输注浓度从 1.0~1.5 μg/mL 开始,以 0.5 μg/mL 增减调节。③作为颈丛阻滞前预处理,可抑制阻滞迷走神经和颈动脉压力感受器所致的心率增快、血压升高。

注意事项和意外处理:①剂量依赖性呼吸和循环功能抑制也与注药速度有关;②注射痛,给丙泊酚前先静脉注射利多卡因 20 mg 可基本消除;③偶见诱导过程中癫痫样抽动;④罕见小便颜色变化;⑤丙泊酚几乎无镇痛作用,椎管内麻醉辅助镇静时应保证镇痛效果良好,否则患者可能因镇痛不全而躁动不安。

(2)氯胺酮静脉麻醉。

适应证:①简短手术或诊断性检查;②基础麻醉;③辅助麻醉;④支气管哮喘患者。

禁忌证:①血压超过 21.3/13.3 kPa(160/100 mmHg),禁用于脑血管意外、颅高压、眼压增高、开放性眼球损伤患者;②心功能不全;③甲亢、嗜铬细胞瘤;④饱胃或麻醉前未禁食者;⑤癫痫、精神分裂症。

用法:①缓慢静脉注射 2 mg/kg,可维持麻醉效果 5~15 分钟,追加剂量为首剂 1/2 至全量,可重复2~3 次,总量不超过 6 mg/kg;②小儿基础麻醉 4~6 mg/kg 臀肌内注射,1~5 分钟起效,持续 15~30 分钟,追加量为首剂量的 1/2 左右;③弥补神经阻滞和硬膜外阻滞作用不全,0.2~0.5 mg/kg 静脉注射。

注意事项及意外处理:①呼吸抑制与注药速度过快有关,常为一过性,托颌提颏、面罩吸氧即可恢复;②肌肉不自主运动一般不需要治疗,如有抽动,可静脉注射咪达唑仑治疗;③唾液分泌物刺激咽喉部有时可引发喉痉挛,严重者面罩给氧或气管插管,术前应常规使用足量阿托品;④血压增高、心率加快对高血压、冠心病等患者可能造成心脑血管意外;⑤停药 10 分钟初醒,30~60 分钟完全清醒,苏醒期延长与用药量过大、体内蓄积有关;⑥精神症状多见于青少年患者,一般持续 5~30 分钟,最长可达数小时,表现为幻觉、谵妄、兴奋、躁动或定向障碍等,静脉注射咪达唑仑可缓解,预先使用咪达唑仑可预防精神症状的发生。

(3)依托咪酯静脉麻醉。

适应证:①短小手术;②特殊检查,如内镜、心脏电复律等。

禁忌证:①免疫抑制、脓毒血症、紫质症及器官移植患者;②重症糖尿病和高钾血症患者。

用法:单次静脉注射 0.2~0.4 mg/kg,注射时间 15~60 秒,年老、体弱和危重患者药量酌减。

注意事项及意外处理:①注射痛和局部静脉炎,预注射芬太尼或利多卡因可减少疼痛;②肌震颤或肌阵挛,与药物总量和速度太快有关,静脉注射少量氟哌利多或芬太尼可减少发生率;③防治术后恶心、呕吐。

(4)硫喷妥钠静脉麻醉。

适应证:短小浅表手术或操作,如切口引流、骨折脱臼复位、血管造影、心脏电复律、烧伤换药等,以前也用于小儿基础麻醉。

禁忌证:①饱胃患者;②严重心血管和呼吸系统疾病;③严重肝肾功能不全;④早产儿、新生儿,妊娠、分娩、剖宫产;⑤全身情况低下,如营养不良、严重贫血、低血浆蛋白、恶病质,酸中毒,水、电解质紊乱,严重糖尿病,高龄等;⑥涉及上、下呼吸道的操作,包括口、鼻、咽喉、气管及食管手术或操作;⑦肾上腺皮质功能不全,长期服用肾上腺皮质激素;⑧紫质症、先天性卟啉代谢紊乱。

用法:①2.5%溶液,5 mL/10 s 注射,眼睑反射消失、眼球固定后开始手术操作,据患者反应追加 2~3 mL,青壮年总量<1 g。②控制抽搐、痉挛、局麻药中毒反应、破伤风、癫痫、高热惊厥等,2.5%溶液 3~4 mL 静脉缓慢注射,效果不佳 2 分钟后可重复。

注意事项及意外处理:①注药速度过快易引起呼吸、循环抑制,应立即给氧、静脉注射麻黄碱 10~30 mg;②注药后前胸、颈、面等部位有时可出现红斑,一般很快消失;③有时出现肌张力亢进和肢体不自主活动、咳嗽、喷嚏、呃逆或喉痉挛,术前用吗啡和阿托品有预防作用;④喉痉挛严重者面罩吸氧,紧急时静脉注射琥珀胆碱气管插管。⑤目前除控制惊厥外,临床已少用硫喷妥钠静脉麻醉。

(5)靶控输注(TCI)静脉麻醉。

根据药代动力学参数(有些药代参数也考虑了患者年龄、体重、体表面积、肝肾功能等协变量)的影响编程,计算对某一特定患者获得或维持某一目标浓度所需要的药物输注速度,并控制、驱动输液泵输注,以达到并维持相应麻醉药的血浆或效应器部位浓度,获得满意的临床麻醉状态,称为靶控输注。

TCI 的基本结构:根据不同药物的药代动力学特点和大量循证医学数据编制的、获得目标浓度并控制微量输注泵的计算机软件。通过相关的信息传递协议等辅助装置,应用计算机控制的微量输注泵给予患者静脉药物。

药物 TCI 浓度:95%患者入睡的丙泊酚浓度为 5.4 $\mu g/mL$,但不使用气管插管时,建议起始浓度为 2~3 $\mu g/mL$;联合用药(阿片类药、咪达唑仑等)时,丙泊酚靶浓度显著降低。不用气管插管静脉麻醉时,药物靶浓度建议根据小手术或自主呼吸的靶控浓度设定起始值,同时参考是否合并用药,酌情降低。

TCI 麻醉注意事项:①靶控浓度只是理论上的浓度,临床实测浓度与 TCI 系统预测浓度完全吻合是不可能的,可接受的实测-预测浓度误差是 30%~40%。②理论上,只要药代学符合线性特点,即药物剂量加倍浓度亦加倍,均可以选择靶控输注给药,但临床应用需谨慎。根据其药代学特点,芬太尼、硫喷妥钠不适合靶控输注,恒速输注瑞芬太尼达稳态时间很短,大部分情况下不需要靶控输注。③实际应用根据合并用药及麻醉医师的经验设定初始浓度。④TCI 给药开始阶段,存在药物超射现象,即短时间给予较大剂量药物以使患者快速达到血药浓度,但对于危重、体弱、老年患者,建议靶控输注开始时,采用浓度逐步递增的方法给药,以减少不良反应。⑤美国食品和药品监督管理局尚未批准 TCI 临床应用,但在亚洲、欧洲等地可合法使用。

(6)静脉麻醉药联合应用。①咪达唑仑+芬太尼:咪达唑仑 2~5 mg(0.04~0.10 mg/kg)缓慢静脉注射,患者入睡后给予芬太尼25~75 μg。有潜在呼吸抑制的危险。②咪达唑仑+瑞芬太尼:瑞芬太尼 0.05~0.10 $\mu g/(kg \cdot min)$用于不插管静脉麻醉与咪达唑仑 2~5 mg 联合应用可提供有效镇静和镇痛。咪达唑仑剂量依赖性增强瑞芬太尼的呼吸抑制作用。③咪达唑仑+氯胺酮:咪达唑仑 0.1~0.5 mg/kg 静脉注射,患者入睡后给氯胺酮0.25~0.50 mg/kg。④咪达唑仑+丙泊酚+阿片类:咪达唑仑 1~3 mg+丙泊酚 0.5~1.0 mg/kg 负荷量,继以25~50 $\mu g/(kg \cdot min)$持

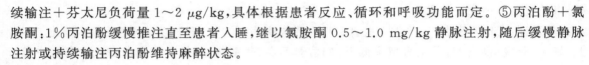

续输注＋芬太尼负荷量 1～2 μg/kg,具体根据患者反应、循环和呼吸功能而定。⑤丙泊酚＋氯胺酮:1%丙泊酚缓慢推注直至患者入睡,继以氯胺酮 0.5～1.0 mg/kg 静脉注射,随后缓慢静脉注射或持续输注丙泊酚维持麻醉状态。

4.监测

(1)呼吸:密切观察胸部活动度、呼吸频率、心前区听诊及储气囊的运动情况。

(2)氧合:常规使用脉搏血氧饱和度仪监测。

(3)循环:监测血压、心率和心电图。

(4)镇静水平:手术要求不同镇静水平。目前常用的镇静评分方法有 White 和 Ramsay 评分系统、镇静/警醒评分(OAA/S)。

(5)脑电图:双频指数预测结果与 OAA/S 评分吻合相当好,可作为客观指标评价意识状态,防止镇静过度,帮助调整镇静催眠剂量。

(6)急救措施:建立静脉通路、给氧、吸引器、通气道、面罩、喉罩、呼吸囊、咽喉镜、气管内导管、心肺复苏药品等。

5.药物过量的拮抗

(1)常用拮抗药物:①氟马西尼选择性拮抗苯二氮䓬受体。剂量 0.1～0.2 mg,最大 1 mg。对通气和心血管系统无不良影响。②纳洛酮 0.2～0.4 mg(最大 400 μg)静脉注射可特异性拮抗阿片类产生的嗜睡、镇静和欣快反应。不推荐常规预防性应用。

(2)拮抗注意事项:①氟马西尼拮抗苯二氮䓬类药物时最常见的不良反应是头晕(2%～13%)和恶心(2%～12%),拮抗时可发生"再镇静",偶可诱发心律失常或癫痫/惊厥,有癫痫病史者避免使用。②纳洛酮的不良反应包括疼痛、高血压、肺水肿,甚至室性心动过速和室颤,因而嗜铬细胞瘤、嗜铬组织肿瘤或心功能受损患者应避免使用。

(二)气管插管或放置喉罩的静脉麻醉

创伤较大的、时间较长的、需要应用肌肉松弛药的手术多需要在给予肌肉松弛药后,行气管插管或放置喉罩,并给予机械通气支持。此类麻醉也称为全凭静脉麻醉(TIVA),和以上提及的小手术不同,由于此类手术往往刺激较大,故药物使用品种更多,剂量更大。因此需要更好地理解药物的作用原理和药物相互间的作用,以尽可能地减少药物的不良反应。

1.麻醉诱导

麻醉诱导是气管插管或喉罩全身麻醉的开始,通过开放的静脉通路,顺序给予静脉药物,以使患者短时间内失去意识,肌肉松弛,对疼痛应激无反应。无论采用单次给药、连续给药还是TCI 的给药模式,诱导都需要注意到患者从清醒进入麻醉状态,生理条件会发生巨大的变化。

如果药物用量不足,可能产生肌松不完善、插管时有意识、应激反应强烈等不良事件;但给药物过量,同样会使患者循环波动,引起相关不良反应。同时,多个静脉麻醉药物联合使用,可以减少单一药物的不良反应,但不同药物的达峰时间各不相同,这就要求给药时机需要保证药物峰浓度出现在刺激最强的插管时刻,其后至切皮应激较小的情况下,循环也不会受到过大的抑制。表 2-1 给出一些静脉常用麻醉药物的达峰效应分布容积和作用达峰时间。根据药物稳态分布容积可以大概计算出给予药的总量,达峰时间则可以指导插管时机。麻醉医师在计划诱导方案时,需要结合镇静药、镇痛药和肌肉松弛药的达峰时间及药物药代药效学特点,以使患者循环和内环境平稳。

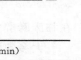

表 2-1　药物达峰分布容积和作用达峰时间

药物	达峰分布容积（L/kg）	达峰时间（min）
丙泊酚	2～10	2.0
依托咪酯	2.5～4.5	2.0
咪达唑仑	1.1～1.7	2.0

2.麻醉维持

麻醉维持需要根据手术和患者的状态不同,调节连续输注或 TCI 给药的参数。相对于吸入麻醉药,静脉给药会有一定时间的延后效应,这需要麻醉医师实施静脉麻醉时可以预判相关的时机。

和麻醉诱导一样,全凭静脉麻醉维持目前多采用复合给药,如丙泊酚＋瑞芬太尼 0.2～2.0 $\mu g/(kg\cdot min)$＋肌肉松弛药或丙泊酚＋阿芬太尼＋肌肉松弛药。

由于肌肉松弛药的作用,患者多处于制动状态,但药物给予不当时易引起术中知晓。除了改进用药方案外,有条件时进行镇静深度测定有助于减少术中知晓的发生。

手术结束前,很多医师会习惯性地提前停止药物输注,以期患者尽早苏醒拔管。但目前临床常使用的药物瑞芬太尼和丙泊酚停药后药物代谢很快,这就会造成患者切口闭合前醒来或转运途中苏醒,特别是瑞芬太尼快速代谢,若没有良好的镇痛措施,会使患者立即处于剧痛中,影响患者术后恢复质量。针对这一情况,临床上可以提前 15 分钟使用镇痛泵或术毕前 20～40 分钟给予小剂量阿片类药物或非甾体抗炎药;或逐步降低镇静镇痛药浓度,维持在最低镇静镇痛水平,转运后停药。

二、吸入麻醉

吸入麻醉为将麻醉气体吸入肺内,经肺泡进入血液循环,到达中枢神经系统而产生麻醉的方法。全身吸入麻醉具有患者舒适、药物可控性强,能满足全身各部位手术需要等优点。

(一)吸入麻醉方法的分类

1.无重复吸入法

无重复吸入法是指系统中所有呼出气体均被排出的一种麻醉方法,这种麻醉方法也就是传统所称的开放麻醉,现在几乎不采用。

2.部分重复吸入法

部分重复吸入法是指系统中部分呼出混合气仍保留在系统中的一种吸入麻醉方法,这种麻醉方法是当今普遍采用的麻醉方法。根据新鲜气体量大小又将这种麻醉方法分为高流量(3～6 L/min)、中流量(1～3 L/min)、低流量(1 L/min 以下)、最低流量(0.5 L/min 以下)。前者也就是传统意义上的半开放麻醉,其更接近于开放麻醉,而后者也就是传统意义上的半紧闭麻醉,更接近于完全紧闭麻醉。

3.完全重复吸入法

完全重复吸入法是指系统中没有呼出气排出的一种麻醉方法,这种麻醉方法也就是传统意义上的全紧闭麻醉,即现在所指的定量麻醉。循环回路中的气流经过 CO_2 吸收装置,可防止 CO_2 重复吸入,但其他气体可被部分或全部重复吸入,重复吸入的程度取决于回路的布局和新鲜气流量。循环回路系统根据新鲜气流量/分钟通气量的不同,可分半开放型、半紧闭型和紧闭型。

在临床麻醉中,3种技术均有应用。

大多数医师麻醉诱导时使用高流量的新鲜气流,此时循环回路为半开放型;若新鲜气流量超过分钟通气量,则无气流被重复利用。麻醉维持时,一般会降低新鲜气流量,若流量低于分钟通气量,则部分气流重复吸入,此时称为"半紧闭麻醉"。重复利用的气流量与新鲜气流量有关,仍有部分气流进入废气回吸收系统。继续降低流量,直至新鲜气流量提供的氧等于代谢需氧量水平(即患者摄氧量水平),此时的循环麻醉回路系统称为"循环紧闭麻醉"。这种情况下,回路内气流重复呼吸,无或几乎无多余气流进入废气回收系统。

(二)吸入麻醉的实施和管理

1.吸入麻醉诱导

(1)肺活量法:预先做呼吸回路的预充,使回路内气体达到设定的吸入麻醉药物浓度,患者(通常大于6岁)在呼出肺内残余气体后,做一次肺活量吸入8%的七氟烷(氧流量6~8 L/min),并且屏气,患者在20~40秒意识消失。肺活量法诱导速度最快且平稳。缺点是需要患者的合作,不适合效能强的吸入麻醉药(如氟烷)。

(2)浓度递增诱导法:适用于成人或合作患儿。麻醉机为手动模式,置可调节压力释放阀于开放位,调节吸入氧浓度,新鲜气流量6~8 L/min,选择合适的面罩给患者吸氧,嘱其平静呼吸。起始刻度为0.5%,患者每呼吸3次后增加吸入浓度0.5%,直至达到需要的镇静或麻醉深度(如能满足外周静脉穿刺或气管插管)。在患者意识消失后注意保持呼吸道通畅,适度辅助呼吸(吸气压力<2.0 kPa,避免过度通气)。适合效能强的吸入麻醉药(如氟烷),以及外周静脉开放困难,静脉麻醉诱导可能造成循环剧烈波动和预测为气管插管困难的成年患者。

(3)潮气量法:一般使用高浓度七氟烷进行诱导或用于术中快速加深麻醉。新鲜气体流量8~10 L/min,七氟烷浓度8%(诱导前管道预充七氟烷起效更快)。逐渐降低吸入浓度,同时行辅助或控制呼吸。潮气量法诱导速度快,过程平稳,较少发生呛咳、屏气和喉痉挛等不良反应,是吸入诱导最常用的方法。

2.影响吸入麻醉药诱导的因素

(1)血气分配系数小,组织溶解度低,缩短诱导时间。

(2)新鲜气流量越大,吸入浓度越高,分钟通气量越大,麻醉诱导越快。

(3)同时应用高浓度和低浓度气体,低浓度气体在肺泡浓度和血中浓度上升速率加快,即第二气体效应。

(4)当肺循环血流快或心排血量大时,吸入麻醉药肺泡内分压上升缓慢。

(5)联合使用静脉麻醉药、阿片类药或麻醉辅助药(如右美托咪定、咪达唑仑等)也能缩短诱导时间。

3.吸入麻醉维持

单独使用吸入麻醉药,其浓度通常要达到1.3~1.4最低肺泡有效浓度(MAC),方可满足抑制手术应激的需要。临床常联合应用其他麻醉药。在没有脑电监测麻醉镇静深度条件下,吸入麻醉药、复合麻醉性镇痛药和肌肉松弛药时,一般采用中流量气体(1~2 L/min),麻醉药物吸入浓度设定为1.0~1.5 MAC。

4.苏醒期管理

(1)适时关闭吸入麻醉,通常在手术结束前10~15分钟关闭挥发罐。随后以丙泊酚2~8 mg/(kg·h)输注维持适宜的麻醉深度。该法可达到苏醒期平稳,患者无躁动,恶心、呕吐发生

率减少的目的。

（2）完善术后镇痛。

（3）拮抗肌松。

（4）适当深麻醉下拔管，即在患者意识尚未完全恢复时拔管。优点是拔管过程中循环功能稳定，不诱发恶心、呕吐，不会引起心、脑血管并发症。深麻醉下拔管主要标准是自主呼吸、通气功能恢复良好、循环稳定。

（三）低流量麻醉

1.低流量麻醉的分类

（1）部分重复吸收系统：指系统中部分呼出混合气仍保留于系统的吸入麻醉方法，有 3 个特点。①CO_2 吸收剂将呼出气中的 CO_2 滤除；②新鲜气流量低于分钟通气量、高于氧摄取量；③新鲜气流中的麻醉气体浓度高于吸入气中浓度（诱导、维持阶段），是目前最普遍的吸入麻醉方法。根据新鲜气体流量又分为高流量（3～6 L/min）、低流量（＜1 L/min）和最低流量（＜0.5 L/min）。

（2）完全重复吸入系统：指系统中没有呼出气体排出，特点如下。①O_2 新鲜气流量等于 O_2 摄取量；②N_2O 新鲜气流量等于 N_2O 摄取量；③吸入麻醉药用量等于摄取量。这样的吸入麻醉方式即全紧闭麻醉或现在所指的定量麻醉。

2.低流量麻醉实施

常规检查麻醉机，回路漏气量应＜50 mL/min。起始阶段，持续 1～20 分钟，高流量新鲜气流 4～6 L/min 去氮。七氟烷设置 6%～8%，快速达到麻醉深度，随后调回所需浓度。整个回路系统中充入所需气体成分，新鲜气体流量必须满足个体摄氧量的需求。随后将流量减少到小于 1 L/min，维持过程中应保持一定的麻醉深度并保证安全的氧浓度。当新鲜气流量非常接近患者氧摄取量时必须监测气道压、分钟通气量、吸入氧气浓度、吸入气麻醉药浓度等呼吸参数，以及常规生命体征监测，包括 $PETCO_2$。

定量吸入麻醉需专用的 Drager PhsioFlex 麻醉机实施。吸入麻醉药通过伺服反馈进入麻醉回路而非通过挥发罐调节；输入回路的新鲜气流量也是通过伺服反馈自动控制。因此，定量吸入麻醉将颠覆传统理念，通过计算机伺服反馈控制。

3.优点和注意事项

（1）优点：减少麻醉气体消耗，降低费用；减少环境污染；提高吸入气体的温度和湿度，改善控制呼吸的特性。

（2）注意事项：当机体因手术、失血等影响而引起代谢改变时，有可能导致缺氧、高碳酸血症或麻醉过深。因此实施麻醉时，必须严密监测。当流量低于 1 L/min 时，必须增大挥发罐浓度，因为此时实际输出浓度比刻度值小。维持期调整挥发罐浓度，为加快平衡可暂时开大新鲜气体流量。麻醉维持时，如怀疑缺氧，可停止吸入麻醉药并开放回路给予纯氧通气。麻醉时间较长者在手术结束前保持低流量关闭挥发罐，麻醉还可维持 10～20 分钟。拔管前应增加气流量 4～5 L/min，将麻醉气体洗出。为安全起见，低流量麻醉期间必须严密监测生命体征及各项相关的呼吸参数。

三、静吸复合麻醉

静吸复合麻醉常用药物有以下几种。①静脉麻醉药：咪达唑仑、丙泊酚、依托咪酯。②吸入麻醉药：N_2O、异氟烷、七氟烷和地氟烷。

麻醉方法包括：①静脉诱导＋静吸复合维持。②吸入诱导＋静吸复合维持。③静吸复合诱导＋静吸复合维持。

实施方法遵循全麻四要素，即镇静、镇痛、肌松和抑制应激反应。严格掌握所使用的静脉麻醉药和吸入麻醉药的禁忌证。药物的浓度和剂量应个体化、协调配合。有麻醉气体和氧浓度监测系统。

（一）麻醉诱导

（1）静脉麻醉诱导：诱导迅速、平稳，临床最常使用。

（2）静吸复合诱导：诱导前将面罩轻柔地罩于患者面部，经静脉注入静脉麻醉药或镇静催眠药，静脉麻醉药可采用丙泊酚 1.0～1.5 mg/kg 或咪达唑仑 0.03～0.06 mg/kg，患者意识消失后经面罩持续吸入麻醉药（常用 N_2O、七氟烷）。该法可减少刺激性吸入麻醉药所致的不良反应，使麻醉诱导更为平稳。

（3）吸入麻醉诱导：不宜采用静脉麻醉、难于开放静脉通路的小儿或不愿接受清醒静脉穿刺小儿的麻醉诱导，吸入麻醉可维持自主呼吸。通常采用浓度递增法、潮气量法或肺活量法。

（4）小儿吸入诱导方法：小儿诱导期间较成人更容易缺氧，也常出现躁动、喉痉挛和喉水肿等并发症。诱导期要求平稳、快速，无疼痛等不良刺激。小儿吸入诱导常用七氟烷，呼吸回路预充麻醉气体能够加快诱导速度；诱导方法采用肺活量法或潮气量法，不能配合的小儿使用后者，意识消失后置入口咽通气道辅助通气并及时开放静脉。

（5）气管插管：需辅助小剂量的阿片类药（芬太尼 1.5 μg/kg 或舒芬太尼 0.1～0.2 μg/kg）和非去极化肌肉松驰药。

（二）麻醉维持

（1）常用方法：①吸入麻醉药-阿片类药-静脉麻醉药；②N_2O-O_2-阿片类药-静脉麻醉药；③吸入麻醉药-N_2O-O_2-阿片类药物。

（2）吸入方法。①间断吸入：麻醉减浅或不宜/不能迅速用静脉全麻药加深时，短时间吸入挥发性麻醉药；②持续吸入：维持低浓度吸入挥发性全麻药，静脉麻醉药的用量适当减少。

（3）吸入麻醉药浓度：①异氟烷 1.0％～2.5％；②七氟烷 1.5％～2.0％；③地氟烷 2.5％～8.5％；④合并使用 N_2O 的浓度为 50％～60％。

（4）静脉麻醉给药：持续输注丙泊酚、咪达唑仑或靶控输注。给药速度丙泊酚从 2～3 mg/(kg·h) 开始，根据手术刺激强度以 1～2 mg/(kg·h) 增减。靶控浓度从 2 μg/mL 开始，以 0.5 μg/mL 增减；咪达唑仑 0.03～0.06 mg/(kg·h)，靶控浓度从 600 ng/kg 开始，以 200 ng/mL 增减，老年人减半。

（5）注意事项：①需要时可加用肌肉松驰药和镇痛药；②无论何种复合方法，吸入氧浓度不得＜25％新鲜气体，流量大于 500 mL/min；③根据临床表现调节药物浓度，协调配合；④手术强刺激时可适当增加某一组分或所有组分浓度或速度；⑤应强调麻醉深度监测的重要性；⑥为确保患者安全，实施静吸复合麻醉时必须行气管内插管。

（三）麻醉深度判断

麻醉深度监测可以减少因麻醉医师根据患者心率、血压变异等经验性地增减药物而致的术中知晓，是取得良好的静吸复合麻醉效果的重要保障。

（四）静吸复合麻醉苏醒期

（1）手术结束前 10～15 分钟先停吸入麻醉药，并手控呼吸，尽量洗出肺内挥发性麻醉药，此时可维持使用丙泊酚 $2\sim8$ mg/(kg·h)。

（2）麻醉变浅,应密切观察患者,注意预防血流动力学急剧变化等不良反应。

（3）肺内残留的挥发性麻醉药及苏醒期疼痛可能增加术后躁动,可以右美托咪定术前或术中应用,加之充分的术后镇痛可能有所帮助。

（4）肌松拮抗药可在前次给药后 $30\sim45$ 分钟给予,若有肌松监测,则应在肌松恢复 $20\%\sim30\%$ 时给予。

（5）使用 N_2O 麻醉时,术后保证充分氧供,严防弥散性缺氧。

（6）拔管条件:自主呼吸恢复、节律规则、呼吸频率正常、吸入空气时脉搏氧饱和度 $>95\%$、$PETCO_2<5.3$ kPa(40 mmHg)且曲线正常、循环功能稳定。满足上述条件也可在"深麻醉"下拔管,拔管后应置入通气道,防止舌后坠等呼吸道梗阻的发生。

（7）相对于 TIVA,吸入麻醉或静吸复合麻醉术后疼痛较轻,但仍应重视疼痛的处理,以减少因疼痛所致的恢复延迟。

（邹启帅）

第二节　椎管内麻醉

椎管内麻醉是将局麻药注入椎管内的不同腔隙,使脊神经所支配的相应区域产生麻醉作用,有蛛网膜下腔阻滞和硬膜外阻滞两种方法,后者还包括骶管阻滞。

一、椎管内麻醉的解剖和生理

（一）椎管内麻醉的解剖基础

1.椎管的骨结构

脊椎由 7 节颈椎、12 节胸椎、5 节腰椎、融合成一块的 5 节骶椎及 4 节尾椎组成。成人脊椎呈现4个弯曲,颈曲和腰曲向前,胸曲和骶曲向后。典型椎骨包括椎体及椎弓两个主要部分,椎弓根上下有切迹,相邻的切迹围成椎间孔,供脊神经通过,位于上、下两棘突之间的间隙是椎管内麻醉的必经之路。

2.椎管外软组织

相邻两节椎骨的椎弓由 3 条韧带相互连接,从内向外的顺序是黄韧带、棘间韧带及棘上韧带。

3.脊髓及脊神经

脊髓上端从枕骨大孔开始,在胚胎期充满整个椎管腔,至新生儿和婴幼儿终止于第 3 腰椎或第 4 腰椎,平均长度为 $42\sim45$ cm。93%的成人其末端终止于 L_2,终止于 L_1 及 L_3 各占 3%。出生时脊髓末端在 L_3,到 2 岁时,其末端接近成人达 L_2。为避免损伤脊髓,穿刺间隙成人低于 $L_{2\sim3}$,小儿应在 $L_{4\sim5}$。脊神经有 31 对,包括 8 对颈神经、12 对胸神经、5 对腰神经、5 对骶神经和 1 对尾神经。每条脊神经由前、后根合并而成。后根司感觉,前根司运动。

4.椎管内腔和间隙

脊髓容纳在椎管内,为脊膜所包裹。脊膜从内向外分 3 层,即软膜、蛛网膜和硬脊膜。硬脊膜从枕大孔以下开始分为内、外两层。外层与椎管内壁的骨膜和黄韧带融合在一起,内层形成包裹脊髓的硬脊膜囊,抵止于第 2 骶椎。因此通常所说的硬脊膜实际是硬脊膜的内层。软膜覆盖脊髓表面与蛛网膜之间,形成蛛网膜下腔。硬脊膜与蛛网膜几乎贴在一起,两层之间的潜在腔隙即硬膜下间隙,而硬脊膜内、外两层之间的间隙为硬膜外间隙。蛛网膜下腔位于软膜和蛛网膜之间,上至脑室,下至 S_2。腔内含有脊髓、神经、脑脊液和血管。脑脊液为无色透明的液体,其比重为 $1.003\sim1.009$。

(二)椎管内麻醉的生理学基础

1.蛛网膜下腔阻滞的生理

蛛网膜下腔阻滞是通过脊神经根阻滞,离开椎管的脊神经根未被神经外膜覆盖,暴露在含局麻药的脑脊液中,通过背根进入中枢神经系统的传入冲动及通过前根离开中枢神经系统的传出冲动均被阻滞。因此,脊麻并不是局麻药作用于脊髓的化学横截面,而是通过脑脊液阻滞脊髓的前根神经和后根神经,导致感觉、交感神经及运动神经被阻滞。

2.硬膜外阻滞的作用机制

局麻药注入硬膜外间隙后,沿硬膜外间隙进行上下扩散,部分经过毛细血管进入静脉;一些药物渗出椎间孔,产生椎旁神经阻滞,并沿神经束膜及软膜下分布,阻滞脊神经根及周围神经;有些药物也可经过蛛网膜下腔,从而阻滞脊神经根;尚有一些药物直接透过硬膜及蛛网膜,进入脑脊液中。所以,目前多数意见认为,硬膜外阻滞时,局麻药经多种途径发生作用,其中以椎旁阻滞、经过蛛网膜绒毛阻滞脊神经根,以及局麻药通过硬膜进入蛛网膜下腔产生"延迟"的脊麻为主要作用方式。

3.椎管内麻醉对机体的影响

(1)对循环系统的影响:局麻药阻滞胸腰段($T_1\sim L_2$)交感神经血管收缩纤维,产生血管扩张,继而发生一系列循环动力学改变,其程度与交感神经节前纤维被阻滞的平面高低相一致。表现为外周血管张力、心率、心排血量及血压均有一定程度的下降。外周血管阻力下降系由大量的容量血管扩张所致。心率减慢系由迷走神经兴奋性相对增强及静脉血回流减少,右房压下降,导致静脉心脏反射所致;当高平面阻滞时,更由于心脏加速神经纤维($T_{1\sim4}$)被抑制而使心动过缓加重。

(2)对呼吸系统的影响:椎管内麻醉对呼吸功能的影响取决于阻滞平面的高度,尤以运动神经阻滞范围更为重要。高平面蛛网膜下腔阻滞或上胸段硬膜外阻滞时,运动神经阻滞导致肋间肌麻痹,影响呼吸肌收缩,可使呼吸受到不同程度的抑制,表现为胸式呼吸减弱甚至消失,但只要膈神经未被麻痹,就仍能保持基本的肺通气量。如腹肌也被麻痹,则深呼吸受到影响,呼吸储备能力明显减弱,临床多表现不能大声讲话,甚至可能出现鼻翼翕动及发绀。一般麻醉平面低于 T_8 不影响呼吸功能,若平面高达 C_3 阻滞膈神经时,导致呼吸停止。

(3)对消化系统的影响:椎管内麻醉时,另一易受影响的系统为消化系统。由于交感神经被阻滞,迷走神经兴奋性增强,胃肠蠕动亢进,容易产生恶心、呕吐。椎管内麻醉下导致的低血压也是恶心、呕吐的原因之一。

(4)对肾脏的影响:肾功能有较好的生理储备,椎管内麻醉虽然引起肾血流减少,但没有临床意义。椎管内麻醉使膀胱内括约肌收缩及膀胱逼尿肌松弛,使膀胱排尿功能受抑制导致尿潴留,患者常常需要使用导尿管。

二、蛛网膜下腔阻滞

将局麻药注入蛛网膜下腔,使脊神经根、背根神经节及脊髓表面部分产生不同程度的阻滞,常简称为脊麻。

(一)适应证和禁忌证

1.适应证

(1)下腹部手术。

(2)肛门及会阴部手术。

(3)盆腔手术包括一些妇产科及泌尿外科手术。

(4)下肢手术包括下肢骨、血管、截肢及皮肤移植手术,止痛效果可比硬膜外阻滞更完全,且可避免止血带不适。

2.禁忌证

(1)精神病、严重神经症以及小儿等不能合作的患者。

(2)严重低血容量的患者:此类患者在脊麻发生作用后,可能发生血压骤降甚至心搏骤停,故术前访视患者时,应切实重视失血、脱水及营养不良等有关情况,特别应衡量血容量状态,并仔细检查,以防意外。

(3)凝血功能异常的患者:凝血功能异常者,穿刺部位易出血,导致血肿形成及蛛网膜下腔出血,重者可致截瘫。

(4)穿刺部位有感染的患者:穿刺部位有炎症或感染者,脊麻有可能将致病菌带入蛛网膜下腔引起急性脑脊膜炎。

(5)中枢神经系统疾病特别是脊髓或脊神经根病变者,麻醉后有可能后遗长期麻痹,疑有颅内高压患者也应列为禁忌。

(6)脊椎外伤或有严重腰背痛病史者,禁用脊麻。有下肢麻木、脊椎畸形患者,解剖结构异常者,也应慎用脊麻。

(7)败血症患者,尤其是伴有糖尿病、结核和艾滋病等。

(二)蛛网膜下腔穿刺技术

1.穿刺前准备

(1)麻醉前用药:应让患者保持清醒状态,以利于进行阻滞平面的调节。一般成人麻醉前半小时肌内注射苯巴比妥钠 0.1 g 或咪达唑仑 3～5 mg。

(2)麻醉用具:蛛网膜下腔阻滞用一次性脊麻穿刺包,包括 22 G 或 25 G 蛛网膜下腔穿刺针,1 mL 和 5 mL 注射器,消毒和铺巾用具,以及局麻药等。尽可能选择细的穿刺针,24～25 G 较理想,以减少手术后头痛的发生率。

2.穿刺体位

蛛网膜下腔穿刺体位,一般可取侧卧位或坐位,以前者最常用。侧卧位时,双膝屈曲紧贴胸部,下颌往胸部靠近,使脊椎最大限度地拉开以便穿刺。女性通常髋部比双肩宽,侧卧时,脊椎的水平倾向于头低位;反之男性的双肩宽于髋部,脊椎的水平倾向于头高位。穿刺时可通过调节手术床来纠正脊椎的水平位。

3.穿刺部位和消毒范围

蛛网膜下腔常选用 $L_{3～4}$ 棘突间隙,此处的蛛网膜下腔最宽。确定穿刺点的方法是,取两侧髂嵴的最高点做连线,与脊柱相交处,即为第 4 腰椎或 $L_{3～4}$ 棘突间隙。穿刺前须严格消毒皮肤,消毒范围应上至肩胛下角,下至尾椎,两侧至腋后线。消毒后穿刺点处需铺孔巾或无菌单。

4.穿刺方法

(1)直入法:用左手拇、示两指固定穿刺点皮肤。将穿刺针在棘突间隙中点,与患者背部垂直,针尖稍向头侧缓慢刺入,并仔细体会针尖处的阻力变化。当针穿过黄韧带时,有阻力突然消失"落空"感觉,继续推进常有第二个"落空"感觉,提示已穿破硬膜与蛛网膜而进入蛛网膜下腔。如果进针较快,常将黄韧带和硬膜一并刺穿,则往往只有一次"落空"感觉。此时拔出针芯,有脑脊液慢慢流出。穿刺针越细,黄韧带的突破感和硬膜的阻力感消失越不明显,脑脊液流出也就越慢。连接装有局麻药的注射器,回抽脑脊液通畅,注入局麻药。

(2)旁正中入法:改良旁开正中线于棘突间隙中点旁开 0.5～1.0 cm 处做局部浸润。穿刺针与皮肤呈 30°角对准棘突间孔刺入,经黄韧带及硬脊膜到达蛛网膜下腔。本法可避开棘上及棘间韧带,特别适用于韧带钙化的老年患者或脊椎畸形或棘突间隙不清楚的肥胖患者。

(三)常用药物

1.局麻药

根据与脑脊液的比重相比,可将局麻药分为低比重、等比重和重比重 3 类。低比重局麻药由于比较难控制阻滞平面,目前较少使用。常用 0.5% 丁哌卡因 10～15 mg,或 0.5%～0.75% 罗哌卡因 15 mg,也可用 0.5% 丁卡因 10～15 mg,推荐局麻药用 5%～10% 葡萄糖液稀释为重比重溶液。局麻药的作用时间从短至长依次为普鲁卡因、利多卡因、丁哌卡因、丁卡因。

2.血管收缩药

血管收缩药可减少局麻药血管吸收,使更多的局麻药物浸润至神经中,从而使麻醉时间延长。常用的血管收缩药有麻黄碱(1∶1 000)200～500 μg(0.2～0.5 mL)或去氧肾上腺素(1∶100)2～5 mg(0.2～0.5 mL)加入局麻药中。

(四)影响阻滞平面的因素

许多因素影响蛛网膜下腔阻滞平面,其中最重要的因素是局麻药的剂量及比重,椎管的形状以及注药时患者的体位。患者体位和局麻药的比重是调节麻醉平面的两主要因素,局麻药注入脑脊液中后,重比重液向低处移动,轻比重液向高处移动,等比重液即停留在注药点附近。

1.局麻药容量

局麻药的容量越大,在脑脊液中扩散范围越大,阻滞平面越广。重比重药物尤为明显。

2.局麻药剂量

局麻药剂量越大,阻滞平面越广,反之阻滞平面越窄。

3.注药速度

注药速度缓慢,阻滞平面不易上升;当注药速度过快时或采用脑脊液稀释局麻药时,容易产生脑脊液湍流,加速药液的扩散,阻滞平面增宽。一般注药速度为 3～5 秒 1 mL。

4.局麻药的特性

不同局麻药,其扩散性能不同,阻滞平面固定时间不同。如利多卡因扩散性能强,平面易扩散。普鲁卡因平面固定时间约 5 分钟,丁卡因 5～10 分钟,丁哌卡因甚至长达 15～20 分钟平面才固定。

5.局麻药比重

重比重液一般配成含 5% 葡萄糖的局麻药,使其相对密度达到 1.024～1.026,而高于脑脊液,注药后向低的方向扩散。等比重液一般用脑脊液配制,在脑脊液中扩散受体位影响较小,如加大剂量,对延长阻滞时间的作用大于对阻滞平面的扩散作用。轻比重液用注射用水配制,但由于难以控制平面,目前较少应用。腰椎前凸和胸椎后凸影响重比重局麻药向头端扩散。

6.体位

体位是影响阻滞平面的重要因素。结合局麻药比重,利用体位调节平面需要在平面固定之前进行。如超过时间(15分钟左右),平面已固定,则调节体位对平面影响不大。

7.穿刺部位

脊柱有4个生理弯曲,平卧时L_3位置最高,如果经$L_{2\sim3}$间隙穿刺注药,药液将沿着脊柱的坡度向胸段移动,使麻醉平面偏高;如果经$L_{3\sim4}$或$L_{4\sim5}$间隙穿刺注药,药液会向骶段移动,使麻醉平面偏低。

8.疾病

腹腔内压增高如妊娠妇女、腹水患者,下腔静脉受压使硬膜外静脉血流量增加,脑脊液的容量减少,药液在蛛网膜下腔容易扩散。

(五)操作注意事项

1.穿刺针进入蛛网膜下腔而无脑脊液流出

应等待30秒然后轻轻旋转穿刺针,如仍无脑脊液流出,可用注射器注入0.5 mL生理盐水以确保穿刺针无堵塞。缓慢稍退针或进针,并同时回抽脑脊液,一旦有脑脊液抽出即刻停止退或进针。否则需重新穿刺。

2.穿刺针有血液流出

穿刺针有血液流出,如血呈粉红色并能自行停止,一般没问题。如果出血呈持续性,表明穿刺针尖位于硬膜外腔静脉内,只需稍稍推进穿刺针进入蛛网膜下腔便可。

3.穿刺针进入蛛网膜下腔出现异感

患者述说尖锐的针刺或异感,表明穿刺针偏离中线,刺激脊神经根,需退针,重新定位穿刺。

4.穿刺部位疼痛

穿刺部位疼痛表明穿刺针进入韧带旁的肌肉组织。退针后,往中线再穿刺或再行局部麻醉。

5.穿刺困难

穿刺中无论如何改变穿刺针的方向,始终遇到骨骼,应重新正确定位,或可改为旁正中或更换间隙穿刺。

(六)麻醉中及麻醉后并发症处理

1.血压下降和心率减慢

蛛网膜下腔阻滞平面超过T_4后常出现血压下降,多数在注药后15~30分钟发生,同时伴心率缓慢,严重者可因脑供血不足而出现恶心、呕吐、面色苍白、躁动不安等症状。其主要是由于交感神经节前神经纤维被阻滞,使小动脉扩张,外周阻力下降,静脉回心血量减少,心排血量降低所致。心率减慢是由于交感神经部分被阻滞,迷走神经呈相对亢进所致。血压下降的程度主要取决于阻滞平面的高低,但与患者心血管功能代偿状态以及是否伴有高血压、血容量不足或酸中毒等有密切关系。处理:①补充血容量,输注500~1 000 mL晶体或胶体液;②给予血管活性药物(麻黄碱、间羟胺等),直到血压回升为止;③心动过缓者可静脉注射阿托品0.3~0.5 mg。

2.呼吸抑制

因胸段脊神经阻滞引起肋间肌麻痹,可出现呼吸抑制,表现为胸式呼吸微弱,腹式呼吸增强,严重时患者潮气量减少,咳嗽无力,不能发声,甚至发绀,应迅速有效吸氧,必要时面罩加压呼吸。如果发生全脊麻而引起呼吸停止,血压骤降或心搏骤停,应立即进行抢救,支持呼吸和维持循环功能。

3.恶心、呕吐

脊麻中恶心、呕吐发生率达 13％～42％。诱因：①血压降低，脑供血减少，导致脑缺氧，呕吐中枢兴奋；②迷走神经功能亢进，胃肠蠕动增加；③手术牵引内脏。一旦出现恶心、呕吐，应检查是否有麻醉平面过高及血压下降，并采取相应措施；或暂停手术以减少迷走刺激；一般多能获得良好效果。若仍不能制止呕吐，可考虑使用甲氧氯普胺、氟哌利多及抗 5-羟色胺止吐剂。

4.脊麻后头痛

脊麻后头痛是由于脑脊液通过硬膜穿刺孔不断丢失，使脑脊液压力降低所致，发生率在 3％～30％。典型的症状为直立位头痛，而平卧后则好转。疼痛多为枕部、顶部，偶尔也伴有耳鸣、畏光。女性的发生率高于男性，发生率与年龄成反比，与穿刺针的直径成正比。直入法引起的脑脊液漏出多于旁入法，头痛发生率也高于旁入法。

治疗脊麻后头痛的措施包括以下几方面。

(1)镇静、卧床休息及补液：80％～85％脊麻后头痛患者，5 天内可自愈。补液的目的是增加脑脊液的量，使其生成量多于漏出量，脑脊液的压力可逐渐恢复正常。据报道，脊麻后头痛的患者，50％的人症状轻微，不影响日常生活，35％的人有不适，需卧床休息，15％的人症状严重，甚至不能坐起来进食。

(2)一般治疗：①饮用大量含咖啡因的饮料，如茶、咖啡、可口可乐等；②维生素 C 500 mg 和氢化可的松 50 mg 加入 5％葡萄液 500 mL 静脉滴注，连续 2～3 天；③必要时静脉输注低渗盐水；④口服解热镇痛药，咖啡因。

(3)硬膜外生理盐水输注：硬膜外输注生理盐水也可用于治疗脊麻后头痛，单次注射生理盐水并不能维持较高的硬膜外压力，但可防止持续脑脊液外漏。

(4)硬膜外充填血：经上述保守治疗 24 小时后仍无效，可使用硬膜外充填血疗法。通过硬膜外充填血以封住脊膜的穿刺孔，防止脑脊液外漏。置针于原穿刺点附近的硬膜外间隙，无菌注入 10～20 mL 自体血，这种方法有效率达 90％～95％。如疼痛在 24 小时后未减轻，可重复使用。如经 2 次处理仍无效，应重新考虑诊断。硬膜外充填血可能会引起背痛等不适，但与其有关的严重并发症尚未见报道。

(5)背痛：脊麻后严重的背痛少见。穿刺时骨膜损伤、肌肉血肿、韧带损伤及反射性肌肉痉挛均可导致背痛。手术时间长和截石位手术因肌肉松弛可能导致腰部韧带劳损。尽管住院患者脊麻后背痛发生率低，而门诊年轻患者脊麻后背痛发生率达 32％～55％，其中约有 3％患者诉背痛剧烈。处理办法包括休息、局部理疗及口服止痛药，如背痛由肌肉痉挛所致，可在痛点行局麻药注射封闭治疗。通常脊麻后背痛较短暂，经保守治疗后 48 小时可缓解。

(6)神经损伤：比较少见。在同一部位多次腰穿容易损伤，尤其当进针方向偏外侧时，可刺伤脊神经根。脊神经被刺伤后表现为 1 或 2 根脊神经根炎的症状，除非有蛛网膜下腔出血，一般不会出现广泛性脊神经受累。最常见神经损伤包括以下几种。

短暂性神经综合征：发病率 4％～33％，可能与下列因素有关。①局麻药的脊神经毒性，利多卡因刺激神经根引起的神经根炎，浓度高和剂量大则危险增加。②穿刺损伤。③神经缺血。④手术体位使坐骨神经过度牵拉。⑤穿刺针尖位置或添加葡萄糖使局麻药分布不均。临床表现为在麻醉后 4～5 小时出现腰背痛向臀部、小腿放射或感觉异常，通常为中等度或剧烈疼痛，查体无明显运动和反射异常，持续 3～5 天，一周之内可恢复。无后遗运动感觉损害，脊髓与神经根影像学检查和电生理无变化。应用激素、营养神经药、氨丁三醇或非甾体抗炎药治疗有效。

马尾综合征:相关危险因素可能与下列因素有关。①患者原有疾病,脊髓炎症、肿瘤等。②穿刺或导管损伤。③高血压、动脉硬化、脑梗及糖尿病等。④局麻药的浓度过高或局麻药的神经毒性。⑤脊髓动脉缺血。⑥椎管狭窄、椎间盘突出。临床表现以 $S_{2\sim4}$ 损伤引起的症状为主,如膀胱、直肠功能受损和会阴部知觉障碍,严重者大小便失禁;当 L_5S_1 受累时可表现为鞍区感觉障碍;进一步发展可能导致下肢特别是膝以下部位的运动障碍,膝反射、跟腱反射等也可减弱或消失。

周围神经损伤:发现周围神经损伤,需要积极防治。预防应注意按指南正规操作,减少穿刺针与操作不当引起的损伤。预防感染,严格无菌技术。控制适当的局麻药浓度和剂量。严格掌握适应证和禁忌证。如老年病患者伴发高血压、动脉硬化、糖尿病和椎管狭窄及椎间盘突出,有明显下肢疼痛与麻木,或肌力减弱,均应慎用或不用椎管内麻醉。常见治疗方法如下。①药物治疗包括大剂量甲泼尼龙冲击疗法。②维生素 B_1 和甲钴胺等。③止痛,消炎镇痛药和三环抗抑郁药和神经阻滞。④高压氧治疗、康复治疗,包括电刺激、穴位电刺激、激光、自动运动和被动运动疗法等。

(7)化学或细菌性污染:局麻药被细菌、清洁剂或其他化学物质污染可引起神经损伤。用清洁剂或消毒液清洗脊麻针头,可导致无菌性脑膜炎。严格无菌技术和使用一次性脊麻用具即可避免无菌性脑膜炎和细菌性脑膜炎。

(8)持久性的神经损害:极罕见。多由于误注入药液引起化学性刺激或细菌感染导致的脑膜炎、蛛网膜炎、脊髓炎和马尾综合征。阻滞时较长时间的低血压、脊髓前根动脉损伤或严重低血压,可能导致脊髓供血不足,诱发脊髓前动脉综合征。

三、硬膜外间隙阻滞

将局麻药注入硬脊膜外间隙,阻滞脊神经根,使其支配的区域产生暂时性麻痹,称为硬膜外间隙阻滞。

(一)适应证和禁忌证

1.适应证

(1)外科手术:因硬膜外穿刺上至颈段、下至腰段,通过给药可阻滞这些脊神经所支配的相应区域,理论上讲,硬膜外阻滞可用于除头部以外的任何手术。但从安全角度考虑,硬膜外阻滞主要用于腹部及以下的手术,包括泌尿、妇产及盆腔和下肢手术。颈部、上肢及胸部虽可应用,但风险较大和管理复杂。胸部、上腹部手术,目前已不主张单独应用硬膜外阻滞,可用硬膜外阻滞复合全麻。

(2)镇痛:包括产科镇痛、术后镇痛及一些慢性疼痛和癌痛的镇痛。

2.禁忌证

(1)低血容量由于失血、血浆或体液丢失导致的低血容量,机体常常通过全身血管收缩来代偿以维持正常的血压,一旦给予硬膜外阻滞,其交感阻滞作用使血管扩张,迅速导致严重的低血压。

(2)穿刺部位感染,可能使感染播散。

(3)菌血症,可能导致硬膜外脓肿。

(4)凝血障碍和抗凝治疗,血小板计数低于 $75\times10^9/L$,容易引起硬膜外腔出血、硬膜外腔血肿。

（5）颅高压及中枢神经疾病。

（6）脊椎解剖异常和椎管内疾病。

（二）硬膜外间隙阻滞穿刺技术

1.穿刺前准备

麻醉前可给予巴比妥类或苯二氮䓬类药物；也可用阿托品，以防心率减慢，术前有剧烈疼痛者适量使用镇痛药。准备好常规硬膜外穿刺用具。

2.穿刺体位及穿刺部位

穿刺体位有侧卧位及坐位两种，临床上主要采用侧卧位，具体要求与蛛网膜阻滞法相同。穿刺点应根据手术部位选定，一般取支配手术范围中央的相应棘突间隙（表2-2）。

表 2-2　手术部位与穿刺间隙

手术部位	穿刺间隙	导管方向
胸部手术	$T_{2\sim6}$	向头
上腹部手术	$T_{8\sim10}$	向头
中、下腹部手术	$T_{10}\sim L_1$	向头
盆间隙手术	$T_{12}\sim L_4$	向头或向尾
会阴	$L_{3\sim4}$	向尾
下肢手术	$L_{2\sim4}$	向尾

3.操作方法

（1）穿刺方法：硬膜外间隙穿刺术有直入法和旁正中法两种。颈椎、胸椎上段及腰椎的棘突相互平行，多主张用直入法，穿刺困难时可用旁正中法。胸椎的中下段棘突呈叠瓦状，间隙狭窄，老年人棘上韧带钙化、脊柱弯曲受限制者，宜用旁正中法。穿透黄韧带有阻力骤失感，即提示已进入硬膜外间隙。由于硬膜外静脉、脊髓动脉、脊神经根均位于硬膜外间隙的外侧，而且硬膜外的外侧间隙较狭窄，此法容易损伤这些组织，因此，穿刺针必须尽可能正确对准硬膜外间隙后正中部位。

（2）确定穿刺针进入硬膜外间隙的方法。①黄韧带突破感：由于黄韧带比较坚韧及硬膜外间隙为一个潜在的间隙隙，硬膜外穿刺针进入黄韧带的一瞬间会有一种突破感。②黄韧带阻力消失穿刺针抵达黄韧带后，用注射器抽取 2～3 mL 生理盐水并含有一个小气泡，与穿刺针连接，缓慢进针并轻推注射器，可见气泡压缩，也不能推入液体。继续进针直到阻力消失，针筒内的小气泡变形，且无阻力地推入液体，表明已进入硬膜外间隙。但禁止注入空气。③硬膜外间隙负压：可用悬滴法和玻管法进行测试，硬膜外穿刺针抵达黄韧带时，在穿刺针的尾端悬垂一滴生理盐水或连接内有液体的细玻璃管，当进入硬膜外间隙时，可见尾端的盐水被吸入或波管内液柱内移，约 80% 的患者有负压现象。

（3）放置硬膜外导管：先测量皮肤至硬膜外间隙的距离，然后用左手固定针的位置，右手安置导管约 15 cm。然后左手退针，右手继续送入导管，调整导管深度留置硬膜外间隙内为 3～4 cm 并固定导管。

（三）常用药物

用于硬膜外阻滞的局麻药应该具备弥散性强、穿透性强、毒性小，且起效时间短，维持时间长等特点。目前常用的局麻药有利多卡因、丁卡因、罗哌卡因及丁哌卡因。利多卡因作用快，5～

12 分钟即可发挥作用,在组织内浸透扩散能力强,所以阻滞完善,效果好,常用 1％～2％浓度,作用持续时间为 1～1.5 小时,成年人一次最大用量为 400 mg。丁卡因常用浓度为 0.25％～0.33％,10～15 分钟起效,维持时间达 3～4 小时,一次最大用量为 60 mg。罗哌卡因常用浓度为 0.5％～1％,5～15 分钟起效,维持时间达 2～4 小时。丁哌卡因常用浓度为 0.5％～0.75％,4～10 分钟起效,可维持 4～6 小时,但肌肉松弛效果只有 0.75％溶液才满意。

决定硬膜外阻滞范围的最主要因素是药物的容量,而决定阻滞深度及作用持续时间的主要因素则是药物的浓度。根据穿刺部位和手术要求的不同,应对局麻药的浓度做不同的选择。常用的局麻药及特性见表 2-3。可用一种局麻药,也可用两种局麻药混合,最常用的混合液是利多卡因(1％～1.6％)、丁哌卡因(0.375％～0.5％)或丁卡因(0.15％～0.3％),以达到阻滞作用起效快、持续时间长和降低局麻药毒性的目的。

表 2-3 常用的局麻药物

药名	浓度(%)	剂量(mg)	起效时间(min)	持续时间(h)
利多卡因	1～2	150～400	3～5	0.5～1.5
罗哌卡因	0.5～1	30～300	5～15	2.0～4.0
丁哌卡因	0.25～0.75	37.5～225	5～15	2.0～4.0
丁卡因	0.15～0.33	150～300	5～10	2.0～4.0
氯普鲁卡因	2～3	200～900	3～5	0.5～1.5

(四)硬膜外阻滞的管理

1.影响阻滞平面的因素

(1)穿刺部位:胸部硬膜外间隙比腰部的硬膜外间隙小,因此胸部硬膜外间隙药物剂量比较小,其阻滞范围与穿刺间隙密切相关。腰部硬膜外间隙较大,注药后往头尾两端扩散,尤其 L_5 和 S_1 间隙,由于神经较粗,阻滞作用出现的时间延长或不完全。

(2)局麻药剂量:通常需要 1～2 mL 容量的局麻药阻断一个椎间隙。药物剂量随其浓度不同而不同。一般较大剂量的低浓度局麻药能产生较广平面的浅部感觉阻滞,但运动和深部感觉阻滞作用较弱。而高浓度局麻药则肌松较好。持续硬膜外阻滞法,追加剂量通常为初始剂量的一半,追加时间为阻滞平面减退两个节段时,追加注药量可增加其沿纵轴扩散范围。容量越大,注速越快,阻滞范围越广,反之,则阻滞范围窄,但临床实践证明,快速注药对扩大阻滞范围的作用有限。

(3)导管的位置和方向:导管向头侧时,药物易向头侧扩散;向尾侧时,则可多向尾侧扩散1～2 个节段,但仍以向头侧扩散为主。如果导管偏于一侧,可出现单侧麻醉,偶尔导管置入椎间孔,则只能阻滞几个脊神经根。

(4)患者的情况。①年龄、身高和体重:随着年龄的增长,硬膜外间隙变窄,婴幼儿、老年人硬膜外间隙小,用药量须减少。身高与剂量相关,身材较矮的患者约需 1 mL 容量的局麻药可阻滞一个节段,身材较高的患者需 1.5～2 mL 阻滞一个节段。体重与局麻药的剂量关系并不密切。②妊娠妇女:由于腹间隙内压升高,妊娠后期下腔静脉受压,增加了硬膜外静脉丛的血流量,硬膜外间隙变窄,药物容易扩散,用药剂量需略减少。③腹腔内肿瘤、腹水患者也需减少用药量。④某些病理因素,如脱水、血容量不足等,可加速药物扩散,用药应格外慎重。

(5)体位:体位与药物的关系目前尚未找到科学依据。但临床实践表明,由于药物比重的关系,坐位时低腰部与尾部的神经容易阻滞。侧卧位时,下侧的神经容易阻滞。

(6)血管收缩药:局麻药中加入血管收缩药减少局麻药的吸收,降低局麻药的毒性反应,并能延长阻滞时间,但丁哌卡因中加入肾上腺素并不延长作用时间。控制肾上腺素浓度为1：400 000～1：500 000(2.0～2.5 μg/mL)。禁忌证如下。①糖尿病,动脉粥样硬化,肿瘤化学治疗(简称化疗)患者。②神经损伤,感染或其他病理性改变。③术中体位,器械牵拉挤压神经。④严重内环境紊乱,如酸碱平衡失衡等。

(7)局麻药pH:局麻药大多偏酸性,pH在3.5～5.5。在酸性溶液中,局麻药的理化性质稳定并不利于细菌的生长。但由于局麻药的作用原理是以非离子形式进入神经细胞膜,在酸性环境中,局麻药大多以离子形式存在,药理作用较弱。

(8)阿片类药物:局麻药中加入芬太尼50～100 μg,通过对脊髓背角阿片类受体的作用,加快局麻药的起效时间,增强局麻药的阻滞作用,延长局麻药的作用。

2.术中管理

硬膜外间隙注入局麻药5～10分钟,在穿刺部位的上下各2、3节段的皮肤支配区可出现感觉迟钝;20分钟内阻滞范围可扩大到所预期的范围,麻醉也趋完全。针刺皮肤测痛可得知阻滞的范围和效果。除感觉神经被阻滞外,交感神经、运动神经也会阻滞,由此可引起一系列生理扰乱。同脊麻一样,最常见的是血压下降、呼吸抑制和恶心、呕吐。因此术中应注意麻醉平面,密切观察病情变化,及时进行处理。

(五)并发症

1.局麻药全身中毒反应

由于硬膜外阻滞通常需大剂量的局麻药(5～8倍的脊麻剂量),容易导致全身中毒反应,尤其是局麻药误入血管内更甚。局麻药通过稳定注药部位附近的神经纤维的兴奋性膜电位,从而影响神经传导,产生麻醉作用。如果给予大剂量的局麻药,尤其是注药过快或误入血管内时,其血浆浓度达到毒性水平,其他部位(如大脑、心肌)的兴奋性膜电位也受影响,即会引发局麻药的毒性反应。

大脑比心脏对局麻药更敏感,所以局麻药早期中毒症状与中枢神经系统有关。患者可能首先感觉舌头麻木、头晕、耳鸣,有些患者表现为精神错乱,企图坐起来并要拔掉静脉输液针,这些患者往往被误认为癔症发作。随着毒性的增加,患者可以有肌颤,肌颤往往是抽搐的前兆,病情进一步发展,患者可出现典型的癫痫样抽搐。如果血药浓度继续升高,患者迅速出现缺氧、发绀和酸中毒,随之而来的是深昏迷和呼吸停止。

如果血药浓度非常高,可能出现心血管毒性反应。局麻药可直接抑制心肌的传导和收缩,对血管运动中枢及血管床的作用可能导致严重的血管扩张,表现为低血压、心率减慢,最后可能导致心脏停搏。相当多的证据表明,脂溶性、蛋白结合率高的局麻药,如丁哌卡因可能引起严重的心律失常,甚至是心室颤动,这可能与其影响心肌细胞离子通道的特征有关。

2.误入蛛网膜下腔

硬膜外阻滞的局麻药用量远高于脊麻的用药量,如果局麻药误入蛛网膜下腔,可能导致阻滞平面异常升高或全脊麻。

(1)症状和体征:全脊麻的主要特征是注药后迅速发展的广泛的感觉和运动神经阻滞。由于交感神经被阻滞,低血压是最常见的表现。如果颈3、颈4和颈5受累,可能出现膈肌麻痹,加上肋间肌麻痹,可能导致呼吸衰竭甚至呼吸停止。随着低血压及缺氧,患者可能很快意识不清、昏迷。如用药量过大,症状典型,诊断不难,但须与引起低血压和昏迷的其他原因进行鉴别开来,如迷走-迷走昏厥。当用药量较少时(如产科镇痛),可能仅出现异常高平面的麻醉,这往往就是误入蛛网膜下腔的表现。

(2)处理:全脊麻的处理原则是维持患者循环及呼吸功能。患者神志消失,应行气管插管人工通气,加速输液以及滴注血管收缩药升高血压。若能维持循环功能稳定,30 分钟后患者可清醒。全脊麻持续时间与使用的局麻药有关,利多卡因可持续 1~1.5 小时,而丁哌卡因持续 1.5~3.0 小时。尽管全脊麻来势凶猛,影响患者的生命安全,但只要诊断和处理及时,大多数患者均能恢复。

(3)预防措施。①预防穿破硬膜:硬膜外阻滞是一种盲探性穿刺,所以要求熟悉有关椎管解剖,操作应轻巧从容,用具应仔细挑选,弃掉不合用的穿刺针及过硬的导管。对于那些多次接受硬膜外阻滞、硬膜外间隙有粘连者或脊柱畸形有穿刺困难者,不宜反复穿刺以免穿破硬膜。老年人、小儿的硬膜穿破率比青壮年高,所以穿刺时尤其要小心。一旦穿破硬膜,最好改换其他麻醉方法,如全麻或神经阻滞。②应用试验剂量:强调注入全量局麻药前先注入试验剂量,观察 5~10 分钟有无脊麻表现,改变体位后若须再次注药也应再次注入试验剂量。首次试验剂量不应大于 3 mL。麻醉中若患者发生躁动可能使导管移位而刺入蛛网膜下腔。有报道硬膜外阻滞开始时为正常的节段性阻滞,以后再次注药时出现全脊麻,经导管抽出脑脊液,说明在麻醉维持期间导管还会穿破硬膜进入蛛网膜下腔。

3.误入硬膜下间隙

局麻药误入硬膜和蛛网膜之间的间隙,即硬膜下间隙阻滞。由于硬膜下间隙为一潜在间隙,少量的局麻药进入即可在其中广泛弥散,出现异常的高平面阻滞,但起效时间比脊麻慢,因硬膜下间隙与颅内蛛网膜下腔不通,除非出现严重的缺氧,一般不至于引起意识消失。颈部硬膜外阻滞时误入的机会更多些。

4.导管折断

这是连续硬膜外阻滞的并发症之一,发生率为 0.057%~0.2%。其原因为以下几点。①穿刺针割断:遇导管尖端越过穿刺针斜面后不能继续进入时,正确的处理方法是将穿刺针连同导管一并拔出,然后再穿刺,若错误地将导管拔出,已进入硬膜外间隙的部分可被锐利的穿刺针斜面切断。②导管质地较差:导管质地或多次使用后易变硬变脆,近来使用的大多为一次性导管可防止导管折断。如果导管需要留置,应采用聚四氯乙烯为原料的导管,即便如此留置导管也不宜超过 72 小时,若需继续保留者应每 3 天更换一次导管。导管穿出皮肤的部位应用棉纤维衬垫,避免导管在此处呈锐角弯曲。

处理:传统的原则是体内存留异物应尽可能取出,但遗留的导管残端不易定位,即使采用不透 X 线的材料制管,在 X 线片上也很难与骨质分辨,致手术常遭失败。而残留导管一般不会引起并发症,无活性的聚四乙烯导管取出时,会造成较大创伤,所以实无必要进行椎板切除手术以寻找导管。大量临床经验证明即使进行此类手术也很难找到导管。最好的办法是向患者家属说明,同时应继续观察。如果术毕即发生断管,且导管断端在皮下,可在局麻下做小切口取出。

5.拔管困难

拔管困难不可用力硬拔。应采用以下方法:①告知患者放松,侧卧位,头颈部和双下肢尽量向前屈曲,试行拔管,用力适可而止。②导管周围肌肉注入 1% 利多卡因后试行拔管。③也可从导管内插入钢丝(钢丝尖端不可进入硬膜外间隙)试行拔管。④必要时使用镇静药或全麻肌松

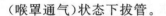

（喉罩通气）状态下拔管。

6.异常广泛阻滞

注入常规剂量局麻药后，出现异常广泛的脊神经阻滞现象，但不是全脊麻。因阻滞范围虽广，但仍为节段性，骶神经支配区域，甚至低腰部仍保持正常。临床特点是高平面阻滞总是延缓地发生，多出现在注完首量局麻药后 20～30 分钟，常有前驱症状如胸闷、呼吸困难、说话无声及烦躁不安，继而发展至通气严重不足，甚至呼吸停止，血压可能大幅度下降或无多大变化。脊神经阻滞常达 12～15 节段，但仍为节段性。

异常广泛的脊神经阻滞有两种常见的原因，包括前述的硬膜下间隙阻滞以及异常的硬膜外间隙广泛阻滞。硬膜外间隙异常广泛阻滞与某些病理生理因素有关，下腔静脉回流不畅（足月妊娠及腹部巨大肿块等），硬膜外间隙静脉丛怒张，老年动脉硬化患者由于退行性变及椎间孔闭锁，均使硬膜外有效容积减少，常用量局麻药阻滞平面扩大。足月妊娠比正常情况时麻醉平面扩大30％，老年动脉硬化患者扩大 25％～42％。若未充分认识此类患者的特点，按正常人使用药量，会造成相对逾量而出现广泛的阻滞。预防的要点是对这类患者要相应减少局麻药用量，有时减至正常人用量的 1/3～1/2。

7.硬膜穿破和头痛

硬膜穿破是硬膜外阻滞最常见的意外和并发症。据报道，其发生率高达 1％。硬膜穿破除了会引起阻滞平面过高及全脊麻外，最常见的还是头痛。由于穿刺针孔较大，穿刺后头痛的发生率较高。头痛与患者体位有关，即直立位头痛加剧而平卧后好转，所以容易诊断。头痛常出现于穿刺后 6～72 小时，头痛的原因与脑脊液漏入硬膜外间隙有关。一旦出现头痛，应认真对待，因这种头痛可使日常生活受累，甚至可能导致颅内硬膜下血肿。

尽管有许多不同的方法处理穿刺后头痛，但毫无疑问，最有效的方法是硬膜外注入自体血进行充填治疗，一旦诊断为穿刺后头痛，应尽快行硬膜外血充填治疗，治疗越早效果越好。抽取自体血 10～15 mL，注入硬膜外腔，不需要在血中加入抗凝剂，因靠凝血块来堵塞穿刺孔。操作时注意无菌技术，有效率达 90％。

8.神经损伤

硬膜外阻滞后出现持久的神经损伤比较罕见。引起神经损伤的四个主要原因为操作损伤、脊髓前动脉栓塞、粘连性蛛网膜炎及椎管内占位性病变引起的脊髓压迫。

（1）操作损伤：通常由穿刺针及硬膜外导管所致。患者往往在穿刺时就感觉疼痛，神经纤维的损伤可能导致持久的神经病变，但大多数患者的症状，如截瘫、疼痛、麻木，均可在数周内缓解。损伤的严重程度与损伤部位有关，胸段及颈段的脊髓损伤最严重。

损伤可能伤及脊神经根和脊髓。脊髓损伤早期与神经根损伤的鉴别点如下：①神经根损伤当时有"触电"或痛感，而脊髓损伤时为剧痛，偶伴一过性意识障碍；②神经根损伤以感觉障碍为主，有典型"根痛"，很少有运动障碍；③神经根损伤后感觉缺失仅限于 1～2 根脊神经支配的皮区，与穿刺点棘突的平面一致，而脊髓损伤的感觉障碍与穿刺点不在同一平面，颈部低一节段，上胸部低二节段，下胸部低三节段。

神经根损伤根痛以伤后 3 天内最剧，然后逐渐减轻，2 周内多数患者症状缓解或消失，遗留片状麻木区数月以上，采用对症治疗，预后较好。而脊髓损伤后果严重，若早期采取积极治疗，可能不出现截瘫，或即使有截瘫，恰当治疗也可以使大部分功能恢复。治疗措施包括脱水治疗，以减轻水肿对脊髓内血管的压迫及减少神经元的损害，皮质类固醇能防止溶酶体破坏，减轻脊髓损伤后的自体溶解,应尽早应用。

(2)脊髓前动脉栓塞:脊髓前动脉栓塞可迅速引起永久性的无痛性截瘫,因脊髓前侧角受累(缺血性坏死),故表现以运动功能障碍为主的神经症状。脊髓前动脉实际上是一根终末动脉,易遭缺血性损害。诱发脊髓前动脉栓塞的因素有,严重的低血压、钳夹主动脉、局麻药中肾上腺素浓度过高,引起血管持久痉挛及原有血管病变者(如糖尿病)。

(3)粘连性蛛网膜炎:粘连性蛛网膜炎是严重的并发症,患者不仅有截瘫,而且有慢性疼痛。通常由误注药物入硬膜外间隙所致,如氯化钙、氯化钾、硫喷妥钠及各种去污剂误注入硬膜外间隙会并发粘连性蛛网膜炎。粘连性蛛网膜炎的症状是逐渐出现的,先有疼痛及感觉异常,以后逐渐加重,进而感觉丧失。运动功能改变从无力开始,最后发展到完全性弛缓性瘫痪。尸检可以见到脑脊膜上慢性增生性反应,脊髓纤维束及脊神经腹根退化性改变,硬膜外间隙及蛛网膜下腔粘连闭锁。

(4)脊髓压迫:引起脊髓压迫的原因为硬膜外血肿及硬膜外脓肿,其主要临床表现为严重的背痛。硬膜外血肿的起病快于硬膜外脓肿,两者均需尽早手术减压。

硬膜外血肿:硬膜外间隙有丰富的静脉丛,穿刺出血率为 2%～6%,但形成血肿出现并发症者,其发生率仅 0.001 3%～0.006%。形成血肿的直接原因是穿刺针尤其是置入导管的损伤,促使出血的因素有患者凝血机制障碍及抗凝血治疗。硬膜外血肿虽罕见,但在硬膜外阻滞并发截瘫的原因中占首位。临床表现为开始时背痛,短时间后出现肌无力及括约肌功能障碍,最后发展到完全性截瘫。诊断主要依靠脊髓受压迫所表现的临床症状及体征,椎管造影、CT 或磁共振对于明确诊断很有帮助。预后取决于早期诊断和及时手术,手术延迟者常致永久残疾,故争取时机尽快手术减压为治疗的关键(8 小时内术后效果较好)。预防硬膜外血肿的措施如下,有凝血障碍及正在使用抗凝治疗的患者应避免椎管内麻醉;穿刺及置管时应轻柔,切忌反复穿刺;万一发生硬膜外腔出血,可用生理盐水多次冲洗,待血色回流变淡后,改用其他麻醉。

硬膜外脓肿:为硬膜外间隙感染所致。其临床表现为,经过 1～3 天或更长的潜伏期后出现头痛、畏寒及白细胞计数增多等全身征象。局部重要症状是背痛,其部位常与脓肿发生的部位一致,疼痛很剧烈,咳嗽、弯颈及屈腿时加剧,并有叩击痛。在 4～7 天出现神经症状,开始为神经根受刺激出现的放射状疼痛,继而肌无力,最终截瘫。与硬膜外血肿一样,预后取决于手术的早晚,凡手术延迟者可致终身瘫痪。硬膜外脓肿的治疗效果较差,应强调预防为主,麻醉用具及药品应严格无菌,遵守无菌操作规程。凡局部有感染或有全身性感染疾病者(败血症),应禁行硬膜外阻滞。

(六)骶管阻滞

硬膜外间隙在骶管的延续部分是骶管间隙,该间隙末端终止于骶裂孔。骶管阻滞是经骶裂孔穿刺进入骶管后将局麻药注入该间隙产生该部脊神经阻滞。

1.适应证

适应证包括:①肛门会阴部手术。②小儿下腹部及腹股沟手术。③连续骶管阻滞可用于术后镇痛。④疼痛治疗,如椎间盘突出压迫神经引起下肢急慢性疼痛,可从骶管注入局麻药和激素。

2.解剖和穿刺方法

确定骶裂孔的骨性标志是位于骶裂孔两侧的骶骨角(S_3 的下关节突),骶裂孔为骶尾韧带覆盖。骶管间隙内有脂肪、骶神经、静脉丛及硬膜囊。硬膜囊的终止平面相当于 S_2 下缘。针尖穿过骶尾韧带进入骶管时有突破感,针穿过骶尾韧带进入骶管间隙后进针角度与构成骶管的骨板相平行,与皮肤呈角 70°～80°,针尖深度不超过 S_2 水平。新生儿硬膜囊终止水平在 S_4,因此进针深度更浅。穿刺成功后与硬膜为阻滞一样要确认穿刺针在硬膜外间隙内,避免针已穿破硬膜进入蛛网膜下腔或针尖在静脉内。

3.注意事项

(1)严格无菌操作,以免感染。

(2)穿刺针位于正中线,并不可太深,以免损伤血管或穿破硬膜。

(3)试验剂量 3～5 mL。

(4)预防局麻药进入蛛网膜下腔或误注入血管。

(5)骶管先天畸形较多,容量差异也大,一般 15～20 mL。阻滞范围很难预测。

四、腰硬联合麻醉

蛛网膜下腔和硬膜外间隙联合阻滞简称腰硬联合麻醉。腰硬联合麻醉(combined spinal epidural anesthesia,CSEA)是脊麻与硬膜外麻醉融为一体的麻醉方法,优先用脊麻方法的优点是起效快、阻滞作用完全、肌松满意,应用硬膜外阻滞后阻滞时间不受限制并可行术后镇痛,同时减少局麻药的用药量和不良反应,降低并发症的发生率。CSEA 已广泛应用于下腹部及下肢手术麻醉及镇痛,尤其是剖宫产手术。但 CSEA 也不可避免地存在脊麻和硬膜外麻醉的缺点。

(一)实施方法

1.穿刺针

穿刺针常用的为蛛网膜下腔与硬膜外腔联合阻滞套管针,其硬膜外穿刺针为 17 G,距其头端 1～2 cm 处有一侧孔,蛛网膜下腔穿刺针可由此通过。蛛网膜下腔穿刺针为 25～27 G 的笔尖式穿刺针(图 2-1)。

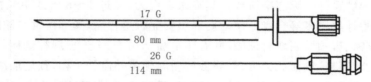

图 2-1　蛛网膜下腔与硬膜外腔联合阻滞套管针

2.穿刺方法

穿刺间隙为 $L_{2～3}$ 或 $L_{3～4}$。先用硬膜外穿刺针行硬膜外腔穿刺后,再经硬膜外穿刺针置入 25 或 26 G 的蛛网膜下腔穿刺针,穿破硬膜时有轻轻的突破感,拔出针芯后有脑脊液缓慢流出。蛛网膜下腔穿刺针的侧孔一般朝向患者头端,有利于脑脊液的流出。在蛛网膜下腔内注入局麻药后,拔出蛛网膜下腔的穿刺针。然后置入硬膜外导管,留置导管 3～4 cm,退针、固定导管。患者平卧测试和调整阻滞平面,同时注意监测血流动力学变化,低血压和心动过缓者应及时处理。待蛛网膜下腔阻滞作用开始消退,如手术需要,经硬膜外导管注入局麻药行硬膜外阻滞。

3.用药方法

由于蛛网膜下腔阻滞作用开始消退时,开始硬膜外间隙注药。因此,无法观察硬膜外试验剂量及其效应,一般采用分次注药方法或持续注药方法(4～6 mL/h)。同时严密观察是否有全脊麻的征象及局麻药毒性反应。联合穿刺时,硬膜外导管可能误入蛛网膜下腔,通常有脑脊液从导

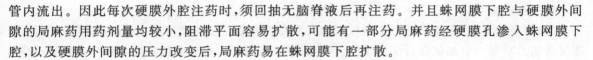

管内流出。因此每次硬膜外腔注药时,须回抽无脑脊液后再注药。并且蛛网膜下腔与硬膜外间隙的局麻药用药剂量均较小,阻滞平面容易扩散,可能有一部分局麻药经硬膜孔渗入蛛网膜下腔,以及硬膜外间隙的压力改变后,局麻药易在蛛网膜下腔扩散。

(二)注意事项

(1)硬膜外导管可能会误入蛛网膜下腔,有脑脊液从导管内流出。因此每次硬膜外间隙注药时,须回抽无脑脊液后再注药。

(2)蛛网膜下腔与硬膜外间隙的局麻药用药剂量均较小,但阻滞平面容易扩散。可能有一部分局麻药经硬膜破孔渗入蛛网膜下腔(称为渗漏效应),以及注入局麻药后硬膜外间隙的压力改变,使蛛网膜下腔的脑脊液容积相应减少,局麻药在蛛网膜下腔容易扩散(称为容量效应)。多数研究认为容量效应是腰硬联合麻醉平面容易扩散的主要原因。

(3)实施 CSEA 在蛛网膜下腔注入局麻药后,如出现硬膜外导管置入困难,会导致蛛网膜下腔注药后恢复仰卧体位延迟。如果患者侧卧头低位,重比重液将向头侧移动,使阻滞平面过高,可能发生严重低血压,应严密监测并及时处理。如侧卧头高位,重比重液将向尾侧移动,使阻滞平面较低。

(4)穿刺成功后,患者转平卧位测试和调整阻滞平面,同时注意监测血流动力学变化,低血压和心动过缓应及时处理。脊麻丁哌卡因剂量一般 12 mg 左右,最多用至 15 mg。待蛛网膜下腔阻滞作用固定,根据手术需要,经硬膜外导管注入局麻药行硬膜外阻滞。

(三)风险和并发症

1.阻滞平面异常广泛

CSEA 的阻滞范围较一般腰麻或硬膜外阻滞范围广,其原因:①注入硬膜外腔的局麻药经硬脊膜破损处渗入蛛网膜下腔;②硬膜外腔的负压消失,促使脑脊液中局麻药扩散;③硬膜外腔注入局麻药液容积增大,挤压硬脊膜,使腰骶部蛛网膜下腔压力增加,促使局麻药向头端扩散,阻滞平面可增加 3～4 个节段;④脑脊液从硬脊膜针孔溢出,使硬膜外腔的局麻药稀释、容量增加及阻滞平面升高;⑤局麻药在蛛网膜下腔因体位改变而向上扩散;⑥为补救腰麻平面不足,经硬膜外导管注入局麻药量过多。

临床上应尽量避免此类情况的发生,建议对策:①如蛛网膜下腔阻滞平面能满足整个手术需要,则术中硬膜外腔不需用药,仅作为术后镇痛;②硬膜外腔注药应在腰麻平面完全固定后再给予;③避免硬膜外腔一次注入大量局麻药,应分次给予;④每次注药后都应测试阻滞平面,根据阻滞平面的高低决定是否继续注药及药量;⑤密切监测患者的生命体征,必要时加快血容量补充并适当应用升压药。

2.循环呼吸系统并发症

循环呼吸系统并发症主要与麻醉平面过高有关。蛛网膜下腔注入局麻药后,如阻滞平面过高,交感神经受到广泛阻滞,易引起低血压,严重者导致心搏骤停。当腰麻平面过高,尤其是肋间肌和膈肌出现麻痹时,将引起患者严重的呼吸抑制甚至呼吸停止。这种情况多因腰麻作用已开始,而硬膜外置管困难,阻滞平面已经升高,麻醉医师又没能及时发现所致。对老年、全身状况较差或有相对血容量不足的患者后果更为严重。因此,在 CSEA 操作过程中,一定要加强生命体征监测,合理应用局麻药,及时调控腰麻平面。若硬膜外腔置管困难,应及时放弃硬膜外置管并拔除硬膜外穿刺针。

3.神经并发症

(1)马尾综合征,主要表现为不同程度的大便失禁及尿道括约肌麻痹、会阴部感觉缺失和下肢运动能力减弱。引起该综合征的原因包括:①局麻药对鞘内神经直接毒性,与注入局麻药的剂量、浓度、种类及加入的高渗葡萄糖液和血管收缩药有关。术后镇痛在硬膜外腔导管部位局麻药持续作用。国外有大量蛛网膜下腔应用 5％利多卡因后引起马尾综合征的报道。②压迫型损伤,如硬膜外血肿或脓肿;③操作时损伤。预防措施:最小有效剂量的局麻药;最低局麻药有效浓度,局麻药注入蛛网膜下腔前应适当稀释;注入蛛网膜下腔的葡萄糖液的终浓度不得超过 8％。

(2)短暂性神经综合征:表现为以臀部为中心向下肢扩散的钝痛或放射痛,部分患者同时伴有背部的疼痛,活动后疼痛可减轻,体格检查和影像学检查无神经学阳性改变。症状常出现在腰麻后的 12～36 小时,2 天～2 周可缓解,非甾体抗炎药能有效缓解短暂性神经综合征引起的疼痛。病因尚不清楚,可能与注入蛛网膜下腔的局麻药剂量和浓度、穿刺时神经损伤以及手术体位等因素相关。

(3)穿刺时直接的神经根或脊髓损伤:应严格遵守操作规范,避免反复穿刺,硬膜外穿刺针刺到神经根或脊髓应立即放弃椎管内阻滞。

(4)硬脊膜穿破后头痛:腰硬联合麻醉因其独特的优点目前在临床上得到广泛应用,但仍要注意其可能的风险及并发症。因此,在操作时强调严格掌握适应证及操作规范,术中加强麻醉管理和监测,合理应用局麻药,及时发现和治疗并发症。

(吴亚楠)

第三节　周围神经阻滞

周围神经阻滞是将局部麻醉药注入神经干(丛)旁,暂时阻滞神经的传导功能,使该神经支配的区域产生麻醉作用,达到手术无痛的目的。随着神经刺激仪的出现,尤其是近年来超声引导的神经定位,使得周围神经阻滞效果显著提高,并得到广泛的普及。

一、周围神经阻滞的适应证、禁忌证和注意事项

(一)适应证

周围神经阻滞是临床常用的麻醉方法之一,手术部位局限于某一或某些神经干(丛)所支配范围并且阻滞时间能满足手术需求者即可采用。还取决于手术范围、手术时间、患者的精神状态及合作程度。神经阻滞既可单独应用,亦可与其他麻醉方法如基础麻醉、全身麻醉等复合应用。

(二)禁忌证

穿刺部位有感染、肿瘤、严重畸形以及对局麻药过敏者应作为神经阻滞的绝对禁忌证。

(三)注意事项

神经阻滞过程中的注意事项如下。

(1)做好麻醉前病情估计和准备:不应认为神经阻滞是小麻醉而忽视患者全身情况。以提高神经阻滞的效果,同时减少并发症。

(2)神经阻滞的成功有赖于相关的解剖知识、正确定位穿刺入路、局麻药的药理及常见并发

症的预防及处理。

（3）明确手术部位和范围，神经阻滞应满足手术要求。

（4）某些神经阻滞可以有不同的入路和方法，一般宜采用简便、安全和易于成功的方法。但遇到穿刺点附近有感染、肿块畸形或者患者改变体位有困难等情况时则需变换入路。

（5）施行神经阻滞时，神经干旁常伴行血管，穿刺针经过的组织附近可能有体腔（如胸膜腔等）或脏器，穿刺损伤可以引起并发症或后遗症，操作力求准确、慎重及轻巧。

（6）常规评估注射压力以降低神经纤维束内注射的发生率，以＜100.0 kPa（750 mmHg）的压力注射可以显著减少神经纤维束内注射及高压导致的局麻药入血的发生。

二、周围神经阻滞的定位方法

满意的神经阻滞应具备 3 个条件：①穿刺针正确达到神经附近；②足够的局麻药浓度；③充分的作用时间使局麻药达到需阻滞神经的神经膜上的受体部位。

（一）解剖标记定位

根据神经的局部解剖特点寻找其体表或深部的标志，如特定体表标志、浅层的骨性突起、血管搏动、皮纹及在皮肤上测量到的定位点深层标志如筋膜韧带、深部动脉或肌腱孔穴及骨骼。操作者穿刺时的"针感"，即感觉穿刺的深浅位置，各种深层组织的硬度、坚实感及阻力等。局麻药注入神经干周围后可浸润扩散到神经干表面，并逐步达到神经干完全阻滞。但解剖定位只局限于较细的神经分支，如腕部和踝部神经阻滞成功率高，而较粗神经除了腋路臂丛通过穿透腋动脉定位外，其他很少使用。

（二）找寻异感定位

在解剖定位基础上，按神经干的走行方向找寻异感。理论上，获得异感后注药，更接近被阻滞神经，其效果应更完善。根据手术范围和时间等决定阻滞方法。应尽可能用细针穿刺，针斜面宜短，避免不必要的神经损伤。目前应用神经刺激器及超声引导神经定位，因此不需找寻异感定位。

（三）神经刺激器定位

1.工作原理

周围神经刺激器产生单个刺激波，刺激周围神经干，诱发该神经运动分支所支配的肌纤维收缩，并通过与神经刺激器相连的绝缘针直接注入局麻药，达到神经阻滞的目的。目前临床使用的神经刺激器都具有较大可调范围的连续输出电流，电流极性标记清晰。

2.绝缘穿刺针选择

尽可能选用细的穿刺针，最好用 22 G。选用 B 斜面（19°）或短斜面（45°）的穿刺针。上肢神经阻滞通常选用 5 cm 穿刺针，腰丛和坐骨神经阻滞选用 10 cm 穿刺针。神经刺激器的输出电流 0.2～10 mA，频率 1 Hz。需一次注入大剂量局麻药时，用大容量的注射器与阻滞针相衔接，以确保在回吸和注药时针头位置稳定。

3.操作方法

将周围神经刺激器的正极通过一个电极与患者穿刺区以外的皮肤相连，负极与消毒绝缘针连接。先设置电流强度为 1～1.5 mA，刺激频率为 2 Hz。该强度下局部肌肉收缩程度最小。穿刺针靠近神经时，减少刺激器的输出电流至最低强度（低于 0.5 mA）时仍能引起肌颤搐，可认为穿刺针尖最靠近神经，注入 2～3 mL 局麻药，肌肉收缩立即消除。此时，增加电流至 1 mA，若无肌肉收缩发生,逐渐注射完余下的局麻药。如仍有肌肉收缩,应后退穿刺针重新调整位置及方向。

4.神经刺激效应

使用神经刺激器刺激运动神经分支,观察其支配肌肉的运动有助于精确定位,刺激正中神经、尺神经、桡神经、腓总神经和胫神经支配的肌肉收缩的运动反应(图2-2)。又如用刺激股神经引发股四头肌颤搐及髌骨上下移动。

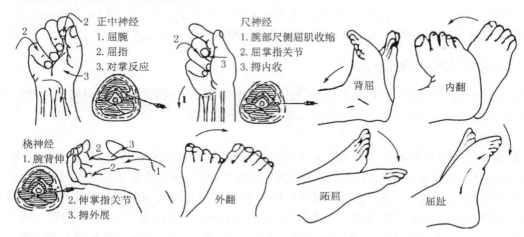

图2-2 刺激正中神经、尺神经、桡神经、腓总神经和胫神经后的运动反应

5.优缺点

使用周围神经刺激器定位无须患者诉说异感,可用于意识不清或儿童等不合作患者,提高阻滞成功率,减少并发症发生。但刺激神经可能引起损伤。

(四)超声定位

1.超声技术基础

(1)超声波的物理特性:声源振动的频率>20 000 Hz的机械波,临床常用的超声频率在2~10 MHz。超声波有3个基本物理量,即频率(f),波长(λ),声速(c),它们的关系是$c=f-\lambda$或$\lambda=c/f$。波长决定图像的极限分辨率,频率则决定了可成像的组织深度。低频探头(1~6 MHz)成像的极限分辨率为0.1~0.75 mm,可成像的组织深度6~20 cm;高频探头(6~15 MHz)成像的极限分辨率为0.05~0.1 mm,可成像的组织深度<6 cm。当目标结构表浅时,应选用高频探头,反之应选用低频探头。超声波在介质中传播时,遇到不同声阻的分界面,会产生反射。当超声波垂直于不同声阻抗分界面入射时,可得到最佳的反射效果。随着传播距离的增加,超声波在介质中的声能将随之衰减。根据图像中灰度不同,可分为强或高回声、中等回声、低或弱回声、无回声。

(2)超声成像:由于超声在不同组织中传插速度不同,各种组织介面上产生反射波,超声图像就是由超声探头接收到的各个介面反射波信号重造而成的。不同器官组织成分的显像特点为皮肤呈线状强回声;脂肪回声强弱不同,层状分布的脂肪呈低回声;纤维组织与其他成分交错分布,其反射回声强;肌肉组织回声较脂肪组织强,且较粗糙;血管形成无回声的管状结构,动脉常显示明显的搏动;骨组织形成很强的回声,其后方留有声影;实质脏器形成均匀的低回声;空腔脏器的形状、大小和回声特征因脏器的功能状态改变而有不同,充满液体时可表现为无回声区,充满气体时可形成杂乱的强回声反射。大部分外周神经的横截面呈蜂窝状,纵截面为致密高回声,有小部分外周神经则呈现低回声结构。

(3)超声探头:临床应用的超声频率为 2.5～20 MHz,频率越高分辨率越好,但穿透性越差;频率越低穿透性越好,但分辨率会下降。对于表浅的神经(<4 cm),应选用 7～14 MHz 的探头,深度>6 cm 的目标神经,应选用 3～5 MHz 的探头。4～6 cm 的目标神经应选用 5～7 MHz 的探头。对于极为表浅的结构,可选用类似曲棍球棒的高频小探头。表浅的神经应选用高频线阵探头,图像显示更清楚,而深部的神经应选用低频率凸阵探头,可增加可视范围,有利于寻找目标神经。探头要先涂上超声胶,然后用已灭菌的塑料套或无菌手套包裹,并用弹性皮筋扎紧。在超声的使用不管是深部或浅部神经,应与周围局部解剖学相结合。目前脉搏波或彩色多普勒技术可以清楚地区分血管及血管中的血流,从而提高对于局部解剖的观察。

(4)多普勒效应:当声波向观察部位运动时,频率增加,远离时则频率减低。目标的移动可发生声波频率的变化,这就是多普勒效应,在医学方面的应用有赖于探测物的移动,如血流、血流方向、血液流量和湍流。在超声引导神经阻滞中探测目标神经附近的血管,区分动脉和静脉,作为引导神经阻滞的重要解剖标志。

2.超声仪简介

麻醉科使用超声引导的神经阻滞时,对超声仪的要求:①图像清晰,特别是近场的分辨率要高;②操作简单容易掌握;③携带方便;④能实时储存图像或片段。目前市场上有多种专为麻醉时使用而设计的便携式超声仪。超声仪的操作步骤如下。

(1)选择和安装超声探头:根据目标神经血管选择探头。一般 6～13 Hz 的线阵探头可满足大部分要求。坐骨神经前路、腰丛一般选择凸阵探头。锁骨下臂丛神经、臀下水平以上的坐骨神经根据患者的胖瘦选择其中一种。线阵探头几乎适合儿童的各个部位。

(2)开机:机器有电源插头和可充电的备用电源。按电源开关开机。

(3)输入患者资料和更换检查模式:按患者信息输入键,出现患者信息输入屏幕,输入患者信息并选择适当的检查模式。检查模式有机器预设的神经、血管、小器官和乳腺等模式。

(4)选择超声模式:超声模式有二维模式、彩色模式、多普勒模式和 M 模式 4 种。神经阻滞用二维模式,鉴别血管时用彩色模式、多普勒模式。

(5)调节深度、增益:根据目标结构的深浅调节深度,并根据图像调节近场、远场和全场增益使目标结构显示清楚。

(6)存储和回放图像:欲储存图像时,先按冻结键冻结此图像,再按储存键储存。也可实时储存动态片段。按回放键可回放储存的图像。

(7)图像内测量和标记:按测量键可测量图像内任意两点的距离。按 Table 键可输入文本。

3.优缺点

(1)优点:超声技术可以直接看到神经及相邻结构和穿刺针的行进路线,如臂丛神经阻滞的肌间沟径路和股神经的腹股沟部位的超声显像十分清晰,此外,还可观察局麻药注射后的局麻药扩散,提高神经阻滞定位的准确性和阻滞效果。超声引导下神经阻滞能减少患者不适,避免局麻药注入血管内或局麻药神经内注射及其相关的并发症。

(2)缺点:超声的使用要有一定的设备和人员培训,增加了操作步骤,且仪器价格昂贵,有待临床普及。

但随着超声设备影像水平不断提高和经济改善,超声定位会逐渐增多,尤其是原来神经阻滞

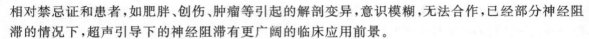

相对禁忌证和患者，如肥胖、创伤、肿瘤等引起的解剖变异，意识模糊，无法合作，已经部分神经阻滞的情况下，超声引导下的神经阻滞有更广阔的临床应用前景。

4.超声引导下外周神经阻滞的准备

(1)环境和器械的准备：虽然神经阻滞可以在手术室进行，但在术前准备室开辟一个专门的空间十分必要。因为神经阻滞起效需要一定的时间，且起效时间因不同的患者、不同的目标神经和不同的局麻药物等因素而有较大变化。麻醉医师可从容地不受干扰地完成操作和效果评估。可用屏风或帘子围住 5 m×5 m 大小的地方，这样创造一个光线相对暗的环境，更容易看清超声屏幕显示，同时也有利于保护患者隐私。必须备常规监护设备、供氧设备、抢救设备和药物。

(2)患者的准备：择期手术需禁食 8 小时，常规开放一外周或中心静脉通路。监测心电图、血压和脉搏氧饱和度。可给予咪达唑仑 0.02～0.06 mg/kg，芬太尼 1～2 μg/kg 进行镇静，对于小儿患者，可静脉注射 0.5～1 mg/kg 氯胺酮。对于呼吸障碍的患者使用镇静药物应谨慎。穿刺过程最好鼻导管或面罩吸氧。

(3)探头的选择和准备：对于表浅的神经(<4 cm)，应选用 7～14 MHz 的探头，对于深度 >6 cm 的目标神经，应选用 3～5 MHz 的探头。对于(4～6 cm)，应选用 5～7 MHz 的探头。对于极为表浅的结构，可选用类似曲棍球棒的高频小探头。表浅的神经应选用线阵探头，图像显示更清楚，而深部的神经应选用低频率凸阵探头，可增加可视范围，有利于寻找目标神经。探头要先涂上超声胶，然后用已灭菌的塑料套或无菌手套包裹，并用弹性皮筋扎紧。

(4)其他的用品：消毒液(碘伏、乙醇)、无菌的胶浆、不同型号的注射器和穿刺针。最好准备一支记号笔，可根据解剖标志，大致标记目标结构的位置，有助于减少超声图像上寻找目标结构的时间。

(5)识别超声图像的基本步骤。①辨方向：将探头置于目标区域后，通过移动探头或抬起探头一侧，辨清探头和超声图像的方向。②找标志结构：辨清超声图像方向后，移动探头，寻找目标区域的标志性结构。如股神经阻滞时，先确定股动脉；锁骨上臂丛神经阻滞时，先确定锁骨下动脉。③辨目标神经：根据目标神经和标志性结构的解剖关系(如股神经在股动脉的外侧)和目标神经的超声图像特征，确定目标神经。

5.超声探头、穿刺针与目标神经的相对位置关系

(1)超声探头与目标神经的相对关系：当超声探头与目标神经的长轴平行时，超声图像显示神经的纵切面，当超声探头与目标神经的长轴垂直时，超声图像显示神经的横切面，当超声探头与目标神经的长轴成角大于 0 且小于 90°时，超声图像显示目标结构的斜切面。当超声束和目标结构垂直时，目标结构显示最清楚。

(2)超声探头与穿刺针的相对关系：当穿刺针与超声探头排列在一条直线上时，穿刺针的整个进针途径就会显示在超声图像上，这种穿刺技术被称为平面内穿刺技术。当穿刺针与超声探头排列垂直时，在超声图像上仅能显示针干的某个横截面，这种穿刺技术被称为平面外穿刺技术。

(3)超声探头、穿刺针及目标结构三者的相对关系：根据超声探头、穿刺针及目标结构三者的相对关系，超声引导下的神经阻滞可分为长轴平面内技术、短轴平面内技术、长轴平面外技术、短轴平面外技术。当然也可在超声图像上显示目标结构的斜面后，再使用平面内或平面外的技术进行阻滞或穿刺。大部分超声引导下的神经阻滞使用短轴平面内技术和短轴平面外技术。

三、颈丛阻滞

(一)解剖和阻滞范围

颈丛由第1~4颈神经的前支组成。颈丛位于胸锁乳突肌深面、横突外侧,其发出皮支和肌支。颈丛分为深浅两个部分,颈深丛和浅丛的皮支支配的范围包括颈部前外侧和耳前、耳后区域的皮肤。而颈深丛还可阻滞颈部带状肌、舌骨肌、椎前肌肉、胸锁乳突肌、肩胛提肌、斜角肌、斜方肌,并通过膈神经阻滞膈肌。

(二)适应证

单独阻滞适用于颈部浅表手术,但对于难以保持上呼吸道通畅者应禁用颈丛阻滞麻醉。双侧颈深丛阻滞时,有可能阻滞双侧膈神经或喉返神经而引起呼吸抑制,因此禁用双侧颈深丛阻滞。部分患者颈肩部手术时,可实施单侧颈丛-臂丛肌间沟联合阻滞,以完善手术操作区域的阻滞效果。颈神经丛阻滞的适应证:①甲状腺手术;②颈动脉内膜切除术;③颈淋巴结活检或切除;④气管造口术。

(三)标志和患者体位

1.颈浅丛

颈浅丛主要体表标志为乳突、胸锁乳突肌的锁骨头及胸锁乳突肌后缘中点。患者仰卧位或者半卧位,头转向阻滞对侧,充分暴露操作区域皮肤。

2.颈深丛

颈深丛主要体表标志为乳突、Chassaignac结节(C_6横突)及胸锁乳突肌后缘中点。在胸锁乳突肌锁骨头外侧缘、环状软骨水平容易触摸到C_6横突。然后将乳突与C_6横突画线连接起来。画好线后,乳突尾侧2 cm标记为C_2;乳突尾侧4 cm标记为C_3;乳突尾侧6 cm标记为C_4。

(四)操作技术

1.颈浅丛

消毒后,沿胸锁乳突肌后缘中点进针,突破皮下及浅筋膜,在胸锁乳突肌后缘皮下分别向垂直方向、头侧及尾侧呈扇形各注射局麻药5 mL。

2.颈深丛

消毒后,沿已确认的各横突间的连线进行皮下浸润。在定位手指间垂直皮肤进针直至触及横突。此时,退针1~2 mm并固定好穿刺针,回抽无血后注射4~5 mL局麻药。拔针后,按顺序在不同节段水平重复以上步骤。注意,颈深丛阻滞深度绝对不可超过2.5 cm,以免损伤颈髓、颈动脉或椎动脉。

超声引导的颈丛阻滞体位同上,高频线阵探头放置在颈部环状软骨水平,显示胸锁乳突肌肉后侧缘,位于肌间沟表明的低回声结节即为颈浅丛神经。由于此处神经较为表浅,探头摆放位置横向纵向均可,注射局麻药观察神经被充分浸润包绕即可。目前尚无证据表明,颈深丛超声引导优于传统穿刺方法,超声引导法将高频线阵探头水平置于患者环状软骨水平(即C_6横突水平),将探头向头端移动,依次发现C_5至C_2横突及相应节段的神经根(低回声),在直视下将局麻药注入相应节段的神经根附近。

(五)并发症及预防措施

并发症及预防措施见表2-4。

表 2-4 颈丛阻滞并发症及预防措施

并发症	预防措施
感染	严格的无菌操作
血肿	避免反复多次进针,特别对于接受抗凝治疗的患者 若意外刺破血管,应在穿刺点持续按压 5 分钟
膈神经阻滞	膈神经阻滞发生于颈深丛呼吸系统疾病肺储存功能下降的患者,应慎用颈深丛阻滞。 应避免双侧颈深丛神经阻滞
喉返神经阻滞	引起喉返神经麻痹可引起声音嘶哑和声带功能障碍
穿刺针进入蛛网膜下腔	可造成全脊麻
神经损伤	注射过程中如果阻力过大或患者诉剧烈疼痛时,必须停止注射局麻药
脊髓损伤	大剂量局麻药注入颈丛周围的硬膜鞘内可发生 注射过程中避免大容量、高压力注药是预防此并发症的最佳措施 应该注意脑脊液回抽试验阴性并不能排除局麻药鞘内扩散的可能
局麻药中毒	中枢神经系统毒性反应是颈丛阻滞最常见的并发症 毒性反应往往是由于局麻药误入血管(如局麻药注入椎动脉) 注射过程中要经常回抽
霍纳综合征	交感神经阻滞,阻滞侧面部热、红及眼结膜充血,瞳孔缩小,可自行消退

四、上肢神经阻滞

(一)臂丛阻滞

1.解剖

臂丛发出支配上肢的分支,形成一个由 C_5～C_8 和 T_1 前支组成的神经分支网。自起始端向远端下行,臂丛的各段分别命名为根、干、股、束以及终末分支。C_5～C_8 和 T_1 前支发出的 5 个神经根在前中斜角肌间隙内合并形成上干(C_5 与 C_6)、中干(C_7)和下干(C_8 和 T_1)3 个神经干。臂丛各干在锁骨后面、腋窝顶端分为前后两股。六股形成三束,根据它们与腋动脉的关系分别命名为外侧束、内侧束和后束。从此处开始,各束向远端下行,形成各自终末分支。臂丛阻滞范围为肩部、手臂、肘部。

2.阻滞范围

(1)肌间沟臂丛阻滞范围:包括肩部、上臂和肘部。肩峰表面及内侧区域的皮肤由锁骨上神经支配,此神经是颈丛的分支。肌间沟臂丛阻滞往往也可阻滞锁骨上神经。这是因为局麻药会不可避免地从斜角肌间隙扩散到椎前筋膜,从而阻滞颈丛的分支。这种常规肌间沟阻滞并不推荐用于手部手术,因为不能充分阻滞下干,并不能阻滞 C_8 和 T_1 神经根,若要获得满意的阻滞需追加尺神经阻滞。

(2)锁骨上臂丛阻滞范围:锁骨上阻滞法可阻滞 C_5～T_1 节段,适用于肩部远端的整个上肢(包括上臂、肘部以及前臂、手腕和手)的麻醉或镇痛。

(3)锁骨下臂丛阻滞范围:一般包括手、腕、前臂、肘部和上臂远端。腋部和上臂近端内侧的皮肤不在阻滞范围内,属于肋间臂神经支配。

(4)腋路臂丛阻滞范围:肘部、前臂和手部。

3.适应证

臂丛阻滞适用于上肢及肩关节手术或上肢关节复位术。

4.标志和患者体位

常用的臂丛神经阻滞方法为肌间沟阻滞法、锁骨上阻滞法、锁骨下阻滞法和腋路阻滞法。

(1)肌间沟臂丛阻滞法:主要体表标志为锁骨、胸锁乳突肌锁骨头后缘及颈外静脉,画出肌间沟轮廓。患者仰卧位或者半坐位,头转向阻滞对侧,手臂自然置于床上、腹部或对侧手臂上以便于观察神经刺激的运动反应。

(2)锁骨上臂丛阻滞法:主要体表标志为锁骨上缘 2 cm、胸锁乳突肌锁骨头外侧缘 3 cm 做一标记,为锁骨上臂丛阻滞穿刺点。患者仰卧位或者半坐位,头转向阻滞对侧,同时肩部下拉。手臂自然置于身边,若条件允许,嘱患者手腕外展,掌心向上。

(3)锁骨下臂丛阻滞法:主要体表标志为喙突、锁骨内侧头,上述两点连线,垂直连线向下 2~3 cm 做一标记为锁骨下臂丛阻滞的穿刺点。患者仰卧位,头转向阻滞对侧,麻醉医师站在阻滞的对侧以便于操作。患者的手臂外展、肘部屈曲,有助于保持臂丛与其体表标志之间的位置固定。

(4)腋路臂丛阻滞法:主要体表标志为腋动脉搏动点、喙肱肌及胸大肌。患者仰卧位,头转向阻滞对侧,肘关节向头端呈 90°弯曲并固定手臂。

5.操作技术

(1)肌间沟臂丛阻滞法:消毒皮肤后,在进针点注射 1~3 mL 局麻药,进行皮下浸润。定位手指轻柔牢固地施压在前斜角肌和中斜角肌之间,以缩短皮肤与臂丛之间的距离。在锁骨上方 3~4 cm(大约 2 个手指宽度)、垂直于皮肤进针。绝对不可向头侧进针,略向尾侧进针可减少误入颈部脊髓的概率。神经刺激仪最初应设置为 1.0 mA。大多数患者,一般进针 1~2 cm 即可。当电流减少至 0.3~0.4 mA 时仍能引出所需的臂丛刺激反应后,缓慢注射 25~30 mL 局麻药,注射期间应多次回抽,排除血管内注射。超声引导的肌间沟臂丛阻滞体位同上,高频线阵探头在颈部获取血管短轴切面,依次由正中向外,可显示甲状腺、颈内动脉、颈外静脉、前斜角肌及中斜角肌等结构。在前斜角肌与中斜角肌之间的肌间沟内,通常可观察到纵形排列的臂丛神经,上下滑动探头,寻找最为清晰的切面以确定穿刺点。由于该部位神经相对浅表,局麻药注入后显示清晰,且颈部皮肤通常具有充足的操作空间。因此,超声引导的肌间沟臂丛阻滞通常使用平面内进针技术。至于选择前路进针或后路进针,视操作者习惯而定。

(2)锁骨上臂丛阻滞法:首先确定胸锁乳突肌锁骨头的外侧,在胸锁乳突肌锁骨头的外侧约 2.5 cm 处触摸定位臂丛。确认臂丛后,将神经刺激仪与电刺激针连接,设置神经刺激仪的电流强度为 1.0 mA。首先前后方向进针,使针几乎垂直于皮肤并轻微朝尾侧缓慢进针,当电流减少至 0.3~0.4 mA 时仍能引出肩部肌肉收缩,缓慢注射 25~35 mL 局麻药。超声引导的锁骨上臂丛阻滞体位同上,当掌握肌间沟臂丛阻滞的超声切面后,仅需在肌间沟位置向下滑动探头,即可观察到神经走行逐渐汇聚,并在锁骨上窝水平显示为一扁平椭圆结构,即为锁骨上臂丛神经。在血管神经短轴切面,可清晰地观察到锁骨上臂丛神经、锁骨下动脉、肋骨、胸膜及肺。所以初学者应使用平面内进针技术完成该阻滞,并在操作全程保持穿刺针均在图像内显示,可有效地降低并发症的发生率。值得一提的是,当部分肌间沟臂丛神经显示不清的患者,可先在锁骨上显示神经短轴,并向上滑动探头,此过程中追溯神经走行,以寻找肌间沟的神经分布。

(3)锁骨下臂丛阻滞法:皮肤常规消毒,左手手指放在锁骨下动脉搏动处,右手持 2~4 cm 的 22 G 穿刺针,从锁骨下动脉搏动点外侧朝向下肢方向直刺,方向沿中斜角肌的内侧缘推进,刺破臂丛鞘时有突破感。通过神经刺激仪方法确定为臂丛神经后,注入局麻药20～30 mL。超声引导的锁骨下臂丛阻滞体位同上,患侧肢体稍外展。锁骨下标记喙突,即肩关节内侧的骨性突起。高频线阵探头纵行放置在喙突内侧,显示神经短轴切面图像。识别腋动脉,在其周围滑动探头寻找高回声的臂丛神经。与锁骨上阻滞相同,使用平面内进针技术完成该阻滞,可有效地降低并发症的发生率。

(4)腋路臂丛阻滞法:皮肤常规消毒,用左手触及腋动脉,沿腋动脉上方斜向腋窝方向刺入,穿刺针与动脉成20°夹角,缓慢进针,有穿过鞘膜的落空感或患者出现异感后,右手放开穿刺针,则可见针头已刺入腋部血管神经鞘。连接注射器后回抽无血即可注入30～40 mL局麻药。而借助神经刺激仪,腋路阻滞可按不同神经支配区域的肌肉收缩,完成正中神经、尺神经及桡神经的单根阻滞,其优点是麻醉效果确切,同时可降低局麻药用量。超声引导的腋路臂丛阻滞体位同上,高频线阵探头放置于腋动脉上,显示神经短轴切面图像。来回滑动探头,在腋动脉周围寻找正中神经、尺神经和桡神经。此平面肌皮神经已离开血管鞘向喙肱肌走行,且此神经呈较高回声梭形。通常一个切面并不能同时清晰的显示3根神经,可现在分次阻滞,在各自最为清楚的切面完成阻滞。由于腋窝处神经血管走行在一起,使用平面内进针技术,必要时进针过程中进行逐层注射,将神经与血管"分离",降低并发症的发生率。

6.并发症及预防措施

并发症及预防措施见表2-5。

表2-5　臂丛神经阻滞的并发症及预防措施

并发症	预防措施
感染	严格的无菌操作
血肿	避免刺破颈外动脉 避免反复多次进针,特别对于接受抗凝治疗的患者 对于解剖标志难确定的患者,应使用单次注射针定位臂丛
膈肌麻痹	不可避免,对于有呼吸功能障碍的患者,应避免使用肌间沟阻滞或大剂量局麻药
气胸	见于锁骨上或锁骨下入路,应注意进针点及进针角度,确保针远离胸壁
Horner综合征	见于肌间沟入路 通常会出现同侧上睑下垂、瞳孔缩小和鼻塞,这与进针点和注入局麻药总量有关
神经损伤	助力过大(>15 psi)时绝不推注局麻药 注射过程中如果阻力过大或患者诉剧烈疼痛时,必须停止注射局麻药
全脊髓麻醉	见于肌间沟入路 当电流强度<0.2 mA时引出运动反应,应退针直到电流强度>0.2 mA时也能引出同样的运动反应,在注入局麻药,可防止局麻药注入硬脊膜内并扩散到硬膜外腔或蛛网膜下腔
局麻药中毒	一般在局麻药注射过程中或注射后立即发生全身毒性反应。大多数情况是因为局麻药误入血管,或者因为高压注射 老年体弱患者应避免使用大量长效局麻药 避免快速、用力推注局麻药 注射过程中要经常回抽

(二)肘、腕部神经阻滞

肘、腕部神经阻滞指在腕部对尺神经、正中神经和桡神经终末分支的阻滞。这是一项操作简单,几乎没有并发症,对手部和手指的手术非常有效的阻滞技术。该技术相对简单,并发症风险低且阻滞成功率高,是麻醉医师的必备技术。

1.解剖和阻滞范围

手部主要由正中神经、桡神经和尺神经支配。正中神经从腕管穿过并最终发出终末分支和返支,手指的分支支配外侧三个半手指和手掌对应的区域,运动支支配两个蚓状肌和三个鱼际肌。桡神经位于前臂桡侧的前部,在腕部上方 7 cm 处桡神经和桡动脉分离并穿出深筋膜,分为内侧支和外侧支支配拇指背部和手的背部感觉。尺神经发出感觉支,支配小指、无名指内侧一半皮肤以及手掌的相应区域。相应的手掌背侧区域的皮肤也受尺神经感觉支支配。运动支支配三个小鱼际肌、内侧两个蚓状肌、掌短肌、所有的骨间肌和拇收肌。

2.适应证

肘、腕部神经阻滞适用于腕管、手部和手指的手术。

3.标志和患者体位

患者仰卧位,将手臂固定,略微伸腕。

4.操作技术

(1)尺神经阻滞包括肘部尺神经阻滞和腕部尺神经阻滞。①肘部尺神经阻滞:在肱骨内上踝和尺骨鹰嘴间定位尺神经沟,注入局麻 5～10 mL,再在尺神经沟近端扇形注入 3～5 mL。②腕部尺神经阻滞:在附着于尺骨茎突处的尺侧腕屈肌肌腱下方进针,进针 5～10 mm 以恰好穿过尺侧腕屈肌肌腱,回抽无血后,注入 3～5 mL 局麻药。在尺侧腕屈肌肌腱上方皮下注入 2～3 mL 局麻药。阻滞延续到小鱼际肌区域的尺神经皮支。

(2)正中神经阻滞包括肘部正中神经阻滞和腕部正中神经阻滞。①肘部正中神经阻滞:正中神经恰在肱动脉的内侧。在肘部皱褶上 1～2 cm 处摸到动脉搏动后,在其内侧扇形注入局麻药 5 mL。②腕部正中神经阻滞:正中神经阻滞在掌长肌肌腱和桡侧腕屈肌肌腱之间进针,进针至深筋膜,并注入 3～5 mL 局麻药。也可触及骨质后退针 2～3 mm 并注入局麻药。

(3)桡神经阻滞包括肘部桡神经阻滞和腕部桡神经阻滞。①肘部桡神经阻滞:桡神经在二头肌腱的外侧,肱桡肌的内侧,肱骨外上踝水平。在二头肌腱外 1～2 cm 处进针,直至触到外上踝,注入局麻药 3～5 mL。②腕部桡神经阻滞:桡神经在浅筋膜处成为终末分支。在腕上方,从桡动脉前至桡侧腕伸肌后,皮下注入局麻药 5～10 mL 桡神经的解剖位置有众多细小的分支,需要更为广泛的浸润麻醉。应在桡骨近端的内侧皮下注入 5 mL 的局麻药,在另用 5 mL 局麻药进行进一步浸润。

超声引导的腕部神经阻滞体位同上,三处神经可同步完成。在腕横纹向心端 5 cm 处,高频线阵探头显示神经短轴切面图像,神经显示不清楚时可向上追溯。进针点同传统阻滞,平面内进针或平面外进针均可。桡神经在腕部已成为终末支,超声引导的目的为穿刺过程中避开腕部血管,减少并发症。

5.并发症及预防措施

并发症及预防措施见表 2-6。

表 2-6　腕部神经阻滞的并发症及预防措施

并发症	预防措施
感染	严格的无菌操作
血肿	使用 25 G 针,避免刺破表浅血管 避免反复多次进针
神经损伤	注射过程中如果阻力过大或患者诉剧烈疼痛时,必须停止注射局麻药
血管并发症	在腕部和手指阻滞中避免使用肾上腺素
其他	嘱患者注意被阻滞侧的手的保护

五、下肢神经阻滞

(一)腰丛神经阻滞

腰神经根邻近硬膜外腔,可能带来局麻药在硬膜外腔扩散的风险。鉴于以上原因,在选择局麻药的种类、容量和浓度时应当小心,尤其对于老年、虚弱、肥胖患者更应谨慎。当联合坐骨神经阻滞时,可使整个下肢获得阻滞效果。

1.解剖

腰丛由第 12 胸神经前支的一部分,第 1 至第 3 腰神经前支和第 4 腰神经前支的一部分组成。这些神经根从椎间孔发出,分为前支和后支。后支支配下背部皮肤和椎旁肌肉,前支在腰大肌内形成腰丛,并从腰大肌发出,进入骨盆形成各个分支。

腰丛的主要分支有髂腹下神经(L_1)、髂腹股沟神经(L_1)、生殖股神经(L_1/L_2)、股外侧皮神经(L_2/L_3)、股神经和闭孔神经($L_{2\sim4}$)。虽然 T_{12} 神经不是腰神经根,但约有 50% 的可能性,其参与了髂腹下神经的组成。

2.适应证

腰丛神经阻滞适用于髋、大腿前部和膝盖的手术。

3.标志和患者体位

腰丛神经阻滞主要体表标志为髂嵴与棘突,穿刺标记点位于上述连线上,以棘突为起点的 4～5 cm 处。患者侧卧位,稍前倾,阻滞侧足应置于非阻滞侧腿上,体位与椎管内麻醉类似。

4.操作技术

神经刺激器定位时患者侧卧,髋关节屈曲,手术侧向上。髂嵴连线距中线 4～5 cm 处为进针点。刺针垂直皮肤进针,如触到 L_4 横突,针尖再偏向头侧,一般深度 6～8 cm,用神经刺激器引发股四头肌颤搐和髌骨上下滑动,即可确认腰丛神经,注药 30～40 mL。免高阻力时注射,并且经常回抽,排除意外的血管内注射。

超声引导的腰丛阻滞体位同椎管内麻醉,在背正中线 L_4 水平做轴位扫描并找到棘突。向外侧移动 4～5 cm,在脊柱旁找到关节突及横突,必要时行矢状面扫面,判断横突间隙及腰大肌位置。视操作者习惯,该处神经阻滞的超声引导轴位切面及矢状面均可。无论是平面内或平面外进针,由于此处阻滞较深,通常穿刺针的显示较差,也可配合神经刺激仪完成阻滞。

5.并发症及预防措施

并发症及预防措施见表 2-7。

表 2-7　腰丛神经阻滞的并发症及预防措施

并发症	预防措施
感染	严格的无菌操作
血肿	避免重复穿刺 接受抗凝治疗的患者最好避免进行连续腰丛阻滞
刺破血管	刺破血管并不常见,但要避免进针过深误入大血管(如腔静脉、主动脉) 注射过程中如果阻力过大或患者诉剧烈疼痛时,必须停止注射局麻药
神经损伤	当电流强度<0.5 mA 时获得刺激反应,应退针直到电流强度在 0.5～1.0 mA 时也能引出同样的运动反应,再注入局麻药,可防止局麻药注入硬脊膜内引起硬膜外腔或蛛网膜下腔扩散 老年体弱患者应避免使用大量长效局麻药
局麻药中毒	避免快速、高压注射、用力推注局麻药 注射过程中要经常回抽
血流动力学改变	腰丛阻滞可引起单侧交感神经阻滞,局麻药扩散至硬膜外腔可导致严重低血压,避免高阻力注射 避免局麻药向两侧和头侧扩散,腰丛阻滞的患者应密切监测生命体征

(二)坐骨神经阻滞

1.解剖和阻滞范围

L_4～S_4 神经根腹支在骶骨前表面的外侧汇合形成骶丛,下行至梨状肌前方,移行为人体最为粗大的神经-坐骨神经。因此,坐骨神经的主要组成为 L_4～S_3 神经根,在坐骨大孔穿出骨盆后沿股后侧、腿后肌群的深面下行,在腘横纹上方约 5 cm 水平分离为胫神经和腓总神经两个部分。坐骨神经的阻滞范围包括部分髋关节、大腿后侧全部皮肤、股二头肌、膝关节以及膝关节下小腿的外侧皮肤。

2.适应证

骨神经阻滞主要用于单侧下肢手术,根据手术部位需要联合腰丛、股神经、隐神经等以便于阻滞范围覆盖手术区域。如联合腰丛阻滞可完成膝关节置换等膝部手术,联合股神经可完成小腿手术,联合隐神经可完成踝关节、跟腱及足部手术。单独坐骨神经阻滞并不能有效麻醉大腿前内侧皮肤,对需要大腿捆扎止血带的患者即便行小腿甚至足部手术,仍需考虑联合腰丛阻滞。单独的坐骨神经阻滞并留置导管可作为术后神经阻滞镇痛。

3.标志和患者体位

(1)臀肌后路:主要体表标志为股骨大转子及髂后上棘。患者侧卧位,与椎管内麻醉体位不同,健侧腿自然伸展,患侧腿膝关节稍弯曲,以便于充分暴露操作区域皮肤。体表标记头股骨大转子及髂后上棘,两者做一连线,连线中点位置垂直向尾骨方向 5 cm 处做一标记,该标记点即为坐骨神经穿出坐骨大孔处的体表标志。

(2)前路:对于体位摆放困难的患者,可选择前路坐骨神经阻滞,其主要体表标志为腹股沟韧带(髂后上棘与耻骨外侧缘连线)及股动脉搏动点。患者平卧,患侧髋关节稍外展以便暴露操作区域皮肤。体表标记腹股沟韧带轮廓,在腹股沟韧带上标记股动脉搏动点。垂直腹股沟韧带,经股动脉搏动点,在外侧 5 cm 处做一标记,即为前路坐骨神经穿刺的体表标志。

4.操作技术

(1)臀肌后路:消毒后,进针标志点处局麻。穿刺针垂直皮肤进针,打开神经刺激仪,电流强度为1.0 mA。在进针过程中，常首先出现臀肌收缩，此时继续进针，当出现足部或小腿后侧肌群抽动收缩，减小神经刺激仪电流。当电流减少至0.3～0.4 mA时仍有满意的肌群活动，即注入局麻药20 mL。如有超声引导，可选用经臀肌入路法或臀下入路法完成阻滞，根据患者体型选择凸阵或线阵探头。体位摆放同前，消毒后于体表定位点处垂直于神经走行获得短轴切面图。在该区域中坐骨神经通常位于大转子和坐骨结节之间的筋膜，呈现为强回声的椭圆形结构。通常由探头外侧进针，使用平面内法观察进针深度及方向，当针尖达到坐骨神经时，即注入局麻药20 mL，注射过程中可观察药物扩散情况便于及时调整注射方向和角度。

（2）前路：消毒后，进针标志点处局麻。长度为15 cm穿刺针垂直皮肤进针，打开神经刺激仪，电流强度为1.0 mA。在进针过程出现足部或小腿后侧肌群抽动收缩，减小神经刺激仪电流。当电流减少至0.3～0.4 mA时仍有满意的肌群活动，注入局麻药20 mL。由于前路阻滞较臀肌后路经皮肤到达神经的距离远，且进针角度始终垂直于躯体，所以该法并不适用于术后置管镇痛。在穿刺过程中如触及骨质，多提示针尖触及股骨，此时需退出穿刺针至皮下，稍内旋患肢或穿刺点向内侧移动1～2 cm后再行穿刺。超声引导的前路坐骨神经阻滞是一种较为复杂的技术，但相较前路神经刺激仪引导，超声引导可有效降低股动脉及股神经损伤的风险。体位摆放同前，消毒后于体表定位点处，垂直于放置探头以获得短轴切面图。在该区域探头上下、左右移动找到该入路的定位标志股骨小转子。在其内下方，坐骨神经呈现为强回声的扁平结构。观察进针深度及方向，当针尖达到坐骨神经时，注入局麻药20 mL，注射过程中可观察药物扩散情况便于及时调整注射方向和角度。该法较后路法穿刺针所经过的路径更长，结构更复杂，超声引导过程中如难以观察针尖位置，可配合神经刺激仪完成操作。

5.并发症及预防措施

并发症及预防措施见表2-8。

表 2-8 坐骨神经阻滞并发症及预防措施

并发症	预防措施
感染	严格的无菌操作
血肿	避免反复多次进针，特别对于接受抗凝治疗的患者
神经损伤	由于坐骨神经为人体最为粗大的神经，为避免在穿刺过程中受机械性损伤，注射过程中如果阻力过大或患者诉剧烈疼痛时，必须停止注射局麻药
血管损伤	前路坐骨神经阻滞时，尽管并不常见，但具有穿刺针误入股动/静脉可能，该操作如有超声引导，可极大的降低误入血管的可能
局麻药中毒	由于注射部位在深部肌肉，其吸收较快。因此，需要避免大容量、大剂量快速注射

（三）股神经阻滞

1.解剖和阻滞范围

股神经源于腰丛，是其最为粗大的分支。因此，股神经来源于L_2～L_4神经。其在腰大肌与髂肌之间走行，穿过腰大肌外侧缘向下，在腹股沟韧带下部走行至大腿前面。在股三角，股神经、股动脉及股静脉由外向内依次排列。

股神经肌支支配髂肌、耻骨肌；皮支支配大腿前部、内侧、小腿内侧、足部的皮肤；关节支支配髋关节和膝关节。

2.适应证

单独的股神经阻滞主要用于大腿前侧、膝部手术,若联合坐骨神经阻滞则几乎可以完成膝关节以下的所有手术。Winnie等人曾提出,在股神经阻滞时加大药物容量,可同时阻滞股神经、闭孔神经及股外侧皮神经,以达到低位腰丛阻滞的效果。但最新研究表明,"三合一"阻滞法对闭孔神经基本无效,在需要止血带的手术,应追加闭孔神经阻滞。股神经处留置导管,也是膝关节置换等手术术后镇痛最为常用的方法。

3.标志和患者体位

股神经阻滞主要体表标志为腹股沟韧带和股动脉搏动点。患者侧卧位,下肢自然伸直。如股三角区域暴露不良可垫高臀部,以便于充分暴露操作区域。体表标记腹股沟韧带轮廓,在腹股沟韧带上标记股动脉搏动点。在该波动点外侧 $1\sim2$ cm 处做一标记,即为股神经穿刺的体表标志。

4.操作技术

消毒后,进针标志点处局麻。穿刺针垂直皮肤进针,打开神经刺激仪,电流强度为 1.0 mA。在进针过程中,常首先出现缝匠肌收缩,此时继续进针,当出现股四头肌肌群抽动收缩并伴有髌骨上提运动时,减小神经刺激仪电流。当电流减少至 $0.3\sim0.4$ mA 时仍有满意的肌群活动,注入局麻药 20 mL。操作过程中,可用手按住股动脉搏动点,确认针尖在其外侧探寻神经,以避免血管损伤。

超声引导的股神经阻滞体位同上,消毒后在腹股沟区横置探头以获取股神经短轴切面图。由于股神经相对表浅,通常情况下高频线阵探头可获得清晰图像。在图像中显示出股动脉,在股动脉外侧、髂筋膜内侧、髂腰肌上方显示椭圆形结构即为股神经。超声引导股神经阻滞较其他下肢神经阻滞更容易掌握,由于该部位神经相对浅表,且周围有大血管可提供准确的定位信息,因此超声引导可根据操作者习惯选用平面内或平面外技术。

5.并发症及预防措施

并发症及预防措施见表2-9。

表 2-9　股神经阻滞并发症及预防措施

并发症	预防措施
感染	严格的无菌操作,如有留置导管行术后镇痛,导管留置时间不宜超过 48 小时
血肿、血管损伤	在神经刺激仪引导穿刺时,尽量避免针尖偏向内侧偏移。如穿刺误入血管,应持续压迫。超声引导在直视下观察进针深度及方向,可有效降低血管损伤及血肿形成的发生率
神经损伤	如果注射阻力过大或患者诉剧烈疼痛时,必须停止注射局麻药
局麻药中毒	由于注射部位在深部肌肉,其吸收较快。因此,需要避免大容量、大剂量快速注射

(四)闭孔神经阻滞

1.解剖和阻滞范围

闭孔神经源于 $L_3\sim L_4$ 神经,自腰丛发出后走行与于腰大肌内侧缘至骨盆,由闭孔穿出。多数人闭孔神经在穿出骨盆前分为前、后支。前支下行于短收肌、长收肌和耻骨肌之间,发出的肌支支配内收肌、皮支支配大腿内侧皮肤。后支下行于短收肌和大收肌之间,发出的肌支支配闭孔外肌、大收肌、短收肌,关节支支配膝关节及髋关节。

2.适应证

闭孔神经阻滞用于下肢联合阻滞,以补充大腿内侧皮肤的感觉阻滞。单独的闭孔神经阻滞,主要运用于膀胱电切手术中。电凝刀在膀胱侧壁操作时刺激闭孔神经,引起内收肌收缩患者大腿内收,进而导致膀胱损伤。这类手术在手术操作前完成手术侧的闭孔神经阻滞可有效降低大腿内收的概率和幅度,降低膀胱损伤的发生率。

3.标志和患者体位

闭孔神经阻滞主要体表标志为耻骨结节。患者仰卧位,下肢稍外旋。标志点位于耻骨结节下、外2 cm处。如行膀胱手术,可先完成椎管内麻醉并摆放手术体位,在完成手术消毒后再行闭孔神经阻滞。

4.操作技术

消毒后,进针标志点处局麻。穿刺针垂直皮肤进针,打开神经刺激仪,电流强度为1.0 mA。在进针过程中,常首先出现内收肌群收缩,减小神经刺激仪电流。当电流减少至0.3~0.4 mA时仍有满意的肌群活动,推荐一侧注入局麻药10 mL。

超声引导的闭孔神经阻滞体位同上,消毒后在腹股沟区股静脉内侧横置探头以获取短轴切面图。大多数情况下,超声引导的闭孔神经阻滞仅需分辨出包绕神经的筋膜,前支在长收肌与短收肌之间,后支在短收肌与大收肌之间。采用平面内进针技术,在前支所在筋膜注入局麻药5 mL,稍退穿刺针调整方向后到达后支所在筋膜注入局麻药5 mL。值得注意的时,由于该法属于筋膜内注射,并未直接定位神经,所以在药物注射过程中,应在直视下观察筋膜扩开效果,及时微调针尖位置以确保筋膜的充分扩张。

(五)腘窝坐骨神经阻滞

1.解剖和阻滞范围

腘窝坐骨神经位于腘窝内,腘窝下界为腘窝皱褶,外界为股二头肌长头,内侧为重叠的半膜肌腱和半腱肌腱。腘窝顶部,坐骨神经在股二头肌肌腱和半膜/半腱肌腱之间的深面,腘动、静脉外侧,沿着神经向远端分出胫神经和腓总神经。

2.适应证

同时行隐神经阻滞,用于小腿手术足和踝关节手术。

3.标志和患者体位

患者俯卧位,膝关节屈曲30°,显露腘窝边界,其下界为腘窝皱褶,外界为股二头肌长头,内侧为重叠的半膜肌腱和半腱肌腱。作一垂直直线将腘窝分为两个等边三角形,穿刺针从此线的外1 cm和膝关节皱褶上7 cm交点处进针。

4.操作技术

(1)神经刺激器定位:后如出现足内收和内旋则阻滞效果更完善,注入局麻药30~40 mL。

(2)超声引导法:患者患肢在上侧卧位或俯卧位,将高频线阵探头置于腘窝行短轴切面扫描,通常在腘窝顶部,在股二头肌肌腱和半膜/半腱肌腱之间的深面可以找到坐骨神经,沿着神经向远端找到其分出胫神经和腓总神经的分叉处固定探头,采用平面内或平面外方式将局麻药20 mL注入坐骨神经或分叉处周围。

(3)隐神经:这是股神经最长的一支纯感觉终末支。在大腿中下1/3交界处,进入内收肌管,相伴而行的有膝降动脉。长内收肌、大内收肌、股内侧肌和前内侧肌间隔共同参与了内收肌管的形成。将高频线阵探头水平放置于大腿远端1/3内收管水平,可见内侧的内收肌筋膜,内含隐神经和伴行血管。采用平面内技术从外向内进针,在筋膜内注入 6～8 mL 局麻药物。

(六)踝关节阻滞

1.解剖和阻滞范围

支配足的 5 条神经均可在踝关节阻滞(图 2-3)。

2.适应证

踝关节阻滞可用于足部手术如足跖骨截趾术。

3.标志和患者体位

用枕头将足抬高以便踝部两侧操作。在踝部的上界,腓深神经位于胫前肌腱长伸肌腱之间,足背屈和第一踇趾外伸时很易触到。

4.操作操术

穿刺针在胫前动脉外侧及上述两肌腱之间进针,直至触到胫骨,边退针边注入局麻药 5～10 mL。然后从内踝到外踝在胫前皮下注入局麻药 10 mL,如此可阻滞外侧的腓浅神经和内侧的隐神经。从内踝的后方进针,指向胫后动脉的下界,足底可有异感。针尖触到骨质后退针 1 cm,扇形注入局麻药 5～10 mL,可阻滞胫后神经。从跟腱和外踝间中点进针,针尖指向外踝的后表面,触到骨质后稍返针并注药 5 mL,可阻滞腓肠神经(图 2-3)。

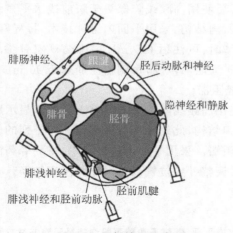

腓肠神经　跟腱　胫后动脉和神经　隐神经和静脉　腓骨　胫骨　腓浅神经　胫前肌腱　腓浅神经和胫前动脉

图 2-3　踝部神经阻滞

六、腹横肌平面、髂腹下和髂腹股沟神经阻滞

(一)解剖和阻滞范围

腹部的皮肤、肌肉由 T_7～L_1 神经支配。这些躯干神经走行于腹内斜肌与腹横肌的"腹横平面"内。而在髂前上棘水平,该肌间平面走行髂腹下和髂腹股沟神经。

在腹横平面内注射局麻药,可以阻滞单侧腹部皮肤、肌肉和壁腹膜。而局麻药输入髂腹下和髂腹股沟神经水平,可阻滞下腹部、腹股沟、大腿上部内侧、会阴区前部。

(二)适应证

超声引导技术的应用开展,使得无运动神经纤维的体表神经阻滞得到了快速的发展,在超声直视下可准确定位神经,即便无法直视神经时,从图像上也可观察药物扩散以判断注射点是否需要调整。因此,超声引导下的腹横平面、髂腹下和髂腹股沟神经阻滞目前已成为临床常用的区域神经阻滞技术。

腹横平面阻滞可用于剖腹手术、阑尾手术、腹腔镜手术、腹壁手术等,但该方法的腹部阻滞范围尚未得到一致结论。尽管有个案报道显示,单独的腹横平面阻滞用于腹部手术,如髂腹下和髂腹股沟神经阻滞可用于腹股沟疝修补的开放手术。但临床中并不是每次阻滞都能得到完全的效果,且腹部手术对内脏牵扯造成的不适,影响了该法的广泛应用。因此,腹横平面内阻滞目前常用于前腹部手术后的术后镇痛。

(三)标志和患者体位

1.腹横平面阻滞

腹横平面阻滞主要体表标志为肋下缘和髂棘腋前线区域。患者仰卧位,暴露出操作区域皮肤。

2.髂腹下和髂腹股沟神经阻滞

髂腹下和髂腹股沟神经阻滞主要体表标志是髂前上棘。患者仰卧位,暴露出操作区域皮肤。

(四)操作技术

1.腹横平面阻滞

标记肋下缘和髂棘,消毒后使用高频线阵探头于腋前线水平显示腹外斜肌、腹内斜肌及腹横肌短轴切面图像。辨认三层肌肉结构,采用平面内进针技术,将局麻药注入腹内斜肌与腹横肌之间的腹横平面。结构辨识不清时,可注射 0.5 mL 局麻药观察针尖位置及筋膜扩张。可按需要在脐水平上下做多点注射以扩大阻滞范围,每侧输注局麻药 20 mL。

2.髂腹下和髂腹股沟神经阻滞

标记髂前上棘,消毒后使用高频线阵探头于髂前上棘内侧显示腹外斜肌、腹内斜肌及腹横肌短轴切面图像。辨认三层肌肉结构,此处常常可观察到并行排列的多个扁平椭圆形低回声区域,即为髂腹下和髂腹股沟神经阻滞。采用平面内进针技术,将局麻药注入神经周围筋膜各 10 mL,并观察药物扩散,注射中及时调整针尖位置以确保充分浸润神经。

(五)并发症及预防措施

并发症及预防措施见表 2-10。

表 2-10 腹横平面、髂腹下和髂腹股沟神经阻滞并发症及预防措施

并发症	预防措施
感染	严格的无菌操作
血肿	避免反复多次进针,特别对于接受抗凝治疗的患者
内脏损伤	凭借"突破感"进针并不可靠,在暴露三层肌肉结构时,通常可观察到腹膜及更深的肠管,并可通过肠管运动来判断。确保针尖位置,必要时小剂量注射明确针尖位置可避免穿刺针突破腹膜
局麻药中毒	在做多点注射及双侧阻滞时,应严格计算各点用量,避免超量用药

七、胸椎旁及肋间神经阻滞

(一)解剖和阻滞范围

胸椎的两侧有一胸神经穿出走行的间隙,其内侧缘是椎体、椎间盘和椎间孔,外侧缘是壁层胸膜,后侧是肋横突。胸神经根由椎间孔穿出后,在椎旁间隙分为背侧支和腹侧支,背侧支支配

椎旁,而腹侧支沿肋骨延伸形成肋间神经。

在胸椎旁间隙注射局麻药,向外可覆盖同水平胸神经根甚至肋间神经,完成该神经支配的单侧肌肉和皮肤。椎旁注射若药物向内扩散,可导致药物向上下相邻间隙扩散甚至进入硬膜外腔。

尽管大容量的局麻药行肋间神经阻滞,药物仍可能扩散至椎旁间隙,具有向上下间隙扩散的可能,但这种情况并不多见。因此,在该点注射时常形成单侧的肋间平面阻滞。

(二)适应证

胸椎旁及肋间神经阻滞主要用于肋骨、胸骨骨折的疼痛治疗;肋间神经痛、肋软骨炎、胸膜炎、带状疱疹及其后遗神经痛的治疗;胸腹部手术的术后镇痛。

(三)标志和患者体位

1.胸椎旁神经阻滞

胸椎旁神经阻滞主要体表标志为棘突。患者侧卧位或坐位,体位摆放与椎管内麻醉体位类似。首先需要从颈 7 棘突开始,标记出患者棘突上缘直至所需阻滞的最低水平。在正中线旁 2～3 cm,平行于棘突标记做出相应标记点,即为椎旁阻滞进针点。

2.肋间阻滞

肋间阻滞主要体表标志是肋骨。患者侧卧位、坐位或俯卧位,体位摆放与椎管内麻醉体位类似,但俯卧位时要求患者双手自然下垂,以便于充分暴露脊柱区域的皮肤。首先以第 7 肋或第 12 肋为标志,分别描记出肋骨下缘轮廓。在正中线旁 6～8 cm,与肋骨相交处做出相应标记点,即为肋间神经阻滞进针点。

(四)操作技术

1.胸椎旁神经阻滞

消毒后,进针标志点处局麻。穿刺针垂直皮肤进针,当进针 5 cm 左右时通常可触及骨质,即为横突并记录皮肤至横突的深度。稍退穿刺针,向上或向下调整针尖进针方向,使得穿刺针越过横突 1 cm 左右后,即注入局麻药 5 mL。操作过程中,应首先寻找横突,若进针过深而前端无骨质,穿刺针可能会经横突外侧或两横突之间越过横突进入胸腔。

2.肋间神经阻滞

消毒后,进针标志点处局麻。穿刺针与皮肤呈 20～30°向头侧进针,当进针 1 cm 左右时通常可触及骨质,即为肋骨。调整针尖进针方向,使得穿刺针越过肋骨下缘 2～3 cm 后,注入局麻药 5 mL。操作过程中,应首先寻找肋骨,避免盲目进针使得穿刺针直接进入胸腔。

超声引导可直视椎旁间隙结构,了解是否存在变异及注入局麻药后药物扩散情况,从而减少了并发症的发生。超声引导胸椎旁神经阻滞时,患者体位及标志点标记同前,超声探头先通过神经长短轴切面明确穿刺区域解剖(棘突、横突、胸膜等)。明确穿刺间隙后,通过平面内或平面外进针技术,观察进针深度。当针尖显示不清时可推注 0.5 mL 局麻药用于判断,针尖达到合适位置后注入局麻药 5 mL,并在直视下观察药物扩散情况。

(五)并发症及预防措施

并发症及预防措施见表 2-11。

表 2-11　胸椎旁及肋间神经阻滞并发症及预防措施

并发症	预防措施
感染	严格的无菌操作
血肿	避免反复多次进针,特别对于接受抗凝治疗的患者
神经损伤	注射过程中如果阻力过大或患者诉剧烈疼痛时,必须停止注射局麻药
全脊髓麻醉	避免椎旁阻滞时针尖方向指向内侧,注射前回抽用以探测是否有血或脑脊液,注射压力过高或容量过大可能有硬膜外扩散导致双侧阻滞可能
气胸	穿刺过程严格固定穿刺针,防止其无意移动。控制好进针深度,避免损伤胸膜/腹膜甚至内脏
局麻药中毒	注射部位位于深部肌肉,其吸收较快。因此,需要避免大容量、大剂量快速注射

（贺　鹏）

第三章

术 后 镇 痛

第一节　术后疼痛与其对机体的影响

　　术后疼痛是手术所造成的组织损伤后一种复杂的生理和行为上的反应，以及情感上的一种不愉快的经历。它是手术后即刻发生的急性疼痛（通常持续不超过 7 天），其性质为急性伤害性疼痛，也是临床最常见和最需紧急处理的急性疼痛。术后疼痛如果不能在初始状态下充分被控制可能发展为慢性疼痛，其性质也可能转变为神经病理性疼痛或混合性疼痛。急性疼痛持续时间通常短于 1 个月，常与手术创伤、组织损伤或某些疾病状态有关。

　　既往对术后疼痛的处理未能引起外科医师和麻醉医师足够的重视，因此 20 多年前术后疼痛的发生率极高，据报道有 75% 以上的术后患者承受着中至重度的疼痛。近 10 年来，由于从既往的"术后疼痛是不可避免的"到"缓解疼痛是基本人权"的转变。目前，术后镇痛已成为麻醉学和外科学领域中的重要任务之一。积极有效的术后镇痛可减轻患者痛苦并促进康复，而提高术后疼痛治疗的关键是针对不同的情况选择合理的方法和药物，并在镇痛效果、器官功能恢复和最小不良反应之间取得最佳的平衡。

一、术后疼痛的分类及影响因素

(一)术后疼痛的分类

1.躯体疼痛（创口疼痛）

　　为手术直接涉及的部位，如皮肤、肌肉、筋膜、关节、韧带、骨骼及神经等组织损伤的疼痛，表现为局限性、表浅性伤口处疼痛，定位准确，其疼痛程度与创伤程度密切相关。

2.内脏疼痛（牵拉疼痛）

　　内脏手术或牵拉到内脏所致的内脏疼痛，一般为深在性钝痛，其疼痛强度和内脏的敏感性有关。

(二)影响术后疼痛的因素

1.患者因素

　　患者因素包括患者的性别、年龄和社会文化背景、受教育的程度等。男性对疼痛的耐受性较强，而老年人及小婴儿对疼痛反应较为迟钝。此外，患者的心理因素在疼痛中也起着十分重要的作用。

2.手术因素

与手术种类、手术创伤的程度和部位有关。胸腔、上腹部手术患者切口疼痛较重,而四肢、头、颈和体表手术后疼痛较轻。

二、术后疼痛的病理生理

手术后疼痛是手术后即刻发生的急性疼痛(通常持续不超过 7 天),其性质为伤害性疼痛,也是临床最常见和最需紧急处理的急性疼痛。术后痛如果不能在初始状态下充分被控制,可能发展为慢性手术后疼痛,其性质也可能转变为神经病理性疼痛或混合性疼痛。研究表明小至腹股沟疝修补术,大到胸腹部和心脏体外循环等大手术,都可发生慢性手术后疼痛,其发生率高达 19%~56%,持续痛达半年甚至数十年。

慢性手术后疼痛形成的易发因素包括:术前有长于 1 个月的中到重度疼痛、精神易激、抑郁、多次手术;术中或术后损伤神经;采用放射治疗(简称放疗)、化疗。其中最突出的因素是术后疼痛控制不佳和精神抑郁。

术后疼痛具有急性疼痛的特点:①激活自主神经系统的交感神经部分,如脉搏、呼吸频率及血压升高,瞳孔扩大,出汗。②与组织损害相关,随组织愈合而逐渐消失。③急性疼痛的行为表现,如不能休息、焦虑、痛苦、哭叫、揉擦或固定痛处等。④定位准确,具有较强的保护性意识或反射。⑤可以有明显的组织损伤痕迹。

(一)术后疼痛与传导通路

手术引起组织损伤,导致炎性介质(如组胺)、肽类(如缓激肽)、脂质(如前列腺素类)、神经递质(如5-羟色胺)以及神经营养因子(如神经生长因子)等的释放。这些炎性介质可激活外周伤害性感受器(细小的感觉神经末梢),将伤害性感受信息转化为电信号,编码后经传入神经传至脊髓背角并在该部位整合。最简单的伤害性感受通路包括三个神经元。①初级传入神经元:负责伤害感受信号的转化并将其传入至脊髓背角。②投射神经元:接受初级神经元的传入信号,并将其投射至脊髓及脑桥、中脑、丘脑和下丘脑神经元。③脊髓上神经元:整合脊髓神经元传来的信号,并将其传至大脑皮质及皮质下区域,产生疼痛感受。传递痛觉的感觉神经包括有髓鞘的 A$_\delta$ 纤维和无髓鞘的 C 纤维,后者主要参与损伤、寒冷、热或化学方式等刺激信号的传递。伤害性感受信息经过脊髓的复杂调制后,某些冲动传递到脊髓前角和前外侧角产生节段性脊髓反射(如骨骼肌张力增加、膈神经功能抑制、胃肠活动减弱);其他冲动则通过脊髓丘脑束和脊髓网状束传递到更高级的中枢,诱发脊髓上中枢与大脑皮质反应,最终产生疼痛感受和情感表达。

(二)痛觉敏化

外周炎性介质的不断释放可使伤害性感受器敏化或外周强烈伤害性刺激冲动的传入可以导致中枢敏化和超反应性,还可能会导致脊髓背角的功能性改变,从而引起更严重的术后疼痛。最终,高阈值痛觉感受器转化为低阈值痛觉感受器,兴奋性阈值降低,兴奋下放电频率增加以及自发性放电频率增加,对超阈值的反应性增强,即痛觉过敏。外周伤害感受器的致敏为原发痛觉过敏,中枢神经系统的致敏为继发痛觉过敏。中枢敏化可发生于脊髓及其以上中枢神经系统,如前扣带回和前腹侧区,它很大程度上是在外周敏化基础上形成的。"上发条"(windup),是中枢敏化的触发机制。外周伤害感受器的持续刺激造成投射神经元长时间细胞内变化,使它的感受野扩宽、对非伤害刺激阈值降低。因此,中枢敏化是一种活性依赖性兴奋性增高、感受野扩宽、对伤害或非伤害刺激的反应增强。

三、术后疼痛对机体的影响

术后疼痛是机体受到手术创伤(组织损伤)后的一种反应,包括生理、心理和行为上的一系列反应。

(一)急性影响

伤害性刺激从外周向中枢的传递可引起神经内分泌应激反应,主要涉及下丘脑-垂体-肾上腺皮质系统与交感肾上腺系统的相互作用。疼痛引起交感神经张力增高、儿茶酚胺分泌增加,分解代谢性激素(如皮质激素、促肾上腺皮质激素、抗利尿激素、胰高血糖素、醛固酮、肾素、血管紧张素Ⅱ)分泌增加,而合成代谢性激素分泌减少,从而导致水钠潴留,血糖、游离脂肪酸、酮体和乳酸水平升高,代谢与氧耗增加,出现高代谢性分解代谢状态。神经内分泌应激反应与手术创伤程度呈正相关,它可以强化机体其他部位有害的生理效应,对各大系统有如下影响。

1.增加氧耗量

交感神经系统的兴奋增加全身氧耗,对缺血脏器有不良影响。

2.对心血管功能的影响

心率增快、血管收缩、心脏负荷增加、心肌耗氧量增加,冠心病患者心肌缺血及心肌梗死的危险性增加。

3.对呼吸功能的影响

手术损伤后伤害性感受器的激活能触发多条有害脊髓反射弧,使膈神经兴奋的脊髓反射弧抑制,引起术后肺功能降低,特别是上腹部和胸部手术后。疼痛导致呼吸浅快、呼吸辅助肌僵硬致通气量减少、无法有力地咳嗽、无法清除呼吸道分泌物,导致术后肺部并发症的发生。

4.对胃肠运动功能的影响

导致胃肠蠕动的减少和胃肠功能恢复的延迟。

5.对泌尿系统功能的影响

尿道及膀胱肌运动力减弱,引起尿潴留。

6.对骨骼肌肉系统的影响

肌肉张力增加、肌肉痉挛,限制机体活动并促进深静脉血栓形成,不利于患者早期下床活动,影响机体恢复,延长住院时间、增加费用。

7.对神经内分泌系统的影响

神经内分泌应激反应增强。引发术后高凝状态和免疫抑制;交感神经兴奋导致儿茶酚胺和分解代谢性激素的分泌增加,合成代谢性激素分泌降低。

8.对心理情绪的影响

可导致焦虑、恐惧、无助、忧郁、不满、过度敏感、挫折、沮丧;也可造成家属恐慌等。

9.对睡眠的影响

疼痛刺激可导致患者睡眠障碍,产生心情和行为上的不良影响。

(二)慢性影响

(1)术后急性疼痛控制不佳是发展为慢性疼痛的危险因素;慢性术后疼痛尚未引起广泛重视,但越来越多的证据表明,急性疼痛转化为慢性疼痛非常迅速;术后早期疼痛就得到控制的患者,其术后近期和远期恢复质量均明显改善。

(2)术后长期疼痛持续1年以上,是行为改变的危险因素,也可能转变为神经病理性疼痛。

(郭艳杰)

第二节　术后疼痛评估与管理

一、术后疼痛评估方法和原则

(一)疼痛强度评分法

镇痛治疗前必须对疼痛强度作出评估。临床采用的疼痛强度评分法有视觉模拟评分法(visual analogue scales,VAS)、数字等级评定量表法、语言等级评定量表法及 Wong-Baker 面部表情量表法等,通常可以将几种评分法结合使用。一般简单的数字评分以"0"分为无痛,"10"分为最痛,"1~3"分为轻度疼痛,"4~7"分为中度疼痛,"7"分以上为重度疼痛。对儿童和不能合作的患者,推荐采用面部表情评分法和精神行为评分法。

(二)治疗效果评价

定期评价药物或治疗方法的疗效和不良反应,并据此做相应调整。在治疗初期疼痛尚未得到稳定控制时,应缩短评估间隔(持续给药时),或在每次给药后及时测评(根据不同药物的药代动力学特点及给药途径决定)。对暴发性疼痛应立即评估并作出处理以防止各种并发症的发生。疼痛治疗中药物的不良反应如恶心、呕吐、尿潴留、瘙痒等也应清楚记录并作出分级评价。治疗效果的评价还应包括患者对整个疼痛治疗过程的满意度,以及对疼痛服务人员的满意度等。

(三)评估原则

(1)评估静息和运动时的疼痛强度,只有运动时疼痛减轻才能保证患者术后躯体功能的最大恢复。

(2)在疼痛未稳定控制时,应反复评估每次药物治疗和方法干预后的效果。原则上静脉给药后5~15分钟、口服用药后1小时,药物达最大作用时应评估治疗效果;对于患者自控镇痛(PCA)应该了解无效按压次数、是否寻求其他镇痛药物。

(3)对疼痛治疗的反应包括不良反应均应清楚记录。

(4)对突如其来的剧烈疼痛,尤其伴生命体征改变(如低血压,心动过速或发热)应立即评估,同时对可能的切口裂开、感染、深静脉血栓等情况作出新的诊断和治疗。

(5)疼痛治疗结束时应由患者对医护人员处理疼痛的满意度及对整体疼痛处理的满意度分别作出评估。可采用 VAS 评分,"0"分为无痛,"10"分为极度疼痛。

作为术后镇痛治疗小组的一项常规工作,疼痛评估必须定时进行,如能绘制出疼痛缓解曲线图,则可更好记录患者的疼痛和镇痛过程。

二、术后镇痛的管理

(一)术后镇痛的原则

(1)术后疼痛较剧烈的患者,在麻醉药物作用未完全消失前,应主动预先给药,如手术结束后

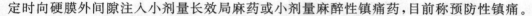

定时向硬膜外间隙注入小剂量长效局麻药或小剂量麻醉性镇痛药,目前称预防性镇痛。

(2)术后应首先采用非麻醉性镇痛药和镇静药联合应用,尽量避免或少用麻醉性镇痛药。

(3)镇痛的药物应从最小有效剂量开始。

(4)手术后应用镇痛药物前,应观察和检查手术局部情况,以明确疼痛的发生原因。

(5)镇痛药用药间隔时间应尽量延长,以减少用药次数;用药时间通常不应超过 48 小时。

(二)术后镇痛的目标

(1)最大限度地镇痛:在保证患者安全的前提下实施持续有效镇痛,包括迅速和持续镇痛及制止突发痛,防止转为慢性疼痛。

(2)最小的不良反应:无难以耐受的不良反应。

(3)最佳的躯体和心理功能:不但安静时无痛,还应达到运动时镇痛。

(4)改善患者生活质量,利于患者术后康复。

(三)术后镇痛管理模式

有效的术后镇痛应由团队完成,成立以麻醉科为主,包括外科经治医师和护士参加的急性疼痛服务小组,能有效地提高术后镇痛质量。急性疼痛服务小组工作范围和目的包括:①治疗术后疼痛、创伤疼痛和分娩疼痛,评估和记录镇痛效应,处理不良反应和镇痛治疗中的问题。②推广术后镇痛必要的教育和疼痛评估方法,既包括团队人员的培养,也包括患者教育。③提高手术患者的舒适度和满意度。④减少术后并发症。

由于计算机和互联网技术的发展,目前已有远程调控术后疼痛的仪器,如用镇痛泵的患者,可随时了解患者的按压次数,同时监测血氧饱和度、心率和血压变化等。可提高术后镇痛效果和安全性。

良好的术后疼痛管理是保证术后镇痛效果的重要环节,在实施时应强调个体化治疗。急性疼痛服务小组不但要制定镇痛策略和方法,还要落实其执行,检查所有设备功能,评估治疗效果和不良反应,按需作适当调整,制作表格并记录术后镇痛方法、药物配方、给药情况、安静和运动(如咳嗽、翻身、肢体功能锻炼)时的疼痛评分、镇静评分及相关不良反应。

没有条件成立急性疼痛服务小组的中小医院应有随访制度,应委派专人每天访视患者 1~2 次,以便及时调整剂量和发现并发症。

(王会会)

第三节　术后镇痛的常用方法

一、口服用药镇痛

适用于神志清醒患者的非胃肠手术或术后胃肠功能恢复较好患者的术后轻至中度疼痛的治疗;也可用于术后急性疼痛得到缓解,以口服给药作为其他镇痛方法(如静脉给药)的延续;或作为其他给药途径的补充(如预防性镇痛)而成为多模式镇痛的一部分。禁用于吞咽功能障碍和肠梗阻患者。无创、使用方便、患者可自行服用等是口服给药的优点,而缺点为起效较慢,调整药物剂量时既需考虑血药峰值时间,又要参照血浆蛋白结合率和组织分布容积,且生物利用度受"首过效应"以及有些药物可与胃肠道受体结合的影响。

常用口服镇痛药物包括对乙酰氨基酚、布洛芬、双氯芬酸、美洛昔康、氯诺昔康、塞来昔布、可待因、曲马多、羟考酮、氢吗啡酮、丁丙诺啡，以及对乙酰氨基酚与曲马多或羟考酮的口服复合制剂，或上述药物的控释剂、缓释剂。

二、皮下注射和肌内注射镇痛

适用于门诊手术和短小手术术后单次给药，连续使用不超过 5 天。肌内注射给药起效快于口服给药，但缺点为有注射痛、单次注射用药量大、血药浓度差异大、不良反应明显、重复给药易出现镇痛盲区等。皮下给药虽有注射痛的不便，但可通过植入导管持续给药的方法减少单次用药剂量，作为长期途径，应用较之肌内注射便捷。常用药物有酮洛酸、氯诺昔康、美洛昔康、帕瑞昔布，曲马多，哌替啶和吗啡的注射剂。

三、静脉注射镇痛

（一）单次或间断静脉注射给药

适用于门诊手术和短小手术，但药物血浆浓度峰谷比大，镇痛效应不稳定，对术后持续痛者需按时给药。对静脉有刺激的药物，静脉炎为常见并发症。常用药物有非甾体抗炎药、曲马多、阿片类药物（包括激动药和激动拮抗药）的注射剂。

（二）持续静脉输注给药

一般先给负荷剂量，阿片类药物最好以小量分次注入的方式，滴定至合适剂量，达到镇痛效应后，以维持量持续输注维持镇痛作用。由于术后不同状态下疼痛阈值发生变化，药物恒量输注的效应不易预测，更主张使用患者自控镇痛方法以达到持续镇痛和迅速制止爆发痛。

四、局部浸润镇痛

局部浸润简单易行，适用于浅表或小切口手术如阑尾切除术、疝修补术、膝关节镜检术等，在胸外、腹外、妇产科和泌尿外科手术后应用也有增多趋势。长效局麻药切口浸润或将导管埋于皮下、筋膜上或筋膜下，可达到局部长时间镇痛效果且减少全身镇痛药用量。局麻药中加入阿片类药物，可增强镇痛作用并延长镇痛时间。

五、外周神经阻滞镇痛

外周神经阻滞技术可为术后患者提供安全有效的镇痛，通常适用于相应神经丛、神经干支配区域的术后镇痛。

（一）肋间神经阻滞

胸腹部手术后的疼痛可以通过阻滞支配切口区域及其相邻的上下各一条肋间神经而达到有效的镇痛。但不能阻断来自内脏或腹膜的深部疼痛。为解除深部疼痛还需配合应用镇痛药。一般用 0.25％丁哌卡因每天注射 1 次，持续 2～4 天。肋间神经阻滞后，患者能进行深呼吸，并能有效地咳嗽排痰。

（二）臂丛神经阻滞

臂丛神经阻滞对上肢术后疼痛很有效，可置管分次或连续注射，尤其在断肢再植手术中应用，既可镇痛又可解除血管痉挛，效果满意。

（三）下肢神经阻滞

对下肢术后疼痛很有效，可置管分次或连续输注，术后早期活动，如全膝置换术后关节活动，有利于恢复功能。

（四）椎旁阻滞

除头部外，身体其他部位疼痛均可采用椎旁阻滞。此法可阻滞除迷走神经以外的所有（包括来自内脏的）疼痛感觉神经纤维。乳腺和胸腔手术后椎旁阻滞镇痛效果较好，不良反应少。

（五）腹横肌平面阻滞

腹腔镜胆囊手术腹内创面小，术后疼痛来源主要是腹壁痛，术毕可采用 0.375％罗哌卡因伤口局部浸润阻滞或采用腹横肌平面阻滞（TAPB）镇痛。TAPB 能提供良好的前腹壁镇痛效果，较适合腹腔镜胆囊手术的术后镇痛，可单次阻滞，也可置管持续镇痛。对于有凝血功能障碍而不能行自控硬膜外镇痛（PCEA）的患者 TAPB 是较好的选择。

六、椎管内用药镇痛

（一）硬膜外间隙镇痛

优点为不影响意识和病情观察，镇痛完善，也可做到不影响运动和其他感觉功能，尤其适用于胸、腹部及下肢术后镇痛。腹部术后硬膜外镇痛可改善呼吸功能，尤其是老年患者减少低氧血症发生率，也有改善肠道血流、利于肠蠕动和肠功能恢复的优点。术后下肢硬膜外镇痛，深静脉血栓的发生率较低，但不应用于使用小分子肝素等抗凝剂的患者。

局麻药中加入高脂溶性阿片类药物（如舒芬太尼）不仅可达到镇痛的协同作用，还可减低这两类药物的不良反应，是目前最常用的配伍，多以患者自控方式给药。

（二）骶管阻滞镇痛

儿童则较为常用。用药量和注药速度应适当。儿童用 0.25％丁哌卡因 0.75～1 mg/kg，足以产生 T_{10} 水平以下的镇痛作用。

七、多模式镇痛

术后多模式镇痛技术，就是联合应用不同作用机制的镇痛药物或不同的镇痛措施，通过多种机制产生镇痛作用，以获得更好的镇痛效果而使不良反应减少至最小，这是术后镇痛技术的主要发展方向。理论上讲，多模式镇痛是通过联合应用以减少阿片类药物的应用，主要选择外周神经阻滞和非甾体抗炎药。

（一）镇痛药物的联合应用

（1）阿片类药物或曲马多与对乙酰氨基酚联合应用：对乙酰氨基酚的每天量为 1.5～2.0 g 时，阿片类药可减少 20％～40％。

（2）对乙酰氨基酚和非甾体抗炎药联合：两者各使用常规剂量的 1/2，可发挥镇痛协同作用。

（3）阿片类或曲马多与非甾体抗炎药联合：常规剂量的非甾体抗炎药使阿片类药物用量减少 20％～50％，使术后恶心、呕吐、镇静发生率降低 20％～40％。术前开始使用在脑脊液中浓度较高的环氧酶-2（COX-2）抑制剂（如帕瑞昔布），具有抗炎、抑制中枢和外周敏化的作用，并可能降低术后急性疼痛转变成慢性疼痛的发生率。

（4）阿片类与局麻药联合用于 PCEA。

（5）氯胺酮、可乐定等也可与阿片类药物联合应用：偶尔可使用 3 种作用机制不同的药物实施多靶点镇痛。

（二）镇痛方法的联合应用

主要指局部麻醉药（切口浸润、区域阻滞或神经干阻滞）与全身性镇痛药（非甾体抗炎药或曲马多或阿片类）的联合应用。患者镇痛药的需要量明显降低，疼痛评分减低，药物的不良反应发生率降低。

（三）多模式镇痛的实施

在多模式镇痛中，除阿片类药物的相关不良反应外，非阿片类镇痛药（如对乙酰氨基酚、非选择性及环氧合酶选择性非甾体抗炎药、氯胺酮、加巴喷丁类）也有不良反应，如肝肾毒性，凝血功能障碍，意识错乱，镇静，头晕等，用于术后多模式镇痛时这些不良反应也可能在一定条件下加重。不同的手术有其各自不同的术后疼痛特点和临床结局（如活动受限，麻痹性肠梗阻，尿潴留，肺功能受损）。比如，腹部大手术后，和其他镇痛方法相比，连续硬膜外镇痛对动态疼痛效果好，可减轻肠梗阻，降低恶心、呕吐的发生率，但该方法并不适合用于其他一些腹部手术如腹腔镜结肠切除手术。因此，多模式镇痛的风险-效益比很大程度上与手术类型相关，如耳鼻咽喉科手术、髋关节和整形外科手术后用非选择性非甾体抗炎药易导致出血，血管手术后用非甾体抗炎药易发生肾衰竭，结肠手术后用阿片类药物易发生肠梗阻。故临床医师应根据手术特点，优化多模式镇痛，将手术分类镇痛和康复模式紧密结合，把术后镇痛治疗真正纳入现代外科快通道手术康复模式中去。

八、其他镇痛方法

（一）经皮神经电刺激（TENS）

经皮神经电刺激（transcutaneous electrical nerve stimulation，TENS）可以辅助用于某些术后患者的镇痛。将电极贴在疼痛部位（可以是切口的任意一边），施以低压电刺激达到镇痛目的。TENS原理的基础是Melzack和Wall的疼痛门控理论。

（二）心理和行为治疗

心理和行为治疗可为患者提供一种疼痛已被控制的感觉。所有患者都应做好面临手术及术后疼痛的准备，简单的方法如全身放松、听音乐、回忆美好事物等都有利于减轻焦虑并减少镇痛用药。

（三）针刺治疗

针刺镇痛是当今痛觉调制研究中的重要课题。中枢神经系统内许多神经介质都参与了针刺镇痛。阿片肽（包括脑啡肽、内啡肽和强啡肽）可能是针刺镇痛中最主要的介质，其可能机制为：①针刺激活下丘脑弓状核的β内啡肽系统，通过中脑导水管周围灰质下行冲动抑制脊髓后角痛觉信息的传递。②针刺传入直接激活脊髓后角的脑啡肽和强啡肽能神经元，抑制痛觉敏感神经元的活动。③和其他递质相互作用参与针刺镇痛。5-羟色胺（5-HT）是针刺镇痛中起重要作用的另一神经介质，针刺可增强中缝核内神经元的活动，使5-HT的释放增多。其他一些神经介质，如去甲肾上腺素、乙酰胆碱、γ-氨基丁酸、多巴胺、神经降压素等均参与了针刺镇痛。针刺及相关技术是术后疼痛治疗的有效辅助手段，可减轻术后疼痛评分和阿片类药物用量及其不良反应；而且针刺的不良反应非常小，可自然恢复，这是目前所有镇痛用药包括镇痛辅助用药无法相比的。但是，针刺镇痛的确切机制仍不清楚，术前和术后针刺对疼痛的影响有何差异也未知，针刺操作的适用性和普遍性仍期待解决。

（徐德明）

第四节 特殊患者的术后镇痛

一、日间和门诊手术患者的镇痛

日间手术又称非住院手术，指患者从入院、手术、到出院在1个工作日中完成的手术。术后疼痛控制不佳是导致日间（及门诊）手术患者术后留院时间延长或再次入院的主要原因之一。

由于阿片类药物的相关不良反应可能延迟日间手术患者出院，并延缓出院后的恢复，联合应用阿片类药物和非阿片类镇痛药物（包括非甾体抗炎药、对乙酰氨基酚、局部麻醉药和其他非药物性疗法）的多模式镇痛或"平衡"镇痛方法可能更适合日间（门诊）手术患者。大多数门诊患者出院后主要应用短效镇痛药来控制术后疼痛。推荐将对乙酰氨基酚作为术后常规基础镇痛给药，尤其是在镇痛方案中包括非甾体抗炎药时，如无禁忌证可规律应用非甾体抗炎药，某些手术患者可使用小剂量阿片类药物。

患者自控区域镇痛即让患者回家时带着神经周围置管、切口置管和关节内置管是日间手术患者术后镇痛的新型方式和发展趋势。通过自控区域镇痛，患者可以向体内注射事先设定的药物剂量进行镇痛。最新的证据表明，如果患者选择合适的镇痛方式及恰当的后续管理，那么这些镇痛技术在家庭环境中是有效、可行且安全的。

二、老年患者术后疼痛治疗

（一）术后镇痛的必要性

传统观念认为老年人反应迟钝，对痛觉不敏感但对镇痛药物敏感，且一般全身状况差或耐受能力差，不需或不宜予以过多的镇痛药物。实际上老年人对术后疼痛的感知程度个体差异很大，而且对疼痛耐受性下降，下行调节系统功能减退（即 5-羟色胺能和去甲肾上腺素能系统），对较高强度伤害性刺激的反应增强。如果不能因人而异地进行术后急性疼痛治疗，过度的应激反应可能导致重要脏器功能损害，严重影响术后恢复甚至危及生命。因此，当老年患者主诉疼痛时，不应该认为他们的痛苦比年轻患者轻。研究表明：术后镇痛可减少老年患者围术期不良事件如肺部并发症、心肌缺血、心肌梗死等的发生，促进术后康复；术后硬膜外镇痛可减少老年患者术后谵妄的发生。因此，有必要重视老年患者的术后镇痛治疗。

（二）病理生理特点

研究证实，老年人的伤害感受性 A_δ 和 C 纤维功能降低、中枢敏化延迟、疼痛阈值增加以及对低强度伤害性刺激的敏感性下降。因此，老年人对药物的耐受性和需求量均降低，尤其是对中枢性抑制药如全麻药、镇静催眠药及阿片类药物均很敏感。但同时，老年患者术后对镇痛药的需求量存在显著的个体差异。况且，老年患者不愿意主诉疼痛或服用阿片类药物，他们还可能存在交流、情感表达、认知和观念上的障碍，这些都可能影响疼痛的有效管理。

与年轻人相比，老年人一般生理储备能力下降且合并疾病较多，这可能导致术后并发症（如术后谵妄）的增加，特别是在有未控制性的术后重度疼痛情况下。术后谵妄是老年手术患者最严重的并发症之一，与病死率增高和住院时间延长有关。虽然术后谵妄的原因是多因素的，但是未控制的术后疼痛可能是其发生的重要促发因素。较高的疼痛评分预示精神状态下降和谵妄风险升高。

总之,老年人的生理学、药效学、药代动力学以及伤害性信息处理随着衰老而变化,使得老年患者的术后疼痛处理具有挑战性。

(三)术后镇痛特点

(1)随着年龄的增加,人体各脏器老化、功能减退,影响老年人药物代谢和药效的因素包括心排血量下降、肌肉比率降低、脂肪比率增加、脑血流和脑组织容积减低、肝肾功能减退,如合并血浆清蛋白减低,更导致游离药物浓度增加,峰浓度易升高,药效增强,对血浆蛋白结合力高的非甾类消炎药和舒芬太尼更为明显。故药物剂量在老人原则上应减低达 25% 以上,用药间隔应适当延长。

(2)老年人术后疼痛评估:除主诉外,面部表情疼痛评分法是评估老年人疼痛强度较好的方法。对于有语言障碍的患者,面部表情、不安定情绪、躁动、敌视、攻击行为、肢体动作、姿势、手势和发声都可能被用来表达他们的疼痛和不愉快体验。对严重认知损害如精神错乱的患者,可用精神行为评分法评估。

(3)老年人常合并高血压、冠心病、糖尿病、慢性阻塞性肺疾病,更易导致心血管不良事件和呼吸抑制。多模式镇痛方法可用于老年患者,但必须谨慎。

(4)应尽量避免使用有活性代谢产物的药物。芬太尼、舒芬太尼、羟考酮和氢可酮几乎不产生活性代谢产物,可安全用于中等以下肝功能损害的老年患者;曲马多和激动拮抗药布托啡诺、地佐辛等呼吸抑制作用轻微,但应注意过度镇静可能导致呼吸道不通畅;吗啡疗效确切,其代谢产物虽有活性,但作用易于预测,短时间使用不产生镇痛耐受,仍可安全应用于老年患者。

(5)老年是非甾体抗炎药的危险因素,即使短期使用也易导致心肌缺血、高血压难于控制、肾功能损害和出血等不良反应,使用时需慎重权衡治疗作用和不良反应,应酌情减低剂量。

(6)对乙酰氨基酚安全性较高,老年患者术后联合应用对乙酰氨基酚和弱阿片类药耐受良好。

(7)老年人 PCEA 比 PCIA 优势明显。因为 PCIA 伴有不同程度的镇静、嗜睡及呼吸抑制,且对肠功能恢复有一定影响,但 PCEA 需注意低血压的防治。

三、肥胖和阻塞型睡眠呼吸暂停综合征(OSAS)患者的术后镇痛

肥胖和 OSAS 患者是发生呼吸骤停的高危人群,镇静剂量的苯二氮䓬类和阿片类药物即可导致严重低氧血症和呼吸暂停。因此,肥胖和 OSAS 患者术后的疼痛管理具有一定的难度和挑战性。

根据美国麻醉医师协会对 OSAS 患者围术期治疗指南中推荐的术后镇痛方案及近年来的相关文献,对肥胖和 OSAS 患者的术后镇痛特点总结如下:①采用区域阻滞麻醉并尽可能利用它继续做术后镇痛;全麻下手术时也应考虑用区域阻滞方式行术后疼痛治疗。②如果手术中采用了椎管内麻醉,应权衡利(改善镇痛,减少系统阿片类用药)弊(呼吸抑制)后考虑是否椎管内应用阿片类药物镇痛(否则单用局麻药)。③如果采用阿片类药物系统给药如患者疼痛控制(PCA)方式,必须剂量个体化且严密监护;且对是否应用背景输注(增加缺氧的发生率)应非常小心或直接弃用。④可应用其他镇痛方式如针刺及经皮电刺激等以减少阿片类药物用量。⑤非阿片类镇痛药如非甾体抗炎药和对乙酰氨基酚,镇痛辅助药如氯胺酮和右美托咪定,均可减少阿

片类用量,对呼吸影响小,应予以考虑。⑥镇痛时配伍镇静药(苯二氮䓬类、巴比妥类)应十分警惕,这将增加呼吸抑制和气道梗阻的风险。

四、肝功能障碍患者的术后镇痛

肝脏是众多药物代谢的主要器官。对肝功能障碍患者的术后镇痛,既要考虑到肝功能障碍对镇痛药物的药效学和药动学发生影响,也要考虑到药物是否会加重肝损害:①肝损害患者阿片药的清除率下降,半衰期延长,表观分布容积不变,用药量应酌情减低,用药间隔时间应适当延长,对血浆蛋白浓度降低的患者更应注意药效的改变。Child-Pugh 肝功能障碍分级有助于作为调整药物剂量的参考。②可待因约 10% 经 CYP2D6 转化为吗啡,氢可酮也经此酶转化为氢吗啡酮。若为弱代谢型,则此种转化和镇痛作用均不能实现。CYP2D6、CYP3A4、CYP2C19 等参加了哌替啶代谢,西咪替丁等酶抑制药可增强哌替啶的作用。吗啡约 70% 被代谢为 6-G-葡萄糖醛酸吗啡,极少量以原型从肾脏排出;西咪替丁等酶抑制药可增强吗啡的镇痛作用和不良反应;吸烟者吗啡作用则减低。舒芬太尼、阿芬太尼和芬太尼也经肝脏 CYP 酶代谢,舒芬太尼和芬太尼清除率高,代谢主要取决于肝血流;阿芬太尼清除率较低,代谢更受 CYP 抑制药或激动药的影响。③多数环氧化酶抑制剂经由 CYP2C9 代谢,肝功能损害患者此类药物的作用会增强。此外,非甾体抗炎药也影响 CYP 活性,如塞来昔布抑制 CYP2D6 代谢美托洛尔等药,使后者血药浓度增高。④某些镇痛药可能导致肝毒性,而且个体间易感性差异很大,也要考虑到宿主和环境因素。对乙酰氨基酚完全经肝代谢,在健康人和常规剂量范围几乎不产生肝毒性,但过量用药时,因其少量代谢产物可导致剂量相关的肝毒性,可迅速演变为肝衰竭。其他非甾体抗炎药因免疫或代谢介导,长期用药可能有 1%～3% 的患者肝酶轻度增高,停药后可恢复。

五、肾功能障碍患者的术后镇痛

肾功能障碍患者的术后镇痛主要应考虑肾功能障碍时药物代谢和药效的改变,以及药物是否导致肾功能损害以及透析和血液滤过对药效的影响。①终末期肾损害患者常有血浆蛋白减低而影响药效,尤其是高血浆蛋白结合率药物的药效。②镇痛药及其活性代谢产物经肾排泄减低,原则上应根据肌酐清除率变化调整药物剂量。在肾衰竭早期,肌酐浓度不完全反映肾小球滤过率降低程度。吗啡代谢产物 3-G-葡萄糖醛酸吗啡和 6-G-葡萄糖醛酸吗啡,以及氢吗啡酮代谢产物 3-G-氢吗啡酮均有活性,且经肾排出,在肌酐清除率低于 15 mL/min 患者排出时间可延长 10 倍,达 40 多小时,如在体内蓄积可导致疼痛高敏和肌痉挛,故应尽量使用舒芬太尼、阿芬太尼、芬太尼等无活性代谢产物。羟考酮、可待因、氢可酮的药代参数在肾衰竭时不发生显著变化,但少量原型药及活性代谢产物经肾排出,故用药间隔时间应延长,不建议用于完全无肾功能的患者。③可能导致肾损害的药物:非选择性非甾体抗炎药和选择性 COX-2 抑制药在肾功能障碍以及低血容量、休克的患者均可引起肾功能损害,即使是短期使用,也应避免。阿片类药物和曲马多、氯胺酮不导致肾功能损害。④血液滤过和血液透析:透析对尿素等小分子物质,包括小分子量镇痛药有较高清除率。

六、产妇的术后镇痛

产妇的术后镇痛应考虑镇痛药对母体的镇痛效果,对术后锻炼的影响(运动有助于预防下肢静脉血栓形成,促进胃肠功能恢复和恶露排出)及药物不良反应;对母体的呼吸循环等功能影响,及这些改变可能导致的新生儿影响;对子宫肌张力和血流的影响;对新生儿出生质量的影响以及对哺乳的影响。

无痛分娩或剖宫产术常采用硬膜外或联合麻醉及硬膜外镇痛的方法。椎管内麻醉和镇痛局部作用强,全身反应低,是主要的术后镇痛方法,常用的药物为局部麻醉药和阿片类药物。丁哌卡因和罗哌卡因血浆蛋白结合率高,进入胎儿体内量少且半衰期短,对胎儿无明显影响,而利多卡因血浆蛋白结合率低,易透过胎盘。低脂溶性吗啡进入血液的量约为同等剂量静脉注射的1/10,高脂溶性芬太尼等阿片类药物,进入血液的浓度比例更低,故对母体影响小,一天以内的术后镇痛不影响新生儿母乳喂养。

所有阿片类药物均可透过胎盘而影响新生儿,高脂溶性药物透过胎盘较快,低脂溶性药物透过胎盘进入胎儿较慢。如在脐带钳夹后再行母体椎管内给药,对胎儿的影响更小。一般认为,产妇有镇痛需求,就可以行分娩镇痛。潜伏期分娩镇痛于宫口开至 2~3 cm(产程进入活跃期),再开始分娩镇痛,可不显著影响产程,不显著增加器械助产率或剖宫产率,但子宫收缩药物的使用可能增加。

鉴于所有麻醉药物均可经乳汁分泌,进而可能进入新生儿体内,故全身用药时,使用对呼吸抑制影响小的布托啡诺、纳布啡等药物,安全性优于强阿片类药物。曲马多经乳汁分泌量低,为0.01%~0.1%,是产科镇痛常用药物。双氯芬酸因可能影响动脉导管闭锁,不用于产后镇痛。

（张　辉）

第四章

眼 科 麻 醉

第一节 眼科手术的麻醉特点

一、概述

(一)眼部解剖

眼球近似于球形,直径约 24 mm,位于锥形骨性眼眶内。眼球壁分为巩膜、葡萄膜和视网膜 3 层。巩膜层是最外层的坚韧纤维组织,葡萄膜包括虹膜、睫状体和脉络膜 3 部分。虹膜肌纤维控制瞳孔的大小,调节进入眼内的光线。交感神经兴奋时,瞳孔开大肌收缩,瞳孔扩大;与之相反副交感神经兴奋时,瞳孔括约肌收缩,瞳孔缩小。最内层是视网膜层。视网膜的光感受器接受光刺激,产生神经冲动,经视神经传递入脑产生视觉。视网膜不含毛细血管,氧供是由脉络膜提供。视网膜与脉络膜分离,会损害视网膜的血供,是失明的一个主要原因。

眼外肌是决定眼球运动的肌肉,起自眶尖部的纤维环(总腱环),止于巩膜。6 条眼外肌包括 4 条直肌,2 条斜肌,围绕视神经、眼动静脉和睫状神经节形成肌椎。眼动脉是颈内动脉的分支,紧邻 Willis 环,给大多数眶内结构提供血供。上、下眼静脉直接汇入海绵窦。

眼部的神经分布较丰富,涉及第Ⅱ至第Ⅵ对脑神经和自主神经系统。其中眶内睫状神经节传递角膜、巩膜和睫状体的感觉。动眼神经发出副交感神经纤维,经睫状神经节支配瞳孔括约肌和睫状肌。颈动脉神经丛发出交感神经纤维,经睫状神经节支配瞳孔开大肌。因此局部麻醉药物可以通过阻滞睫状神经节,维持瞳孔中度扩大并固定。

(二)眼内压

眼球内容物、房水作用于眼球内壁的压力称为眼内压(IOP)。维持稳定较高的眼内压对于眼球折射面的完整性很重要。房水和脉络膜血容量是形成 IOP 的两大主要因素。房水总量为 250 μL,大部分的房水通过主动分泌以 2.5 μL/min 的速率产生。房水经后房,越过瞳孔、晶状体进入前房,营养角膜内皮。房水经前房和虹膜角间隙内的小梁网进入 Schlemm 管,汇入巩膜外静脉系统[正常压力为 1.1~1.5 kPa(8~11 mmHg)]。因此,从眼到右心的任何部位引流管道堵塞或静脉回流出现问题都可能升高眼内压。正常 IOP 是 1.5~2.8 kPa(11~21 mmHg),平均为 2.1 kPa(16 mmHg)。高于 3.3 kPa(25 mmHg)则认为是不正常的。平均动脉压与 IOP 的差值为眼灌注压,决定视网膜和视神经的血液供应。IOP 过高或过低都可以导致严重后果。IOP

过高引起视网膜血供减少，导致视神经功能受损。

影响眼内压的主要因素有：①来自眼轮匝肌的收缩和眼外肌张力施加在眼球的外在压力；②随着年龄的增加巩膜硬度的增加；③半固体状眼内容物（晶状体和玻璃体）变硬。外在压力可通过眼眶静脉充血升高眼内压，特别是紧闭口鼻用力呼气和咳嗽、呕吐时会加剧。麻醉过程中的体位和胸膜腔内压也可通过影响静脉压力而影响IOP。头部升高15°可以显著降低IOP。每个心动周期眼内压有$0.1\sim0.3$ kPa（$1\sim2$ mmHg）的波动，每天有$0.3\sim0.7$ kPa（$2\sim5$ mmHg）的波动。外伤造成的眼球充血也会升高眼内压。过度通气和低温可以降低眼内压，相反，动脉低氧血症和通气不足会升高眼内压。动脉二氧化碳的增高与IOP增高成线性相关。眼球无开放性损伤时，上述原因引起IOP增高是一过性的不会引起后遗症。如果存在开放性眼球损伤，如外伤后或白内障等眼球开放性手术中，IOP增高可导致眼内容物脱出、眼部出血，甚至失明。

大部分吸入和静脉麻醉药物可以降低眼内压（氯胺酮除外），虽然降低眼内压的机制不清，但目前认为与以下因素有关：①中枢神经系统抑制造成眼内压的降低；②眶外肌松弛，房水产生减少；③引流增加。吸入麻醉和硫喷妥钠麻醉可以引起剂量相关性IOP降低，降低幅度可达30%～40%。阿片类药物对IOP影响较小。常规剂量的阿托品，即使在开角型青光眼患者，目前也没有证据证明会增高IOP。氯胺酮可以引起中度的IOP增高。

琥珀酰胆碱会引起IOP一过性地增高$0.8\sim1.6$ kPa（$6\sim12$ mmHg），持续$5\sim10$分钟。其机制可能与其增加眼外肌肉张力和扩张眼内血管有关。即使使用非去极化肌肉松弛药物进行预处理，也不一定能抑制琥珀酰胆碱的增加IOP作用。乙酰唑胺及普萘洛尔可以降低琥珀酰胆碱引起的眼内压升高。虽然目前尚无使用琥珀酰胆碱发生玻璃体脱出的报道，但在开放性眼球损伤患者伴饱胃时，能否使用琥珀酰胆碱进行麻醉诱导仍存在争议。

（三）眼心反射

眼心反射（OCR）是三叉-迷走神经反射，传入神经是三叉神经（分布在眼内容物上的神经末梢产生神经冲动，经睫状神经节，传入三叉神经眼支，再到达近第四脑室三叉神经感觉核），传出神经是迷走神经。压迫、刺激眼球或眼眶、牵拉眼外肌等操作都可诱发，表现为心动过缓，房室传导阻滞，室性二联律，多源性室性期前收缩，心室自主节律甚至心搏骤停，可伴有低血压。眼心反射最常发生于眼肌手术，小儿多见，特别是儿童的斜视手术。在视网膜脱离修复术和眼球摘除术中也时有发生。全麻不能抑制眼心反射，但眼心反射容易耐受，反复刺激后可减弱眼心反射，动脉低氧血症和高二氧化碳会加重眼心反射。

发生眼心反射应立即停止手术刺激，同时保证足够的通气、氧合和麻醉深度。通常停止手术刺激后可终止眼心反射的临床表现。若手术刺激消除后相应的临床表现仍然存在，则应给予$10\sim20$ μg/kg阿托品。对于儿童、有传导阻滞、血管迷走性反射病史，或曾使用β阻滞剂的患者，应考虑在相应的手术刺激前预防性使用抗胆碱能药物（阿托品或格隆溴铵）。

（四）眼科用药

眼科的滴眼药虽为局部用药，但吸收后可产生全身反应。一些眼科用药如乙酰胆碱、抗胆碱能药、可卡因、环戊通、肾上腺素、去氧肾上腺素以及噻吗洛尔等可以明显影响眼内压，并对麻醉过程中使用的一些药物产生不良反应。另外一些眼科的全身用药如甘油、甘露醇、乙酰唑胺也会产生不良反应而影响麻醉管理（表4-1）。

表 4-1　眼科手术患者的常用药

眼科指征	药物	作用机制	全身反应
缩瞳	乙酰胆碱	胆碱能激动剂	支气管痉挛、心动过缓、低血压
	乙酰唑胺	碳酸酐酶抑制剂	利尿、低钾性代谢性酸中毒
青光眼(眼内压增高)	乙膦硫胆碱	不可逆的胆碱酯酶抑制剂	延长琥珀酰胆碱的作用时间,停药后血浆胆碱活性降低最长可达 3～7 周,心动过缓,支气管痉挛
	噻吗洛尔	β-肾上腺素能阻滞剂	阿托品对抗的心动过缓,支气管痉挛,加重充血性心力衰竭,可能加重重症肌无力
	阿托品	抗胆碱能	中枢性抗胆碱能综合征(极度疯狂、谵妄、兴奋、高热、狂热、面红、激动、口渴、口干、无汗症),视力模糊(睫状肌麻痹、畏光)
散瞳,减轻眼毛细血管的充血管的充血	环戊通	抗胆碱能	定向障碍、精神错乱、惊厥、构音困难
	肾上腺素	α、β-肾上腺素能激动剂	高血压、心动过速、心律失常,肾上腺素似乎可以降低眼内压而用于青光眼
	去氧肾上腺素	α-肾上腺素能激动剂,直接作用的血管加压药	高血压(一滴或 0.05 mL 的 10%溶液含有 5 mg 去氧肾上腺素)
	东莨菪碱	抗胆碱能	中枢性抗胆碱能综合征(见阿托品)

二、眼科手术麻醉

眼科手术大体可以分为眼外手术和眼内手术。由于眼科手术患者的配合是必需的,因此,手术方式、患者的基础情况以及对手术的配合程度是选择麻醉方式的重要因素。婴幼儿应使用全身麻醉。成人大部分的手术可以在局麻(如球后和球周阻滞)监护下完成。但无论选用何种麻醉方式,都需要达到以下的麻醉管理目标:①控制眼内压;②充分镇痛;③眼球静止;④避免眼心反射;⑤警惕可能的药物交叉反应;⑥苏醒期无呛咳、恶心、呕吐。

(一)麻醉前准备

大多数眼科手术患者对手术和麻醉感到焦虑,他们在关心手术效果的同时,担心手术过程中无意的眼球活动可能造成的后果以及围术期的疼痛,因此,术前麻醉医师和患者之间的交流非常关键。尽管眼科手术本身相对安全,但多数眼科手术患者的年龄偏大并有并发症,因此无论是表面麻醉、局麻监护还是全身麻醉,系统的麻醉前访视是必需的。

绝大多数的术前处理原则都适用于眼科患者,但有几点需要注意:糖尿病是眼科患者的常见伴随疾病。糖尿病和外科手术是相互影响的。此类患者的手术应尽量安排在上午进行以免干扰患者的日常治疗和饮食常规。术前应检测患者空腹血糖值,避免严重高血糖或低血糖。年龄>65岁、糖尿病病程超过5年、空腹血糖>13.9 mmol/L、合并心脑血管疾病或糖尿病肾病、手术时间>90分钟及全身麻醉等均是增加手术风险的危险因素。对于接受眼科手术的患者,血糖的要求严格,应控制在 5.8～6.7 mmol/L。如空腹血糖>10 μmmol/L、随机血糖>13.9 mmol/L 或糖化血红蛋白(HbA1c)水平>9%,应推迟非急诊手术。另外需要注意的是此类患者可能存在潜在的自主神经病变,当患者从卧位变坐位或直立位时需特别小心直立性低血压。

(1)收缩压＞24.0 kPa(＞180 mmHg)和(或)舒张压＞14.7 kPa(＞110 mmHg)的高血压患者,建议延迟择期手术。

(2)口服抗血小板或抗凝药物,如阿司匹林、华法林等的患者,目前还没有循证医学的证据表明应该停药或者无须停药。除了要考虑围术期出血的风险,还要考虑到停药可能导致的栓塞风险,特别是重要器官的栓塞风险。因此应该根据患者的具体情况来决定是否停药。目前认为服用华法林治疗的患者行白内障手术是安全的。在中危手术,如青光眼手术,需要术前停用华法林治疗4天。对于出血或血栓形成高危的患者,需要将华法林改为肝素治疗。同时此类患者应以全身麻醉为主。如果选择局部麻醉,应考虑筋膜下阻滞或球周阻滞。

至于术前用药,虽然常规剂量的阿托品并不会增加青光眼患者的IOP,但由于目前常规使用的吸入或静脉麻醉药并不影响上呼吸道腺体的分泌,因此不建议术前常规使用抑制唾液腺分泌的药物,避免由于口干而导致的患者焦虑。如果患者术前特别紧张,可以考虑使用苯二氮䓬类药物。

在局麻或表面麻醉下实施手术的患者,术前需要进行眼球活动的训练以便术中更好地配合。

(二)局部麻醉

局部麻醉适用于多数眼科手术,相对于全身麻醉而言,局部麻醉的优点在于:可以提供完善的术后镇痛;术后意识障碍、恶心、呕吐的发生率低;患者可迅速下床活动,多数患者术后当天就可以出院。局麻应在完善的监测[动脉血压、心电图、脉搏氧饱和度和(或)呼吸末二氧化碳]下进行,同时局麻前所有患者必须建立静脉通道,以便抢救局麻药中毒以及术中给予辅助药物。大部分的眼科局麻是由手术医师完成,但麻醉医师需要了解相关技术及并发症并准备相应的全麻插管用品。常用的局麻技术如下。

球后或球周阻滞,适用于不超过2小时的角膜、前房或晶状体手术,需要患者的配合。

1.球后阻滞

球后神经阻滞可以提供充分的眼部麻醉与制动作用。操作时,眼球直视前方,保持中间凝视位,用细针经外下象限沿眶下缘刺入,穿过下眼睑或结膜,沿眼球壁缓慢进针约1.5 cm。当深度超过眼球赤道后,针尖转向内上方,朝眶尖再进针3.5 cm,当针尖进入肌锥时,有落空感。回抽无血后将局部麻醉药物[常用2%利多卡因和0.75%丁哌卡因等容量混合液,含透明质酸酶和肾上腺素1:(200 000～400 000)]4~6 mL注入。注射后压迫眼眶数分钟,5分钟后检查麻醉效果。约有5%的患者需要再次注射。

球后阻滞相对安全,偶有并发症,如球后出血、刺激眼心反射、眼球后壁穿孔、局麻药注入静脉、眼内注射、视网膜中央动脉栓塞、硬膜下注射、局麻药弥散进入脑干由于呼吸抑制导致的迟发性意识消失(球后阻滞后窒息综合征)、失明、视神经穿透、角膜葡萄肿、局麻药弥散入中脑导致对侧眼外肌麻痹。球后出血是最常见的并发症,眼突出和结膜下瘀斑也可发生。必须监测IOP,如果眼压升高,需行眦侧切术以降低眼压。近视患者球后阻滞时应特别注意。因为眼球轴长超过25 mm,则眼球较大,巩膜较薄,增加了眼球穿孔的风险。此类患者宜选用其他麻醉方法。

2.球周阻滞

球周阻滞的麻醉方法是让患者直视正前方,以细针(25～27 G)沿眶下壁进针,小心刺入眼球外下象限的外侧面,针头进入不超过25 mm,检查无回血,缓慢注入麻醉药物。局部麻醉药物多由2%利多卡因和0.75%丁哌卡因混合组成。添加透明质酸酶(5 U/mL)可以帮助药液更快扩散入肌锥内。添加肾上腺素(终浓度1:400 000)可以减少出血,促进血管收缩,延长眼球制动作用。

球周阻滞可以达到有效的镇痛及眼球固定的目的。与球后阻滞相比,球周阻滞不易损伤眼外肌及视神经等附近组织,较少发生脑干麻醉、球后出血、视神经萎缩以及麻醉药物扩散至对侧眼等并发症。球周阻滞的缺点:注射剂量相对较大(6~8 mL),可能引起IOP增高;起效较缓慢(5~10分钟);有潜在眼球穿孔的可能以及局部麻醉药物对下直肌毒性作用导致垂直性复视。选择使用钝性小针头可以最大程度减少出血和眼球穿孔的危险。

3.面神经阻滞

需要眼睑完全制动时,可加用面神经阻滞。方法如下。

(1)改良的Van Lint阻滞:距眶缘外侧1 cm,分别向眶下缘和眶上缘进针至骨膜,注入2~4 mL局麻药物。缺点为不适感,与眼部接近,术后常见瘀斑。

(2)O'Brien阻滞:在患者张口、闭口动作时,在耳郭的前方,颧弓的后下方触及下颌骨髁突,针尖垂直皮肤进针至骨膜,回抽无血后注入麻醉药物3 mL。

(3)Nadbath-Rehman阻滞:乳突和下颌后缘间垂直于皮肤进针约12 mm,回抽无血后注入3 mL麻醉药物。由于该方法阻滞面神经主干,应告知患者术后数小时内可能存在面瘫。其他的主要缺点为邻近重要结构,如舌咽神经等。

4.眼筋膜下阻滞

眼筋膜下阻滞技术,避免了锐性针头穿刺导致的并发症。并可以达到充分镇痛的效果。在局麻镇静下,使用开睑器分开眼睑。在内下或外下象限角巩膜缘外5 mm使用电刀钝性分离出长约2 mm眼筋膜。于眼筋膜下向后置入钝性导管(泪腺套管),深度不超过眼球赤道,注入局麻药物1~3 mL。其缺点是可能出现结膜水肿。

5.眼球表面麻醉

表面麻醉时患者的选择是关键。通常患者需耐受开睑器和手术显微镜灯光的刺激,并在术中配合医师的指令。高度紧张、敏感的患者应考虑其他的麻醉方法。实施表面麻醉时要将麻醉药物滴在上、下结膜穹隆部。麻醉药可以选择0.5%丁卡因或4%利多卡因。表面麻醉只能够麻醉结膜、角膜和前部巩膜,而不能麻醉眼睑、后部巩膜、眼内组织和眼外肌。因此要尽量避免对眼球、虹膜和晶状体的过度操作,缝线以及电刀的使用。随着小切口和超声乳化技术的开展,白内障手术可以只在表面麻醉下进行。

表面麻醉避免了球后和球周麻醉的潜在并发症。手术后不需要放置辅料进行遮盖,避免了术眼在术后的暂时性视力丧失,患者能最快地感受到视力的恢复。缺点:术中患者可能有眼球转动,且患者能感受到开睑器和手术显微镜灯光的刺激,眼内操作和眼压的波动也容易引起患者的不适或疼痛。

(三)全身麻醉

相对于局麻,全身麻醉在眼科手术并不常见,但对于婴幼儿、不能合作的成人以及某些类型的手术,全身麻醉是必须的。适应证:①婴幼儿。②患者自身要求。目的在于避免手术过程中的眼球活动造成的眼外伤。所以麻醉应有足够的深度,避免术中躁动。③患有慢性阻塞性肺部疾病,不能平卧的患者。④由于智力、听力、语言等各方面障碍,无法与医护人员合作的成人,如帕金森病、阿尔茨海默病、幽闭恐惧症等。⑤长时间的手术(超过3~4小时),或体位要求特殊估计在局部麻醉下患者难以支持的手术。⑥手术部位不能被区域、局部和表面麻醉所完全麻醉的患者。⑦区域阻滞麻醉操作困难或有禁忌(如近视患者的长眼轴,凝血功能异常的患者)。⑧局部麻醉药物意外注入鞘内或血管内,或局部麻醉药过敏者。

与局部麻醉相比,实施全身麻醉特别需要注意:①避免麻醉诱导和苏醒期间的躁动、咳嗽以及血流动力学剧烈波动导致的眼内压的变化;②维持足够的麻醉深度,保证患者充分的镇静、镇痛,避免手术操作过程中出现咳嗽或眼球活动;③术后恶心、呕吐可导致眼内压的剧增而影响手术的成功率,同时也会延缓患者术后的恢复,防治措施可参考相关的指南。全麻的维持多选择机械通气而不是患者自主呼吸,以便术中调整动脉二氧化碳分压,维持稳定的IOP。然而对于老年以及脑血管病变的患者,二氧化碳分压的调整应权衡维持脑灌注和维持IOP之间的利弊。

眼科手术时麻醉医师远离气道,因此脉搏氧饱和度和呼气末二氧化碳监测十分重要。注意可能出现的气管导管打折,呼吸环路断开,气管导管意外脱出等情况。为避免气管导管打折或阻塞,可使用经口异型管或加强型气管导管。

喉罩替代气管插管在眼科手术中使用,在维持有效气道通畅的同时具有刺激小、患者耐受性好的优点,诱导和苏醒期平顺,咳嗽发生率低。但需要注意以下几点:①严格筛选患者,避免反流误吸的风险;②术中密切注意患者气道压的变化,及早发现可能的喉罩移位;③诱导和苏醒期,注意防范喉痉挛的发生,特别是在婴幼儿。

（张　辉）

第二节　眼科手术的麻醉选择

一、术前访视

眼科患者因视力障碍或已失明,术前多紧张焦虑,术前访视应认真解释,取得患者的信任和合作。术前访视还应注意和眼科医师相互沟通,做好必要的术前准备。

眼科麻醉应注意患者的全身情况,以及先天性或代谢性的合并症,有些眼科疾病实质上是全身性疾病在眼部的病理表现,如高半胱氨酸尿、马方综合征、重症肌无力、甲状腺功能亢进、糖尿病和高血压等。眼科患者中,老年和小儿患者所占的比例大,老年患者常合并呼吸循环或内分泌系统疾病,小儿患者常伴有先天性疾病。术前访视应掌握这些眼部疾病和全身疾病的用药情况,充分估计这些药物的药理特性和可能发生的药物相互作用。麻醉医师应在充分掌握眼科疾病病理生理、解剖和药理等特点的基础上,结合全身状况,全面考虑麻醉方案。

二、麻醉前用药

眼科麻醉前用药目的是为了消除患者的焦虑,抑制呼吸道黏膜腺体和唾液分泌,还要考虑减少麻醉中自主神经反射,减少恶心、呕吐,维持稳定的眼内压。眼科术前用药包括抗胆碱药、镇静镇吐药、麻醉性镇痛药和神经安定药,麻醉前用药的种类应根据患者的具体病情需要而定。

麻醉前用药剂量的抗胆碱药不会对眼压产生明显影响。阿托品不仅可有效地抑制呼吸道分泌物,还可预防和治疗眼心反射引起的心动过缓,肌内注射阿托品的维持时间大概为60分钟。安定具有良好的抗焦虑、遗忘和中枢性肌松作用,并能对抗氯胺酮的兴奋作用,尽管可引起瞳孔扩大,如控制其用量在10 mg以内,一般不会使眼压升高。咪达唑仑起效快,半衰期短,肌内注射剂量 0.07～0.1 mg/kg,效果满意。麻醉性镇痛药哌替啶、吗啡有良好的镇静镇痛作用,但易致恶心、呕吐,仅适用于疼痛剧烈的患者,使用时可与镇吐药物合用,以减少恶心、呕吐的发生。1 岁以内婴儿可只用阿托品。

三、麻醉选择

(一)局部麻醉

眼部神经支配涉及第Ⅱ～Ⅵ对颅神经和自主神经系统。眼肌由第Ⅲ、Ⅳ、Ⅵ对颅神经支配。眼球的感觉神经来自三叉神经,传导疼痛等躯体感觉。副交感神经节后纤维(源于动眼神经内脏运动纤维)支配瞳孔括约肌和睫状肌,交感神经节后纤维支配瞳孔开大肌。

局部麻醉包括表面麻醉、结膜下浸润、球后阻滞和球周阻滞。成人外眼手术和简单的内眼手术均可在局部麻醉下进行,如眼睑成形术、晶体摘除、脉络膜角膜移植、周围性虹膜切除等,均可在局部浸润和球后视神经阻滞下完成。

1.表面麻醉

角膜化学烧伤处理、角膜或结膜表面的异物取出、结膜裂伤缝合,均可选用表面麻醉,间或辅助神经阻滞麻醉。常用 0.25%～1%盐酸丁卡因溶液滴入结膜囊,1～3 分钟起效,效果可持续 1～2 小时。给药后 30 秒内出现轻度球结膜充血,无扩大瞳孔与收缩血管作用,对角膜无明显影响,但高浓度的丁卡因可引起角膜上皮脱落。角膜损伤后,丁卡因吸收迅速,虑及该药毒性较大,可使用 2%利多卡因溶液。手术中不宜用表面麻醉剂湿润角膜,以免损伤角膜上皮。

2.上直肌鞘浸润麻醉

在做上直肌牵引线时,用于防止疼痛反应。方法:患者向下注视,暴露上半部眼球,针尖于角膜缘后7～8 mm穿过结膜和筋膜囊旁注射 0.5～1 mL 局麻药。注意不可穿通肌肉,以免发生血肿。

3.球后阻滞麻醉

球后麻醉是将麻醉药物直接注入肌椎内,以阻滞睫状神经节和睫状神经的麻醉方法。此方法可使眼球完全麻醉,眼外肌松弛,并降低眼内压。睫状神经节位于眶尖,距视神经孔约 10 mm 处,在眼动脉外侧,外直肌和视神经之间,紧贴视神经。睫状神经节节后有三个根:长根为感觉根;短根为运动根,含有至虹膜括约肌、括约肌、睫状肌的纤维;交感根来自颈内动脉的交感神经丛,并与长根合并,含有至瞳孔开大肌与收缩眼血管的纤维。睫状神经节向前发出睫状短神经,为 6～10 支,在视神经周围穿过巩膜,在巩膜与脉络膜之间向前分布于虹膜、睫状体和角膜。

(1)球后阻滞方法:患者平卧,嘱其向鼻上方注视,皮肤消毒后,用 5 号针头(不能过于尖锐),由眶下缘中外 1/3 交界处先平行眶底垂直向后进针至赤道部,然后转向球后,从外直肌与下直肌之间缓缓推进,在肌椎内直达球后。针尖斜面朝向眼球,进针深度不得超过 35 mm,使针尖恰好位于睫状神经节和眼球后壁之间,回抽无血时,注入局麻药 2.5～3 mL。出针后,嘱患者闭合眼睑,并轻轻下压眼球片刻,以预防出血,也有利于局麻药物扩散及降低眼压。

(2)球后阻滞成功的体征:上睑下垂,眼球固定,轻度外斜,角膜知觉消失,瞳孔扩大,虹膜、睫状体及眼球深部组织均无痛觉,由于眼外肌张力的减低,眼压也相应地降低。

(3)球后麻醉的并发症。①球后血肿:其发生率多报道为 1%～3%,因球后注射损伤血管所致。如刺破静脉则出血比较缓慢,应立即用手掌压迫眼球,一般压迫 1 分钟后放松 10 秒钟,直到出血停止。继续压迫 5 分钟左右,待眼睑松弛后,仍可继续手术。如为动脉出血,则眼眶压力迅速增高,眼球突出,眼睑紧闭,必须暂停手术,压迫止血并用绷带包扎,待 2 天后根据情况再行手术。最严重者可因眼眶压力增高导致视网膜动脉阻塞,最后发生视神经萎缩。为避免球后出血,必须熟练掌握球后注射技巧,同时不宜选用过细、过锐的穿刺针头。②局麻药所致暂时性黑矇:可发生于球后注射局麻药后即刻或数分钟内。先出现眼前发黑,然后黑矇。眼部可见上睑下垂,瞳孔开大,眼底正常或出现视网膜中央动脉痉挛,视神经、视网膜缺血等表现。发生的原因可能是局麻药的直接作用,造成视网膜中央动脉或视神经动脉分支痉挛。对于青光眼晚期视野已呈管状者,更易出现以上症状。一旦发生黑矇应立即按视网膜中央动脉阻塞处理,吸入亚硝酸异戊酯 0.2 mL,3 分钟后便可出现光感。若不加处理,30～60 分钟也可出现光感,约数小时后随麻醉作用消失,视力逐渐恢复。③局麻药引起呼吸抑制:局麻药注入后快速渗入视神经周围硬膜下间隙,进入脑桥及中脑部,因此在循环系统受累之前就可出现呼吸停止和意识丧失。该并发症虽然很少发生,但病情紧急。关键是及时发现,控制气道,进行人工呼吸,直至恢复。④刺破眼球引起视网膜剥离和玻璃体积血。⑤严重心律失常和眼心反射。

4.球周麻醉

20 世纪 80 年代以来,球周麻醉被推广应用。

(1)球周麻醉方法:嘱患者睁眼不动,用 25 mm 长的针头,分别于眶上缘内 1/3 与中外 2/3 交界处及眶下缘外 1/3 与中内 2/3 交界处为注射点。先作皮下注射 0.5 mL 局麻药浅表浸润,以防进一步操作引起疼痛,然后将针尖斜面朝向眼球,从注射点垂直进针,沿眶缘刺入 25 mm,接近眶底,回吸无血,上下分别缓慢注入局麻药 2～4 mL,注药后 10～15 分钟,可阻滞第Ⅲ～Ⅵ对颅神经末梢及睫状神经节,使眼外肌麻痹,产生与球后麻醉相同甚至更完善的镇痛。

(2)球周麻醉的优点:①不易损伤眼外肌及附近组织,注射针距离眼球、视神经、视神经鞘膜及视神经孔较远,较球后麻醉更安全。②减少刺破血管出血的机会。③注射时疼痛不适较轻。④不易引起后部眶压增高。⑤一般不会发生黑矇现象。

(3)球周麻醉的并发症:尚未发现有严重的并发症。由于注入的局麻药量较大,可引起球结膜水肿、皮肤瘀血、早期上睑下垂、眼外肌麻痹等。

5.面神经阻滞麻醉

面神经阻滞麻醉是一种对面神经眼睑分支的阻滞麻醉。可消除眼轮匝肌和其他面部肌肉的运动,抑制由于瞬目反应引起的眼内压升高。

(1)Van Lint 法:是对眶缘部面神经的末梢分支(额支和颧支)阻滞的麻醉方法。具体操作是距外眦部 1 cm 眶缘侧皮肤进针达眶骨骨面,注入少量局麻药,然后沿眶外上缘推进到略越过眶上缘中央部,在进针和退针时注入局麻药 2 mL。退针到原刺入点皮下时,将针转向眶外下缘,沿骨面推进直到眶下缘中央处,同样注入局麻药 2 mL,出针后加压按摩。注意在注射局麻药时,针尖需深达骨膜,勿接近睑缘。否则麻醉剂会扩散至眼睑皮下,引起弥漫性肿胀,使睑裂变窄,不仅影响麻醉效果,而且影响手术操作。

(2)O'Brien 法:是在下颌骨髁状突处对面神经主干的上支进行阻滞的方法,可达到麻醉眼轮匝肌的目的。具体操作为,首先确定准确的注射点。嘱患者张口、闭口动作,此时在耳屏前可触到下颌骨髁状突滑动,从髁状突和颧弓的交角处垂直刺入 1 cm 深至骨面,回吸无血,注入局麻药 2 mL,不可将局麻药注入关节腔内。

(3)Atkinson 法:本法主要是对面神经主干和部分末梢阻滞的方法。具体操作为,于经过外眦稍后的垂直线与颧骨下缘交界(即眶下角)处进针,深达骨膜后向顶端方向平行于眶外缘,越过颧骨弓，直达耳郭上方。边进针边注射局麻药 2 mL，直至眶下缘中部。

（二）静吸复合全麻

手术中患者头部被无菌单覆盖，麻醉医师很难直接接近面部。因而，术中应维持呼吸道通畅；气管插管应妥善固定，麻醉机和气管导管的连接必须可靠；术中应密切监测患者的 ECG、血氧饱和度、脉搏、血压等指标，发现状况及时处理。

常用的麻醉诱导药物为起效迅速地静脉麻醉药、强效止痛药和肌肉松弛药。巴比妥类镇静催眠药、麻醉性镇痛药均可使眼内压下降 $10\%\sim15\%$。异丙酚降低眼压的效果明显大于硫喷妥钠，尤其对已有眼压增高的患者，降眼压的效果更为明显。肌肉松弛药首选非去极化类，如维库溴铵、阿曲库铵等。去极化肌肉松弛剂琥珀胆碱会升高眼内压，注射前使用小量非去极化肌肉松弛剂防止或减轻肌颤的效果并不确切。挥发性吸入麻醉药氟烷、安氟醚、异氟醚及七氟醚均有降低眼压作用。

静吸复合全麻的可控性较强，诱导及苏醒迅速。麻醉诱导及维持时均应力求眼内压平稳，避免呛咳和躁动，使用氧气面罩时位置应得当，不得压迫眼球。麻醉管理中应注意全麻深度要足够，术中要维持眼眶肌、眼外肌群松弛，避免缺氧和二氧化碳蓄积，以及静脉淤血。

（三）异丙酚全凭静脉麻醉

异丙酚静脉注射 $1.5\sim2.5$ mg/kg，2 分钟后血药浓度达峰值。异丙酚代谢迅速，即使连续静脉注射 6 小时，停药后 15 分钟血药浓度即可降低 50%，这一快速的代谢清除率使之具有十分突出的清醒迅速而完全的优点。异丙酚降低眼内压的作用明显大于硫喷妥钠，尤其对于已有眼内压增高的患者。其不良反应表现在该药快速大剂量静脉注射时（大于 2.5 mg/kg）可引起血压下降和呼吸抑制，对心率影响则不明显。

异丙酚与瑞芬太尼及中短效非去极化肌肉松弛剂如维库溴铵或阿曲库铵联合应用，构成一组比较理想的全凭静脉麻醉药物组合，配合气管插管或喉罩通气，适用于手术时间较短的内眼手术。

麻醉维持可用异丙酚分次注射和微量泵持续静脉给药法。分次注药法血药浓度波动较大。目前多用静脉持续输注法。根据其药代动力学和药效学设计出的立计算机管理给药系统，即为靶控输注（TCI）技术，可实现血药浓度与效应室浓度的动态平衡。TCI 系统通过药代动力学模型及其参数控制药物的输注速率，维持过程中，不断计算维持中央室浓度所需的维持速率，以补偿药物的清除和再分布。能快速达到并维持于目标血药浓度，维持稳定的麻醉状态。增加脑电 BIS 值或 EEG 监测，可以更好地维持患者的麻醉深度在所需的水平。对于短小眼科手术，异丙酚靶控镇静和局部阻滞的结合，无须气管插管，通过 EEG 的反馈调节麻醉深度，即可满足手术需要。

（四）氯胺酮静脉麻醉

氯胺酮具有良好的镇痛作用，咽部的保护性反射依然大部分存在，对自主呼吸基本不抑制，特别适用于手术时间较短，要求镇痛良好，又不需控制呼吸的病例，所以较常用于小儿的眼科全身麻醉，而无须气管插管。麻醉过程中，必须保持呼吸道通畅，加强呼吸管理，密切观察患者的通气和氧供，及时排除潜在问题。应用氯胺酮时首次剂量 $1\sim2$ mg/kg，术中要注意临床体征的多样化和清醒期的并发症。

氯胺酮麻醉的缺点是升高眼压、颅内压和血压及精神症状，目前已较少单独应用。禁忌单纯使用氯胺酮用于内眼手术。为克服氯胺酮的缺点，近年来常将异丙酚与氯胺酮合用，后者仅使用

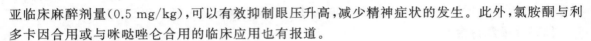

亚临床麻醉剂量(0.5 mg/kg),可以有效抑制眼压升高,减少精神症状的发生。此外,氯胺酮与利多卡因合用或与咪哒唑仑合用的临床应用也有报道。

(五)眼科麻醉进展

1.喉罩的应用

大多数眼科浅表手术如白内障吸取、人工晶体植入、青光眼手术、角膜移植、眼睑成形、眼肌和虹膜等常见手术,不需要术中使用肌肉松弛剂控制呼吸,但要求麻醉清醒迅速完全。眼底手术恢复期尤其需要尽量平顺,手术后需要尽快改为特殊体位(如俯卧位),以提高视网膜复位手术的成功率。气管内插管操作刺激较大,术中需维持较深的麻醉,而术毕时减浅麻醉、拔管时呛咳和头部运动均会导致眼内压升高,不利于内眼手术。喉罩则可在保留自主呼吸时插入,操作简便,也不会发生气管插管所致的明显血流动力学改变。浅麻醉下患者即可良好耐受,轻度变换体位时也不会诱发咳嗽反射。

近年来,喉罩为临床麻醉吸入给药和呼吸管理提供了新的手段。与面罩相比,喉罩更接近声门,不受上呼吸道解剖特点的影响,因此对通气的管理更加确实可靠。与气管插管相比,喉罩不会对喉头、气管造成损伤,操作简便。无论患者自主呼吸还是行辅助或控制呼吸均能经喉罩施行。由于对咽喉部刺激轻,因此对循环功能的影响也很小。

通过喉罩维持通气时,仍需注意检查通气效果,监测 $PETCO_2$、SpO_2 或血气,必要时给予辅助通气。气管插管时,呼吸道可完全隔离,而喉罩依靠充气后在喉头形成不耐压的密封圈与周围组织相隔离,因而通气时气道内压不宜超过 2.0 kPa(20 cmH_2O),否则易发生漏气以及气体进入胃内。

使用喉罩时要注意下列问题:①饱胃或胃内容物残余的患者禁忌使用。②严重肥胖或肺顺应性低的患者,应用喉罩行辅助或控制呼吸时,由于需要较高的气道压,易发生漏气和气体入胃,诱发呕吐,故应列为禁忌。③存在潜在呼吸道梗阻的患者,如气管受压、气管软化、咽喉部肿瘤、脓肿、血肿等禁忌使用喉罩。特殊体位,如俯卧位手术患者不宜使用。④浅麻醉下置入喉罩易发生喉痉挛,应予避免。⑤置入喉罩后不得做托下颌的操作,否则将导致喉痉挛或位置移动,术中应密切注意有无呼吸道梗阻。⑥呼吸道分泌物多的患者,不易经喉罩清除。

2.监测下麻醉管理(MAC)与镇静术的应用

复杂的内眼手术过去均需在气管插管下完成。术毕清醒时间长,潜在风险较大。近年来,激光、玻璃体切割等技术的应用和完善使眼科手术的时间大大缩短,手术刺激也相应减少。因此,相当种类的手术可在局麻下完成。局部麻醉虽可完成手术,但不能消除患者的恐惧和焦虑。局麻辅以镇静术可以减轻患者的恐惧和焦虑,镇痛良好而相对安全。目前,ASA 将麻醉科医师参加的从术前评估、制订麻醉计划到指导给药达到所需程度的镇静或对局麻患者监护,随时处理紧急情况称为监测下麻醉管理(monitored anesthesia care,MAC),以强调麻醉安全。

镇静镇痛给药必须是渐进性的,在患者舒适和安全之间获得满意的平衡,防止镇静过深,同时对呼吸、循环系统的变化持续监控,否则难以保证患者安全。如需逆转过深镇静,可用相应拮抗药。

部分眼科手术操作在局麻完善的基础上,MAC 可获得满意效果。成年人可用氟哌利多 10 μg/kg加芬太尼 1 μg/kg 静脉注射为首次量,此后不再应用氟哌利多,仅以芬太尼 0.008～ 0.01 μg/(kg·min)静脉注射维持。这一方法镇静镇痛效果较好,但顺行性遗忘欠佳。咪哒唑仑首次量 25～60 μg/kg 静脉注射,0.25～1.0 μg/(kg·min)静脉注射维持,或异丙酚首剂量 0.5～ 1 mg/kg静脉注射,10～50 μg/(kg·min)静脉注射维持,可维持良好镇静。术中与患者保持语言联系,随时了解镇静程度,调整注药速度,可取得完善的镇静遗忘和心理保护作用。如果给予

EEG 监测,能更好地判断患者的镇静程度。

3.七氟烷的应用

婴幼儿由于解剖生理特点,胸廓小,胸骨软,深吸气或哭泣时,下胸部易呈凹陷。尤其 6 个月以内婴儿牙齿尚未长出,上下颌缺乏支架,舌大而厚,常紧贴上腭。麻醉过程中,其鼻咽部易为舌所阻,加重呼吸道阻塞。婴幼儿颈部短而软,扁桃体及腺样体常较肥大,而鼻腔、喉及气管较细小,呼吸道分泌旺盛,易发生呼吸道梗阻。婴儿的外周静脉穿刺和固定较困难。若选用基础麻醉,常发生术中麻醉偏浅,术后镇静过度等情况。

选用七氟烷-氧化亚氮-氧半紧闭吸入麻醉诱导,通过喉罩辅助通气,以吸入麻醉维持,可使麻醉的安全性和可靠性得到很大提高。一般经口盲探插入 1 号或 2 号喉罩,置入困难者可用喉镜辅助,到位后套囊充气,妥善固定。继续吸入七氟烷-氧化亚氮-氧以维持麻醉,根据患者及手术情况调节流量和七氟烷吸入浓度。术毕停用吸入麻醉药物,以纯氧大流量冲洗,患者在数分钟内即可清醒,拔出喉罩。这一麻醉方法中,应注意氧化亚氮易进入体内任何含气腔隙的特性,某些内眼手术会在玻璃体内注入气体,氧化亚氮的吸入和排出会影响眼内压。这时通常也可单纯吸入七氟烷,镇痛药物则给予亚麻醉剂量的氯胺酮或者麻醉性镇痛药物。

(张　辉)

第三节　眼科常见手术麻醉

成年人外眼手术一般均可在局麻下完成。斜视矫正术和眼睑成形术是小儿眼科最常见的外眼手术,需行全麻,对于合作的大龄儿童可在镇静止痛和局麻下施行。

一、斜视矫正术

现认为斜视患儿接受手术的年龄越早越好。通常手术时间均在 1 个小时内。气管插管或喉罩通气,静吸复合全麻或全凭静脉麻醉均可。在呼吸道管理有保障的情况下,也可选用氯胺酮间断静脉注射,不做气管内插管或喉罩通气。采用氯胺酮辅以利多卡因或丙泊酚则可获得更平稳的效果。实施此类手术的麻醉需注意以下问题:①斜视患儿可合并其他先天性疾病。②斜视矫正术由于牵拉眼肌,特别是内直肌时易引起眼心反射,术前应用足量阿托品有预防作用。术中监测心电图,一旦发生严重的心动过缓或心律失常,应暂停手术并做相应处理。③施行眼肌手术的患者发生恶性高热的比例大。如术中出现心动过速,呼吸频率加快,呼气末 CO_2 分压增高,但不能用麻醉浅解释者,应测体温。对于体温上升迅速,于 15 分钟内增高 0.5 ℃以上者,必须警惕恶性高热。④眼肌手术后易发生恶心、呕吐,是由于眼胃反射所致,氟哌利多和甲氧氯普胺有预防作用。

术后通常不需要眼罩,因此要限制小儿手臂运动或用夹板固定,患儿虽然清醒了,但因眼部肿胀或眼药膏影响而造成视力不佳,使患儿很烦躁。斜视术后患儿的疼痛轻微,特别是小的儿童,通常非麻醉性镇痛药或可待因 1.0~1.5 mg/kg 口服可以缓解患儿的不适。眼肌手术的小儿术后恶心、呕吐的发生率较其他眼部手术为高,在个别因长时间呕吐不能离院的患儿,要制止这一并发症的发生。采取的措施有,避免术前用麻醉性镇痛剂,麻醉前使用抗呕吐药。氟哌利多是很有效的抗呕吐药,术前 0.4 mg/kg 口服还可起到镇静的作用。

二、眼外伤

眼睛是人体组织中最精密的器官,但同时又相当脆弱。其他部位的外伤可以直接或间接地波及眼,例如颅脑外伤。另一方面眼外伤患者又常合并其他部位损伤,尤其是颌面部外伤。

随着科学技术进步,有关眼外伤的观点和治疗在不断改进,治疗效果取得了明显的进步。医师们已经不满足于单纯保存眼球,而是争取进一步恢复视力。20世纪80年代以来最重要的技术进步是早期控制感染、显微手术的普及和玻璃体切割术的临床应用。这些技术进步使眼外伤急诊手术较以前更为精细和多样。麻醉科专业技术的发展与之相结合,促进了整体治疗水平的提高。

眼外伤急诊手术依手术大小,手术是否进入眼球,其麻醉处理有一定差异。局部麻醉以表面麻醉、结膜下浸润、球后麻醉、球周麻醉较常用。常用药为0.25%～0.5%丁哌卡因、2%利多卡因。球后阻滞注意不可加用肾上腺素,因为视网膜中央动脉为一终末动脉,痉挛后会引起视网膜缺血而损害视力,尤其对于青光眼已成管状视野患者会使视力突然丧失。复杂的眼外伤手术刺激强,单纯局麻止痛不全,在局麻完善的基础上镇静止痛术可获得较满意效果。对于局麻和镇静止痛术难以完成的手术及不合作的儿童均选择全身麻醉。小儿简单的浅表外伤手术可采用以氯胺酮为主的静脉麻醉。

(一)小儿眼外伤合并上呼吸道感染的麻醉处理

小儿眼科急诊手术以眼外伤最常见。发病突然,病情急。为使创伤得到及时处理,减少继发感染,宜及早手术。然而据统计,小儿眼外伤合并上呼吸道感染者约占半数以上。其中5岁以下的儿童及转诊待手术时间1天以上者,合并上呼吸道感染者达80%。其原因为:①小儿全身免疫功能和呼吸道局部免疫功能不足,1岁时IgA仅为成人的5%,IgG与呼吸道分泌的其他抗微生物物质也较成人低。而眼外伤可致机体暂时性免疫抑制,使患儿更易发生呼吸道感染。②小儿呼吸系统发育尚不完全,鼻道狭窄,缺乏鼻毛,局部黏膜的屏障作用弱。气管、支气管黏膜腺体分泌不足,表面干燥,影响纤毛运动,分泌物清除困难,使呼吸道感染容易发生。③眼部伤口未及时处理而发生感染。病原菌随分泌物从鼻泪管流入眼部引发上呼吸道感染。国外一组报告认为合并上呼吸道感染的小儿若行气管内麻醉,呼吸道并发症比不行插管者高11倍。在麻醉期间出现与呼吸道有关的异常情况者要比呼吸道无感染者多2～7倍。婴幼儿由于气管内径增生速度快于支气管和细支气管,当上呼吸道感染使黏膜充血肿胀容易发生气道梗阻。为了早期处理控制感染,手术不宜拖延,要综合眼局部和全身的情况决定麻醉时机。此类患儿麻醉前用药阿托品不宜减量,剂量0.02 mg/kg肌内注射或静脉注射。麻醉诱导力求平顺,避免患儿哭闹。术中注意气道管理,及时清除分泌物,避免频繁吞咽。若行气管内麻醉,术后应在恢复室或病房看护,不宜早离院。

(二)饱胃患者的麻醉处理

眼外伤急诊与其他外伤急诊一样,患者多为饱胃。全麻诱导前至少禁食6小时,禁饮4小时,而创伤、疼痛、焦虑、孕妇胃排空时间还要延长。眼外伤急诊患者多未禁食,如病情许可,可延迟数小时再行全麻手术。即便如此,仍不能保证胃内容全部排空。而婴幼儿禁食时间不宜过长,否则易发生酮症。全麻诱导仍要注意防呕吐和误吸。呕吐还可使眼压增高,对眼球穿通伤合并眼球内容物脱出病例极其危险。

饱胃患者麻醉行快速诱导气管内插管需由富有经验的麻醉科医师实施。术前1小时肌内注射或静脉注射甲氧氯普胺 10 mg 促进胃排空,但阿托品可拮抗甲氧氯普胺作用,不可同时使用。减少胃液量和提高胃液 pH 可用竞争性 H_2 组胺受体拮抗剂雷尼替丁等。预计无气道困难时,诱导前静脉推注阿托品减少分泌,减轻迷走神经张力。充分去氮给氧,静脉注射维库溴铵 0.2 mg/kg。当患者眼睑下垂时,表明肌松作用已发生,此时助手持续压环状软骨,以防胃内容反流。同时立即静脉快速注入硫喷妥钠 8 mg/kg 或异丙酚 2.5 mg/kg,起效后插入带套囊气管导管。术毕拔管时仍要防止呕吐和误吸。

(三)麻醉中呼吸管理

眼科急诊手术患者的头面部及颈部均被无菌巾覆盖,短小手术有时不做气管插管亦不用喉罩通气,维持呼吸道通畅尤为重要。麻醉机和负压吸引器必须在手边备好,随时可用。放置合适的头颈部位置,密切观察患者的呼吸运动,可及时发现呼吸道轻微的梗阻情况。无创脉搏血氧饱和度监测很有必要。用喉罩通气时,头位改变或喉罩固定不牢也可发生通气不畅。

(四)小儿全麻时体温监测

小儿体表面积相对较大,其体温易受环境温度的影响,所以麻醉期间体温变化大。尤其小儿眼科急诊合并上呼吸道感染时,由于感染发展、手术创伤,可引发高热,所以必须重视体温监测。术中如出现心动过速,呼吸频率加快,但不能用浅麻醉解释者,应立即测量鼻咽温或肛温。确诊高热后要积极采用降温治疗,以物理降温为主,使体温降至 38.5 ℃ 以下。对于体温上升迅速于 15 分钟内增高 0.5 ℃ 以上者,必须高度警惕恶性高热。恶性高热越早诊断越好,并立即治疗。首先立即停用所有触发恶性高热药物,用纯氧过度换气,更换麻醉机和钠石灰,立即应用坦屈洛林(dantrolene),该药是逆转恶性高热关键性用药。如 10 mg/kg 无反应,可用到 20 mg/kg,直到病情稳定,再加上强有力降温措施,$NaHCO_3$ 纠正酸中毒,治疗高血钾,维持尿量不少于每小时 1 mL/kg。待病情稳定后转送 ICU 继续治疗。

三、眼内容物剜出术

眼球摘除术需完善的止痛和预防眼心反射。眶内肿瘤摘除术也会发生眼心反射。术中出血可沿鼻泪管进入呼吸道,应选择气管内全麻,做好气道保护。

四、急性闭角型青光眼急性发作患者的麻醉问题

该病是眼科急诊之一,需要在最短的时间内降低眼压,开放房角,挽救患病眼的视功能。降眼压药可同时应用,但也不必被动等待眼压下降,特别是反复用药效果不佳者。必要时需做前房穿刺术,有条件者行周边虹膜成形术,开放房角,缓解急性发作过程。或行小梁切除术等滤过手术,降低眼压。

在手术前及术后,均需积极用药控制高眼压。根据药物的化学结构和药理性质,抗青光眼药可分为五大类,即拟副交感神经药、拟肾上腺素能药、肾上腺素能阻滞剂、碳酸酐酶抑制剂和高渗脱水剂。对于眼压顽固不降的难治性青光眼急诊手术,在术前 1.5 小时给予静脉滴注 20% 甘露醇 250～500 mL,或口服 50% 甘油盐水 2.5 mL/kg。麻醉前需注意局部用药如频繁点药过量,经鼻泪道吸收可引起全身性不良反应,如低血压、心动过缓、低血钾、代谢性酸中毒、高血糖等。

未经手术的闭角型青光眼禁用肾上腺素、胆碱能阻滞剂、安定类镇静药,以上药物均可散瞳,于闭角型青光眼不利。氯胺酮可升高眼压和颅内压,琥珀酰胆碱致眼外肌成束收缩,使眼内压急剧升高,以上药物对急性青光眼患者单独使用时属禁忌。青光眼手术局麻多采用球后阻滞及上

直肌浸润。

五、白内障、角膜移植或角膜、巩膜修复术

对于合作的成年人均可选择局麻或镇静止痛术,对不合作的儿童及复杂内眼手术则选择全麻。双侧先天性白内障越早手术越好,因为它严重阻碍了对视网膜的刺激,妨碍视力的正常发展。单侧完全性先天性白内障也应在出生后头几个月内摘除,以防止剥夺性弱视。许多行先天性白内障摘除术的小儿,在出生后几天或几周即应接受手术。麻醉科医师要注意高氧引起的成熟前视网膜病变,因为直至出生后协同视网膜血管才长全。尽管视网膜病变是多因素的,但观察者仍建议吸入 O_2 浓度控制在维持氧分压于 $8.0\sim10.7$ kPa($60\sim80$ mmHg)。保持眼内压稳定,避免眼内容被挤出,因此必须保持足够深度的麻醉,直到伤口完全关闭。

六、眼底手术

视网膜脱离修补术、玻璃体切割术等眼底手术通常需 $1\sim3$ 小时,对于合作的成年人一般局部麻醉加镇静术即可,复杂的网脱及玻璃体切除手术则需气管插管吸入麻醉。网脱术中牵拉眼外肌转动眼球是必需的操作,可引起眼-心反射。通常采用玻璃体内注气的方法作为辅助的治疗手段,当吸入 $70\%N_2O$ 时,玻璃体注入 1 mL 空气,30 分钟时会变成 2.4 mL,60 分钟时会变成 2.85 mL,因 N_2O 较氮气在血中溶解性更高,因而 N_2O 可更快地占据有空腔的地方。增大的气泡可导致眼压急剧、显著增高,影响视网膜的血循环。当停止吸入 N_2O 时,气泡会因 N_2O 快速消失而迅速缩小,这也将干扰手术的效果。因此,在注气前 $15\sim30$ 分钟应停吸氧化亚氮。以注入硅油代替注入惰性气体,可避免使用氧化亚氮的顾虑。难度高的视网膜脱离修补术,常要求术后即刻改成俯卧位,以提高复位的成功率。全身麻醉难以做到,而镇静止痛术加局麻常可达到此要求。

(张　辉)

第四节　眼科手术的并发症与处理

一、眼科手术常见并发症

(一)出血

出血是眼科麻醉的一个严重并发症,多发生于既往有血管疾病的患者。眼科出血分为动脉性和静脉性两种。静脉性出血常表现为出血性球结膜水肿,伴 IOP 增高。动脉性出血则是非常严重的并发症,需紧急止血和降 IOP,避免视网膜的血供受阻。内眦切开术,经静脉乙酰唑胺、甘露醇注射,或前房穿刺放液都可以降低 IOP。手指持续压迫眼球有利于止血。

预防出血的措施包括:高血压患者术前应经过内科的正规治疗并将血压控制在理想状态;需行局部神经阻滞的患者,应尽量选择球周神经阻滞;对需行球后神经阻滞的患者,应在穿刺后手指压迫眼球一段时间;术中避免患者及眼球的活动。

(二)眼球穿孔

眼内手术和眼外手术都可能出现眼球穿孔。多见于高度近视、既往有视网膜粘连或眼眶狭窄凹陷的患者。正常眼球的前后径平均为 24 cm。高度近视患者的眼球的前后径可达 25～33 cm,从而增加了眼球穿孔的可能。通常眼球穿孔在术中可被发现并给予处理。

(三)视神经损伤

视神经损伤的并发症很少见,多是由于视网膜中央动脉阻塞引起,IOP 升高压迫视网膜,是造成视网膜中央动脉阻塞的常见原因。眼内静脉压增高导致灌注压降低,以及视神经鞘内动脉出血也可导致视神经损伤。早期发现和及时治疗是关键,包括静脉给予乙酰唑胺、呋塞米、甘露醇、激素类,或经视神经外科减压等。

二、麻醉过程中的眼损伤

麻醉过程中的眼损伤主要表现为术后眼痛,通常有以下几种原因。

(一)角膜磨损

角膜磨损主要是由于麻醉中闭眼反射减少,基础及反射性眼泪生成减少。暴露在外的角膜特别容易磨损。主要的临床表现为眼的异物感、流泪、结膜炎、畏光。眨眼时疼痛加重。可采用涂抹眼膏,麻醉中用胶带闭合眼睑,麻醉苏醒期不让患者揉眼等措施以减少角膜磨损。

荧光染色可诊断角膜磨损,治疗措施包括使用抗生素软膏并用眼罩遮住眼睛至少 48 小时。

(二)急性青光眼

急性青光眼可能由于散瞳药物的使用造成,表现为术后眼周钝痛。甘露醇和乙酰唑胺可以迅速缓解急性眼内压升高和相关疼痛。

(三)缺血性眼损伤

当患者俯卧,又未被及时发现,外在压力作用于眼球时易引起缺血性眼损伤。若加在眼球上的外来压力超过静脉压,则静脉闭锁,动脉血继续流入易引起动脉出血。若外来压力超过动脉压,则造成视网膜缺血。因此,手术及麻醉过程中使用合适的头圈以避免外来压力对眼球的压迫,同时手术过程中要经常检查患者眼睛以确定头在头圈上的位置没有改变。建议将此观察记录在麻醉单上。

(四)患者意外活动

眼科手术过程中患者意外的活动多由于咳嗽或对气管导管的反应所引起,易造成眼的损伤。因此,眼科手术过程中用外周神经刺激器监测肌肉松弛药的作用,便于将肌松维持在需要的水平。

总之,随着显微外科手术的普及和发展,眼科手术越发表现出其精细准确的特点。多数眼科手术可以在神经阻滞和局部麻醉下完成,但需要患者的良好配合。对于不能合作的患者或小儿,实施全身麻醉时应注意麻醉的平稳和眼压的稳定,减少患者躁动,防止眼心反射以及其他并发症的发生。

(张　辉)

第五章

耳鼻咽喉科麻醉

第一节　耳鼻咽喉科手术的麻醉特点

（1）耳鼻咽喉科疾病大部分局限于头颈部，各部分是为黏膜组织覆盖，因而部分手术可采用表面麻醉或神经阻滞麻醉来完成。

（2）气道管理的难度很大。鼻咽喉手术气道管理是一个突出问题，许多因素造成气道管理上的困难，如手术部位血供丰富，且不易止血，不利于维持气道通畅；麻醉医师离手术野相对较远，鼻咽喉和气管内手术又直接在呼吸道上操作，管理上有一定的难度；患喉癌、会厌肿瘤的成年患者，围术期已有不同程度的呼吸困难；已做喉部分切除，复发需再次行激光局部肿瘤切除术，而又未做气管造口者，气管插管难度增大；儿童喉乳头状瘤拟行激光切除者已有部分呼吸道梗阻，因顾虑气管狭窄不宜气管造口，气管插管和气道管理难度大；气管异物取出术和气管镜检查，麻醉与手术共用一个气道，临床有时反复多次将气管镜进入左右总支气管甚至达叶、段支气管，影响通气功能。

（3）鼻咽部纤维血管瘤和上颌骨摘除手术出血多且急，常需控制性降压术。

（4）控制中耳及鼻旁窦压力改变。中耳的鼓室通过咽鼓管与大气连通，鼻窦开口于鼻腔，当这些腔隙的开口阻塞时，其压力便不能与外界大气平衡。此时若吸入氧化亚氮麻醉，由于氧化亚氮的血/气分配系数是氮气的 34 倍，氧化亚氮便大量进入这些腔隙，使腔内压急剧升高，甚至使鼓膜穿破。而当术毕停用氧化亚氮时，腔隙内的氧化亚氮又很快进入血液内，使中耳腔内压力下降，这种压力改变将影响中耳成形手术的效果，甚至使手术失败。

（5）全麻苏醒期患者由麻醉状态转至清醒，但仍存在不同程度镇静，应加强呼吸道管理，尤其对鼾症和鼻咽部手术、肥胖患者及儿童，最好先送术后恢复室，以防转送过程中发生意外。

（邹启帅）

第二节　耳鼻咽喉科手术的麻醉处理

一、麻醉前准备和术前用药

术前除检查耳鼻咽喉科情况外，还要了解全身状态。对伴上感者施行全麻时，麻醉并发症发生率较正常明显增高,择期手术应暂停。老年患者常并存呼吸、循环及内分泌系统病变,应了解病变的进展情况,尽量改善全身情况。鼾症、肿瘤、再次手术者,发育畸形者应进行气道困难程度估计,做好技术和设备上的准备。拟经鼻气管插管者行术前鼻道检查。拟行气管异物取出术者明确气管异物的性质,有无肺不张、气胸。扁桃体手术出血再手术患者出血量、有无凝血功能障碍等均应考虑。

术前用药常选颠茄类以抑制腺体分泌,保持呼吸道干燥,小儿肌内注射阿托品 0.02 mg/kg。对于情绪紧张患者给予地西泮肌内注射或用少许水口服,有抗焦虑和顺行性遗忘作用。1 周岁以内婴儿和已有气道阻塞的患者一般不用阿片类术前药。严重气道梗阻或扁桃体出血再次手术者暂不给术前药,送至手术室后视病情给予颠茄类药。

二、麻醉选择

单纯乳突根治术,成年人扁桃体摘除术,范围较局限、表浅的鼻内手术及咽喉部手术,气管造口及上颌窦手术等,可采用局麻。常用的局部麻醉为表面麻醉、局部浸润麻醉和神经阻滞麻醉。力求阻滞完善,消除患者疼痛等不适。耳郭和外耳道口手术可用 1%利多卡因局部浸润。耳道和中耳手术,如乳突根治术、鼓室成形术等需阻滞三叉神经的耳颞神经、耳大神经及迷走神经耳支。耳颞神经鼓室支的阻滞可在外耳道前壁用 1%利多卡因 2 mL 浸润;耳大神经阻滞可在耳后的乳突区用 1%利多卡因作数点浸润,需深达颅骨骨膜;耳颞神经耳支阻滞一般在外耳道外上方的耳郭,耳的最高附着点穿刺深达骨膜,注入 1%利多卡因 1 mL;迷走神经耳支阻滞在耳道上三角区棘,乳突前缘浸润深达骨膜。鼻腔内手术可用 1%丁卡因和 1:100 000 肾上腺素棉片,分别置入中鼻甲后 1/3 与鼻中隔之间以阻滞蝶腭神经节,中鼻甲前端与鼻中隔之间以阻滞鼻睫神经,以及下鼻甲以阻滞鼻腭神经。外鼻手术需阻滞鼻外神经、滑车神经和眶下神经。上颌窦手术需表面麻醉及蝶腭神经节阻滞。咽喉部手术可用 1%丁卡因或 2%～4%利多卡因表面麻醉,在舌骨大角与甲状软骨上角之间阻滞喉上神经。要严格控制局麻药剂量,防止逾量中毒。

凡手术范围较广,局麻难以完成,或手术在呼吸道操作,有误吸危险,需行气道隔离或必须充分抑制咽喉部反射,使声带保持静止的气管内手术和喉显微手术,以及不能合作的儿童则必须全麻。全麻常选用气管内麻醉。术前查体除全身一般情况外,应对气管插管的困难程度和原因做出评估。①声门暴露困难:舌体大、颈短、颈部活动受限、张口受限、小下颌、下颌间距小等解剖异常,会厌或气道内肿物外突遮挡声门;②插管困难:喉乳头状瘤等脆性肿物占据或遮挡声门、喉头狭窄、声门下狭窄、颌下蜂窝织炎致喉头水肿;③经鼻插管困难:鼻甲肥厚、后鼻孔闭锁;极度肥胖。

对预测气管插管困难者,可在镇静表面麻醉状态下用直接喉镜轻柔快速观察喉部,对于轻易窥视到会厌者可用快速诱导,经窥视不能轻易显露会厌者可用慢诱导或清醒镇静下完成插管。少数困难插管需借助喉罩、纤维气管镜引导。声门或声门下阻塞者不宜快诱导,表面麻醉下准备中空管芯引导气管导管进入气管内,备好金属气管镜和喷射呼吸机,应急处理气道梗阻。

呼吸道外伤、声门部巨大肿物、经口、鼻插管可能造成严重损伤或插管失败者应行气管造口。

为减少局部出血,术中应用肾上腺素可致心律失常,应注意监测,且不宜选用氟烷吸入。颈动脉窦反射可致血压下降和心动过缓。气管镜检查和气管异物取出术较常见的并发症也是心律失常,以窦性心动过速常见,麻醉不宜过浅。

三、喷射通气

支气管镜检查和异物取出术经常遇到的问题是麻醉者与术者如何在气道这一狭小空间内既能做好呼吸管理，又要完成手术。以往的方法难以预防和纠正术中低氧血症和高碳酸血症，时有紧急情况出现。自喷射通气应用于临床后，支气管镜检查和异物取出术的呼吸管理即呈现出全新的变化。这种通气只占很小的气道空间，而且气道可以完全开放，不影响窥镜操作，且能维持充分的供氧和有效的肺泡通气。

喉显微手术包括声带和喉室肿物、息肉、囊肿的切除或激光切除术，要求麻醉不但保持呼吸道通畅又不妨碍操作，术野清晰，声带完全静止不动。喷射通气由于气道完全开放，故可选用内径更小的气管内导管置于声带后联合部，使声带或喉室肿物暴露更加清晰，易于手术操作。

高频喷射通气常用频率为 $60\sim120$ 次/分，常频喷射通气较常用的频率为 $18\sim22$ 次/分。驱动压于成年人控制呼吸时 $0.8\sim1.2$ kg/cm^2，辅助呼吸时 $0.5\sim0.6$ kg/cm^2，儿童控制呼吸时 $0.6\sim1.0$ kg/cm^2，辅助呼吸时 $0.3\sim0.5$ kg/cm^2，吸呼比为 $1:2$。

喷射通气的途径基本上有两种，即直接通过支气管镜或经镜外气管内置细吹氧管进行。后者成人用内径为 $2\sim3$ mm，小儿用内径为 $1.5\sim2.0$ mm，管子硬度适中。经气管镜外法的优点是通气不依赖气管镜独立进行，灵活性大，其缺点则是占据气道内一定空间以及管理不当，易于滑脱。

四、控制性降压

头面部血运丰富，上颌窦恶性肿瘤行上颌骨切除术出血量大且猛；鼻腔内镜手术视野小，止血困难，出血使术野不清，影响手术进行；中耳及内耳手术术野内极少量出血也会影响手术操作。

控制性降压可明显减少出血，使术野清晰，缩短手术时间，减少手术并发症而受到欢迎。选择控制性降压应注意其禁忌证。

常用药物为硝普钠。如吸入麻醉维持，可选用异氟烷，有浓度依赖性降压作用，可与硝普钠合用，减少硝普钠用量。

（邹启帅）

第三节　耳鼻咽喉科常见手术麻醉

一、耳科手术

多数耳科手术不涉及呼吸道，但术中头部被消毒巾覆盖，麻醉者远离患者头部，应重视气道及呼吸管理。时间短暂简单的耳部手术多在局麻下完成。涉及前庭的某些手术，由于对平衡功能的影响，患者术中可出现失平衡感，应防止发生意外。中耳及内耳手术（包括电子耳蜗植入术）手术时间长，应在全麻下施行。

在用筋膜移植物行鼓室成形术时，在放置移植物过程中及之后，要避免用 N_2O，因为 N_2O 会在密闭的腔隙中弥散，并增加腔内的压力，这样会使移植物移位。而在咽鼓管不通的患者，吸

入 N_2O 会使鼓膜穿孔和出血。儿童接受较长时间的手术时,应监测体温。常用静吸复合全麻。在关闭中耳前应停止吸入 N_2O 15 分钟以上,并用空气冲洗中耳腔。某些病例术中行面神经诱发电位监测,肌肉松驰剂的用量应控制在测定时 $T_4/T_1 > 20\%$ 。一般情况下耳科手术出血量不多,但出血使显微手术野不清,可取头高位 $10° \sim 15°$,以利静脉回流。术者常局部使用肾上腺素,应注意其全身作用。

中耳手术经常涉及面神经周围的分离,为防止术后面神经麻痹,术中需检查面神经的刺激征和对伤害刺激的运动反应。长效肌肉松驰剂明显使外科神经刺激变得迟钝,使用时应注意。也有报道,面肌对潘库溴铵的敏感性较骨骼肌稍差,肌松监测 T_4/T_1 在 $18\% \sim 98\%$ 范围内,均可诱发面肌动作电位。且面神经监测均在手术中、后期进行,此时神经肌肉阻滞处于不同程度的恢复期,术中行面神经诱发电位监测是可行的。

有些耳科病变涉及颅腔,需开颅手术,可参照脑外科麻醉。

二、鼻腔及鼻旁窦手术

多数鼻腔及鼻旁窦手术可在局麻下完成。随着鼻内镜手术的开展,鼻腔手术范围扩大。全麻下控制性降压可减少术中出血,保持术野清晰。异氟烷吸入全麻有降压作用,可控性好。为避免麻醉过深,可合用硝普钠降压,术中保持出入量恒定。降压期间最好停吸氧化亚氮,以增加吸入氧浓度。气管导管套囊除充气外,应在下咽部填塞纱布。为减少术野渗血,可取头高位 $10° \sim 20°$ 。术中常用肾上腺素棉片止血,应注意对心血管系统的影响。术毕鼻腔填塞止血,应在完全吸尽残血待清醒后拔除气管导管,确保经口呼吸通畅。需术中监测尿量者,术前应留置尿管。

鼻腔及鼻旁窦手术后,多在术后两天将镇塞的纱条自鼻腔及鼻窦中取出,取纱条时患者常疼痛难忍。有的医院开展氯胺酮-咪达唑仑镇静止痛术用于鼻腔术后的换药,首先静脉注射咪达唑仑 0.03 mg/kg,3 分钟后静脉注射氯胺酮 0.3 mg/kg,待患者神志淡漠时便可开始换药。术中与患者保持语言联系,必要时追加首量 $1/3 \sim 1/2$ 的氯胺酮,不使患者意识消失。镇静过深可抑制吞咽反射,术中发生呛咳。年老体弱者应酌情减少用药量。

三、扁桃体切除术

扁桃体切除术是常见的耳鼻咽喉科手术,多见于儿童。儿童扁桃体手术应选用全身麻醉,成人扁桃体切除术可选用局部麻醉。

(一)术前估计

仔细询问有无出血倾向的个人史和家族史。有时候通过询问病史可发现一些不常见的疾病,如 Von Willebrand 病。术前实验室检查应包括凝血酶原时间、部分促凝血酶原时间、血小板计数和出血时间。检查口咽部,了解扁桃体的肿大程度,估计是否影响面罩通气及气管插管。若双侧扁桃体增大至几乎相连接,麻醉诱导后可能发生严重的呼吸道梗阻,而且经口气管插管难度极大。对于儿童还应检查有无松动的牙齿,避免手术放置张口器引起牙齿脱落。

(二)麻醉管理要点

全身麻醉患者应行气管内插管,而且气管导管必须带完好的套囊,以防止血液流入气管。

对于有气道阻塞的患者,麻醉前避免使用镇静剂、麻醉性镇痛剂或安定类药物,仅给予阿托品即可。合并阻塞性睡眠呼吸暂停综合征的患者,若术前在睡眠时发生严重的呼吸道梗阻,全身麻醉诱导可引起类似睡眠状态的咽部肌肉松弛,导致面罩通气困难,过多的咽部组织也使喉镜难以暴露声门。唐氏综合征患者有巨大舌和不稳定的寰枕关节。对于此类患者麻醉诱导应保留自主呼吸或在清醒表面麻醉下进行气管内插管。对于不合作的儿童,可选用吸入麻醉诱导。无气道梗阻的患者可选用静脉麻醉诱导。气管插管前在声门和声门上部使用2％的利多卡因进行表面麻醉可降低术后喘息和喉痉挛的发生。麻醉维持可选用吸入麻醉、静脉麻醉或静吸复合麻醉,使用肌肉松弛药以防止患者术中挣扎、咳嗽或用力。麻醉深度要达到松弛下颌肌肉和咽部肌肉,并能抑制喉反射。

开口器放置不当或手术操作可引起气管导管受压、扭曲、移位或脱出,因此在整个手术过程中必须严密监测呼吸音和气道压力,以了解气道是否通畅。

扁桃体切除术的患者手术结束后在麻醉恢复期间应保持"扁桃体体位"(侧卧头略低位),以便于血液和分泌物排出口腔。待患者完全清醒,肌力及气道反射完全恢复,并彻底吸除咽部残余血液和分泌物后方可拔除气管导管。拔除气管导管后,继续保持患者的侧卧头低位,以防血液或分泌物流入声门引起喉痉挛,吸入100％氧气,并观察呼吸是否通畅。在麻醉后监护室,患者经面罩吸入湿化的氧气。转出麻醉后监护室之前应检查患者口咽部是否干净。

(三)扁桃体术后出血的麻醉处理

小儿扁桃体切除术后出血多发生在术后6小时内,通常是慢性渗血,这是扁桃体切除术后最常见的并发症。在出血未被发现之前,患者一般可吞入大量的血液。此时患者可出现呕血、心动过速、频繁吞咽、皮肤苍白和呼吸道梗阻。由于患者将血液吞至胃内,因此,往往低估了出血量。

对于低血容量的患儿,麻醉诱导可引起低血压甚至心搏骤停。避免应用术前药,术前备足血液成分,并且开放足够大的静脉通路以保证复苏的需要。对于出血和低血容量的患儿,麻醉诱导可导致严重低血压,甚至心搏骤停,所以麻醉药用量宜减少。麻醉诱导前备好两台吸引器和一根比拟用气管导管小一号的带管芯的气管导管。麻醉诱导时助手应吸尽口咽部的血液,将患者置轻度头低位,快速诱导时须压迫环状软骨,以防止血液和胃液被误吸至气管,诱导时手术医师也应在场。诱导完毕后经鼻放置胃管。手术结束后在患者完全清醒状态下拔管是最安全的。

四、喉镜、支气管镜检查术

喉镜、支气管镜检查术全身麻醉的目的是防止患者体动,减轻喉和气管反射,松弛颌肌,便于气道的器械操作。术后要求苏醒迅速,恢复气道反射,维持足够的通气和氧合,减轻心血管反应。对于老年患者,尤其是合并高血压、冠心病者,行喉镜、支气管镜检查时,由于器械严重刺激气道,可引起高血压、心动过速、心肌缺血,甚至心肌梗死。此外,在浅麻醉下,刺激喉部可引起心动过缓和心律失常。

采用多种麻醉技术和麻醉药物可以达到上述目的。为了获得良好的手术环境,可静脉使用肌肉松弛药,可选用顺式阿曲库铵、罗库溴铵、维库溴铵或琥珀胆碱。持续静脉注射琥珀胆碱的优点是可使患者术后迅速恢复气道反射。如果怀疑气道存在通气困难,必须在清醒下对患者做直接喉镜检查,以评估插管困难程度。全麻醉时加用喉头、气管内表面麻醉,可减少全身麻醉药的用量,并易于维持麻醉的平稳。术中可因器械刺激气道出现高血压、心动过速和心律不齐,经加深麻醉仍无改善时,静脉注射或局部使用利多卡因,并静脉注射小剂量芬太尼($1\sim2~\mu g/kg$)或瑞芬太尼可缓解上述交感反应,必要时还可使用β受体阻滞剂。

喉镜、支气管镜检查麻醉管理的关键在于通气模式的选择。对于喉镜检查术,呼吸道管理的常用方法之一是插入大套囊小管径的气管导管,如于成人可插入内径为5.0～6.0 mm的气管导管。气管插管的优点是易于控制呼吸,便于监测呼气末 CO_2,并可预防组织碎片进入下呼吸道。气管插管的缺点是在激光手术期间可导致气道烧伤或干扰术野。对于多数喉镜检查术来说,气管插管通气安全可靠。喉镜检查通气方式还可选用喷射通气。喷射气体可经声门下或声门上途径进入肺内。声门下喷射通气时,可将喷射针或柔软的管子插至声门下方。这种通气方式的缺点是当较大的气道异物位于喷射气体的上方时,可发生球形活瓣现象,即在吸气时气体可进入气管内,呼气时气体呼出受阻,气道压力增加,可引起皮下气肿或气胸。声门上喷射通气的方法是将 14 G 的钝针插入直喉镜的侧孔进行喷射通气。由于喷射通气不能监测呼吸气体,因此,主要通过观察胸廓运动以判断通气是否足够。脉搏血氧饱和度监测对氧合功能的判断很有帮助。利用血气分析也有助于估计喉镜检查时喷射通气状况。

支气管镜检查术与喉镜检查术的麻醉有许多相同之处。在全身麻醉诱导后可用 4% 利多卡因喷布喉头、气管及支气管,充分显效后即可置入支气管镜。支气管镜通过声门后,将喷射通气装置或Jackson-ReesT管装置与支气管镜侧孔相连接,作喷射通气或辅助呼吸。在支气管镜检查术中,保留自主呼吸较为安全。但在喷射通气或以其他方式控制呼吸有效的前提下,也可使用短效肌肉松弛药,以获得良好的手术环境,并可减少全麻药的用量。术后注意监护,警惕显微喉镜术后心肌梗死或缺血的发生。

五、气道异物取出术

气道异物以 1~3 岁小儿多见,异物多为花生米和瓜子。多发生在右侧支气管,较大异物嵌在气管或两侧支气管均有异物时可造成严重的呼吸道梗阻。气道异物取出术的麻醉要求是有效地抑制气管、支气管反射,防止患者剧烈咳嗽和支气管痉挛,同时又要保证患者足够的通气,防止术中严重缺氧。

(一)全身麻醉药物的选择

1.氯胺酮复合羟丁酸钠

氯胺酮复合羟丁酸钠使用的优点是对气管、支气管反射抑制作用肯定,缺点是气道分泌物增多,苏醒延迟,故这两种药已很少用于此类手术的麻醉。

2.丙泊酚复合芬太尼或瑞芬太尼

丙泊酚复合芬太尼或瑞芬太尼的优点是起效快、作用时间短、苏醒迅速。缺点为对呼吸、循环仍有一定的抑制作用,应加强呼吸循环系统的管理。

3.吸入麻醉药

吸入麻醉药如氟烷、七氟烷,优点是起效快,对呼吸抑制轻,苏醒迅速。麻醉方法通常为经面罩通气吸入麻醉药,麻醉达到一定深度后置入支气管镜。缺点为术中吸入麻醉药难以通过支气管镜吸入而加深麻醉。

(二)麻醉管理要点

(1)饱胃小儿注意预防误吸。麻醉诱导时轻压环状软骨,插入气管导管后放置粗胃管,充分抽空胃内容物。之后,将气管导管拔出,插入硬支气管镜进行手术。手术医师必须做好紧急气管切开术或环甲膜切开的准备,以防部分气道阻塞突然转变成完全阻塞。

(2)为减少全身麻醉用药,更有效地抑制气道反射,在置入支气管镜前,应用 2%~4% 利多卡因(最大量 4 mg/kg)充分表面麻醉口咽、喉、气管及支气管。

(3)术中通气模式多采用保留自主呼吸并辅以高频喷射通气。但应该注意,经支气管镜通气时,由于支气管镜管腔狭窄,不能进行有效的气体交换,加之支气管镜周围大量漏气,可引起通气不足,导致缺氧和高碳酸血症。上述情况一旦出现,应立即将支气管镜退至气管进行有效的通气。

(4)在检查气道过程中一旦发生支气管痉挛,应加深麻醉,雾化吸入沙丁胺醇(舒喘灵)或静脉注射支气管扩张药。若术中病情突然恶化,严重缺氧,应怀疑并发气胸。

(5)取出异物后检查所有气管支气管树,以明确有无其他异物或碎片。为了预防术后肺不张,需要反复刺激和吸引梗阻部位的分泌物。术后应给予类固醇激素(地塞米松 0.1 mg/kg)和抗生素,并吸入湿化的氧气。术后严密观察病情,及时处理呼吸抑制和喉头水肿等并发症。

六、气道激光手术

激光是受激辐射产生的一束波长相同、光子相同、同一方向运动的单色光。激光产生的能量可被生物组织吸收并转变为热能。由某种激光媒质产生的特定波长的激光对组织产生不同的作用。波长越长,组织对激光能量的吸收就越多;相反,短波长的光束容易发生散射。例如,在电磁光谱的红外部分中,CO_2 激光波长相对较长。CO_2 激光束几乎被组织表面全部吸收,并通过气化细胞水分而破坏组织,因而适用于喉及声带病变的表浅手术。钕-钇-铝-石榴红激光其波长仅为 CO_2 激光波长的 1/10,其能量可被深处的含有色素的组织所吸收,故适用于深部肿瘤的热切除。此外,钕-钇-铝-石榴红激光可在柔软的纤维光学仪器中传播,而 CO_2 激光则必须直接瞄准目标。气道激光手术麻醉的关键是如何防止激光引起的气道燃烧及其对正常组织的损伤。

(一)激光的危险

激光手术确实为手术医师提供了许多方便,如手术切除精确,术野无器械妨碍,并可减轻组织水肿和出血。然而,使用激光也有一定的缺点和危险。激光可损害其他组织,如眼睛。使用激光有增加手术室火灾的危险,燃烧时可产生有害的烟雾。因此,气道激光手术的麻醉关键是如何处理激光所造成的意外事故。

1.眼睛损伤

CO_2 激光最初被角膜的含水组织吸收,而钕-钇-铝-石榴红激光则可达含有色素的视网膜,从而引起眼睛损伤。除此之外,激光可灼伤皮肤,因此,所有毗邻术野的皮肤应使用湿纱布或毛巾加以保护。

2.燃烧

气道内燃烧是激光手术威胁患者生命安全的并发症。国外已有大量的气道燃烧的病例报道,气道燃烧的最大危险是点燃气管导管,所有非金属的气管导管均有被激光点燃的可能。采用非插管技术如喷射通气或间歇呼吸暂停可以预防气管导管的燃烧。喷射通气去除了激光通道中的可燃物质,但同时也增加了将烟雾和碎片吹入气管和下呼吸道的危险,激光束仍可击穿气管和支气管。金属导管可免除燃烧的危险,但金属导管也有一些缺点,如没有套囊、导管笨重、柔软性差,还可能损伤声带。此外,激光束可被金属导管反射出管外,引起导管毗邻气道组织的损伤。

防止非金属导管燃烧的方法是在导管外包裹箔片,可防止激光击穿和点燃导管。使用箔片保护导管时应注意:①如包裹太紧时可使柔软的导管扭结。②粗糙的箔片边缘可损伤黏膜表面,箔片可能碎裂并被吸入呼吸道。

气管导管的套囊极薄,易被激光击穿,可用盐水浸湿的纱布包裹套囊或将套囊充以盐水以保护套囊。套囊中的液体可吸收热量。套囊一旦被击穿,流出的液体将有助于熄灭火焰。在套囊中加入亚甲蓝,有助于及时发现激光击穿套囊。使用专门用于 CO_2 激光手术的特殊气管导管,可有效地预防气道燃烧。

除此之外,还应采取如下措施预防气道燃烧:①尽可能使用最低的吸入氧浓度(FIO_2)。②使用水溶性软膏。③纸制品应远离术野。④使用最低有效的能量设置。⑤尽量避免持续使用激光。⑥手术野应保持潮湿。

一旦发生气道燃烧事故,应采取如下措施处理:①立即终止通气,阻止火焰向气管支气管树蔓延。②钳夹气管导管,断开与呼吸回路的连接,关闭氧源。③拔除气管导管。④如果在气道内的气管导管仍有残余燃烧,立即用盐水或水熄灭。⑤面罩通气。⑥重新插入气管导管或直型支气管镜。⑦用支气管镜检查气道并清除碎片。⑧用湿化氧气通气。⑨送 ICU 密切观察。

3.有毒烟雾

激光引起组织燃烧产生的烟雾主要由炭化的细胞碎片、水蒸气和碳氢化合物组成。

(二)钕-钇-铝-石榴红激光手术

钕-钇-铝-石榴红激光手术主要用于姑息性切除可引起气道梗阻、塌陷和感染的支气管肿瘤。此类手术除了可引燃气道外,还可引起气管、支气管穿孔和支气管痉挛。气道穿孔可导致大血管穿孔,招致难以控制的致命性出血。

七、阻塞性睡眠呼吸暂停综合征手术

阻塞性睡眠呼吸暂停综合征(obstructive sleep apnea syndrome,OSAS)是指睡眠时因上呼吸道塌陷或阻塞而引发阵发性呼吸暂停或低通气,并由此引起血氧饱和度下降和频繁觉醒,从而导致日间的不适症状。OSAS 患者睡眠时上气道狭窄、软组织松弛、舌根松弛后坠,吸气时在胸腔负压的作用下,软腭、舌根坠入咽腔紧贴咽后壁,造成上呼吸道阻塞,这是引起阻塞性睡眠呼吸暂停的主要原因。OSAS 可见于多种疾病,如肥胖、鼻部疾病、扁桃体肥大、肢端肥大症、甲状腺功能减退症等。

(一)OSAS 主要病理生理及并发症

OSAS 患者睡眠时反复的呼吸暂停及低通气,导致低氧血症和高碳酸血症,严重者可导致神经调节功能失衡,儿茶酚胺、肾素-血管紧张素、内皮素分泌增加,内分泌功能紊乱及血流动力学改变等,造成组织器官缺血、缺氧,多系统多器官功能障碍。由于个体差异,器官功能损害的临床表现及严重程度也有很大的不同。心、肺、脑血管严重损害可导致肺动脉高压、高血压、夜间心律失常、心肌缺血或心绞痛、心力衰竭和记忆力衰退。

(二)OSAS 手术的麻醉管理

OSAS 患者内科治疗效果不佳时需行手术治疗。手术疗法目前多采用腭垂腭咽成形术(uvulo palato pharyngo plasty,UPPP)。此法经口摘除扁桃体,切除部分扁桃体的前后弓、包括腭垂在内的部分软腭后缘,增大口咽和鼻咽入口直径,减少腭咽括约肌的容积,以防止睡眠时的上气道阻塞。成人 UPPP 麻醉方式可选用局部麻醉或全身麻醉。但肥胖的 OSAS 患者因舌肥厚、腭垂粗大以及软腭宽松,采用局部麻醉效果较差,患者痛苦难以配合手术。全身麻醉则克服了局部麻醉的缺点。但是,不管是采用局部麻醉还是全身麻醉,UPPP 术并非绝对安全。部分 OSAS 患者可因镇静镇痛药、肌肉松弛药的使用而致上呼吸道塌陷,或因术中、术后局部水肿,分泌物潴留等因素而导致呼吸道严重梗阻,甚至因严重缺氧而死亡。因此,OSAS 患者麻醉时必须注意以下几个方面。

1.麻醉前访视与评估

对 OSAS 患者的病情进行全面评估，详细了解上呼吸道阻塞的严重程度，明确其全身状况和重要器官功能损害的程度，并充分做好处理困难气道的准备。一般情况下，OSAS 患者麻醉前不宜使用镇静镇痛类药物，以免引起严重呼吸道梗阻。若需要使用时，也应在严密监测下谨慎使用。为减少麻醉诱导后发生反流误吸，肥胖患者麻醉前还可服用 H_2 受体阻滞剂（如雷尼替丁）和甲氧氯普胺。

2.麻醉诱导

由于麻醉诱导后可能出现呼吸道阻塞、通气功能下降和插管时间延长，OSAS 患者在插管过程中更易发生低氧血症，对已伴有低氧血症和并发肺疾病的患者更为危险。因此，术前估计有严重困难气道的患者，宜采用清醒气管内插管。已有心肺功能损害的患者，清醒插管前须谨慎给予镇静镇痛药物，插管前应充分表面麻醉咽喉及气管黏膜以减轻插管反应。为了预防术中或术后早期发生急性呼吸道梗阻，国内有学者建议有下列情况的重症 OSAS 患者，手术麻醉前应在局麻下行预防性气管造口术：①患者睡眠期最低 SaO_2 低于 50%。②每小时呼吸暂停和低通气次数大于 50 次/小时。③合并较严重的心、肺和脑并发症。④有严重的缺氧表现。⑤体胖、颈粗短、舌根肥厚后坠者。

3.术中麻醉管理

为了保证足够的通气，避免发生低氧血症和二氧化碳潴留，术中应控制呼吸。术中口内操作可引起导管扭曲、折叠、滑脱等异常情况，因此，必须严密监测呼吸音、SpO_2，有条件者还应监测呼气末二氧化碳，间断性进行血气分析。对于术前合并高血压、心肌缺血、心力衰竭或心律失常的患者，充分做好循环功能的监测，术中应尽力维持血流动力学的稳定。持续监测心电图有助于及早发现和治疗心律失常及心肌缺血、梗死等并发症。病情严重者或极度肥胖患者袖带测压难以进行时，应考虑持续监测动脉压。

4.麻醉后处理

OSAS 患者术后必须严格掌握拔管指征。待患者完全清醒、气道反射和肌力恢复正常、呼吸功能恢复良好后方可拔管。部分患者拔管后可因麻醉药或肌肉松弛药的残余作用、伤口局部出血或水肿而造成急性呼吸道梗阻，甚至窒息死亡。因此，拔管前必须做好紧急通气的准备。拔管后严密观察呼吸是否通畅、氧合是否良好、创面有无出血以及循环功能是否稳定。患者返回病房后仍需严密监测呼吸和循环情况，常规给氧，及时清除口腔内分泌物或血液。如果条件许可，病情严重者术后当晚应在麻醉监护室度过。

UPPP 术后咽喉部疼痛剧烈，在严密监护下可使用 PCA。但 PCA 可引起或加重呼吸道梗阻，应高度警惕。上述情况一旦出现应立即停用 PCA。对于伴有神经系统疾病、低氧血症、心肺功能不全或仍有严重气道阻塞症状的 OSAS 患者，不宜使用 PCA。

八、全喉或部分喉切除术

喉切除创伤大，范围广，刺激强。部分患者伴有气道梗阻和喉解剖上的异常，给气管插管带来困难。术前应做纤维喉镜或间接喉镜检查。对预计插管困难者不宜快速诱导，有些病例麻醉前无气道梗阻，但使用镇静及诱导药物后，可立即出现明显梗阻，应有所准备。对于有气道梗阻的病例，全麻前先于局麻下气管造口，经造口气管插管，采用静吸复合全麻。导管妥善固定。术毕需更换用于气管造口的专用导管，但因这种导管多不能与麻醉机相接，故更换前呼吸功能应恢

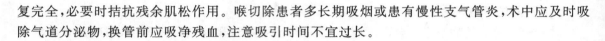

复完全,必要时拮抗残余肌松作用。喉切除患者多长期吸烟或患有慢性支气管炎,术中应及时吸除气道分泌物,换管前应吸净残血,注意吸引时间不宜过长。

九、耳部手术

耳部手术因麻醉者远离患者头部,呼吸管理仍然是麻醉的重点。由于耳部手术的特殊性,因此,耳部手术麻醉也有其特点。耳部手术多数可在局麻下完成。估计手术超过 2 小时,操作较困难,尤其显微外科手术,则多在全麻下进行,常气管内麻醉。

对于耳部手术麻醉,麻醉医师首先要考虑的问题包括氧化亚氮对中耳的影响、面神经的保护以及控制出血。

耳部手术术中常需要辨认面神经,并加以保护。手术医师术中需要分离出面神经并通过监测脑干听觉诱发电位和耳蜗电图来确认其功能。如果选用阿片类药物复合肌肉松弛药,将掩盖30%的肌肉反应,但也有证据显示,在使用肌肉松弛剂完全消除鱼际肌电刺激反应时,此时电刺激面神经,仍可产生明显的肌肉收缩反应。因此,对于需要监测面神经功能的手术,肌肉松弛剂并非绝对不能使用。

精细的中耳手术应尽可能减少术野出血。减少出血的有效方法是维持相对低血压(平均动脉压比基础值低 25%)。鼓室管内注射 1∶1 000 的肾上腺素可收缩血管,但必须严格抑制肾上腺素的用量,防止肾上腺素用量过多引起的心律失常和血压的剧烈波动。

中耳和耳窦是充满空气的不可扩张的腔隙,腔内气体一旦增多将引起腔内压力升高。氧化亚氮可顺着浓度梯度扩散到充满空气的中耳,其进入中耳的速度比氮气从中耳逸出的速度快。当中耳内部压力达到 $20 \sim 30$ cmH$_2$O 时,咽鼓管被动打开。使用氧化亚氮 5 分钟,即可使中耳压力升高,而且超过咽鼓管自动减压的能力,从而导致中耳压力急剧上升。在鼓膜置换或鼓膜穿孔修补的手术过程中,应停用氧化亚氮。若不能停用氧化亚氮者,在植入鼓膜移植片之前,应限制氧化亚氮的浓度在 50% 以下,以防中耳压力过高引起移植片的移位。

停用氧化亚氮之后,中耳内的氧化亚氮迅速减少,并形成近似真空状态而产生负压。中耳负压可导致严重的中耳炎、中耳小骨尤其是镫骨脱落和听力损害,这些并发症可持续 6 周以上。氧化亚氮可增加术后恶心、呕吐的发生率,这是由中耳负压所引起的。小于 8 岁的患儿术后呕吐更为常见,术后应使用抗吐剂。

(邹启帅)

第六章

口腔颌面外科麻醉

第一节 口腔颌面外科手术的麻醉特点

一、口腔颌面外科患者的特点

(一)患者的年龄跨度大

口腔颌面部疾病可发生于任何年龄,患者的年龄跨度大,从出生1周的新生儿到100多岁的超高龄老年人都有。

1.小儿

总体上说,在口腔颌面外科中,小儿多因先天性颅颌面畸形而实施手术。许多先天性口腔颌面畸形如唇裂、颅狭症等都主张在1~2岁以内实施早期手术,除了改善外形和功能以外,还能获得术后较佳的发育条件。小儿颞下颌关节强直可导致张口困难甚至完全不能张口影响进食,仅能通过磨牙后间隙处塞入小块的软固体食物或吸入流质、半流质食物以维持生存。长此以往将严重影响其生长发育并造成营养不良,往往需要早期手术治疗。小儿各时期的解剖生理特点随年龄增长而不断变化,年龄愈小,与成年人之间差别愈大。必须注意采用合适的方法和监测手段以尽可能减小手术麻醉的不利影响,维持其生理内环境的稳态。

2.青壮年

青壮年患者以颌面部外伤、炎症治疗以及正颌整复手术居多,气道问题比较突出。近年来,青壮年人群中因阻塞性睡眠呼吸暂停综合征而接受手术治疗的患者也日益增多。这类患者多由于长期间断的低氧及高碳酸血症可引起体循环、肺循环高压,进而引起心脏损害、动脉粥样硬化及血液黏滞度增高。

3.老年

老年患者则以各种肿瘤性疾病为主。因年龄增长,老年人全身各器官的生理功能发生退行性变化甚至出现病理性改变,常伴有高血压、缺血性心脏病、慢性阻塞性肺疾病、水电解质酸碱平衡失调以及体内药物生物转化和排泄能力下降,对手术和麻醉的耐受力显著降低。老年恶性肿瘤患者全身状况很差,加上摄食障碍,常出现消瘦,并伴有贫血、营养不良和低蛋白血症,术前也应尽可能予以改善和纠正。

(二)困难气道十分常见

口腔颌面外科患者中,困难气道十分常见且程度严重。易发生气道困难的常见疾病有先天性口腔颌面畸形、口腔颌面肿瘤、颞下颌关节强直、阻塞性睡眠呼吸暂停综合征、外伤、感染、肿瘤造成口腔颌面畸形或缺损、手术或放疗引起气道附近解剖结构改变、颌颈部肿瘤压迫致气管移位等。其他的如肥胖颈短、颈椎病变、小下颌、门齿前突或松动、高喉头、巨舌等也会给气管插管带来困难,术前应准确预测并选择好合适的诱导方法和插管技术。

(三)口腔颌面畸形与综合征

对于那些同时出现全身各部位多处畸形的,临床上通常采用"综合征"来命名。许多先天性畸形均可有口腔颌面部的表现。其中最常见的是 PierreRobin 综合征和 TreacherCollin 综合征,患者表现为小颌、舌后坠等畸形,患儿出生后即表现出明显的气道问题。Goldenhar 综合征的患者表现为一侧面部发育不良、下颌骨发育不良和颈部脊髓畸形。KlippelFeil 综合征则表现为外耳和眼部畸形包括脊柱融合、颈胸椎侧凸和高腭弓等畸形特征。脊柱融合往往造成颈部后仰严重受限。Apert 综合征除有突眼、眶距增宽、腭裂外,还伴有脑积水、心血管畸形、多囊肾等。由于先天性多发畸形继发的各种病理生理改变将使其病情变得更为复杂。麻醉医师应充分认识到其不仅存在口腔颌面部畸形,而且可能伴有其他重要脏器的畸形以及这些缺陷所引起的严重生理功能紊乱。多方面病因的影响无疑会使麻醉处理的难度大大增加,麻醉医师应针对各类患者不同的解剖、生理、病理特点作综合考虑。

(四)心理问题突出

口腔颌面外科疾病与心理问题密切相关。一方面精神和内分泌因素可诱发口腔颌面肿瘤;另一方面,对于已患肿瘤的患者,在实施肿瘤手术前,也常会因大面积组织切除后可能造成的头面部外观畸形和诸如咀嚼、吞咽、语言、呼吸等生理功能改变,而存在明显的心理障碍。先天性口腔颌面畸形的患者往往因颜面丑陋或生理功能障碍而产生各种心理的异常变化。对已接受了多次手术治疗的患者而言,手术麻醉的痛苦体验与不良回忆则会使其在再次手术前存在极度恐惧甚至拒绝心理。老年患者可因对病情发展和健康状况的过分关注而引起其焦虑、抑郁等情绪改变。因此,对于可能出现的诸多心理问题,麻醉医师应予以高度重视,术前应做好耐心细致的解释工作,与患者及家属建立起良好的医患关系,尽可能地取得他们的合作。不良心理活动的抑制与阻断,无疑对减少麻醉用药量、维持生理状态稳定和减少术后并发症都有着重要意义。

二、口腔颌面外科手术的特点

(一)根治性外科与功能性外科

手术仍是口腔颌面部肿瘤的主要有效治疗手段。根治手术和整复手术相辅相成而存在,只有在完全根治肿瘤后才有必要实施整复手术。总之,应以肿瘤根治手术为主,与整复手术相结合,即使肿瘤得到根治,又能在功能和外形上获得一定程度的恢复。如今,头颈肿瘤外科、整复外科和显微技术的飞速发展,使肿瘤根治术后大面积缺损和功能障碍的修复成为可能,从而可为术后患者生存率和生存质量的同时提高提供前提保障。

对晚期恶性肿瘤、复发癌瘤和多原发癌瘤也应持积极态度,能一次切除者应给予一次切除,不能一次切除者应予以分次切除。另外,对恶性肿瘤的颈淋巴结处理,不应待临床上已查明有癌瘤转移时才进行颈淋巴清扫术以避免降低手术治疗效果。根据不同情况可采用选择性颈淋巴清扫术或治疗性颈清扫术、功能性颈淋巴清扫术或根治性颈清扫术。

（二）综合与序列治疗

目前趋向于在口腔颌面部的肿瘤患者中应用放疗、化疗等其他方法与外科手术合并进行综合治疗，以取得较好的疗效。放疗和化疗可在术前或术后使用。口腔颌面外科中，序列治疗概念的提出是由唇腭裂治疗开始的。无论序列也好，综合也好，都是多学科的排列有序的治疗。它应依托于多学科之间的密切协作，由一个以口腔颌面外科医师为主的协作组来完成，其他有关的还包括麻醉科、耳鼻咽喉科、放射科等医师。

（三）牙颌面畸形与正颌外科

对牙颌面畸形患者的治疗，可通过正颌外科手术矫正其牙颌面畸形，实现重建正常牙颌面三维空间关系和恢复其牙颌正常功能，使其达到和谐、相对满意的容貌。由于正颌手术多经口内途径施行，在狭窄而有较深的部位进行操作、止血困难，软组织切口和骨切开线均要求十分准确，以免损坏众多的重要解剖结构。由于骨切开的创伤部位难以按常规止血，手术后可能会有渗血出现。术后张口困难和口内渗血可使患者在麻醉恢复期内发生上呼吸道梗阻的风险大大增加。对这类患者，麻醉恢复期和术后早期均须加强监测，谨防意外发生。

（四）显微外科技术的广泛应用

显微外科技术已广泛应用于口腔颌面外科的手术中，尤其是小血管吻合游离组织瓣移植手术的成功，使口腔颌面部大面积缺损后施行立即修复成为可能。

显微外科手术具有一定的特殊性，其技术条件要求高、操作精细复杂、手术时间长，手术操作和围术期管理过程中的各环节都会直接影响到手术最终的成败。手术过程中必须使患者保持合适体位并严格制动以利长时间手术的实施。还应保持充足的循环血容量并根据情况给予扩血管和抗凝处理。术后应尽可能使颈部制动，防止血管受压形成血栓、压迫静脉导致回流受阻等。此外，维持正常的体温，对预防吻合小血管痉挛、提高游离组织的成活率也十分重要。在小血管吻合重建血循环游离组织移植手术后，不仅要进行全身循环、呼吸等重要系统的监测，而且应加强对局部移植组织的严密观察和护理。

三、麻醉处理原则

口腔颌面外科手术对麻醉的要求包括安全有效地控制气道、麻醉诱导和维持阶段力求平稳、维持适当的肌肉松弛、苏醒迅速、保证术中及术后镇痛完全。

（吴亚楠）

第二节 口腔颌面外科手术的麻醉处理

一、麻醉选择

口腔颌面外科手术的常用麻醉方法包括局部区域神经阻滞和全身麻醉。选择麻醉时应以患者能接受，手术无痛、安全，术后恢复迅速为原则，根据患者的年龄、体质、精神状况，手术的部位、范围、时间长短等综合考虑而定。

二、常用麻醉方法

(一)局部麻醉

局部麻醉一般由手术者自行操作。局部麻醉对生理干扰小、易于管理、恢复快,多用于第3磨牙拔除或短小手术。也可以在全身麻醉时复合应用,以减少术中的全身麻醉药用量,缩短麻醉恢复时间。它的缺点在于手术区疼痛感受器的阻滞不易完善。对于精神紧张、焦虑者,可在局部麻醉的基础上,经静脉辅助应用镇静、镇痛药物以完善麻醉效果。

(二)全身麻醉

由于口腔颌面部手术的解剖部位特殊,多数手术时间较长且操作精细,而手术区域又毗邻呼吸道甚至颅底、眼眶、颈部重要的神经血管,术野周围血流丰富,渗血较多。有些复杂的手术还涉及重要组织和器官。因此,气管内插管全身麻醉应是最为理想的麻醉选择。全身麻醉优点在于能完全消除手术的疼痛与不适,解除患者的焦虑感,较好地控制机体反应,并适合于术中使用低温、控制性降压和机械通气等技术,为外科手术提供最理想的手术条件。常用的全身麻醉包括以下几种。

1.氯胺酮基础麻醉

氯胺酮基础麻醉实施相对简单,对药物输注设备要求不高。氯胺酮麻醉对骨骼肌张力的影响小,上呼吸道反射也可维持,术中基本能保持自主呼吸,不产生明显的呼吸功能抑制,不影响对二氧化碳的反应性。给药2分钟后可引起呼吸频率减慢,当快速大剂量给药或与阿片类药合用时才产生明显的呼吸抑制。以往被广泛用于小儿麻醉,尤其是短小手术。但氯胺酮可引起呼吸道分泌物增加,还有兴奋心血管中枢的作用,造成血压和心率同时上升。由于缺乏呼吸道保护和有效呼吸支持,这种方法已逐渐淘汰。

2.全凭静脉麻醉

多种静脉麻醉药、麻醉性镇痛药复合非去极化肌肉松弛药是比较理想的全凭静脉麻醉药组合。全凭静脉麻醉不刺激呼吸道,无手术时污染和燃烧爆炸的危险,起效快、麻醉效果确切。气管内插管有助于维持气道通畅,便于清理气道,实施人工通气。静脉麻醉药首选丙泊酚,起效迅速可控性好。麻醉性镇痛药常选芬太尼、舒芬太尼和瑞芬太尼,镇痛作用强大。肌肉松弛药首选中、短效非去极化类,如维库溴铵、罗库溴铵和阿曲库铵等,不仅可有助于呼吸管理,而且能松弛口咽部肌肉以利于手术操作。

3.静吸复合全身麻醉

静吸复合全身麻醉方法多样,如静脉麻醉诱导,吸入麻醉维持;或吸入麻醉诱导,静脉麻醉维持;抑或静吸复合麻醉诱导,静吸复合麻醉维持等。由于静脉麻醉起效快,患者易于接受,而吸入麻醉便于管理,麻醉深度易于控制,故临床普遍采用静脉麻醉诱导,而吸入或静吸复合维持麻醉。常用的吸入麻醉药包括挥发性麻醉药恩氟烷、异氟烷和七氟烷以及非挥发性吸入麻醉药氧化亚氮。

(三)全身麻醉复合外周神经阻滞

口腔颌面部外周神经阻滞可以提供超前及延迟的镇痛。一般在麻醉诱导后、手术开始前是实施神经阻滞的最佳时机。全身麻醉诱导后可行眶下神经阻滞。一旦神经阻滞起效,将减少全身麻醉药物的用量。眶下神经是三叉神经的终末支,支配上唇、下眼睑、两者之间直至鼻旁的皮肤和黏膜的感觉。它从眶下孔穿出,位于颧骨突出部位(鼻外侧的骨性突起)的内侧,所以很容易被阻滞。阻滞成功可麻醉上唇、鼻翼、鼻中隔、下眼睑和面颊的中部。

三、麻醉期间患者的管理

(一)病史和体格检查

麻醉医师在术前必须进行全面的病史采集和体格检查。常规的术前实验室检查包括血常规、尿常规、血生化、肝肾功能、胸片和心电图等。麻醉前访视时,应仔细复习病史资料,了解患者是否合并其他的先天性畸形,评估有无气道困难存在、有无呼吸和循环代偿功能减退、有无营养不良和发育不全,是否存在呼吸道感染和严重贫血等。

(二)气道评估

了解有无喉鸣、打鼾、鼻出血史;有无气道附近手术外伤史;有无头颈部放疗史;有无麻醉后发生气道困难史等。检查有无肥胖、鼻腔堵塞、鼻中隔偏曲、门齿前突或松动、颞下颌关节强直、小下颌、颈短粗,检查有无口腔、颌面及颈部病变,气管是否移位等。特殊检查包括张口度、甲颏间距、颈部活动度、Mallampati 试验。Mallampati 试验和 Cormack-Lehane 分级密切相关。

有些综合征伴有颌骨畸形则会明显影响气道的显露。例如,PierreRobin 综合征和 TreacherCollin 综合征,由于患者下颌骨过小,呈小颌畸形,正常情况下行气管插管时暴露气道十分困难,因而对该类患者的麻醉需要做好充分的困难气管插管的思想准备和器械准备,要避免因准备不充分而导致的急症气道出现。

(三)术前准备

1.小儿患者

年龄越小,手术麻醉风险也越大,婴儿施行选择性手术的安全年龄被定为出生前孕龄＋出生后年龄大于 44 周。伴急性上呼吸道感染和严重贫血的患儿,应暂缓手术。检查先天性颌面畸形患儿有无并存的重要脏器畸形及其功能改变。检查先天性唇腭裂患儿有无喂养困难造成营养不良、发育迟缓。

2.中老年患者

中老年患者中对原已有内科并发症的患者,需着重了解其脏器功能损害的严重程度,与内科医师共同制订术前治疗方案,包括控制高血压,改善呼吸功能,治疗心律失常,安置临时起搏器,纠正水、电解质以及酸碱平衡紊乱和营养不良等,以提高患者的手术麻醉耐受力。恶性肿瘤患者全身状况差,加上摄食障碍,常出现消瘦,并伴有贫血、营养不良和低蛋白血症,术前也应尽可能予以改善和纠正。

3.阻塞性睡眠呼吸暂停综合征患者

阻塞性睡眠呼吸暂停综合征患者应注意从病史、症状、体征上给予判断,明确引起上呼吸道阻塞的病因,评估其上呼吸道阻塞程度和肺通气功能状况,检查有无低氧血症和高碳酸血症以及心肺并发症等。遇肥胖患者,麻醉前还应了解其肥胖的严重程度以及在心血管、呼吸和代谢等方面可能出现的异常变化,以能采取合理的麻醉处理手段。

(四)麻醉前用药

麻醉前用药主要包括镇静药和抗胆碱药,一般于麻醉前 30 分钟到 1 小时给予。抗胆碱药对于清醒插管尤为重要,干燥的气道能显著提高局麻药的效果。

麻醉前用药应尽力做到个体化,需结合患者的年龄、身体状况、焦虑程度、药物反应及手术麻醉史等作综合考虑。1 岁以内的婴儿在麻醉前无须使用镇静药物,1 岁以上的小儿可视具体情况在麻醉前给予镇静药物。高龄、有严重肺病、气道受损、休克或颅内压增高的患者,可不使用麻醉

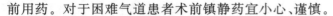

前用药。对于困难气道患者术前镇静药宜小心、谨慎。

（五）插管路径和气管导管

插管路径常根据手术需要而定，如无特殊禁忌原则上应避免妨碍手术操作。颅底、眼眶、鼻部、上颌骨、上颌窦手术宜采用经口插管，口腔内、腮腺区、下颌骨、颈部手术宜采用经鼻插管。相对而言，经鼻插管在口腔颌面外科麻醉中更为普遍，但有鼻出血、鼻甲切割伤、鼻骨骨折以及鼻翼缺血坏死等并发症的报道。

根据不同手术的需要选择合适的气管导管：RAE（Ring Adair Elwyn）导管常被用于口腔颌面及颈部手术中，口插管外露的近端向下弯曲，鼻插管外露的近端向上弯曲，能最大限度地暴露手术野；钢丝螺纹加强型导管弯曲后不变形，用于头位常需变动的手术中，可避免导管发生折叠和阻塞。激光手术导管在制作中添加箔、不锈钢、铝等金属材料，使导管能耐受激光，避免在喉、气管激光手术中发生导管熔化、断裂；喉切除术导管直接经气管造瘘口插入气管，外露的近端向下弯曲，在喉切除手术操作过程中，可将导管近端置于手术野外；气管切开术导管长度较短，直接经气管切口处插入气管，其远端开口呈圆形，可减少气管黏膜的损伤。

（六）插管方式

一般来说，非手术方式插管具有操作简便、成功率高、风险性小、并发症少的优点，常被作为建立气道管理的首选方法。

在口腔颌面外科患者中困难气道的比例高，程度严重，情况复杂。对于严重的困难气道患者往往考虑采用清醒插管，较安全。清醒插管法具有以下优点：①保留自主呼吸，维持肺部有效的气体交换。②气道反射不被抑制，降低了误吸引起窒息的危险。③保持肌肉的紧张性，使气道解剖结构维持在原来位置上，更有利于气管插管操作。④不需要使用吸入麻醉剂和肌肉松弛药，在某些高危患者中可避免这些药物引起的不良反应。清醒插管没有绝对的禁忌证，除非患者不能合作（如儿童、精神迟缓、醉酒及好斗的患者），或者患者对所有局部麻醉药有过敏史。对于不合作或同时患有颅内高压、冠心病、哮喘的患者，则应权衡插管困难与清醒插管的风险，给予全面考虑。

但在某些情况下需施行气管切开术后麻醉，具体如下：①口、鼻、咽部有活动性出血。②会厌及声门部炎症、软组织肿胀或异物阻挡而妨碍显露声门。③出现上呼吸道梗阻无法维持通气。④全面部骨折（上、下颌骨和鼻骨复合骨折）者在手术复位过程中需多次改变气管导管径路。

（七）气管导管固定

在口腔颌面手术中，口内的操作或搬动头部均会引起导管移位，小的移动增加导管和气管黏膜之间的摩擦，增加喉水肿的危险性；大的移位有可能造成手术中导管滑出，或进入一侧支气管内。另一方面，由于气管导管经过手术区域，所以常被手术巾所覆盖，则导管的移位、折叠不易被发现，所以导管固定非常重要。在进行口腔颌面外科手术时意外拔管是手术的真正危险。麻醉医师应充分认识到这种可能性，并保持与外科医师的不断沟通，共同避免意外拔管的发生。

一般经鼻插管比经口插管易于固定。RAE导管和异型导管的特殊弧度能限制气管导管的移动，有利于术中气道管理。为了使导管固定更安全还可用缝线固定导管于鼻翼、口角或门齿上，或使用手术贴膜固定导管于皮肤。

（八）术中监测

麻醉医师必须在使用各种仪器前进行检查。麻醉机功能监测应包括吸入氧浓度、气道压力、呼出气量和呼出气麻醉药物浓度的监测。应持续监测心率、无创动脉压、脉搏氧饱和度、呼气末二氧化碳分压。在某些情况下,麻醉医师可根据需要增加其他的监测项目如测定中心静脉压、有创动脉压、颅内压、肺动脉压、心排血量、体温及其他指标,最好兼有波形及数字显示,尤其要注意动态变化过程及时处理。使用肌肉松弛药时,需监测神经肌肉功能。

(九)远距离麻醉管理

由于手术医师占据了患者的头端位置,而麻醉机远离头部。术中应严密观察有无气管导管或静脉输液管的扭曲、折叠、脱出,以及麻醉呼吸回路的脱落等异常情况。

(十)长时间手术时的躯体保护

对于长时间手术要注意躯体的保护,比如以下几方面。①眼睛的保护:颌面外科手术中,手术牵拉、消毒药水等易导致眼睛损伤。术前涂抹抗生素眼膏并用无菌胶带粘贴上下眼睑,手术操作时提醒医师避免压迫眼球或牵拉眼内容物,可减少眼的损伤、失明的危险。②鼻翼的保护:导管过分向上牵拉或衔接管过重,均会压迫鼻翼,长时间压迫,鼻翼缺血,会导致局部皮肤坏死,瘢痕形成。③外周神经的保护:患者身体过长,手术时双脚腾空于手术床外,易造成腓神经损伤;由于手术床过窄而导致术中上肢下垂或受压,易造成尺神经损伤,尤多见于肥胖患者中;放置体位时上肢过于外展,或俯卧位时垫衬安放不到位,可造成臂丛神经损伤。

(十一)控制性降压

施行控制性降压有利于减少组织的渗血并提供一个干燥的手术野,使组织解剖易于辨认,也适合某些精细操作如血管吻合术的要求,故目前在口腔颌面手术中控制性降压技术的运用非常普遍。由于整个手术时间相对较长,故只需在截骨、肿瘤切除等出血多的步骤时,实行严格的控制性降压,而在血管吻合等显微操作时,可控制血压略低于基础,待血管吻合结束后要立即复压,一方面有助于移植物的血液供应,另一方面也有助于外科医师判断和止血。

降压的前提是血容量充足,这样才不会损害组织器官,通常的做法是在诱导后即利用血浆代用品如羟乙基淀粉、明胶等进行扩容,保证循环血量充足的同时还起到血液稀释的作用。

降压的实施:①可以通过吸入麻醉剂加深麻醉而达到降压的目的。②应用降压药物,常用的如扩血管药(硝普钠、硝酸甘油等)、钙通道阻滞剂(尼卡地平等)、肾上腺受体阻滞剂(艾司洛尔、拉贝洛尔等)。在控制降压时,可尽量使手术部位高于身体其他部位,这样可使手术野的血压降得最低而不影响其他部位灌注。降压的过程中必须进行有创动脉监护。

四、麻醉后患者的处理

(一)拔管术

拔管术在大多数情况下是顺利的,但在有些特殊患者甚至比插管的困难更大。由于术后组织的水肿、颜面部结构的改变以及术后的包扎使得面罩通气变得困难甚至无法通气。并且由于担心会破坏修补后口咽和鼻咽的解剖,通气道或喉罩可能也无法使用。为了确保拔管安全,麻醉医师应首先考虑两个问题。第一,套囊放气后导管周围是否漏气?第二,如果患者在拔管过程中出现气道梗阻,紧急通气包括外科建立气道是否可行?如果以上答案是肯定的则可尝试拔管。

拔管前应准备好困难气道急救车。充分供氧并吸尽患者气道分泌物和胃内容物。拔管前可静脉注射地塞米松并将患者头稍抬高,有可能缓解气道水肿。可以应用少量气管扩张剂和短效 β_1 受体阻滞剂如艾司洛尔,有助于改善患者呼吸和循环情况。确认患者已完全清醒并且没有残留肌松作用,潮气量和每分通气量基本正常,SpO_2 维持 95% 以上。

只要没有外科特殊禁忌,拔管时可让患者半卧,以增加功能残气量和减少气道梗阻。如果拔管后有舌后坠的可能应先将舌牵出并用缝线固定。拔管前将气管引导管或其他类似导管如高频喷射通气管、气道交换导管或纤维支气管镜等留置于气管导管中。这样,拔管后保留的气管因导管还可引导再次插管。用鼻胃管或光索等作为引导管也可起到相应效果。拔管动作要轻柔,先试将气管导管退至声门上,观察有无气管狭窄或塌陷,然后再将气管导管缓慢拔除。少数患者可能出现短暂的喉水肿或喉痉挛,通过加压供氧,肾上腺素雾化吸入等处理,症状一般都能缓解。如症状持续加重甚至出现呼吸困难应考虑再次插管或气管切开。

(二)急性喉痉挛的处理

喉痉挛为拔管后严重的气道并发症,多见于小儿,处理必须争分夺秒,稍有贻误即可危及患者的生命。应立即吸除声门和会厌附近的分泌物,然后可进行如下处理:①用100%氧进行持续气道正压,同时应注意将下颌托起,以除外机械性梗阻因素,直至喉痉挛消失。②小剂量的丙泊酚(20~50 mg)加深麻醉,直至喉痉挛消失。③如果上述处理无效,可应用短效肌肉松弛药来改善氧合或协助进行气管插管。

(三)术后恶心、呕吐

很多因素均会造成术后恶心、呕吐(post-operative nausea and vomit,PONV),如术前过度的焦虑,麻醉药物的影响、缺氧、低血压,以及术中大量的血液、分泌物刺激咽部或吞入胃内。由于呕吐物可能污染包扎敷料和创面从而增加感染机会。对术后吞咽功能不全的患者,也增加了误吸的机会。因此,控制PONV对口腔颌面部手术显得尤其重要。

对于PONV的高危患者,可采取一些预防措施,如:①术后清除咽部的分泌物和血液,术后常规胃肠减压。②避免术后低氧和低血压。③预防和治疗可给予三联抗呕吐药,如昂丹司琼、氟哌利多和地塞米松。

(四)术后镇静和镇痛

术后镇静、镇痛可减少患者的躁动,减少头部的移动,避免血管蒂扭曲,游离皮瓣坏死。术后镇静、镇痛还有助于患者对留置气管导管或气管切开的耐受。

用于术后镇静和镇痛的药物包括以下几种。①咪达唑仑:由于此药有多种给药途径,且起效快,对循环和呼吸无特别抑制,所以在临床上用得比较多,单次静脉给药1~2 mg,但反复给药时,需注意其蓄积作用。②丙泊酚,它的最大优点是停药后恢复快而且质量高,易于调控,能起到很好的镇静效果。③芬太尼:是很常用的阿片类镇痛药,一般选择患者自控静脉镇痛的方式给药,既可有效镇痛又可避免用药过量。目前认为4岁以上的小儿,只要有人监护,即可给予自控镇痛。④非甾体类镇痛药:对口腔颌面外科患者可提供有效的镇痛,并有抗炎作用,可经PCIA给药,但在有亚临床肾损害,出凝血时间延长,使用环孢素、甲氨蝶呤等抗肿瘤药治疗的患者中需慎重。

（吴亚楠）

第三节　口腔颌面外科常见手术麻醉

一、上颌骨／下颌骨截骨术（正颌术）

颌面部畸形常通过外科手术截去部分上／下颌骨,去骨植骨固定等操作达到矫正的目的。此类手术应选择全身麻醉。

(一)术前评估和准备

1.术前评估

(1)多数正颌手术的患者为年轻健康患者,一般身体状况良好。除非存在特殊情况,通常基本的辅助检查即可。

(2)因需经鼻气管插管,术前应评估患者双侧鼻腔的通畅情况。

(3)尽管选择经鼻气管插管,也应常规预测困难气道。

(4)对于拟行控制性降压的患者,术前应了解有无相应的禁忌证。

(5)特别注意了解有无药物过敏史和特异质反应。

(6)手术时间一般较长、范围较广,术前应充分和患者沟通,做好心理准备。

2.术前用药

(1)对于紧张患者,术前一天晚间睡前给予艾司唑仑,以保障良好的睡眠。

(2)术前应常规给予阿托品 0.5 mg,或东莨菪碱 0.3 mg 肌内注射。

(二)麻醉实施

1.麻醉诱导

必须选择经鼻气管插管,最好使用鼻腔异型气管导管。

(1)快速诱导:快速诱导经鼻气管插管的前提是必须保证能够顺利通过后鼻孔,且在插管不顺利时可以面罩通气。诱导用药可给予丙泊酚、芬太尼、咪达唑仑、琥珀胆碱。可先将气管导管通过后鼻孔,然后将鼻腔外导管弯曲于面罩内进行快速诱导。也可诱导后,再经鼻放置气管导管。

(2)清醒诱导:通常可在保留患者意识的条件下,顺利完成经鼻气管插管。成功的关键是充分的鼻腔收缩、表面麻醉(鼻腔、口咽腔、气管内)和适度镇静。可用丁卡因和麻黄碱棉条交替填塞鼻腔,并依次表面麻醉口咽腔和气管内黏膜。同时给予适量咪达唑仑镇静。在此基础上盲探经鼻插入气管导管。如遇插管困难,可借助纤维支气管镜引导完成。插管成功后,依次给予静脉麻醉药和肌肉松弛剂完成诱导。

2.麻醉维持和管理

(1)麻醉维持:吸入七氟醚/异氟醚复合氧化亚氮,或丙泊酚复合瑞芬太尼/舒芬太尼(TIVA)维持麻醉均可。也可采取静脉吸入复合麻醉,或先以吸入麻醉为主,手术后期改为静脉麻醉,以减少清醒期躁动发生率。

(2)术中管理:①确保有效的镇痛,特别是在麻醉的前、中期和截骨操作时。②妥善固定气管导管,以免术中导管滑出或与麻醉机接口脱离。③必要时实施下咽填塞,并确保呼吸道的隔离。④可行控制性降压,以减少术中出血。⑤确保有效的静脉通路,放置导尿管,以满足术中输血及补液需求。⑥加强监测,包括循环、呼吸、体温监测。如手术时间冗长或考虑有较大量的出血,应进行有创动、静脉监测。根据情况监测动脉血气和血糖。⑦手术开始后静脉给予地塞米松 10 mg,以减轻组织水肿。

(3)清醒期及术后管理。①正确选择拔管时机:术后待患者完全清醒,咳嗽有力,保护性反射恢复,自主呼吸频率>12 次/分,潮气量 10 mL/kg 以上,无明显活动出血和局部组织严重水肿,方可拔除气管导管。手术创伤较大或局部组织水肿严重者,应保留气管导管,送 ICU 进行监护。②在手术室拔管的患者均应送恢复室观察,然后送回普通病房。局部组织水肿可能在术后进一步加重,因此回病房后,要注意监测,保证呼吸道通畅。③手术结束前,要注意将口内填塞物取出,并充分清除口咽部的血液和组织碎片。④术后镇痛:应给予患者适当的术后镇痛,但在缺乏监测的病房,注意麻醉性镇痛药潜在的呼吸抑制的危险。

二、口腔颌面肿瘤手术的麻醉

口腔颌面肿瘤患者重点要了解肿瘤和口腔颌面部、气管的关系,是否影响气管插管和面罩通气及影响程度。

(一)术前评估

(1)肿瘤生长的部位及其大小可能影响患者的张口度,导致气管插管困难。应评估肿瘤的大小及位置、患者的张口度、颈部活动度、肿瘤对气道的影响。

(2)评估肿瘤是否影响托下颌动作,判断面罩通气的效果。

(3)面部巨大肿瘤应评估术中大出血的可能。

(4)口腔内肿物应界定其性质是实性、囊性还是血管瘤,并判断其对气管插管的干扰程度,以及肿瘤组织脱落或出血的可能。

(二)麻醉选择及管理

1.麻醉选择的原则

(1)短小、简单的面部肿瘤可以选择局部麻醉或复合清醒镇静术,肿瘤较大、位置特殊的手术均应选择全身麻醉。

(2)全静脉麻醉或静脉吸入复合麻醉均可满足手术需求。

(3)气道建立途径。

无明显困难气道者可选择经口气管插管。

有下列情况者应首选经鼻气管插管:①口腔内较大肿瘤,妨碍经口明视插管。②头后仰明显受限或开口度过小。③经口插管妨碍手术操作。④术后需保留气管插管。

严重气管插管困难或术前存在明显呼吸困难者宜选择气管切开。

应选择异型气管导管或加强型导管。

2.麻醉管理

(1)诱导期注意事项:①无困难气道者可选择快速诱导气管插管。②困难气道者应保留自主呼吸,在充分表面麻醉下完成气管插管。③口腔内较大肿瘤,宜首选纤维支气管镜引导下经鼻气管插管。④开口度较小,但口咽解剖正常者可采用视可尼引导气管插管。⑤较大面部肿瘤应警惕面罩通气困难的可能。⑥妥善固定气管导管。⑦控制诱导期心血管不良反应。

(2)术中管理:①加强术中监测,必要时行动、静脉有创监测。②可采取必要手段进行血液保护、减少出血,如控制性降压、局部肾上腺素浸润、头高位 $15°$、血液稀释、自体血回输。③麻醉医师远离患者头部,应密切观察。动态观察气道压力,及时发现可能出现的气管导管打折、受压、脱出等情况。④手术时间较长者要妥善安置患者体位,防止皮肤或神经压伤、损伤。⑤麻醉期间注意体温保护和监测。⑥注意补液,维持血流动力学稳定。

(3)术后管理:①口腔或口内手术,术后可能出现局部组织水肿,待患者完全清醒后拔管,并做好紧急气道处理的准备。②咽喉、口底组织肿胀明显者,或手术创伤较大者应保留气管导管回ICU 观察。③注意伤口包扎对通气的影响。④注意观察伤口出血情况。⑤采取必要的静脉术后镇痛,但应防止过度镇静。

三、口腔颌面外伤手术的麻醉

口腔颌面外伤常复合身体其他部位的外伤,此时多需紧急手术。简单的颌面外伤局部麻醉下处理即可,复杂的面部多发骨折需全麻下完成手术。一些面部外伤可能需二期处理,有些手术可能涉及多科、多部位一次完成。

(一)术前评估

(1)首先要详细询问受伤经过,包括有无昏迷史、呕吐误吸等情况。

(2)仔细检查患者,有无复合伤,特别是颅脑、胸、腹重要器官,有无昏迷、大出血、休克等危及生命需紧急处理的情况。

(3)确认有无呼吸困难和气道梗阻,决定是否行气管切开。

(4)详细了解口腔颌面外伤的具体部位、严重程度、是否有活动性出血、拟行的手术术式等。

(5)评估是否存在困难气道,包括困难气管插管和困难面罩通气。特别是张口受限或牙关紧闭、口内软组织肿胀或移位导致的气道梗阻。

(6)所有颌面部外伤,均应警惕伴发的颈椎损伤。

(7)只要时间允许均应做详细的全面检查,包括体格检查、影像学检查和化验检查。必要时请多科会诊,共同评估患者。

(二)麻醉原则

1.气道管理原则

(1)首先注意清除口腔内异物、血液、分泌物、胃内容物。

(2)简单的手术,无气道困难且在不妨碍手术操作前提下,可以按一般诱导方法经口气管插管建立气道。

(3)部分张口受限患者,可在纤维支气管镜或视可尼喉镜引导下完成气管插管。

(4)在不能保证顺利完成气管插管或面部多发骨折无法面罩通气的情况下,不宜快速诱导。

(5)严重开口受限、颈椎损伤、经口插管妨碍手术操作等情况,应首选保留自主呼吸经鼻气管插管,但应注意以下问题:①合并颅底骨折、脑脊液漏者,经鼻插管易引起颅内感染,应视为禁忌。②鼻骨骨折累及鼻中隔者,也不宜采取经鼻插管,以免加重损伤或骨折断端划破气管导管套囊。

(6)部分患者需术前行气管切开,包括全面部骨折,术中需反复移动气管导管、合并严重颅脑损伤、口鼻及咽部有明显活动性出血、咽喉部肿胀妨碍气管插管、上呼吸道梗阻无法维持通气等。

(7)昏迷患者,应迅速在表麻下完成气管插管,然后即刻套囊充气,隔离呼吸道,并吸引误吸入肺的胃内容物及血液。必要时用生理盐水冲洗气道,同时给予激素、抗生素。

(8)妥善固定气管导管。

2.麻醉处理原则

(1)急诊患者,首先紧急处理是止血和保证呼吸道通畅。

(2)在没有把握迅速建立气道的情况下,不应采取快速诱导。

(3)麻醉维持术中可采用静脉或吸入全身麻醉,应选用代谢快,排出迅速的药物,以利于患者术后的早期清醒。

(4)创伤患者可能出现休克或血容量不足,无论诱导期还是维持期均需加强监测,维持血流动力学的稳定。原则上应建立两条静脉通路,同时监测中心静脉压、动脉压、尿量、血气分析,必要时监测凝血功能。根据监测结果选择液体种类。

（5）术中确保气道通畅,动态监测气道压力。

（6）麻醉后管理。①拔除气管导管条件:除达到一般手术拔管条件外,还应强调患者无须刺激,自觉处于清醒状态。同时,要排除活动出血、口咽局部组织的严重水肿、加压包扎等拔管后造成气道梗阻的可能性。②术后局部水肿严重或有复合伤影响保护性反射恢复者,应保留气管导管或行气管切开。③任何情况下拔除气管导管时,均应备好紧急气道抢救装置。④有效的术后镇痛可以减少患者创伤应激反应,有利于术后恢复。但要注意有潜在呼吸抑制的危险。⑤术后应有预防恶心、呕吐的措施,避免呕吐造成的渗血和污染伤口。

四、唇腭裂手术的麻醉

唇裂手术在出生后 3～6 个月实施,腭裂修复术应在 12～18 个月进行。因此行唇腭裂修补术的患儿多数在 5 岁以内,特别是 3 岁以内的更为常见。

（一）术前评估和准备

1.病史方面

（1）术前会诊要仔细了解患儿身体状况,熟悉与年龄相关的解剖生理情况。

（2）先天性唇腭裂的患者,可能并存有其他先天的异常,如合并颅颌面畸形（最常见的 Pierre-Robin 综合征,以小颌、腭裂、舌后坠为主）、先天性心脏病等。因此术前要仔细询问病史和进行体格检查。

（3）唇腭裂常并发慢性鼻溢液,需与上呼吸道感染鉴别。后者应伴有上呼吸道感染的其他症状。

（4）了解有无气道困难,特别是腭裂患儿。

（5）评估患儿的营养发育状况,有无贫血、脱水、感染、电解质紊乱等。血红蛋白低于 90 g/L 或合并有感染者宜推迟手术。

2.术前准备

（1）禁食时间:见表 6-1。

表 6-1　儿童禁食时间

年龄	禁食、禁饮时间（h）	年龄	禁食、禁饮时间（h）
2 岁以上	8	6 个月～1 岁	5～6
1～2 岁	6～8	6 个月以下	4

（2）术前用药。①镇静、安定类药:苯巴比妥 3 mg/kg,或地西泮 0.2 mg/kg。②抗胆碱能药:阿托品 0.01～0.02 mg/kg,或东莨菪碱 0.006～0.007 mg/kg。③镇痛药:一般不用。

（二）麻醉选择及管理

1.麻醉方法选择

（1）唇腭裂患儿均应在全身麻醉下完成手术。

（2）除单侧一度唇裂手术可不采用气管内插管外,均应采用气管内插管方式。

2.麻醉实施原则

（1）麻醉诱导。①无困难气道的患儿应直接实施快速诱导,否则应选择保留自主呼吸慢诱导。②静脉快速诱导:适合较易开放静脉的患儿。可直接静脉给药进行诱导,部分配合较差的婴幼儿可先肌内注射氯胺酮行基础麻醉,然后开放静脉实施快速诱导。常用诱导用药为丙泊酚2～2.5 mg/kg、芬太尼 1～2 μg/kg、琥珀胆碱 1 mg/kg 静脉注射;或氯胺酮 2 mg/kg、维库溴铵0.08～0.1 mg/kg 静脉注射。然后实施气管插管。③吸入诱导:适合清醒状态下建立静脉通路困难的患儿。七氟烷可快速满意地实施小儿吸入诱导。七氟烷从 5％开始,每 3 次呼吸增加0.5％,至 7％,约 0.5～1 分钟患儿入睡,然后开放静脉给予非去极化肌肉松弛剂和麻醉性镇痛剂,并进行气管插管。采用高流量肺活量吸入诱导,能获得更快的诱导时间。④慢诱导:适合困难气道小儿。首先让小儿入睡并保留自主呼吸,吸入七氟烷或肌内注射氯胺酮均可。然后对口咽和气管内实施表面麻醉,同时根据情况适当给予咪哒唑仑。最后在自主呼吸下完成气管插管。一旦气管插管完成,即刻给予非去极化肌肉松弛剂。

(2)麻醉维持。①吸入七氟烷/异氟烷、氧化亚氮维持麻醉。②微量泵持续静脉输注丙泊酚辅助瑞芬太尼/舒芬太尼维持麻醉。③吸入七氟烷/异氟烷,复合静脉持续泵入丙泊酚维持麻醉。上述 3 种维持方法均可,术中根据情况补充肌肉松弛剂。

(3)麻醉管理注意事项。①尽量选择异型气管导管,以方便手术操作。②唇裂手术时,气管导管套囊可不充气,但导管大小应选择合适,且需行下咽纱条填塞。腭裂手术则均需导管套囊充气。③如腭裂患儿诱导时发生呼吸道梗阻,可放置口咽通气道。④采用长时效局部麻醉剂行眶下神经阻滞对于唇裂手术可维持较长时间的镇痛。⑤术中密切注意导管的位置,以防进入支气管或脱出。⑥使用普通开口器时,应注意对气管导管的挤压,术中持续监测气道压力。⑦术中应密切监测患儿的通气情况:气道压、肺通气顺应性、SpO_2、$PETCO_2$。同时监测患儿循环变化,根据失血量、禁食时间及小儿补液原则进行补液。唇裂手术一般仅补充术前丢失和术中维持量即可。⑧术中注意保温,特别是 1 岁以下患者。⑨麻醉后尽早静脉注射地塞米松,以防止口咽黏膜及喉头水肿。

(4)术后管理。①麻醉后患儿没完全清醒前易发生舌后坠,是造成术后上呼吸道梗阻的常见原因,此类患儿常需在舌上用一缝线悬吊在下颌上固定,防止舌后坠的发生。②婴幼儿要严格掌握拔管指征,待患儿清醒、咳嗽、吞咽反射完全恢复后再拔管。③术后镇痛:待患儿完全清醒、呼吸道保护性反射和呼吸功能恢复良好后,可酌情给予少量麻醉性镇痛药,一般不选用芬太尼,可用吗啡和哌替啶肌内注射。

(吴亚楠)

第七章

普外科麻醉

第一节 甲状腺手术的麻醉

甲状腺是重要的内分泌腺之一,主要分泌甲状腺激素,对机体的代谢、生长发育、神经系统、心血管系统和消化系统等具有重要的作用。甲状腺的功能受诸多因素的调节,甲状腺激素分泌增加或减少均可导致机体内分泌代谢紊乱。一些甲状腺疾病可通过手术治疗,许多手术患者也可伴随甲状腺功能障碍,故应了解甲状腺解剖生理特点和甲状腺手术的麻醉特点,选择适当的麻醉方法和麻醉药物,保证患者术中安全,防止各种并发症发生。

一、甲状腺手术麻醉的特点

(一)甲状腺的解剖和生理特点

人类甲状腺起源于第一对咽囊之间的内胚层,胚胎第 5 周在咽底壁出现一正中突起,即为甲状腺原基,以后逐渐向下凹陷形成甲状腺囊,并向下发展至颈前方。甲状腺位于颈前下方软组织内,大部分位于喉及气管上段两侧,其峡部覆盖于第 2～4 气管软骨环的前面。有时甲状腺向下深入胸腔,称为胸骨后甲状腺,当其肿大时,常压迫气管引起呼吸困难。甲状腺由许多球形的囊状滤泡构成。滤泡衬以单层上皮细胞,滤泡细胞分泌甲状腺素和三碘甲状腺原氨酸,二者释放进入血液后,即组成甲状腺激素。而滤泡旁细胞则分泌降低血钙水平的激素,即降钙素。

甲状腺激素的主要生理功能如下。①促进细胞内氧化,提高基础代谢率,使组织产热增加。甲状腺激素能促进肝糖原酵解和组织对糖的利用;促进蛋白质的分解,如骨骼肌蛋白质分解,出现消瘦和乏力;并增加脂肪组织对儿茶酚胺和胰高血糖素的脂解作用,加快胆固醇的转化和排泄。正常的基础代谢率为±10%。②维持正常生长发育,特别对脑和骨骼发育尤为重要。甲状腺功能低下的儿童,表现为智力下降和身材矮小为特征的呆小病。③对心血管系统影响:甲状腺激素能增强心肌对儿茶酚胺的敏感性。④对神经系统的影响:甲状腺功能亢进时可出现易激动,注意力不集中等中枢神经系统兴奋症状。⑤对消化系统影响:甲亢时食欲亢进,大便次数增加,此与胃肠蠕动增强及胃肠排空加快有关。

(二)甲状腺手术麻醉特点

甲状腺手术麻醉方法的选择应考虑以下几个因素:①甲状腺疾病的性质和手术范围。②甲状腺功能状况。③有无声带麻痹,气管、大血管和神经受压及对通气功能影响。④患者全身状况及其他并发症。⑤患者的精神状况和合作程度。

对于不伴有呼吸道压迫症状的甲状腺功能亢进的患者,可采用局部浸润麻醉或颈丛神经阻滞,对病情复杂或伴有全身器质性疾病或不合作者选用气管内全身麻醉。

二、甲状腺肿瘤手术

甲状腺肿瘤包括甲状腺囊肿、甲状腺良性肿瘤及恶性肿瘤。甲状腺良性肿瘤包括甲状腺腺瘤、良性畸胎瘤等,多发生于 20～40 岁的女性,病理变化主要包括滤泡性和乳突状腺瘤及不典型腺瘤,以滤泡性腺瘤最常见。多数患者无任何症状或稍有不适而被发现颈部肿物,多数为单个、表面光滑、边界清楚、无压痛、可随吞咽上下移动,罕见巨大瘤体可产生邻近组织器官受压。部分甲状腺腺瘤可发生癌变,癌变率为 10%～20%,因此,主张早期手术治疗。对于单个小瘤体,可采用局部浸润或颈丛神经阻滞,或颈部硬膜外阻滞,必要时静脉辅助镇静或镇痛药物。术中保持患者清醒以利于配合手术医师检查声带功能,避免喉返神经损伤。

甲状腺恶性肿瘤主要包括:①乳头状腺癌(60%～70%),好发于年轻女性,且易发生颈部淋巴结转移,患者多无自觉症状,且生长缓慢,故一般就诊较晚。②滤泡状腺癌(约占 20%),可发生于任何年龄,但以年龄较大者多见。多为单发,边界不清,较少发生淋巴结转移,多经血液转移到肺和骨骼。此类患者需行原发病灶切除及颈部淋巴结清除术,故常选用气管内麻醉。③未分化癌(10%～15%),常见于老年人,恶性程度甚高,极易发生颈部淋巴结和血液转移。可广泛侵犯周围邻近组织和器官,患者常伴有呼吸困难、吞咽困难、颈静脉怒张等。一般选择放疗。对某些晚期患者,由于局部压迫症状严重,如出现严重呼吸困难,需要手术治疗以解除气管压迫,一般在表面麻醉下行清醒气管插管,保持呼吸道通畅后再施行手术。

三、甲状腺功能亢进症手术

甲状腺功能亢进症是由各种原因导致正常甲状腺素分泌的反馈机制失控,导致循环中甲状腺素异常增多而出现以全身代谢亢进为主要特征的疾病总称。根据引起甲状腺功能亢进的原因可分为原发性、继发性、高功能腺瘤三类。原发性甲状腺功能亢进症最常见,其发病机制目前认为可能是一种自身免疫性疾病。患者年龄多在 20～40 岁,甲状腺弥漫性肿大,两侧对称,且常伴有眼球突出。

(一)麻醉前评估

麻醉前访视患者时,可根据其症状、体征及实验室检查评估其甲状腺功能亢进症的严重程度。

1.临床表现

(1)性情急躁,容易激动,失眠,双手平行伸出时出现震颤。

(2)食欲亢进,但却体重减轻、怕热、多汗、皮肤潮湿。

(3)脉搏快而有力(休息及睡眠时仍快)、脉压增大、病程长者可出现甲亢性心脏病,严重病例可出现心房颤动,甚至充血性心力衰竭。

(4)突眼征常发生于原发性甲状腺功能亢进症患者,双侧眼球突出、眼裂开大,上下眼睑不能完全闭合,以致角膜受损,严重者可发生溃疡甚至失明。⑤甲状腺弥漫性对称性肿大,严重者可压迫气管等,但较少见,可扪及震颤,并闻及血管杂音。⑥内分泌紊乱,无力、易疲劳等。

2.特殊检查

(1)基础代谢率:常用计算公式为基础代谢率＝(脉率＋脉压)－111。测定时应在完全安静、空腹时进行(一般是早晨清醒后未起床时),正常值为±10％,增高20％～30％为轻度甲亢,30％～60％为中度,60％以上为重度。

(2)甲状腺摄[131]I率测定:正常甲状腺24小时内摄取[131]I量为人体总量的30％～40％,如果2小时内甲状腺摄取[131]I量超过人体总量的25％,或24小时超过人体总量的50％,且吸[131]I高峰提前出现,均可诊断甲亢。

(3)血清T_3、T_4含量测定:甲亢时,血清T_3可高于正常4倍左右,而T_4仅为正常值的2倍半。

(4)促甲状腺素释放激素(TRH)兴奋试验,静脉注射TRH后,促甲状腺激素不增高,则有诊断意义。

3.病情评估

根据上述临床表现及特殊检查以及是否曾发生甲状腺危象等可以对病情严重程度做一评估。一般应经过一段时间抗甲状腺功能亢进药物治疗,待病情稳定后才考虑手术,否则,围手术期间易发生甲状腺危象。如果甲状腺功能亢进症症状得到基本控制,则可考虑手术,具体为:①基础代谢率小于＋20％。②脉率小于90次/分,脉压减小。③患者情绪稳定,睡眠良好,体重增加等。

(二)麻醉前准备

1.药物准备

药物准备是术前降低基础代谢率的重要措施。有两种方法:①先用硫脲类药物降低甲状腺素的合成,并抑制机体淋巴细胞自身抗体产生,从而控制因甲状腺素升高而引起的甲亢症状。待甲亢症状被基本控制后,改用碘剂(Logul液)1～2周,再行手术。②开始即服用碘剂,2周后甲亢症状得到基本控制,便可进行手术。

硫氧嘧啶类药物包括甲硫氧嘧啶和丙硫氧嘧啶,每天200～400 mg,分次口服,咪唑类药物,如他巴唑(甲硫咪唑)、卡比马唑(甲亢平)每天20～40 mg,分次口服。碘剂含5％碘化钾,每天3次,第1天每次3滴,以后每天每次增加1滴,至每次16滴为止。由于抗甲状腺药物能引起甲状腺肿大和动脉性充血,手术时易出血,增加了手术的困难和危险,因此服用后必须加用碘剂2周,使甲状腺缩小变硬,有利于手术操作。必须说明的是,碘剂的作用在于抑制蛋白水解酶,减少甲状腺球蛋白的分解,从而抑制甲状腺素的释放,并减少甲状腺的血流量。但停用碘剂后甲状腺功能亢进症状可重新出现,甚至比原来更严重,因此,凡不准备实施手术者,不要服用碘剂。对于上述两种药物准备无效者或不能耐受者,现主要加用β受体阻滞剂,如普萘洛尔。普萘洛尔能选择性地阻断各种靶器官组织上的β受体对儿茶酚胺的敏感性,而改善甲状腺功能亢进症的症状,剂量为每6小时口服一次,每次20～60 mg,一般1周后心率降至正常水平,即可施行手术。由于普萘洛尔在体内的有效半衰期不足8小时,所以最后一次口服应在术前1～2小时,手术后继续服用1周左右。对于患哮喘、慢性气管炎等患者忌用。

2.麻醉前用药

根据甲状腺功能亢进症状控制的情况和将采用的麻醉方法综合考虑,一般来说,镇静药用量较其他病种要大。可选用巴比妥类或苯二氮䓬类药物,如咪达唑仑0.07～0.15 mg/kg。对某些精神高度紧张拟选择气管内麻醉的患者,可加用芬太尼0.1 mg、氟哌利多5 mg肌内注射,具有

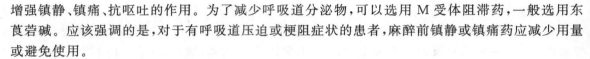

增强镇静、镇痛、抗呕吐的作用。为了减少呼吸道分泌物，可以选用 M 受体阻滞药，一般选用东莨菪碱。应该强调的是，对于有呼吸道压迫或梗阻症状的患者，麻醉前镇静或镇痛药应减少用量或避免使用。

（三）麻醉方法的选择

1.局部浸润麻醉

局部浸润麻醉对于症状轻，病程短或经抗甲状腺药物治疗后，病情稳定，无气管压迫症状，且合作较好的患者可采用局部浸润麻醉，特别适应于微创手术。选择恰当浓度的局麻药，一般不加肾上腺素，以免引起心率增快，甚至心律失常。充分皮内、皮下浸润注射，虽然可完全消除手术所致疼痛刺激，但由于甲状腺功能亢进症患者精神紧张状态确非一般，加上甲状腺手术体位和术中牵拉甲状腺组织引起不适反应，术中必须静脉注射镇痛或镇静药，故现在已极少采用局部浸润麻醉于甲状腺功能亢进症患者。

2.颈丛神经阻滞或连续颈部硬膜外阻滞

颈丛神经阻滞的麻醉效果较局部浸润麻醉优良，一般可获得较好的麻醉效果，但仍未摆脱局部麻醉的缺点，如手术牵拉甲状腺时患者仍感不适，此外，若手术时间较长者，麻醉作用逐渐消退，需要加用局部浸润麻醉或重新神经阻滞等。颈部硬膜外阻滞能提供最完善的镇痛效果，同时因阻滞心脏交感神经更利于甲状腺功能亢进患者，可用于防治甲状腺危象，更适应于手术前准备不充分的患者。术中可适量辅以镇痛药及镇静药，如芬太尼及氟哌利多等，以减轻术中牵拉甲状腺所致的不适反应。手术中可能因硬膜外阻滞平面过广、静脉辅助药作用等出现呼吸抑制。故麻醉期间需严密观察患者呼吸功能变化，避免呼吸道梗阻及窒息发生，同时准备气管插管用具。

3.气管内麻醉

气管内麻醉是目前采用最广泛的麻醉方法。适合于甲状腺较大或胸骨后甲状腺肿，伴有气管受压、移位、术前甲状腺功能亢进症状尚未完全控制或精神高度紧张不合作的患者。气管内麻醉能确保患者呼吸道通畅，完全消除手术牵拉所致的不适，增加了手术和麻醉安全性。不足之处是术中无法令患者配合以确定是否损伤喉返神经，此外，若患者术中发生甲状腺危象则体征可能不够明显，必须予以重视。总之，应根据病情选择合理的麻醉药物和麻醉诱导方式并完成气管内插管术，且采用必要的监测技术，使患者平稳渡过手术期。

（1）全身麻醉诱导和气管插管术：困难气管内插管常发生于甲状腺手术患者，麻醉前应有足够的思想和技术准备，包括准备不同内径的气管导管、不同型号的喉镜，甚至纤维支气管镜。对于有呼吸道压迫症状者，宜选择表面麻醉下清醒气管内插管。对于大多数甲状腺功能亢进症患者，若症状控制较好，且不伴有呼吸道压迫症状者，可采用快速诱导气管内插管。但必须注意，凡具有拟交感活性或不能与肾上腺素配伍的全麻药，如乙醚、氟烷、氯胺酮均不宜用于甲状腺功能亢进患者。其他药物，如硫喷妥钠、异丙酚、琥珀胆碱、恩氟烷、异氟烷等均可选用。麻醉诱导过程中充分吸氧去氮，诱导务必平稳，避免屏气、呛咳，插管困难者可借助插管钳、带光源轴芯或纤维支气管镜等完成气管插管。有气管受压、扭曲、移位的患者，宜选择管壁带金属丝的气管导管，且气管导管尖端必须越过气管狭窄平面。完成气管插管后，应仔细检查气管导管是否通畅，防止导管受压、扭曲。甲状腺手术操作不仅可使声带及气管与气管导管壁彼此摩擦，而且可直接损伤气管壁，易引起喉头气管炎症，导致声嘶、喉痛，甚至喉痉挛、喉水肿而窒息。另一方面术后创面出血也可压迫呼吸道，这些因素均可导致患者术后呼吸道梗阻。

（2）全身麻醉维持：恩氟烷、异氟烷、地氟烷、七氟烷、芬太尼、维库溴铵、罗库溴铵等，对甲状腺功能几乎无影响,且对心血管功能干扰小,对肝、肾功能影响小,可优先考虑使用。至于麻醉作用较弱的药物,如氧化亚氮、普鲁卡因,对甲状腺功能亢进的患者可能有麻醉难以加深的可能,必须增加其他药物或复合以恩氟烷或异氟烷吸人或异丙酚静脉滴注。一组来自因垂体瘤所致的继发性甲状腺功能亢进症的研究表明,麻醉维持选择较高浓度异丙酚 $8\sim10$ mg/(kg·h),可达到较恰当的动脉血浓度($2\sim4$ μg/mL),此时异丙酚的清除率也较高(2.8 L/min)。而乙醚、氟烷和氯胺酮则禁用或慎用于甲状腺功能亢进患者。

(3)气管拔管:手术结束后待患者完全清醒,咽喉保护性反射业已恢复后方可考虑拔除气管导管。由于出血、炎症、手术等诸因素,拔除气管导管后,患者可突然发生急性呼吸道梗阻。为预防此严重并发症,必须等患者完全清醒后,首先将气管导管退至声门下,并仔细观察患者呼吸道是否通畅,呼吸是否平稳,如果情况良好,则可考虑完全拔除气管导管,并继续观察是否出现呼吸道梗阻。如果一旦出现呼吸道梗阻,则应立即再施行气管插管术,以保证呼吸道通畅。

四、并发症防治

(一)呼吸困难和窒息

呼吸困难和窒息多发生于手术后 48 小时内,是最危急的并发症。常见原因是:①手术切口内出血或敷料包扎过紧而压迫气管。②喉头水肿,可能是手术创伤或气管插管引起。③气管塌陷,由于气管壁长期受肿大甲状腺压迫而发生软化,切除大部分甲状腺后,软化之气管壁失去支撑所致。④喉痉挛、呼吸道分泌物等。⑤双侧喉返神经损伤。临床表现为进行性呼吸困难,发绀甚至窒息。对疑有气管壁软化的患者,手术结束后一定待患者完全清醒,先将气管导管退至声门下,观察数分钟,如果没有呼吸道梗阻出现,方可拔管气管导管。如果双侧喉返神经损伤所致呼吸道梗阻,则应行紧急气管造口术。此外在手术间或病房均应备有紧急气管插管或气管造口的急救器械,一旦发生呼吸道梗阻甚至窒息,可以及时采取措施以确保呼吸道通畅。

(二)喉返神经或喉上神经损伤

喉返神经或喉上神经损伤手术操作可因切断、缝扎、牵拉或钳夹喉返神经后造成永久性或暂时性损伤。若损伤前支则该侧声带外展,若损伤后支则声带内收,如两侧喉返神经主干被损伤,则可出现呼吸困难甚至窒息,需立即行气管造口以解除呼吸道梗阻。如为暂时性喉返神经损伤,经理疗及维生素等治疗,一般 $3\sim6$ 个月可逐渐恢复。喉上神经内支损伤使喉部黏膜感觉丧失而易发生呛咳,而外支损伤则使环甲肌瘫痪而使声调降低,一般经理疗或神经营养药物治疗后可自行恢复。

(三)手足抽搐

手足抽搐因手术操作误伤甲状旁腺或使其血液供给受累所致,血钙浓度下降至 2.0 mmol/L 以下,导致神经肌肉的应激性增高而在术中或术后发生手足抽搐,严重者可发生喉和膈肌痉挛,引起窒息甚至死亡。发生手足抽搐后,应立即静脉注射 10% 葡萄糖酸钙 $10\sim20$ mL,严重者需行异体甲状旁腺移植。

(四)甲状腺危象

在甲亢未经控制或难以良好控制的患者,由于应激使甲亢病情突然加剧的状态即为甲亢危象。可发生于各个年龄组的患者,以老年人多见。甲亢危象是一种危重综合征,危及甲亢患者的生命,常因内科疾病、感染、精神刺激、分娩、手术、创伤、[131]I 治疗、甲状腺受挤压等原因而诱发。其发生率可占甲亢患者的 2%~8%,死亡率高达 20%~50%。围术期出现高热(>39 ℃)、心动过速(>140 次/分,与体温升高不成比例)、收缩压增高、中枢神经系统症状(激动、谵妄、精神病、癫痫发作、极度嗜睡、昏迷)以及胃肠道症状(恶心、呕吐、腹泻、黄疸)等,应警惕甲亢危象的发生。与手术有关的甲亢危象可发生于术中或术后,多见于术后 6~18 小时。由于甲状腺危象酷似恶性高热、神经安定药恶性综合征、脓毒症、出血及输液或药物反应,应注意鉴别。术后甲亢危象的患者临床常表现为烦躁不安、神志淡漠,甚至发生昏迷。少数患者临床表现不典型,可表现为表情淡漠、乏力、恶病质、心动过缓,最后发展为昏迷,称为淡漠型甲亢危象,临床应高度警惕。

(1)预防措施:充分有效的术前准备是预防围术期甲亢危象的关键。应用抗甲状腺药物进行对症治疗和全身支持疗法。

(2)静脉滴注 10%葡萄糖液和氢化可的松 300~500 mg。

(3)明确诊断后即经胃管注入甲巯咪唑,首剂 60 mg,继用 20 mg,每 8 小时一次。抗甲状腺药物 1 小时后使用复方碘溶液(Lugol 液)5 滴,每 6 小时一次,或碘化钠 1.0 g,溶于 500 mL 液体中静脉滴注,每天1~3 g。

(4)有心动过速者给予普萘洛尔 20~40 mg 口服,每 4 小时一次。艾司洛尔为超短效 β 受体阻滞剂,0.5~1 mg/min 静脉缓慢注射,继之可根据心率监测,泵注维持治疗。严重房室传导阻滞、心源性休克、严重心衰、哮喘或慢性阻塞性肺疾病患者忌用。有心衰表现者可使用毛花苷 C 静脉注射,快速洋地黄化有助于治疗心动过速和心衰,亦可应用利尿剂和血管扩张药(如尼卡地平、乌拉地尔)降压和降低心脏负荷。

(5)对症处理:保持呼吸道通畅,增加吸入氧浓度,充分给氧。高热者积极降温,必要时进行人工冬眠,抑制中枢及自主神经系统兴奋性,稳定甲状腺功能,降低基础代谢率。冬眠药物可强化物理降温效果,但应避免水杨酸盐降温,因大量水杨酸盐也会增加基础代谢率。纠正水、电解质和酸碱平衡。注意保证足够热量及液体补充(每天补充液体 3 000~6 000 mL)。

(6)若应用上述治疗措施仍不见效,病情恶化时,可考虑施行换血疗法、腹膜透析或血液透析。

(五)颈动脉窦反射

颈动脉窦是颈内动脉起始处的梭形膨出,在窦壁内富含感觉神经末梢,称为压力感受器。甲状腺手术刺激该部位时,可引起血压降低,心率变慢,甚至心搏骤停。术中为了避免该严重并发症发生,可采用局麻药少许在颈动脉窦周围行浸润阻滞,否则一旦出现,则应暂停手术并立即静脉注射阿托品,必要时采取心肺复苏措施。

(郭艳杰)

第二节　甲状旁腺手术的麻醉

一、甲状旁腺的解剖和生理

甲状旁腺来源于内胚层,上下甲状旁腺分别发生于第Ⅳ和第Ⅲ咽囊。一般情况下,共 4 个甲状旁腺,它们通常位于甲状腺的外科囊内,紧密附着于左右两叶甲状腺背面的内侧。每个甲状旁腺的体积长5~6 mm,宽 3~4 mm,厚 2 mm,重 30~45 mg。甲状旁腺的血液供应一般来自甲

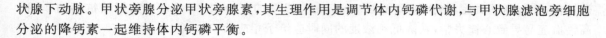

状腺下动脉。甲状旁腺分泌甲状旁腺素,其生理作用是调节体内钙磷代谢,与甲状腺滤泡旁细胞分泌的降钙素一起维持体内钙磷平衡。

二、甲状旁腺的病理生理

引起原发性甲状旁腺功能亢进的甲状旁腺病变有腺瘤(约占 85％),增生(约占 14％),腺癌(约占 1％)。甲状旁腺功能亢进在临床上可分为三种类型:①肾型甲状旁腺功能亢进,约占 70％,主要表现为尿路结石,与甲状旁腺功能亢进时尿中磷酸盐排出较多,有利于尿石形成有关。②骨型甲状旁腺功能亢进,约占 10％。表现为全身骨骼广泛脱钙及骨膜下骨质吸收。X 线片显示骨质疏松、变薄、变形及骨内多个囊肿。患者病变骨常感疼痛,易发生病理性骨折。③肾骨型甲状旁腺功能亢进,约占 20％,为二者的混合型。表现为尿路结石和骨质脱钙病变。此外,有部分患者可合并消化性溃疡、胰腺炎和胆石症,严重者可出现甲状旁腺危象。

三、甲状旁腺功能亢进手术的麻醉

(一)病因及分类

甲状旁腺激素(PTH)的分泌量主要受血钙水平的反馈调节。甲状旁腺功能亢进症(甲旁亢)是指由 PTH 分泌量过多导致高钙血症、低磷血症、骨质损害和肾结石等综合病症,可分原发性和继发性两种。原发性甲旁亢由甲状旁腺本身病变引起的 PTH 过度分泌,以高钙血症和低磷血症为特征。甲状旁腺本身病变包括甲状旁腺腺瘤(80％)和增生(15％),甲状旁腺癌罕见,其中 90％以上伴发甲旁亢。甲状旁腺囊肿更罕见,占甲状旁腺肿瘤的 1.5％～3.2％。多见于 35～65 岁人群,女性为男性 2～3 倍,尤其是绝经后妇女更易发生。继发性甲旁亢是由于各种原因所致的低钙血症,刺激甲状旁腺,使之增生肥大,分泌过多 PTH,常见于慢性肾功能不全、维生素 D 缺乏、骨软化症等。尚有异位甲旁亢,由甲状旁腺以外的组织分泌 PTH 或类似活性物质而引起。肺、胰腺、乳腺癌和淋巴组织增生性疾病的组织是常见的异位病灶。

(二)临床表现、诊断及治疗

常见的甲旁亢症状有倦怠、四肢无力等神经肌肉系统症状;食欲缺乏、恶心、呕吐、便秘、胃十二指肠溃疡等消化系统症状;烦渴、多尿、肾结石、血尿等泌尿系统症状;骨痛、背痛、关节痛、骨折等骨骼系统症状。伴随症状有皮肤瘙痒、痛风、贫血、胰腺炎和高血压。但也有少数患者无症状。

甲旁亢起病缓慢,早期往往无症状或仅有非特异的症状,诊断主要依据临床表现和实验室检查,高钙血症、低磷血症和高尿钙是诊断甲旁亢的主要依据。近年来,采用 PTH 的测定有助于判断高钙血症是否由甲状旁腺功能亢进所引起。

手术切除过多分泌 PTH 的肿瘤或增生的甲状旁腺组织是治疗甲旁亢最有效的手段。

(三)术前评估与准备

(1)肾脏功能损害是甲旁亢患者常见的严重并发症。约 65％的甲旁亢患者合并肾结石(磷酸盐或草酸盐),约 10％的甲旁亢患者有肾钙盐沉着症。因此,有 80％～90％的甲旁亢患者均有不同程度的肾功能损害。术前应注意血尿素氮、肌酐及尿比重,以评估肾功能损伤情况及相应的电解质失衡对心血管系统的影响,如高血压、室性心律失常、Q-T 间期缩短等。

(2)甲状旁腺功能亢进患者多因长期厌食、恶心、呕吐和多尿等原因导致严重脱水和酸中毒,术前应尽可能予以纠正。

(3)术前应注意预防和处理高钙血症危象,通常甲旁亢患者必须先行内科治疗,给予低钙、高磷饮食,控制高钙血症,将血钙降至 3.5 mmol/L 以下的安全水平,并以钠制剂拮抗钙的作用。高钙血症易导致心律失常,在降低钙浓度的同时应给予相应治疗。

(4)由于 PTH 可动员骨钙进入血液循环,造成骨组织内钙含量下降,引起骨质疏松,同时患者亦可能存在病理性骨折,因此在搬运、安置患者体位及麻醉插管操作时,应注意操作轻柔,避免给患者造成意外伤害。

(四)麻醉选择与术中管理

甲旁亢患者手术麻醉对麻醉药物和麻醉方法的选择没有特殊要求,主要应根据患者自身的病理生理改变和手术情况决定。对定位明确、无异位甲状旁腺、无气管压迫患者,身体状况较好可选用局麻或颈神经丛阻滞。对于全身情况差、严重肾功能不全、电解质紊乱或心功能障碍患者,局麻和颈丛阻滞影响更小。对探查性手术或多发性肿瘤,以及有气管压迫与恶心、呕吐的患者,宜选择全身麻醉。气管内插管全身麻醉具有保持气道通畅,充分给氧和防止二氧化碳蓄积的优点。

麻醉方法和管理基本类同于甲状腺手术,但应考虑此类患者多有肾功能不全,因此在选择麻醉药物时应注意到患者的肾功能状态,由于氟元素对肾脏有毒害作用,不宜使用异氟烷、七氟烷。甲旁亢患者多有肌无力症状,由于高钙血症可引起神经肌肉接头对去极化肌肉松弛药敏感,对非去极化肌肉松弛药存在抵抗现象,故有肌张力降低的患者,应酌情减少肌肉松弛药的使用剂量。首次肌松效应不易预测,可以小剂量用药并根据肌松效应来决定临床用量,建议使用周围神经刺激器监测神经肌肉接头功能,以指导肌肉松弛剂的应用。因为术中需仔细分离和鉴别甲状旁腺体或肿瘤,有时甚至需打开纵隔探查和等待病理报告,时间冗长,注意全麻维持的平稳。

术中牵扯气管,在颈动脉窦附近操作时,患者可出现血压下降及心率减慢须暂停手术,在其附近用局麻药封闭,同时适当加深麻醉,静脉注射阿托品,遇有严重低血压时,可用血管收缩药如麻黄碱。术中应加强监测,严密观察病情变化,尤其是加强心血管功能、心电图的监测,但心电图监测 Q-T 间期并不是血钙浓度改变的可靠指标。术中应注意观察患者的呼吸、心律变化,维持水、电解质平衡。

术中需做好高钙血症危象的预防和急救准备。血钙异常增高是甲旁亢特征性表现的病理生理学基础。在血浆总蛋白为 65 g/L 的患者,血清钙>3.75 mmol/L 即有诊断意义。血钙达 3 mmol/L 时,一般患者均能很好地耐受。血钙>3.75 mmol/L 即可发生高钙血症危象。患者出现精神症状如幻觉、狂躁甚至昏迷,四肢无力、食欲缺乏、呕吐,多饮、多尿,抑郁,心搏骤停,广泛的骨关节疼痛及压痛。X 线片可见纤维囊性骨炎、虫蚀样或穿凿样改变。若抢救不力,可发生高钙猝死。因此,血钙>3.75 mmol/L 时,即使临床无症状或症状不明显,也应当按照高钙血症危象处理。处理措施包括:输液扩容,纠正脱水(补充生理盐水 2 000~4 000 mL/d,静脉滴注);在恢复正常血容量后,可给予呋塞米 40~80 mg/(2~4)h,利尿并抑制钠和钙的重吸收;应用糖皮质激素;依据生化检测结果,适量补充钠、钾和镁;必要时可行血液透析或腹膜透析降钙。在严重高钙血症或一般降钙治疗无效时,可静脉给予二磷酸盐(如羟乙膦酸钠)或依地酸二钠(EDTA)或硫代硫酸钠等。

(五)术后处理

(1)术后应注意呼吸道通畅、适当给氧和严密观察病情,以防止喉返神经损伤、血肿压迫等因素导致的术后呼吸道梗阻。

(2)术后 2~3 天仍需注意纠正脱水,以维持循环功能的稳定。术后 2~3 天继续低钙饮食,并密切监测血钙变化。手术成功者,血磷迅速恢复正常,血钙和血 PTH 则多在 1 周内降至正常。

(3)甲旁亢术后亦可并发短暂或永久性的低钙血症,其发生率有报道为 13%~14%。血钙于术后 1~3 天降至过低水平,患者可反复出现口唇麻木和手足搐搦,应每天静脉补给 10% 葡萄糖酸钙 30~50 mL。症状一般于 5~7 天改善。若低钙持续 1 个月以上,提示有永久性甲状旁腺功能低下,则必须按甲状旁腺功能减低症进行长期治疗。

(张　辉)

第三节　乳房手术的麻醉

一、乳房解剖及生理概要

成年未婚妇女乳房呈半球形,位于胸大肌浅面,在第 2~6 肋骨水平的浅筋膜浅、深层之间。乳头位于乳房的中心,周围色素沉着区称为乳晕。乳腺有 15~20 个腺叶,每个腺叶分成很多腺小叶,腺小叶由小乳管和腺泡组成,是乳腺的基本单位。小乳管汇至乳管,乳管开口于乳头。乳腺是许多内分泌腺的靶器官,其生理活动受垂体、卵巢及肾上腺等内分泌腺的影响。妊娠及哺乳期乳腺明显增生,腺管延长,腺泡分泌乳汁。乳房的淋巴网甚为丰富,淋巴液最后输出至锁骨下淋巴结、胸骨旁淋巴结、肝脏及对侧乳房。

二、乳房手术的麻醉

乳房的疾病包括多乳头、多乳房畸形、急性炎症、脓肿、囊性增生、良性和恶性肿瘤等。一般根据手术范围、大小及患者全身状况来选择相应的麻醉方法。

(一)局部浸润麻醉

局部浸润麻醉适用于手术范围小而合作的患者,如乳房纤维腺瘤切除,疑有癌变的乳房肿瘤作活组织病检等。

(二)硬膜外阻滞

硬膜外阻滞适用于手术范围大或不适宜行全身麻醉的乳癌根治手术患者。一般选择 $T_{2\sim3}$ 间隙穿刺向头侧置管,若能选择 0.25% 的罗哌卡因,适当控制容量,则能最大限度地减少对运动神经纤维的阻滞而减轻对呼吸的抑制。尽管如此,麻醉期间必须加强对呼吸功能的监测,避免发生呼吸抑制。

(三)全身麻醉

对于产后哺乳的妇女所患急性乳腺炎或脓肿,需行切开引流术,可选择全凭静脉麻醉,如异丙酚 2~2.5 mg/kg,或氯胺酮 2 mg/kg,辅以少许麻醉性镇痛药,如芬太尼 2~4 μg/kg 静脉注射。麻醉期间保持呼吸道通畅,预防喉痉挛、呼吸抑制等并发症出现。对于乳癌根治术,特别是需扩大清扫范围者常选择全身麻醉,静脉快速诱导后插入喉罩或气管导管,控制或辅助呼吸,术中加强对失血量的监测,必要时输血。

若有条件,手术结束后应将患者送至苏醒室密切观察,直至呼吸、循环功能稳定。因乳房手术后有许多因素影响呼吸功能,如高位硬膜外阻滞对呼吸影响,全身麻醉药的残余作用,胸部敷料包扎压迫等均影响患者肺通气与换气功能。此外,必要时可给患者提供 PCA 服务,有利于患者早日康复。

(徐　敏)

第四节　腹部手术的麻醉

一、腹部手术的麻醉特点

(一)腹腔内脏的神经支配

腹腔内脏器官受交感神经和副交感神经双重支配,内脏痛和牵拉反应与这些神经分布有密切关系。

1.交感神经

内脏大神经起自脊髓胸 4～10 节段,终止于腹腔动脉根部的腹腔节,部分纤维终止于主动脉肾节和肾上腺髓质。内脏小神经起自脊髓 $T_{10\sim12}$ 节段,终止于主动脉肾节。内脏最小神经起自胸 12 节段,与交感神经干一并进入腹腔,终止于主动脉肾节。由腹腔神经节、主动脉肾节等发出的节后纤维分布至肝、胆、胰、脾、肾等实质器官和结肠脾曲以上的肠管。腰交感干由 4～5 对腰节组成,节上的分支有腰内脏神经,终止于腹主动脉丛及肠系膜丛等处,其节后纤维分布于结肠脾曲以下的肠管和盆腔脏器,部分纤维随血管分布至下肢。盆腔神经丛来自骶 2～3 骶节和尾节所发出的纤维。

2.副交感神经

中枢位于脑干的副交感神经核及骶部 2～4 节段灰质的副交感核。迷走神经的腹腔支参与肝丛、胃丛、脾丛、胰丛、肾丛及肠系膜上下神经丛的组成,各丛分别沿同名血管分支达相应脏器。结肠脾曲以下肠管和盆腔脏器受骶 2～4 副交感节前纤维组成的直肠丛、膀胱丛、前列腺丛、子宫阴道丛等支配。

3.重要腹腔内脏的神经支配

重要腹腔内脏的神经支配见表 7-1。在结肠脾曲以上肠管和肝、胆、胰、脾等手术时,椎管内麻醉要阻滞内脏神经交感神经支,阻滞平面应达 $T_4\sim L_1$,但迷走神经支不可能被椎管内麻醉所阻滞。为消除牵拉结肠脾曲以上肠胃等内脏的反应,可辅用内脏神经局麻药局部封闭。结肠脾曲以下肠管和盆腔脏器的手术,阻滞平面达 $T_8\sim S_4$,交感神经和副交感神经可同时被阻滞。

表 7-1　重要腹腔内脏的神经支配

器官	神经	沿内脏神经的传入路径	节前纤维
胃、小肠、横结肠	交感	腹腔丛→内脏大、小神经→$T_6\sim L_1$ 脊髓后角	$T_6\sim L_1$,脊髓侧角
	副交感	迷走神经→延髓束核	迷走神经背核
降结肠、直肠	交感	腰内脏神经和交感干骶部分支,到达 $L_{1\sim2}$ 脊髓后角	$T_{12}\sim L_3$ 脊髓侧角

器官	神经	沿内脏神经的传入路径	节前纤维
肝、胆、胰	副交感	肠系膜下丛,盆丛→盆内脏神经→$S_{2\sim4}$脊髓后角	$S_{2\sim4}$副交感核
	交感	腹腔丛→内脏大、小神经→$T_{4\sim10}$脊髓后角	$T_{4\sim10}$脊髓侧角
	副交感	迷走神经→延髓束核	迷走神经背核

(二)腹部手术特点和麻醉要求

(1)腹部外科主要为腹腔消化系统疾病的手术。消化道主要功能是消化、吸收、代谢;清除有毒物质;参与机体免疫功能;分泌多种激素调节消化系统和全身生理功能。因此,消化器官疾病必然导致相应的生理功能紊乱及全身营养状态恶化。

(2)胃肠道每天分泌大量消化液,含有相当数量电解质,一旦发生肠道蠕动异常或肠梗阻,消化液将在胃肠道内潴留;或因呕吐、腹泻等,导致大量体液丢失,细胞内、外液的水和电解质锐减,酸碱平衡紊乱。

(3)消化道肿瘤、溃疡或食管胃底静脉曲张,可继发大出血。除表现呕血、便血外,胃肠道可潴留大量血液,失血量难以估计。麻醉前应根据血红蛋白、尿量、尿比重、血压、心率、脉压、中心静脉压等指标补充血容量和细胞外液量,并做好大量输血的准备。

(4)胆道疾病多伴有感染、阻塞性黄疸和肝损害。麻醉时应注意肝肾功能的维护,出凝血异常及自主神经功能紊乱的防治。

(5)急腹症如胃肠道穿孔,急性胆囊炎,化脓性胆管炎,胆汁性腹膜炎及肝、脾、肠破裂等,病情危重,需急诊手术。急腹症手术麻醉的危险性、意外以及并发症的发生率,均比择期手术高。应尽可能在术前短时间内对病情作出全面估计和准备。

(6)严重腹胀、大量腹水、巨大腹内肿瘤患者,当术中排出大量腹水、搬动和摘除巨大肿瘤时,腹内压容易骤然下降而发生血流动力学及呼吸的明显变化。

(7)腹内手术中牵拉内脏容易发生恶心、呕吐。呕吐或反流误吸是腹部手术麻醉常见的死亡原因。胃液、血液、胆汁、肠内容物都有被误吸的可能。会导致急性呼吸道梗阻、吸入性肺炎或肺不张、误吸综合征和急性肺损伤等严重后果。

(8)良好的肌肉松弛是腹部手术麻醉的重要条件。

(三)腹部手术常用的麻醉方法

腹部手术患者具有年龄范围广,病情轻重不一及并存疾病不同等特点,故对麻醉方法与麻醉药物的选择,需根据患者全身状况,重要脏器损害程度,手术部位和时间长短,麻醉设备条件以及麻醉医师技术的熟练程度作综合考虑。

1.局部麻醉

局部麻醉适用于短小手术及严重休克患者。可用的局麻方法有局部浸润麻醉,区域阻滞麻醉和肋间神经阻滞麻醉。腹腔内手术中还应常规施行肠系膜根部和腹腔神经丛封闭。本法安全,对机体生理影响小,但阻滞不易完善,肌松不满意,术野显露差,故使用上有局限性。

2.脊麻

脊麻适用于下腹部及肛门会阴部手术。脊麻后尿潴留发生率较高,且禁忌证较多,故基本已被硬膜外阻滞所取代。

3.连续硬膜外阻滞

连续硬膜外阻滞为腹部手术常用的麻醉方法之一。该法痛觉阻滞完善;腹肌松弛满意;对呼吸、循环、肝、肾功能影响小;因交感神经被部分阻滞,肠管收缩,手术野显露较好;麻醉作用不受手术时间限制,并可用于术后止痛,故是较理想的麻醉方法,但内脏牵拉反应较重,为其不足。

4.全身麻醉

随着麻醉设备条件的改善,全身麻醉在腹部手术的选用日益增加,特别是某些上腹部手术,如全胃切除,腹腔镜手术,右半肝切除术,胸腹联合切口手术以及休克患者手术,均适于选用全身麻醉。由于患者情况不同,重要器官损害程度及代偿能力的差异,麻醉药物选择与组合应因人而异。目前常用方法有静吸复合全麻、神经安定镇痛复合麻醉、硬膜外阻滞与全麻复合麻醉等。麻醉诱导方式需根据患者有无饱胃及气管插管难易程度而定。急症饱胃者(如进食,上消化道出血,肠梗阻等),为防止胃内容误吸,可选用清醒表麻插管。有肝损害者或 3 个月内曾用过氟烷麻醉者,应禁用氟烷。胆道疾病术前慎用吗啡类镇痛药。

二、胃肠道手术的麻醉

(一)麻醉前准备

(1)胃肠道疾病,特别是恶性肿瘤患者,术前多有营养不良、贫血、低蛋白血症、水肿、电解质异常和肾功能损害。麻醉前应尽力予以调整,以提高患者对手术、麻醉的耐受性,减少术后并发症。

(2)消化道溃疡和肿瘤出血患者多并存贫血,如为择期手术,血红蛋白应纠正到 100 g/L 以上,血浆总蛋白到 60 g/L 以上,必要时应给予小量多次输血或补充清蛋白。

(3)消化道疾病发生呕吐、腹泻或肠内容物潴留,最易发生水、电解质及酸碱平衡紊乱,出现脱水、血液浓缩、低钾血症,上消化道疾病易出现低氯血症及代谢性碱中毒;下消化道疾病可并发低钾血症及代谢性酸中毒等。长期呕吐伴有手足抽搐者,术前术中应适当补充钙和镁。

(4)为避免麻醉中呕吐、误吸及有利于术后肠功能恢复,对幽门梗阻的患者术前应常规洗胃;胃肠道手术宜常规行胃肠减压。

(5)麻醉前用药需根据麻醉方式和病情而定。对饱胃及可能呕吐者,应避免用药量过大,以保持患者的意识和反射。

(二)麻醉处理

1.胃十二指肠手术

硬膜外阻滞可经 $T_{8\sim9}$ 或 $T_{9\sim10}$ 间隙穿刺,向头侧置管,阻滞平面以 $T_4\sim L_1$ 为宜。为清除内脏牵拉反应,进腹前可适量给予氟芬或杜氟合剂,或哌替啶及东莨菪碱。上腹部手术的阻滞平面不宜超过 T_3,否则胸式呼吸被抑制,膈肌代偿性活动增强,可影响手术操作。此时,如再使用较大量镇痛镇静药,可显著影响呼吸功能而发生缺氧和二氧化碳蓄积,甚至发生意外。因此,麻醉中除应严格控制阻滞平面外,应加强呼吸监测和管理。腹部手术选用全麻时,宜选择麻醉诱导快,肌松良好,清醒快的麻醉药物。肌肉松弛药的选择及用药时间应合理掌握,需保证进腹探查、深部操作、冲洗腹腔及缝合腹膜时有足够的肌肉松弛,注意药物间的相互协同作用,加强呼吸、循环、尿量、体液等变化和维护水、电解质,酸碱平衡的管理。

2.结肠手术

右半结肠切除术选用连续硬膜外阻滞时,可选 $T_{11\sim12}$ 间隙穿刺,向头侧置管,阻滞平面控制

在 $T_6 \sim L_2$。左半结肠切除术可选 $T_{12} \sim L_1$ 间隙穿刺,向头侧置管,阻滞平面需达 $T_6 \sim S_4$。进腹探查前宜先给予适量辅助药,以控制内脏牵拉反应。选择全麻使用肌肉松弛药时,应注意与链霉素、新霉素、卡那霉素或多黏菌素等的协同不良反应(如呼吸延迟恢复)。结肠手术前常需多次清洁洗肠,故应注意血容量和血钾的变化。严重低钾血症可导致心律失常,术前数小时应复查血钾,麻醉中需有心电图监测。

3.直肠癌根治术的麻醉

手术需取截石位。经腹会阴联合切口,选用连续硬膜外阻滞时宜用双管法。一点取 $T_{12} \sim L_1$ 间隙穿刺,向头置管;另一点经 $L_{3\sim4}$ 间隙穿刺,向尾置管。先经低位管给药以阻滞骶神经,再经高位管给药,使阻滞平面达 $T_6 \sim S_4$,麻醉中适量应用辅助药即可满足手术要求。麻醉中应注意体位改变对呼吸、循环的影响,游离乙状结肠时多需采用头低位,以利于显露盆腔,此时应注意呼吸通气情况,并常规面罩吸氧。术中出血可能较多,要随时计算出血量,并给予及时补偿。

(三)麻醉后注意事项

(1)腹部手术结束,需待患者各项生命体征稳定后方可送回术后恢复室或病房;麻醉医师须亲自检查呼吸、血压、脉搏、四肢末梢温度颜色及苏醒程度,向主管手术医师和值班护士交代清楚后,方可离开患者。

(2)患者尚未完全清醒或循环、呼吸功能尚未稳定时,应加强对呼吸、血压、中心静脉压、脉搏、尿量、体温、意识、皮肤颜色、温度等监测,并给予相应处理。术后应常规给予氧治疗,以预防术后低氧血症。

(3)麻醉手术后应立即进行血常规、红细胞比积、电解质、血气分析等检查,并依检查结果给予相应处理。

(4)持续静脉补液,手术当天的输液量(包括术中量),成人为 3 500～4 000 mL,如术中有额外出血和体液丢失,应依出量予以补充调整。热量供应于成人大手术后为 209.2 kJ/(kg·d)[50 kcal/(kg·d)];小手术后为 167.4 kJ/(kg·d)[40 kcal/(kg·d)]。术前营养差的患者,术后应给予肠道外高营养治疗。

(5)术后可能发生出血、呕吐、呃逆、尿潴留和肺部并发症,须予以重视和防治。

三、胆囊、胆道疾病手术

(一)麻醉前准备

(1)重点应检查心、肺、肝、肾功能。对并存疾病特别是高血压病、冠心病、肺部感染、肝功能损害、糖尿病等应给予全面的内科治疗。

(2)胆囊、胆道疾病多伴有感染;胆道梗阻多有阻塞性黄疸及肝功能损害,麻醉前都要给予消炎、利胆和保肝治疗。阻塞性黄疸可导致胆盐、胆固醇代谢异常,维生素 K 吸收障碍,致使维生素 K 参与合成的凝血因子减少,发生出、凝血异常,凝血酶原时间延长。麻醉前应给维生素 K 治疗,使凝血酶原时间恢复正常。

(3)血清胆红素升高者,在腹部外科多为阻塞性黄疸,术前应加强保肝治疗,术中术后应加强肝肾功能维护,预防肝肾综合征的发生。

(4)阻塞性黄疸的患者,自主神经功能失调,表现为迷走神经张力增高,心动过缓。麻醉手术时更易发生心律失常和低血压,麻醉前应常规给予阿托品。

(5)胆囊、胆道疾病患者常有水、电解质、酸碱平衡紊乱,营养不良,贫血,低蛋白血症等继发

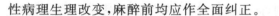

性病理生理改变,麻醉前均应作全面纠正。

(二)麻醉选择及处理

(1)胆囊、胆道手术可选择全身麻醉、硬膜外阻滞或全麻加硬膜外阻滞下进行。硬膜外阻滞可经 $T_{8\sim9}$ 或 $T_{9\sim10}$ 间隙穿刺,向头侧置管,阻滞平面控制在 $T_{4\sim12}$。胆囊、胆道部位迷走神经分布密集,且有膈神经分支参与,在游离胆囊床、胆囊颈和探查胆总管时,可发生胆-心反射和迷走-迷走反射。患者不仅出现牵拉痛,而且可引起反射性冠状动脉痉挛,心肌缺血导致心律失常,血压下降。应采取预防措施,如局部神经封闭,应用哌替啶及阿托品或氟芬合剂等。吗啡、芬太尼可引起胆总管括约肌和十二指肠乳头部痉挛,而促使胆道内压上升达 3.0 kPa(300 mmH$_2$O)或更高,持续 15~30 分钟,且不能被阿托品解除,故麻醉前应禁用。阿托品可使胆囊、胆总管括约肌松弛,麻醉前可使用。胆道手术可促使纤溶酶活性增强,纤维蛋白溶解而发生异常出血。术中应观察出凝血变化,遇有异常渗血,应及时检查纤维蛋白原、血小板,并给予抗纤溶药物或纤维蛋白原处理。

(2)阻塞性黄疸常伴肝损害,应禁用对肝肾有损害的药物,如氟烷、甲氧氟烷、大剂量吗啡等。恩氟烷、异氟烷、七氟烷或脱氟烷亦有一过性肝损害的报道。麻醉手术中因凝血因子合成障碍,毛细血管脆性增加,也促使术中渗血增多。但经部分临床观察,不同麻醉方法对肝功能正常组与异常组的凝血因子,未见有异常变化。

(3)胆道外科患者病情与体质差异极大,肥胖体形者逐年增多,麻醉选择与处理的难度也各异。

(三)麻醉后注意事项

(1)术后应密切监测血压、脉搏、呼吸、尿量、尿比重,持续鼻导管吸氧,直至病情稳定。按时检查血红蛋白,红细胞比积及血电解质,动脉血气分析,根据检查结果给予调整治疗。

(2)术后继续保肝、保肾治疗,预防肝肾综合征。

(3)对老年人、肥胖患者及并存气管、肺部疾病者,应防治肺部并发症。

(4)胆总管引流的患者,应计算每天胆汁引流量,注意水、电解质补充及酸碱平衡。

(5)危重患者和感染中毒性休克未脱离危险期者,麻醉后应送术后恢复室或 ICU 进行严密监护治疗,直至脱离危险期。

四、脾脏手术

(一)麻醉前准备

(1)脾脏是人体血液储存和调节器官,有清除和调节血细胞,及产生自身免疫抗体的功能。原发性或继发性脾功能亢进需行手术者,多有脾大,红细胞、白细胞、血小板减少和骨髓造血细胞增生。麻醉医师应在麻醉前全面了解病史及各种检查结果,估计可能出现的问题,做好相应准备。

(2)严重贫血,尤其是溶血性贫血者,应输新鲜血。有肝损害、低蛋白血症者,应给予保肝及多种氨基酸治疗。有血小板减少、出凝血时间及凝血酶原时间延长者,应小量多次输新鲜血或浓缩血小板,并辅以维生素 K 治疗。待贫血基本纠正、肝功能改善、出血时间及凝血酶原时间恢复正常后再行手术。

(3)原发性脾功能亢进者除有严重出血倾向外,大都已长期服用肾上腺皮质激素和 ACTH。麻醉前除应继续服用外,尚需检查肾上腺皮质功能代偿情况。

（4）有粒细胞缺乏症者常有反复感染史，术前应积极防治。

（5）外伤性脾破裂除应积极治疗出血性休克外，应注意有无肋骨骨折、胸部挫伤、左肾破裂及颅脑损伤等并存损伤，以防因漏诊而发生意外。

（二）麻醉选择与处理

（1）无明显出血倾向及出凝血时间、凝血酶原时间已恢复正常者，可选用连续硬膜外阻滞。麻醉操作应轻柔，避免硬膜外间隙出血。凡有明显出血者，应弃用硬膜外阻滞。选择全麻时需根据有无肝损害而定，可用静脉复合或吸入麻醉。气管插管操作要轻巧，防止因咽喉及气管黏膜损伤而导致血肿或出血。

（2）麻醉手术处理的难度主要取决于脾周围粘连的严重程度。游离脾脏、搬动脾脏、结扎脾蒂等操作，手术刺激较大，有发生意外大出血的可能，麻醉医师应提前防治内脏牵拉反应并做好大量输血准备。巨大脾脏内储血较多，有时可达全身血容量的20％，故麻醉中禁忌脾内注射肾上腺素，以免发生回心血量骤增而导致心力衰竭危险。

（3）麻醉处理中要密切注意出血、渗血情况，维持有效循环血量。渗血较多时，应依情使用止血药和成分输血。

（4）麻醉前曾服用激素的患者，围术期应继续给予维持量，以防肾上腺皮质功能急性代偿不全。

（三）麻醉后注意事项

（1）麻醉后当天应严密监测血压、脉搏、呼吸和血红蛋白、红细胞比积的变化，严防内出血和大量渗血，注意观察膈下引流管出血量、继续补充血容量。

（2）加强抗感染治疗。已服用激素者，应继续给维持量。

五、门脉高压症手术

（一）门脉高压症主要病理生理特点

门静脉系统是腹腔脏器与肝脏毛细血管网之间的静脉系统。当门静脉的压力因各种病因而高于25 cmH$_2$O时，可表现一系列临床症状，统称门脉高压症。其主要病理生理改变如下。①肝硬化及肝损害。②高动力型血流动力学改变：容量负荷及心脏负荷增加，动静脉血氧分压差降低，肺内动静脉短路和门、体静脉间分流。③出凝血功能改变：有出血倾向和凝血障碍。原因为纤维蛋白原缺乏、血小板减少、凝血酶原时间延长、第Ⅴ因子缺乏、血浆纤溶蛋白活性增强。④低蛋白血症：腹水、电解质紊乱、钠和水潴留、低钾血症。⑤脾功能亢进。⑥氮质血症、少尿、稀释性低钠、代谢性酸中毒和肝肾综合征。

（二）手术适应证的选择

门脉高压症手术麻醉的适应证主要取决于肝损害程度、腹水程度、食管静脉曲张及有无出血或出血倾向。为做好手术前准备和估计，降低死亡率，可将门脉高压症的肝功能情况归纳为三级，见表7-2。Ⅲ级肝功能者不适于手术麻醉，应力求纠正到Ⅰ或Ⅱ级。Ⅰ、Ⅱ级术后死亡率约为5％，Ⅲ级者死亡率甚高。

高桥成辅指出，门脉高压症麻醉危险性增加的界限为：黄疸指数大于40 U；血清胆红素大于20.5 μmol/L；血浆总蛋白量小于50 g/L；清蛋白小于25 g/L；A/G小于0.8；GPT、GOT大于100 U；磺溴酞钠（BSP）潴留试验大于15％；吲哚氰绿（ICG）消失率小于0.08。为探讨肝细胞功能的储备能力，糖耐量曲线试验有一定价值，90～120分钟值如高于60分钟值者，提示肝细胞储备力明显低下,麻醉手术死亡率极高。

表 7-2　门脉高压症肝功能分级

	肝功能分级		
	Ⅰ 级	Ⅱ 级	Ⅲ 级
胆红素($\mu mol/L$)*	<20.5	20.5～34.2	>34.2
血清清蛋白(g/L)	≥35	26～34	≤25
凝血酶原时间超过对照值(min)	1～3	4～6	>6
转氨酶			
金氏法(U)	<100	100～200	>200
赖氏法(U)	<40	40～80	>80
腹水	(一)	少量,易控制	大量,不易控制
肝性脑病	(一)	(一)	(＋)

注：* $\mu mol \div 17.1 = mg/dL$。

近年来多以综合性检查结果来判断门脉高压症的预后,详见表 7-3。这种分类为麻醉临床提供科学依据。

表 7-3　门脉高压症的预后判断分类

	预后分类			
	Ⅰ	Ⅱ	Ⅲ	Ⅳ
有效肝血流量(mL/min)	>600	600～400	400～300	<300
肝内短路率(%)	<15	15～30	30～40	>40
肝静脉血氨法($\mu g/dL$)	<65	65～80	80～100	>100
BSP 潴留率(%)	<10	10～30	30～35	>35
ICG 消失率	>0.01	0.1～0.08	0.08～0.04	<0.04
术后生存率(%)	91.5	79.4	51	14.3

(三)麻醉前准备

门脉高压症多有程度不同的肝损害。肝脏为三大代谢和多种药物代谢、解毒的器官,麻醉前应重点针对其主要病理生理改变,做好改善肝功能、出血倾向及全身状态的准备。

(1)增加肝糖原,修复肝功能,减少蛋白分解代谢:给高糖、高热量、适量蛋白质及低脂肪饮食,总热量应为 125.5～146.4 kJ(30～35 kcal/kg)。必要时可静脉滴注葡萄糖胰岛素溶液。对无肝性脑病者可静脉滴注相当于 0.18 g 蛋白/(kg·d)的合成氨基酸。脂肪应限量在 50 g/d 以内。为改善肝细胞功能,还需用多种维生素,如每天复合维生素 B 6～12 片口服或 4 mg 肌内注射;维生素 B_6 50～100 mg;维生素 B_{12} 50～100 μg;维生素 C 3 g 静脉滴入。

(2)有出血倾向者可给予维生素 K 等止血药,以纠正出凝血时间和凝血酶原时间。如系肝细胞合成第 Ⅴ 因子功能低下所致,麻醉前应输新鲜血或血浆。

(3)腹水直接反映肝损害的严重程度,大量腹水还直接影响呼吸、循环和肾功能,应在纠正低蛋白血症的基础上,采用利尿、补钾措施,并限制入水量。有大量腹水的患者,麻醉前应多次小量放出腹水,并输用新鲜血或血浆,但禁忌一次大量放腹水,以防发生休克及低盐综合征或肝昏迷。

（4）凡伴有水、电解质、酸碱平衡紊乱者，麻醉前应逐步纠正。

（四）麻醉选择与处理

肝脏是多种麻醉药代谢的主要场所，而多数麻醉药都可使肝血流量减少。麻醉选择与处理的主要原则是选用其最小有效剂量，使血压维持在 10.7 kPa(80 mmHg) 以上，否则肝脏将丧失自动调节能力，并可加重肝细胞损害。

（1）麻醉前用药：大量应用阿托品或东莨菪碱可使肝血流量减少，一般剂量时则无影响。镇静镇痛药均在肝内代谢，门脉高压症时分解代谢延迟，可导致药效增强、作用时间延长，故应减量或避免使用。

（2）麻醉药：氧化亚氮在无缺氧的情况下，对肝脏无直接影响。氟烷使肝血流量下降约30%，部分患者术后可有 GPT 与 BSP 一过性升高，因此原有肝损害或疑有肝炎者宜禁用。恩氟烷是否存在肝损害，尚未定论，但用药后 1 周内 GPT 可上升至 100 U 以上，故最好避免使用。异氟烷、七氟烷在体内降解少，对肝功能影响轻微，可考虑选用。肝损害时血浆蛋白量减少，应用巴比妥类药时，因分解代谢减缓，使血内游离成分增加，药效增强，但睡眠量巴比妥类对肝脏尚无影响。氟哌利多、芬太尼虽在肝内代谢，但麻醉常用量尚不致发生肝损害，可用于门脉高压症手术的麻醉，但对严重肝损害者应酌情减量。氯胺酮、咪达唑仑、哌替啶则均可选用。

（3）肝硬化患者的胆碱酯酶活性减弱，使用琥珀胆碱时，其作用可增强，易发生呼吸延迟恢复；应用潘库溴铵时可无影响。正常人筒箭毒碱可经肾和胆汁排泄，门脉高压症患者经胆汁排出减少，故禁忌大量使用箭毒类药。

（4）酯类局麻药由血浆胆碱酯酶分解，酰胺类局麻药都在肝内代谢。由于血浆内胆碱酯酶均来自肝脏，肝硬化患者应用局麻药可因其分解延缓，易于蓄积，故禁忌大量使用。

综合上述特点，门脉高压症分流手术的麻醉可选用下列方法之一：①硬膜外阻滞辅以依诺伐。②依诺伐、氧化亚氮、氧、肌肉松弛药复合麻醉。③氯胺酮、咪达唑仑、氧化亚氮、氧、肌肉松弛药复合麻醉。④异氟烷、芬太尼、氧化亚氮、氧、肌肉松弛药复合麻醉。

（五）麻醉处理要点

（1）维持有效循环血量：通过 EKG、血压、脉搏、SpO₂、中心静脉压、尿量等的监测，维持出入量平衡，避免血容量不足或过多，预防低血压和右心功能不全，维护肾功能。输液时不可大量使用乳酸钠林格液或生理盐水，否则钠负荷增加可导致间质性肺水肿；伴肾功能损害者尤需避免。此外，麻醉中可通过血气分析和电解质检查，及时纠正水、电解质和酸碱失衡；如有可能，宜测定血浆及尿渗透浓度，有指导价值。

（2）保持血浆蛋白量：低蛋白血症患者麻醉时应将清蛋白提高到 25 g/L 以上，不足时应补充清蛋白，以维持血浆胶体渗透压和预防间质水肿。

（3）维护血液氧输送能力：须保持血容量、每搏量、红细胞比积、血红蛋白及氧离解曲线的正常。心功能正常者，为保持有效循环血量，宜使红细胞比积保持在 30% 左右，以降低血液黏滞度，保证最佳组织灌流。为确保氧的输送能力，对贫血者可输浓缩红细胞。

（4）补充凝血因子：麻醉前有出血倾向者，应输用新鲜血或血小板。缺乏由维生素 K 合成的凝血因子者，可输给新鲜血浆。麻醉中一旦发生异常出血，应即时查各项凝血功能，作针对性处理。

（5）处理大量出血：门脉高压分流术中，出血量在 2 000 mL 以上者，并非少见，可采用血液回收与成分输血，适量给予血浆代用品。输血、输液时应注意补充细胞外液、纠正代谢性酸中毒、充分供氧及适量补钙。

(6)保证镇痛完善,避免应激反应。

六、急腹症患者

急症手术中以急腹症最常见。据统计,急诊麻醉中急腹症约占82.6%。其特点是发病急、病情重、饱胃患者比例大,继发感染或出血性休克者多,麻醉前准备时间紧,难以做到全面检查和充分准备。麻醉危险性、意外发生率及麻醉手术后并发症均较择期手术高。

(一)麻醉前准备

(1)麻醉医师必须抓紧时间进行术前访视,重点掌握全身状况、神智、体温、循环、呼吸、肝及肾功能;追问既往病史,麻醉手术史、药物过敏史、禁食或禁饮时间。根据检查,选定麻醉方法和药物,做好意外防治措施。

(2)对并存血容量不足、脱水、血液浓缩、电解质及酸碱失衡或伴严重合并疾病以及继发病理生理改变者,根据血常规、红细胞比积、出凝血时间、血型、心电图、X线检查,血气分析、血清电解质,尿常规、尿糖、尿酮体等的检查结果,进行重点处理或纠正。

(3)对休克患者必须施行综合治疗,待休克改善后再行麻醉。但有时由于病情发展迅速,应考虑在治疗休克的同时进行紧急麻醉和手术。治疗休克应重点针对脱水、血浓缩或血容量不足进行纠正,以改善微循环和维持血压。术前要备足全血,以便于麻醉中进一步补足血容量。纠正电解质与酸碱失衡、血压维持在10.7 kPa(80 mmHg)以上,红细胞比积在30%以上,重要脏器的血流灌注和肾功能尚可维持、对大量出血患者。应尽快手术以免延误手术时机。

(4)饱胃、肠梗阻、消化道穿孔、出血或弥漫性腹膜炎患者,麻醉前必须进行有效的胃肠减压。

(5)剧烈疼痛、恐惧和躁动不安必然促使儿茶酚胺释放,加重微循环障碍,促进休克发展,故麻醉前应给一定的术前药,但剂量应以不影响呼吸、循环,保持意识存在为准。

(二)麻醉选择及处理

1.胃、十二指肠溃疡穿孔

除应激性溃疡穿孔外,多有长期溃疡病史及营养不良等变化。腹膜炎患者常伴剧烈腹痛和脱水,部分患者可继发中毒性休克。在综合治疗休克取得初步纠正的基础上,可慎用硬膜外阻滞,但需小量分次用药,严格控制阻滞平面。麻醉中继续纠正脱水、血浓缩和代谢性酸中毒,防治内脏牵拉反应。对严重营养不良、低蛋白血症或贫血者,术前宜适量补血或血浆。麻醉后重点预防肺部并发症。

2.上消化道大出血

食管静脉曲张破裂、胃肠肿瘤或溃疡及出血性胃炎,经内科治疗48小时仍难以控制出血者,常需紧急手术。麻醉前多有程度不同的出血性休克、严重贫血、低蛋白血症、肝功能不全及代谢性酸中毒等。术前均需抗休克综合治疗,待休克初步纠正后可选用全身麻醉或连续硬膜外阻滞。麻醉中应根据血压、脉搏、脉压、尿量、中心静脉压、血气分析、心电图等监测情况,维护有效循环血容量,保持血压在12.0 kPa(90 mmHg)以上,维持呼吸功能,避免缺氧和二氧化碳蓄积,纠正酸碱失衡。使尿量在30 mL/h以上。

对出血性休克或持续严重出血的患者,宜选用气管内插管浅全麻。为预防误吸,应施行表面麻醉清醒气管内插管。麻醉维持可选用对心肌和循环抑制轻的依托咪酯、γ-羟丁酸钠、氯胺酮、咪达唑仑、芬太尼、氧化亚氮及肌肉松弛药等。有肝、肾损害者注意维护肝、肾功能。

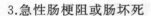

3.急性肠梗阻或肠坏死

无继发中毒性休克的患者,可选用连续硬膜外阻滞。有严重脱水、电解质、酸碱失衡、腹胀、呼吸急促、血压下降、心率增快的休克患者,以选择气管内插管全麻为安全。麻醉诱导及维持过程中应强调预防呕吐物反流误吸;继续进行抗休克综合治疗,维护心、肺、肾功能,预防呼吸困难综合征、心力衰竭和肾衰竭。输血输液时,应掌握剂量与速度,胶体与晶体比例,以维持生理需要的血红蛋白与红细胞比积。麻醉后需待患者完全清醒、呼吸交换正常、循环稳定、血气分析正常,方停止呼吸治疗。

4.急性坏死性胰腺炎

循环呼吸功能稳定者,可选用连续硬膜外阻滞。已发生休克经综合治疗无效者,应选用对心血管系统和肝肾功能无损害的全身麻醉。麻醉中应针对病理生理特点进行处理:①因呕吐、肠麻痹、出血、体液外渗往往并存严重血容量不足,水、电解质紊乱,应加以纠正。②胰腺酶可将脂肪分解成脂肪酸,与血中钙离子起皂化作用,因此患者可发生低钙血症,需加以治疗。③胰腺在缺血、缺氧情况下可分泌心肌抑制因子(如低分子肽类物质),因此抑制心肌收缩力,甚至发生循环衰竭,应注意预治。④胰腺炎继发腹膜炎,致使大量蛋白液渗入腹腔,不仅影响膈肌活动、且使血浆渗透压降低、容易诱发肺间质水肿,呼吸功能减退,甚至发生急性呼吸困难综合征(ARDS)。麻醉中应在血流动力学指标监测下,输入血浆代用品、血浆和全血以恢复有效循环血量,纠正电解质紊乱及低钙血症,同时给予激素和抗生素治疗。此外,应注意呼吸管理,维护肝功能,防治ARDS和肾功能不全。

七、类癌综合征

(一)类癌综合征主要病理生理特点

(1)类癌综合征见于胃肠道、胆、胰、甲状腺、肺、支气管、前纵隔、卵巢、睾丸等部位,发生率占类癌患者的18%。

(2)其病理生理改变主要由于色胺酸代谢紊乱,分泌5-羟色胺、缓激肽、组胺等血管活性物质所造成。类癌综合征患者在麻醉中易促使神经节阻滞药的作用增强,致血压下降、支气管痉挛、高血糖、肠蠕动亢进。5-羟色胺可通过血-脑屏障对中枢产生抑制作用,使麻醉苏醒延迟。缓激肽可引起严重血管扩张、毛细血管通透性增加和血压下降。

(3)临床表现主要有:皮肤潮红、毛细血管扩张,以面部、颈和胸部明显,多次发作后肤色呈发绀状;眼结膜有毛细血管扩张和水肿;血压下降,极度乏力;腹泻呈水样及脂肪样大便,每天多达20～30次,可导致营养不良、水、电解质失衡;心内膜、心包膜、胸膜、腹膜纤维组织增生,出现三尖瓣、肺动脉瓣狭窄或关闭不全,最终发生心力衰竭、严重支气管痉挛可导致窒息。

(二)麻醉前准备

(1)对疑有类癌综合征的患者要全面检查。对原发病灶部位、肝损害及其程度和心功能代偿情况等作为重点检查和全面估价。

(2)手术前应对综合征发作的患者试用5-羟色胺拮抗剂(如 nozinam)、缓激肽拮抗剂(如抑肽酶,trasylol),以及类固醇皮质等进行试探性治疗,找出有效治疗药物和剂量。以供麻醉处理时参考使用。

(3)改善全身状况和营养不良,纠正水、电解质失衡。手术前禁用含有大量色胺酸的饮料和食物(如茶、酒、脂肪及某些蔬菜);禁忌挤压肿瘤以防诱发综合征的发作。

（4）保持患者镇静，避免交感-肾上腺系统兴奋，麻醉前用药宜适当增量。

（三）麻醉选择和处理

（1）吗啡、硫喷妥钠、右旋糖酐、多黏菌素 B 等，可增加肠色素颗粒细胞膜的通透性，或泵作用发生改变而促使 5-羟色胺分泌增加，故应禁用。

（2）琥珀胆碱的去极化作用，可增高腹内压；筒箭毒碱的神经节阻滞和组胺释放作用，可诱发血压严重波动和支气管痉挛，故应慎用。

（3）因类癌分泌的活性物质，直接作用于神经末梢与靶细胞的交接处，由此引起类癌综合征的发作，各种麻醉包括局麻、神经阻滞、脊麻或硬膜外阻滞中都会同样发作。因此在麻醉管理中应提高警惕，尽量避免导致血压下降和呼吸抑制的各种影响因素。

（4）神经安定药、抗组胺药可降低肠色素颗粒细胞膜的通透性，并阻滞 5-羟色胺、组胺的作用，故类癌综合征手术可选用神经安定镇痛麻醉或静脉复合麻醉，肌肉松弛药中可选用潘库溴铵或维库溴铵等无组胺释放作用的药物。

（5）麻醉力求平稳，诱导期避免各种应激反应和儿茶酚胺释放因素，控制适当的麻醉深度。手术挤压肿瘤、变动体位、缺氧、二氧化碳蓄积、低血压等因素都会促使类癌的活性物质（5-羟色胺及缓激肽）分泌增加，应严密监护。选用气管内插管，有利于供氧和维持呼吸道通畅，一旦出现支气管痉挛，可立即施行正压辅助呼吸，故适用于类癌手术患者的麻醉。

（6）麻醉中一旦发生缓激肽危象而导致严重低血压时，应禁用儿茶酚胺类药，后者可增加缓激肽的合成，低血压可更加严重。必要时应选用甲氧明、间羟胺或高血压素。最好选用 5-羟色胺、缓激肽和组胺的拮抗药及激素；补足有效循环血量；纠正水、电解质及酸碱失衡。对并存心肌、心瓣膜损害的类癌患者，应注意防止增加右心负荷，正确掌握输血、输液速度与总量，注意尿量，预防心力衰竭。

（郭艳杰）

第八章

神经外科麻醉

第一节 颅脑外伤手术的麻醉

一、颅脑外伤患者的病理生理

颅脑外伤按其病理生理过程可分为原发性损伤和继发性损伤。受伤的瞬间，先为不同程度的原发性损伤，然后继发于血管和血液学的改变而引起脑血流减少，从而导致脑缺血和缺氧、脑水肿、颅内压增高，进一步发生脑疝，导致死亡。因此，临床上需要对继发性损伤的病理生理过程进行干预，防止其进一步发展加重损伤。

（一）脑血流的改变

研究证明，脑外伤患者在创伤急性期即可发生脑血流的变化。严重脑外伤患者约30％在外伤后4小时内发生缺血性改变。目前认为，这种外伤后缺血性改变是一种直接的反应性变化，而非全身性低血压所致，尽管后者可加重缺血性改变。

（二）高血压和低血压

由于原发性损伤之后，脑的顺应性发生改变，甚至有颅内出血、颅内压增高，所以无论是高血压还是低血压都将加重脑损伤。由于自身调节功能损害，低血压造成脑灌注压减少，导致脑缺血；而高血压可造成血管源性脑水肿，进一步升高颅内压，引起脑灌注压降低。在自身调节功能保持完整的情况下，低血压可引起代偿性脑血管扩张，脑血容量增加，进而使颅内压增高，造成脑灌注压进一步降低，产生恶性循环，又称为恶性循环级联反应。

（三）高血糖症

在脑缺血、缺氧的情况下，葡萄糖无氧酵解增加，产生过多的乳酸在脑组织中蓄积，可引起神经元损害。

（四）低氧血症和高二氧化碳血症

低氧血症和高二氧化碳血症都可引起颅脑损伤患者脑血管扩张，导致颅内压增高、脑组织水肿，从而加重脑损伤。

（五）脑损伤的机制

脑损伤的机制主要是在脑缺血的情况下激活了病理性神经毒性过程，包括兴奋性氨基酸的释放、大量氧自由基的产生、细胞内钙超载、局部NO产生等，最终引起脑水肿加重和神经元不可逆性损害。

(六)脑水肿

外伤后脑水肿和脑肿胀使脑容量增加、颅内压增高,导致继发性脑损害,重者发生脑疝,甚至死亡。脑水肿分为五种情况:血管源性、细胞毒性、水平衡性、低渗性和间质性。

1.血管性脑水肿

脑组织损伤可破坏血-脑屏障,致使毛细血管的通透性与跨壁压增加,以及间质中血管外水潴留,从而造成血管源性脑水肿。由于组胺、缓激肽、花生四烯酸、超氧化物和羟自由基、氧自由基等引起内皮细胞膜受损,激活内皮细胞的胞饮作用和内皮结合部的破裂,使毛细血管通透性增加。其次,研究发现体温升高、高碳酸血症可使内皮细胞跨膜压增高,导致毛细血管前阻力血管松弛,使脑水肿发生率和范围增加。另外,蛋白分子电负荷的改变使血管外水潴留。由于清蛋白为阴离子蛋白,容易通过受损的血-脑屏障,然后由外皮细胞清除。相反,IgG 片段为阳离子蛋白,可黏附于阴离子结合部位,而潴留于间质中。临床上脑出血、慢性硬脑膜下血肿和脑肿瘤附近的水肿,均属于血管源性水肿。

2.细胞毒性水肿

细胞毒性水肿的主要机制是在脑血流减少的情况下,能量缺乏使细胞膜泵(Na,K-ATP 酶)功能受损,进而引起一系列的生化级联反应,使细胞外钾增加,细胞内钙增高,膜功能损害可引起细胞不可逆性损伤。由梗死造成的局灶性或全脑缺血、低氧,均可导致细胞毒性水肿的形成。

3.流体静力性水肿

跨血管壁压力梯度增加可使细胞外液积聚。脑血管自身调节功能受损,可引起毛细血管跨壁压急剧增加。如急性硬脑膜外血肿清除后,颅内压突然下降,导致脑血管跨壁压突然增加,出现一侧脑半球弥漫性水肿。

4.低渗透压性水肿

严重血浆渗透压降低和低钠血症是渗透性脑水肿的主要原因。脑胶体渗透压超过血浆渗透压,水分即被吸收入脑。当血清钠浓度低于 125 mmol/L 时可引起脑水肿。此外,由于性激素的不同,在同一血清钠浓度时,女性较男性更易发生脑水肿。

5.间质性脑水肿

阻塞性脑积水、脑室过度扩大可使脑脊液-脑屏障破裂,导致脑脊液渗透到周围脑组织并向脑白质细胞外蔓延,在临床上可出现一种明显的非血管性脑水肿,即间质性脑水肿。这类水肿一旦发生,可导致脑缺血和神经元损害。

颅脑外伤初期由于静脉容量血管的扩张,脑血容量增加而出现脑肿胀,而不单是脑组织含水量的增加。其神经源性因素包括脑干刺激和脑循环中释放血管活性物质等。因此,早期的脑水肿主要由于脑血管自身调节功能下降,而脑干损害则影响动脉扩张,或静脉梗阻导致充血性或梗阻性脑水肿。如处理不当或不及时,在脑外伤的后期,随着脑水肿加重、颅内高压、脑灌注压下降,引起脑缺血,生化级联反应发生改变,发生复合性脑水肿,即血管性和细胞毒性脑水肿。

二、麻醉处理要点

(一)术前准确评估

由于颅脑外伤病情严重,麻醉医师应首先确保患者的呼吸道通畅,供氧应充分,及时开放静脉通路,以稳定循环,为抢救赢得时间。然后在极短的时间内迅速与家属沟通,了解相关病情,并掌握生命体征和主要脏器的功能情况，了解患者既往有无其他疾病、受伤前饮食情况、有无饮酒过量等，以及目前心肺功能状况、有无合并其他脏器损伤。脑外伤患者常因颅内压增高而发生呕吐，甚至误吸，所以这类患者均应视为饱胃患者，在插管前和插管时都应防止误吸。

（二）麻醉前合理用药

颅脑外伤患者一般不用术前镇静药，只给阿托品或东莨菪碱等抗胆碱药即可。无论何种镇静药都可引起患者呼吸抑制，特别是患者已存在呼吸减弱、呼吸节律异常或呼吸道不畅，即使少量的镇静药也可能造成呼吸抑制，使动脉血中二氧化碳分压增加，引起颅内压增高。对于躁动的患者，一定要在密切监护情况下方可给予镇静。

（三）术中监测

术中常规监测有心电图（ECG）、脉搏血氧饱和度（SpO_2）、呼气末二氧化碳分压（$PETCO_2$）、体温、尿量、袖带血压。必要时还应进行动脉有创测压、动脉血气分析和电解质分析。怀疑血流动力学不稳、估计失血较多或术中可能大出血，应行深静脉穿刺置管。为操作和管理方便，穿刺点以选择股静脉为宜。

（四）麻醉诱导

颅脑外伤患者的麻醉诱导非常关键，诱导过程当中血流动力学的急剧变化将会加重脑损伤；颅脑外伤患者常常饱胃，诱导过程中发生误吸，会使病情复杂化；颅脑外伤患者常合并其他部位脏器的损伤，如颈椎损伤、胸部损伤、肝脾破裂等。此外，颅脑外伤的老年患者可合并严重的心肺疾病。因此，如不加考虑，贸然进行常规诱导，势必酿成大祸，引发纠纷。

对于全身状况较好、无其他并发症的单纯脑外伤患者，麻醉诱导用药可以选丙泊酚、咪达唑仑、芬太尼和非去极化肌肉松驰药。丙泊酚作为目前静脉麻醉药的主打药物，也适用于脑外伤患者，可降低颅内压和脑代谢率，并能清除氧自由基，对大脑有一定的保护作用。应用咪达唑仑可减少诱导期丙泊酚的用量，对减少患者医疗费用有积极作用，同时也降低因单纯应用丙泊酚所引起的低血压发生率。若患者血容量明显不足，可单独应用咪达唑仑，避免应用丙泊酚引起严重低血压而加重脑损伤。咪达唑仑和丙泊酚的用量一定要个体化，一般情况下可用咪达唑仑 4～8 mg，丙泊酚 30～50 mg。肌肉松驰药以非去极化肌肉松驰药为宜，如必须选用去极化肌肉松驰药，应注意有反流与误吸、增高颅内压和导致高血钾的可能。非去极化肌肉松驰药以中、长效为主，如罗库溴铵（0.6～1 mg/kg）、维库溴铵（0.1 mg/kg）、哌库溴铵（0.1 mg/kg）。麻醉用药的顺序对诱导的平稳也有影响，先给予芬太尼（1.5 μg/kg），后给咪达唑仑，再给肌肉松驰药，30 秒后给丙泊酚。这种给药方法既可避免丙泊酚注射痛刺激，又能使各种麻醉诱导用药的作用高峰时间叠加一致，可减少气管内插管应激反应。气管内插管前采用 2% 利多卡因行气管表面麻醉，可使插管反应降到理想程度，最大限度地维持麻醉诱导平稳。

对于全身状况较差、合并其他脏器损伤或伴有其他并发症的患者，麻醉诱导应当慎重。①对病情危重、反应极差或呼吸微弱甚至停止的患者，可直接或气管表面麻醉下插管。②对于发生过呕吐的患者，应在吸引清除口咽部滞留物后，再进行诱导用药，在面罩加压控制呼吸之前，应由助手压迫喉结，防止胃内容物再次溢出加重误吸，在气管内插管成功后，用生理盐水灌洗，尽可能吸引清除误吸物，以利于气体交换。③对其他并发症的患者，特别是心功能较差，甚至心力衰竭患者，首先应用强心药，选择诱导药物，如采用咪达唑仑、依托咪酯等，配合适量的芬太尼和肌肉松驰药。④合并其他脏器损伤的患者，尤其是内脏大出血者，应进行积极的抗休克治疗，在血压回升、心率接近正常的情况下，谨慎地进行麻醉诱导与气管内插管，以免延误手术时机。诱导用药应选择对血压影响轻且对大脑有保护作用的药物,如咪达唑仑,即使这样,用药量也应减少,以避免血压剧烈波动。

(五)麻醉维持

颅脑外伤的患者一般都存在不同程度的颅内压增高,因此,麻醉维持一般不单独采用吸入全身麻醉,目前较多采用静脉复合全身麻醉或静脉吸入复合麻醉。静脉复合全身麻醉的维持采用静脉间断注射麻醉性镇痛药和肌肉松弛药,持续泵入静脉全麻药。麻醉性镇痛药以芬太尼为主,有条件的可用舒芬太尼和阿芬太尼,哌替啶较少使用。麻醉性镇痛药的用量一般应根据患者的实际情况决定,切忌量大,静脉全麻药也是如此。肌肉松弛药应选择对颅内压影响小的阿曲库铵、维库溴铵和哌库溴铵等。静脉全身麻醉药目前最为常用的是咪达唑仑和丙泊酚。丙泊酚优势更为明显,因手术医师希望术后能尽早评估患者的神经系统功能,丙泊酚起效和苏醒都快,而且还有脑保护作用,故选用丙泊酚更为有益。

静脉吸入复合麻醉维持是在静脉复合麻醉的基础上增加了气管内挥发性麻醉药的吸入。静脉复合麻醉的维持同上不再赘述。应该注意的是吸入麻醉药的选择,吸入麻醉药有脑血管扩张作用,异氟烷扩张作用最弱,适合应用。

(六)术中管理

颅脑外伤患者容量管理非常重要。临床上常用脉搏、血压、尿量等指标进行监测。需要注意的是,颅脑外伤患者常用脱水剂,用尿量判断液体平衡情况不准确。最好监测中心静脉压,尤其是合并内脏出血休克者。在液体种类上,晶体液以乳酸钠林格液、平衡盐液和生理盐水为好,应避免应用含糖液。有大出血者,紧急时可选用胶体液,如代血浆、琥珀酰明胶(血定安)、万汶等。颅脑外伤患者血-脑屏障可能存在不同程度的损害,万汶有预防毛细血管渗漏的作用,从理论上讲,输注万汶可能优于其他血浆代用品。术中应注意失血量估计的准确性,适量输血,防止血液过度稀释,术中血细胞比容最好维持在 0.30 左右。

术中保持过度通气,维持呼气末二氧化碳分压在 4.0~4.7 kPa(30~35 mmHg),有利于颅内压的控制。术中除了密切监测患者生命体征外,还应观察手术步骤,对手术的进程有所了解。因为脑外伤患者由于颅内压升高,致交感神经兴奋性增高、血中儿茶酚胺上升,易掩盖血容量不足,一旦开颅剪开脑膜,容易发生低血压,严重者可致心搏骤停。此外,麻醉医师在观察手术操作期间,应结合所监测的生命体征指标变化,及时与手术医师沟通,并根据术中生命体征变化,作出准确的判断和正确的解释及处理。

(七)麻醉恢复期的管理

麻醉恢复期的管理非常重要,不能掉以轻心。麻醉医师应根据病情作出相应的处理。早期拔除气管内插管,有利于手术医师及时进行神经系统检查,对手术效果作出及时评估。但必须掌握拔管时机,若患者出现不耐管倾向,且呼之睁眼,可给予少量丙泊酚,吸净气管内和口腔内分泌物后,拔除气管内插管。应尽可能避免麻醉过浅和拔管时剧烈呛咳,以免由此而引起颅内压增高和颅内创面出血。

对术前情况较差、多脏器损伤或有其他严重并发症者,尤其是昏迷患者,宜保留气管导管或做气管切开,以利于术后呼吸道管理,有条件者护送专科 ICU 或综合 ICU。

三、麻醉注意事项

颅脑外伤患者麻醉一个最为关键的问题是,一定不能只注意颅脑外伤的情况而忽略了对其他脏器外伤的观察,以免贻误治疗,导致不良后果。入室后开放两条静脉通路,以备快速输血、输液,抢救休克和大出血。

无论哪种麻醉方法,麻醉诱导时都应防止误吸,以免使病情复杂化。手术过程中避免使用增高颅内压的药物,控制呼气末二氧化碳分压,维持患者一定程度的过度通气。术中应注意患者水、电解质的情况,特别是患者大量应用脱水剂,极易引起水、电解质紊乱,液体量可以略欠一些,切不可过量,必要时输血,避免应用含糖液体。术中注意避免血压剧烈波动而诱发脑血管痉挛,加重脑损伤,影响术后神经功能的恢复。

脑外伤患者术后切不可盲目拔除气管导管,严重的脑水肿或脑干损伤患者,随时可能发生呼吸暂停,甚至有死亡危险。

（姜 鹤）

第二节 颅内血管病变手术的麻醉

一、颅内血管病变的病理及临床表现

颅内血管病变包括高血压动脉粥样硬化性脑出血、颅内动脉瘤、颅内血管畸形等。多数是因突发出血而就诊,平时没有症状,或头痛的症状被忽略,因此起病较急,多数需行急诊手术。

(一)高血压动脉粥样硬化性脑出血

高血压动脉粥样硬化性脑出血在临床上最常见,尤其是随着社会的老龄化和饮食结构的改变,其发生率有增加的趋势。高血压和动脉粥样硬化互为因果,互相影响。高血压的患者颅内血管壁由于长期受到高压力的冲击而发生损伤,损伤的部位在修复过程中,有的恢复良好,有的会发生脂类沉积,沉积的脂类物质可形成斑块,此处的血管壁弹性降低,脆性加大,在突然受到更大的血流冲击力的情况下,血管壁即破裂发生出血。如剧烈运动、情绪激动、饮酒等因素,可使患者突然头痛、恶心、呕吐、意识障碍,严重者很快深昏迷,四肢瘫痪,眼球固定,瞳孔针尖样,高热,病情迅速恶化,数小时内死亡。特别是饮酒后,易误认为醉酒,颅脑 CT 可帮助确诊。

(二)颅内动脉瘤

颅内动脉瘤是由于脑血管发育异常而产生的脑血管瘤样突起,好发于颅底动脉及其临近动脉的主干上,常在动脉分支处呈囊状突出。颅内动脉瘤的病因可能是先天性动脉发育异常或缺陷、动脉粥样硬化、感染、创伤等,形成动脉瘤的一个共同因素是血流动力学的冲击因素,致使薄弱的血管壁呈现瘤样突起。临床上颅内动脉瘤在破裂前常无症状或仅有局灶症状,表现为一过性轻微头痛;破裂后症状严重,出现突发的、非常剧烈的头痛,常被误诊为流感、脑膜炎、颈椎间盘突出、偏头痛、心脏病及诈病等。患者可有不同程度的意识障碍,部分患者就诊时可能完全缓解,患者是否有过突发性剧烈头痛的病史常常是确诊的重要线索。颅内动脉造影可确诊。

Hunt 和 Hess 将颅内动脉瘤患者按照手术的危险性分成五级。①Ⅰ级:无症状,或轻微头痛及轻度颈强直。②Ⅱ级:中度及重度头痛,颈强直,除有神经麻痹外,无其他神经功能缺失。③Ⅲ级:嗜睡,意识模糊,或轻微的灶性神经功能缺失。④Ⅳ级:神志不清,中度至重度偏瘫,可能有早期的去大脑强直及自主神经功能障碍。⑤Ⅴ级:深昏迷,去大脑强直,濒死状态。

若有严重的全身疾病,如高血压、糖尿病、严重动脉粥样硬化、慢性肺部疾病及动脉造影上有严重血管痉挛者,要升一级。

(三)颅内血管畸形

颅内血管畸形是指脑血管发育障碍引起的脑局部血管数量和结构异常,并对正常的脑血流产生影响,可分为动静脉畸形、毛细血管扩张症、静脉畸形、海绵状血管畸形。临床上最常见的是动静脉畸形。脑动静脉畸形是一种在胎儿期形成的先天性脑血管发育异常,无明显家族史。其病理特点是非肿瘤性的血管异常,具有粗大、扩张、扭曲的输入及输出血管,病理性血管可呈蔓状缠结且动静脉分流循环速度很快,供养动脉常常扩张并延长,近端及远端动脉祥均为迂曲状。动静脉畸形的症状体征可来自以下情况:①正常神经组织受压,脑积水,脑、蛛网膜下腔、脑室出血;②缺血及出血性损害导致头痛、抽搐;③占位导致的神经功能缺失;④静脉压升高使颅内压增高;⑤"盗血"引起神经功能缺失;⑥临床表现各不相同,有头痛、癫痫、精神异常、失语、共济失调等。还有一个罕见的症状,即三叉神经痛。

二、麻醉处理要点

(一)术前准备及麻醉前用药

1.术前准备

麻醉医师应尽快了解病史,特别是抗高血压药的服用情况。此类患者为急诊患者,病情虽有轻重之分,但对意识障碍不严重的患者不能掉以轻心,这类患者很容易激动和烦躁,致使病情加重,影响治疗效果。所以无论患者意识如何,只要有躁动倾向,一定要给予适度的镇静,并密切监护。

2.麻醉前用药

根据病情可在手术室内麻醉前5分钟静脉推注抗胆碱药。若在做相应检查时已用镇静药,此时不必再用。

(二)术中监测

术中监测见颅脑外伤患者麻醉处理要点中的术中监测,此不再赘述。

(三)麻醉方法

颅内血管病变手术目前几乎都在显微镜下进行,要求手术野稳定清晰,所以应选择气管内插管全身麻醉,因挥发性麻醉药对脑血管影响大,故多选择静脉全身麻醉。麻醉诱导用药为丙泊酚、咪达唑仑、依托咪酯、羟丁酸钠、芬太尼、舒芬尼、雷米芬太尼、维库溴铵、哌库溴铵等。不管选择哪几种药,都要力求诱导平稳,维持脑灌注压稳定。

(四)麻醉维持

麻醉维持药物的选择应以能更好地满足下列要求为前提:理想的脑灌注压,防止脑缺氧和脑水肿,使脑组织很好地松弛;为减轻脑压板对脑组织的压迫,在分离和夹闭动脉瘤时应控制血压,以降低跨壁压。由于没有任何一种药物可达上述要求,所以要联合用药,作用互补,以取得最佳效果。在应用静脉麻醉药的同时辅以小流量的异氟烷,可更好地进行控制性降压。维持用药可以静脉持续泵入丙泊酚,也可持续泵入咪达唑仑,镇痛药和肌肉松弛药可间断注射。镇痛药可用吗啡、芬太尼、舒芬太尼等,肌肉松弛药可选用长效哌库溴铵或中效维库溴铵。

(五)术中管理

颅内血管病变的患者术中管理非常重要,术中合理地调控血压、心率,维持血流动力学稳定,可减轻脑损害,有利于患者神经功能的恢复,合理地利用心血管活性药物,尤其对心血管并发症的患者更要因人而异,用药一定要个体化。一般常用的心血管活性药物有艾司洛尔、硝酸异山梨酯、氨力农、硝酸甘油、硝普钠。容量管理也很重要,术中应根据液体需要量、失血量、尿量,以及CVP和肺毛细血管楔压(PCWP)及时补液和输血,特别是在动脉瘤夹闭后应快速扩容,进行血液稀释,维持血细胞比容在正常低限范围内(0.30~0.35)。羟乙基淀粉用量超过 500 mL 时为相对禁忌,因为有可能干扰止血功能引起颅内出血。

(六)麻醉恢复期管理

麻醉恢复期应根据术前患者的一般情况和手术的情况决定是否拔除气管导管。若术前患者一般情况良好,且手术顺利,可在患者自主呼吸恢复满意后拔管,完全清醒后送回病房观察。若术前一般情况较差,意识有障碍,手术难度较大,时间长,应带管将患者送监护室,借助呼吸机支持,待麻醉自然消除后拔管。

三、麻醉注意事项

对高血压动脉粥样硬化性脑出血的患者,应了解既往史,这类患者一般都有不同程度的心肌供血不足,血压、心率的剧烈波动变化可使心肌缺血加重,严重者发生心肌梗死,所以麻醉诱导时应避免使用心肌抑制药物。

颅内动脉瘤和血管畸形的患者麻醉诱导非常关键,特别是已经有颅内出血的患者,麻醉诱导期间可再出血或出血加重,甚至可引发动脉瘤破裂,故麻醉诱导要把喉镜置入和气管内插管刺激降到最低。但麻醉也不宜过深,对颅内压正常的患者,血压可降低至基础血压的 30%~35%,对已有颅内压增高的患者,血压降低有加重脑缺血的危险,一定要引起重视。

颅内动脉瘤患者术中都要求控制性降压,应该注意,为维持合理的脑灌注,在切开硬脑膜前不需降压过低。术中在监护状态下于动脉瘤夹闭前开始行控制性降压。选择对脑血流、脑代谢及颅内压影响小的降压方法。在控制性降压的过程中应该注意以下几点:硝普钠虽然可以快速控制高血压,但可使容量血管扩张而增加脑血容量,并使颅内压升高;硝酸甘油同样可使容量血管扩张而增加脑血容量,比硝普钠引起的颅内压增高还要明显且严重,因而要避免应用这两种药物。钙通道阻滞药尼卡地平、尼莫地平可增加局部脑血流,对心肌抑制轻,术中可快速控制高血压,停降压后无反跳现象,并有预防术后心脑血管痉挛的作用,可作为首选。

颅内血管畸形的患者术中要严格控制血压波动,低血压加重损害病变周围的脑组织(长期低灌注血管麻痹),切除术后可发生正常灌注压恢复综合征(出血、水肿、高颅内压),而高血压又可加重其损害。因此,术后血压仍须控制在适当范围,不宜立即停止降压药。

颅内血管手术由于出血和术中对血管的刺激,术后极易发生局部脑血管痉挛,血流减慢,术中应避免使用止血药,以免在血管痉挛后发生脑血栓,影响神经功能的恢复。

注意防止动脉瘤夹闭后的血管痉挛,通过高血压[平均动脉压(MAP)13.3 kPa(100 mmHg)]、高血容量、血液稀释来增加脑血流,关键是要在轻度脑缺血进展为脑梗死之前实施,术野使用罂粟碱可扩张痉挛的血管,如果手术需要临时钳夹动脉瘤时,为改善其供血区域的侧支循环,国外常静脉注射去氧肾上腺素。

(姜 鹤)

第三节 颅内肿瘤手术的麻醉

一、颅内肿瘤患者的病理生理

颅内肿瘤按部位可粗略分为大脑半球肿瘤、小脑肿瘤和脑干肿瘤,后两者位于颅后窝,又统称为颅后窝肿瘤。病理报告以神经胶质瘤、脑膜瘤多见,余为转移瘤、结核瘤等。患者可能患病数年无临床症状,随着占位病变体积的增大出现颅内压升高的症状,伴视力、嗅觉障碍,偏瘫,失语等。与麻醉有关的颅内肿瘤的病理生理变化主要是肿瘤占位引起的颅内压增高,颅内压是指颅内容物对颅腔壁产生的压力,临床上一般通过测量脑脊液压力了解颅内压的变化情况,颅内压力正常是维持脑功能正常运转所必需的。

(一)颅内压的调节

颅内容物主要有脑组织、脑脊液和血液 3 种成分,正常情况下,其中 1 种成分增加,其他 2 种成分则相应减少,机体通过自动调节维持颅内压在一定限度之内[成人 0.7~2.0 kPa(5~15 mmHg),儿童 0.5~1.1 kPa(4~8 mmHg)]的正常平衡状态。颅内肿瘤引起颅内容物的增加,早期可通过自动调节维持正常的颅内压,随着颅内肿瘤体积增大,超过代偿限度颅内压即增高。有时颅内肿瘤(如颅后窝病变)体积虽然很小,但也可引起颅内压增高,这主要是肿瘤位置引起脑脊液回流受阻,发生脑积水所致。

(二)脑脊液对颅内压的调节作用

由脉络丛生成的脑脊液时刻在进行着新陈代谢变化,包括生成、循环和吸收。颅内压的变动可受脑脊液分泌、循环、吸收的影响,在颅内压的调节中起重要作用。当颅内压增高时,脑脊液吸收增加,而且一部分脑脊液受挤压流入脊髓蛛网膜下腔,使颅内容物总体积减小,有利于颅内压降低。

(三)脑血流对颅内压的调节

颅内压的变化直接影响脑血流,颅内压增高,脑血流减少,而脑静脉系统的血液受挤压而排出增多,脑血容量减少,因而颅内压可以降低。正常情况下脑血流的调节主要通过动脉血管口径的变化来实现的,其影响因素有二氧化碳分压、动脉血酸碱度、温度等。临床上通常采用过度通气来降低二氧化碳分压,以使脑血管收缩,脑血流减少,达到降低颅内压的作用,为手术提供良好的手术野。

颅内压的调节有一定的限度,在这个限度之内,颅内对容积的增加有一定的代偿力,这种代偿力表现在脑脊液被挤压至脊髓蛛网膜下腔,脑部血液减少与脑组织受压向压力低处转移,以达到机体承受的病理平衡,故这个限度的极限称为临界点。超过临界点即失代偿,这时颅内容物微小的增加可使颅内压急剧增加,加重脑移位与脑疝,发生中枢衰竭。

二、麻醉处理要点

(一)术前准备

颅内肿瘤手术一般都是择期手术,有足够的时间进行术前准备。麻醉医师要做的是麻醉前认真访视患者,了解病史,包括既往史、手术史等,特别是与麻醉有关的心、肺并发症,肝、肾功能情况。

(二)麻醉前用药

成人一般在麻醉前 30 分钟肌内注射苯巴比妥 0.1 g,东莨菪碱 0.3 mg。

(三)术中监测

术中监测见颅脑外伤者麻醉处理要点中的术中监测,此不再赘述。

(四)麻醉方法

颅内肿瘤患者麻醉方法有局部麻醉、局部麻醉加神经安定镇痛术、全身麻醉。随着时代的进步,人们对麻醉的要求也越来越高,一方面,患者要求术中舒适而无恐惧,另一方面,随着显微手术的不断开展,手术医师要求良好的手术野。因此,目前所有的颅内肿瘤患者均在全身麻醉下进行手术。麻醉诱导目前可选用的药物很多,如咪达唑仑、丙泊酚、依托咪酯、羟丁酸钠等;肌肉松弛药可选择阿曲库铵、维库溴铵、哌库溴铵等;麻醉性镇痛药可选芬太尼、舒芬太尼、吗啡等。

(五)麻醉维持

见颅脑外伤患者麻醉处理要点中的麻醉维持。

(六)术中管理

颅内肿瘤患者术前常用脱水剂,因而术前常常血容量不足,术中还要丢失一部分血液,特别是手术较大时,有效循环血容量不足将更为明显,术中液体管理非常重要,最好监测中心静脉压,以指导输液。液体种类根据患者具体情况选用晶体液和胶体液,晶体液以乳酸钠林格液为主,不用含糖液,胶体液有聚明胶肽(血代)、血定安、万汶等。对体质较好的患者,可采用大量输血补液,尿量保持 30 mL/h 即可。以免肿瘤切除后,正常脑组织解除压迫,出现脑组织严重水肿,加重脑损害。呼吸管理见颅脑外伤者麻醉处理中的术中管理。

(七)麻醉恢复期管理

麻醉恢复期的管理要求与颅脑外伤患者相同。

三、麻醉注意事项

此类患者由于术前使用脱水剂,往往伴有电解质紊乱,所以术前一定要化验电解质,以利于术中选择液体种类,保持电解质平衡。

颅内高压的处理非常重要,处理不妥病死率很高。在麻醉诱导后应立即静脉注射 20% 甘露醇 1 g/kg,最好在剪开脑膜前输完,并配合过度通气,保持一定的麻醉深度,最大限度地降低颅内压,以利手术的进行。

对出血多的手术,如脑膜瘤多沿大静脉窦发展,极易侵犯静脉窦,血运非常丰富,麻醉前一定要有充分的估计,多开放几条静脉通路,以备能快速输液输血。术中在分离肿瘤前进行控制性降压,注意降压的幅度,根据需要动脉压若降至 8.0 kPa(60 mmHg)以下时,切不可时间过长。麻醉力求平稳,无缺氧及二氧化碳蓄积。

颅后窝肿瘤手术麻醉比较复杂,手术体位常有坐位、俯卧位、侧卧位。坐位时术中易发生气体栓塞,为预防气体栓塞,术中禁用 NO_2 与过度通气及控制性降压,可采用呼气末正压通气。下肢用弹力绷带,防止淤积性血栓形成。变动体位时要慢,避免血流动力学急剧改变。常规监测 $PETCO_2$、SpO_2、心电图、中心静脉压(CVP),必要时置右心房导管及超声多普勒气体监测仪或食管超声心动图,可动态反映心内的气泡;一旦检出气泡立即通知术者关闭空气来源、右心房抽气、左侧垂头足高位、加快输液,必要时给心肌变力性药物支持。

脑干是颅后窝内极为关键的结构,手术期间生命中枢受到刺激易出现呼吸节律和心率变化,因此,对机械通气的患者应加以注意。对保留自主呼吸的患者,应密切注意呼吸节律的变化,出现异常及时通知手术医师,以减轻对脑干的牵拉刺激。还应该注意的是脑干手术时应保证手术野安静,避免麻醉减浅出现呛咳,最为稳妥的方式是应用肌肉松弛药,进行机械通气。

（姜　鹤）

第四节　垂体腺瘤手术的麻醉

一、垂体腺瘤患者的病理生理及临床表现

垂体腺瘤可分为功能性和非功能性腺瘤。功能性腺瘤因过度分泌相关激素引起临床不同症状,非功能性腺瘤一般仅引起压迫症状。功能性腺瘤引起的机体病理生理变化由其分泌的激素所决定。功能性腺瘤分为生长激素（GH）腺瘤、催乳素（PRL）瘤、GH 和 PRL 混合型细胞瘤、促肾上腺皮质激素（ACTH）瘤、促甲状腺素释放激素（TRH）细胞瘤、黄体刺激素（LSH）和促卵泡素（FSH）瘤、嗜酸干细胞瘤。

垂体腺瘤的临床表现一是高分泌综合征,二是肿瘤占位的影响。早期经常表现为分泌亢进,随着肿瘤的发展,相关症状不断加重且明显,并出现垂体组织、鞍旁组织的受压改变,甚至出现垂体功能减低。

PRL 瘤是最常见的高分泌性垂体腺瘤,约占 25％,常表现为性欲减退、阳痿、乳房发育、溢乳、胡须减少,重者生殖器官萎缩,精子减少、活力低,不育。

生长激素腺瘤可以导致巨人症和肢端肥大症,在青春期前,骨骺尚未融合时发病者,表现为巨人症。肢端肥大症若发生在骨骺闭合的成人,则手足肥厚宽大,下颌突出,巨舌,皮肤变厚变粗,糖代谢异常,心脏病和周围神经病变。99％以上的肢端肥大症是由 GH 腺瘤引起。其中20％～50％合并 PRL 或其他激素分泌。

皮质醇增多症是由慢性皮质醇增高引起。由垂体 ACTH 瘤引起的称为库欣病,由于脂肪代谢异常出现向心性肥胖,满月脸,水牛背,四肢相对瘦小,动脉粥样硬化。蛋白质分解大于合成代谢,抑制胶原合成导致皮肤菲薄,毛细血管扩张,呈现多血质。腹部皮肤紫纹,毛细血管脆性增加,易出现紫癜。骨质疏松,易致病理性骨折。伤口不易愈合,促性腺激素分泌抑制,女性出现月经稀少,闭经,溢乳,不孕;男性出现性欲减退,阳痿,精子减少,睾丸萎缩。少数患者盐皮质激素增加,导致电解质代谢紊乱,低血钾,低氯,高血钠。糖代谢紊乱,胰岛素抵抗和糖耐量减低。患者多伴有高血压、左心室肥大、心力衰竭、心律失常、肾衰竭、皮肤色素沉着及精神异常等。

垂体瘤在鞍内生长缓慢,当长至鞍上区时产生症状,压迫视神经、视交叉,出现不同程度的视力下降和视野改变。头痛常常是患者首诊的症状。头痛位于眶后、前额和双颞部,程度轻,间歇性发作。少数巨大肿瘤可至第三脑室,引起室间孔或中脑水管梗阻,出现颅内压增高时头痛剧烈。垂体卒中时瘤体坏死、出血、瘤内压力急剧增高,蛛网膜下腔出血者突发性剧烈头痛。

二、麻醉处理要点

（一）患者术前评价及准备

麻醉医师应对病情进行全面了解，注意患者基础代谢情况，了解肿瘤有无功能，术前电解质等生化指标，以及有无其他并发症，以便对患者作出准确评价。术前做必要的试验和治疗，可减少麻醉和手术的危险。垂体卒中急症手术对视力恢复有利，一般情况下，患者需要糖皮质激素替代及脱水治疗。对肢端肥大症患者应考虑到有气管内插管困难的可能，要准备充分。

（二）麻醉前用药

麻醉前用药无明显禁忌，常规应用巴比妥类药物和抗胆碱药物，一般为苯巴比妥、东莨菪碱。

（三）术中监测

术中除了常规监测 ECG、SpO_2、$PETCO_2$、体温、尿量、袖带血压外，还应对患者进行 ACTH、皮质醇、血糖和尿糖的监测。

（四）麻醉方法

垂体瘤手术常用入路是经鼻蝶和经颅，无论哪种入路，都要选择全身麻醉。经鼻蝶入路时，麻醉过程中应进行控制性降压，以减少出血，保持手术野清晰，缩短手术时间。麻醉诱导用药量要足，尤其是有甲状腺功能亢进的症状时，用量要增大，因这种情况下循环系统极易激惹。气管内插管前应对口、咽喉、声门及气管黏膜充分表面麻醉（表麻），一般用 1％丁卡因或者 2％利多卡因，最大限度地减轻气管内插管反应。

（五）麻醉维持

对经颅手术的患者一般多选用静脉复合全身麻醉，维持用药可以静脉持续泵入丙泊酚，也可持续泵入咪达唑仑，镇痛药和肌肉松弛药可间断注射。镇痛药可用吗啡、芬太尼、舒芬太尼等，肌肉松弛药可选用长效哌库溴铵或中效维库溴铵。经鼻蝶手术的患者可在静脉麻醉的基础上辅以吸入少量的恩氟烷，以更好地控制血压。

（六）术中管理

由于手术在显微镜下进行，所以一定要控制血压，同时液体量也要适当限制，必要时输血，尤其是经翼点入路手术时，血压高时颅内压将增高，且出血多，影响手术视野。经额开颅或经鼻蝶手术时，有可能有血水流入口腔，且经鼻蝶手术后，伤口渗液也有流入口腔的可能，所以气管内插管后需将气囊满意充气。术中监测呼气末二氧化碳分压，调整机械通气有关设定，维持患者一定程度的过度通气，以降低颅内压。

（七）麻醉恢复期管理

因此类患者术前一般意识良好，多主张术后早期拔除气管导管，故垂体腺瘤患者在麻醉恢复期应注意呼吸的恢复情况，特别是 GH 腺瘤的患者，由于结缔组织增生，舌体肥大，口腔内可能有渗液，经鼻蝶入路手术后鼻腔被填塞，所以患者通气量一定要接近术前水平，SpO_2 正常，肌力恢复，完全清醒且无呼吸道梗阻的表现，吞咽反射、咳嗽反射良好后方可拔除气管导管。

三、麻醉注意事项

垂体腺瘤患者多比较年轻，一般无其他并发症，麻醉医师应该注意的是由肿瘤引起的，尤其是与内分泌有关的症状，对可能发生垂体功能衰竭的患者作出估计，以采取预防措施。对经额或翼点入路手术的患者要注意颅内压的控制，麻醉诱导应避免血压波动，手术开始时要提前加深麻

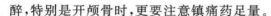

醉,特别是开颅骨时,更要注意镇痛药足量。

经鼻蝶入路时,术者要进行鼻腔准备,鼻腔局部应用肾上腺素可引起血压增高、心率增快,同时鼻腔神经末梢丰富,从鼻镜的置入至手术结束,麻醉医师应注意控制血压,尽管手术时间短,但麻醉用药量一定要足以保证手术野清晰。

无论是麻醉诱导还是维持,都应避免麻醉过浅,特别是避免呛咳,在体位改变的过程中气管导管刺激,更易诱发呛咳。由于垂体腺瘤手术时间较短,所以肌肉松弛药的选择一般不选用长效药,以中、短效为宜,长效肌肉松弛药有术后发生延迟性呼吸抑制之虑,选用时一定要谨慎。

术中液体量不宜过多,应注意适量控制,必要时输血即可。对尿崩倾向的患者要注意纠正水、电解质紊乱,术中可应用去氨加压素(弥凝),一方面可止血,另一方面可降低血压,并有抗利尿的作用。

（姜 鹤）

第九章

心外科麻醉

第一节　缩窄性心包炎手术的麻醉

一、病情特点与估计

心包由脏层与壁层纤维浆膜构成,两层浆膜之间的腔隙称心包腔,内含 $15\sim25$ mL 浆液。心包可因细菌感染、毒性代谢产物、心肌坏死波及心外膜等原因而发生炎症,偶尔因外伤而引起炎症。

(1)心包感染的主要菌源为结核菌和化脓菌,有的在渡过急性感染期后逐渐演变为慢性缩窄性心包炎,其特点是渗出物机化、纤维性变;钙盐沉积于冠状沟、室间沟、右心室和膈面;两层心包黏合成一层坚实盔甲状的纤维膜,逐渐增厚形成瘢痕和钙化,厚度一般为 0.5 cm,重者可达 $1.0\sim2.0$ cm。

(2)由于心脏长时间受坚硬纤维壳束缚和压迫,跳动受限,心肌可出现不同程度萎缩、纤维变性、脂肪浸润和钙化,收缩力减弱,舒张期心室充盈不全、心室压上升而容量减少,导致心排血量下降,脉压缩小,心脏本身和全身供血障碍,心率代偿加快。

(3)左心室受压可影响肺循环,出现肺淤血而通气换气功能下降。

(4)心脏腔静脉回血受阻,尤以腔静脉入口和房室环瘢痕狭窄者,回心血量严重受阻,可致上腔静脉压增高,头、面、上肢、上半身血液淤滞和水肿;如果下腔静脉回流严重受阻时,腹腔脏器淤血肿大,下肢水肿胀,胸、腹腔渗液。

(5)临床症状:因病因不同、发病急缓、心脏受压部位和程度等不同而各异。如结核性缩窄性心包炎往往起病缓慢,但自觉症状进行性加重,同时有低热、食欲缺乏、消瘦等结核病症状,包括劳动时呼吸困难、全身无力、腹胀、下肢水水肿,重症者出现腹水、全身情况恶化、消瘦、血浆蛋白减少、贫血、恶病质。

(6)体征:呈慢性病容或恶病质、面部水水肿、黄疸或发绀;吸气时颈静脉曲张,端坐呼吸;腹部膨隆、肝脏肿大压痛、漏出液性腹水;下肢凹陷性水肿、皮肤粗糙;心音遥远但无杂音,心前区无搏动,脉搏细速,出现奇脉(即脉搏在吸气时明显减弱或消失,是心脏舒张受限的特征)、血压偏低、脉压缩小,可测出吸气期血压下降,静脉压升高,叩诊胸部有浊音,漏出液性胸腔积液,呼吸音粗,有啰音。

(7)X 线:心脏大小多无异常,心影外形边缘平直,各弓不显,心包钙化(占 $15\%\sim59\%$),心脏搏动弱或消失,上腔静脉扩张,肺淤血,胸腔积液约 55%。

(8)CT:可了解心包增厚程度。

(9)超声心动图:为非特异性改变,可见心包增厚,心室壁活动受限,下腔静脉及肝静脉增宽等征象。

(10)心电图:T 波平坦、电压低或倒置,QRS 低电压,可在多导联中出现;T 波倒置提示心肌受累,倒置越深者心包剥离手术越困难;常见窦性心动过速,也可见心房颤动。其他检查有心导管、心血管造影、核素心肌灌注显像等检查。

二、术前准备

缩窄性心包炎为慢性病,全身情况差,术前应针对具体情况进行全面性积极纠正。特殊准备包括以下几方面。

(1)胸、腹水经药物治疗效果不显时,为保证术后呼吸功能,可在术前 1~2 天尽量抽尽胸腔积液;腹水也可在术前 1~2 天抽吸,但抽出量不宜过多,速度应避免过快,否则容易发生血压下降。术前抽出胸腹水,除改善通气功能外,还有防止心包缩窄一旦解除后,因胸腹水大量回吸入体循环而诱发急性心力衰竭的危险。

(2)对结核性心包炎首先抗结核病治疗,最好经 3~6 个月治疗待体温及血沉恢复正常后再手术。若为化脓性心包炎,术前应抗感染治疗,以增强术后抗感染能力。

(3)准备呼吸循环辅助治疗设施。特别对病程长,心肌萎缩,估计术后容易发生心脏急性扩大、心力衰竭者,应备妥机械呼吸机及主动脉内球囊反搏等设施。术中可能发生严重出血,或心室颤动,需准备抢救性体外循环设备。

(4)备妥术中监测设备,包括无创动脉血压、心电图、脉搏血氧饱和度、呼气末 CO_2 等;必要时准备有创动脉血压、中心静脉压等监测。化验监测包括血气分析、血常规、血浆蛋白、电解质等,对围术期应用利尿剂者尤其重要,对维持血钾水平,预防心律失常和恢复自主呼吸有利。记录尿量、检验尿液,了解血容量和肾功能。

三、麻醉方法

缩窄性心包炎患者多数全身虚弱,麻醉前用药以不引起呼吸、循环抑制为准。术前晚及手术当日晨可给予镇静催眠药以充分休息。麻醉前 30 分钟一般可用吗啡 0.1 mg/kg 和东莨菪碱 0.2~0.3 mg 肌内注射。

(1)麻醉诱导:对缩窄性心包炎患者是极其重要的环节,由于血压偏低和代偿性心动过速,循环代偿功能已十分脆弱,处理不当可能猝死。因此,必须在严密监测血压、心电图下施行缓慢诱导方法,备妥多巴胺、去氧肾上腺素等药,根据当时情况随时修正麻醉用药处理方案。诱导前应尽早面罩吸氧;诱导必须掌握影响循环最小、剂量最小、注药速度最慢的原则,避免血压下降和心动过缓,可采用羟丁酸钠、依托咪酯或氯胺酮结合芬太尼诱导;肌肉松弛药以选用影响循环轻微而不减慢心率的药物,如泮库溴铵,借以抵消心动过缓,也可选用影响血压心率较小的阿曲库铵。

(2)麻醉维持:以采用对循环影响轻的芬太尼为主的静吸复合或静脉复合麻醉。对心功能较好的患者可在手术强刺激环节(如切皮、劈开胸骨或撑开肋骨)时,加吸低浓度异氟烷、七氟烷或地氟烷;肌松用泮库溴铵、哌库溴铵或阿曲库铵等维持。

(3)麻醉期管理:首先需严格管理液体入量;在心包完全剥离前执行等量输液或输血原则;待

剥离开始至完成期间应及时改为限量输液原则,否则可因心包剥脱、心肌受压解除、腔静脉回心血量骤增而引起心脏扩大,甚至诱发急性心脏扩大、肺水肿、心力衰竭。因此,除严格控制液体入量外,有时还需及时施行洋地黄制剂及利尿药治疗。心包剥离过程中手术刺激可诱发心律失常,应立即暂停手术,静脉注射利多卡因治疗。如果血压偏低,采用微量泵持续输注小量正性肌力药。机械通气的潮气量避免过大,以防进一步阻碍回心血量而引起血压下降。

(4)手术结束后应保留气管插管在 ICU 继续机械通气,维持正常血气水平,控制输液输血量,继续强心、利尿,保护心脏功能,防止低钾、低钠,应用止血药以减少术后出血量。

(贺 鹏)

第二节 心脏瓣膜病手术的麻醉

心脏瓣膜病是多见病,发病原因较多,包括风湿性、非风湿性、先天性、老年性退变及冠状动脉粥样硬化等,其中以风湿病瓣膜病最为常见。在初发急性风湿热的病例中,有 50%～75%(平均 65%)患者的心脏受累;余 35%虽当时未见心脏明显受累,但以后 20 年中约有 44%仍然发生瓣膜病。在 20～40 岁人群患心脏病者,约 70%为风湿性心脏病。成人风湿性心脏病中,1/3～1/2 病例可无明显风湿病史。风湿热后可累及心脏瓣膜,甚或侵犯其附属结构(包括瓣膜环、腱索、乳头肌),主要病理改变为胶原纤维结缔组织化和基质部非化脓性炎症。

一、病情、病理特点与估计

(一)二尖瓣狭窄

正常二尖瓣瓣口面积 4～6 cm²,瓣孔长径 3～3.5 cm,静息时约有 5 L 血液在心脏舒张期通过瓣口。

(1)风湿性瓣膜病变包括前后瓣叶交界粘连、融合;瓣膜增厚、粗糙、硬化、钙化、结疤;腱索缩短、黏着;左心房扩大血液潴留。风湿性炎症也可使左心房扩大,左心房壁纤维化及心房肌束排列紊乱,导致传导异常、并发心房颤动和血栓形成。房颤使心排血量减少 20%;血栓一般始于心耳尖,沿心房外侧壁蔓延。

(2)瓣口缩小可致左心房舒张末压上升,左心房扩张;由于左心房与肺静脉之间无瓣膜,因此肺静脉压也上升而迫使支气管静脉间交通支扩大,血液从肺静脉转入支气管静脉而引起曲张,可能发生大咯血。同时肺毛细血管扩张淤血及压力上升,导致阻塞性肺淤血、肺顺应性下降、通气/血流比减少,血氧合不全,血氧饱和度下降。肺毛细血管压超过血胶体渗透压[2.7～3.7 kPa(20～28 mmHg)],可致肺间质液淤积而出现肺水肿。

(3)肺静脉高压先引起被动性肺动脉压上升,以后肺小动脉痉挛,属代偿性机制;但随时间延长,肺小动脉由功能性痉挛演变为器质性改变,包括内膜增生、中层增厚、血管硬化和狭窄、肺血管阻力增加、肺血流量减少,肺循环阻力增高可高达接近体循环压力,右心负荷增加,肺动脉干扩大,右心室肥厚扩大,右心房舒张末压上升,甚者可致三尖瓣相对关闭不全而导致右心衰竭及外周静脉淤血;另外由于心肌炎或心肌纤维化也可导致右心功能不全。

(4)二尖瓣狭窄患者的左心室功能大部分保持正常,但 1/3 患者的射血分数低于正常;由于右心室功能不全，或室间隔收缩力减低，也影响左心功能，长期的前负荷减少可使左心室心肌萎缩和收缩力减低。

（5）二尖瓣狭窄的病理生理特点为：左心室充盈不足，心排血量受限；左心房舒张末压力及容量超负荷；肺动脉高压；右心室压力超负荷致功能障碍或衰竭；多伴心房颤动，部分有血栓形成。

（二）二尖瓣关闭不全

二尖瓣结构包括瓣叶、瓣环、腱索、乳头肌、左心房和左心室。

（1）二尖瓣任何结构发生病变时，即可引起二尖瓣关闭不全。主要系风湿热引起的瓣膜后遗症包括瓣叶缩小、僵硬、瘢痕形成；瓣环增厚、僵硬；腱索缩短、融合或断裂；乳头肌结节变和淀粉样变、缩短、融合、功能失调。此外，当二尖瓣后叶粘着于二尖瓣环而与左心房相连，导致左心房扩大可牵引后叶移位而发生关闭不全。左心室扩张使乳头肌向外下移位，导致二尖瓣环受牵拉和扩张，也可发生反流。

（2）二尖瓣关闭不全时，左心室收缩期血液除向主动脉射出外，部分血液反流回左心房，重者可达 100 mL，因此左心房容量和压力增高；最初左心泵功能增强，肌节数量增加，容量和重量增大。左心房扩大时，75％发生心房颤动。一旦左心室功能下降，每搏量减少，反流增剧、肺淤血，可引起肺动脉高压、右心室过负荷及心力衰竭。

（3）临床症状主要来自肺静脉高压和低心排血量。在慢性二尖瓣关闭不全时，只要维持左心功能，左心房与肺静脉压可有所缓解，临床症状较轻。急性二尖瓣关闭不全时，由于发病急而左心房、左心室尚未代偿性扩大，此时容易出现左心房功能不全，左心室舒张末压增高和左心房舒张末压顺应性降低，临床上可早期出现肺水肿。急性二尖瓣关闭不全多因腱索或乳头肌断裂或功能不全引起。腱索断裂可在原有瓣膜病基础上发生；也可因二尖瓣脱垂、外伤及感染性心内膜炎引起；也可因冠心病供血不足、心肌梗死引起。

（4）二尖瓣关闭不全的病理生理特点为：左心室容量超负荷；左心房扩大；右心衰竭、肺水肿；左心室低后负荷；多伴有心房颤动。

（三）主动脉瓣狭窄

正常主动脉瓣口面积 3～4 cm²，孔径 2.5 cm。主动脉瓣狭窄可因风湿、先天畸形或老年退变而引起。

（1）风湿炎症使瓣叶与结合处融合，瓣沿回缩僵硬，瓣叶两面出现钙化结节，使瓣口呈圆形或三角形，在狭窄的同时多数伴有关闭不全。

（2）瓣口狭窄后，左心室与主动脉压差＞0.7 kPa（5 mmHg）（正常值）；随着狭窄加重，压差也增大，重者可＞6.7 kPa（50 mmHg）。由于左心室射血阻力增加，左心室后负荷加大，舒张期充盈量上升，心肌纤维伸展、肥大、增粗呈向心性肥厚，心脏重量可增达 1 000 g，致心肌耗氧增加，但心肌毛细血管数量并不相应增加。因左心室壁内小血管受到高室压及肥厚心肌纤维的挤压，血流量减少；左心室收缩压增高而动脉舒张压降低，可影响冠状动脉供血，严重者可因心肌缺血而发作心绞痛。

（3）当左心室功能失代偿时，每搏输出量和心排血量下降，左心室与主动脉间压差减小，左心房舒张末压、肺毛细血管压、肺动脉压、右心室压及右心房舒张末压均相应升高，临床上可出现低心排血量综合征。

（4）如果伴发心房颤动，心房收缩力消失，则左心室充盈压下降。

（5）主动脉狭窄的病理生理特点为排血受阻，左心室压超负荷，心排血量受限；左心室明显肥

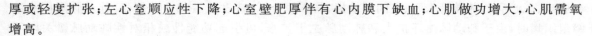

厚或轻度扩张;左心室顺应性下降;心室壁肥厚伴有心内膜下缺血;心肌做功增大,心肌需氧增高。

(四)主动脉瓣关闭不全

主动脉瓣或主动脉根部病变均可引起主动脉瓣关闭不全。

(1)慢性主动脉瓣关闭不全的 60%～80% 为风湿病引起,瓣叶因炎症和肉芽形成而增厚、硬化、挛缩、变形;主动脉瓣叶关闭线上有细小疣状赘生物,瓣膜基底部粘连。其他病因有先天性主动脉瓣脱垂、主动脉根壁病变扩张、梅毒、马方综合征、非特异性主动脉炎以及升主动脉粥样硬化等。

(2)主动脉瓣关闭不全时,左心室接纳从主动脉反流的血液每分钟可达 2～5 L,致使舒张期容量增加,左心室腔逐渐增大,肌纤维被动牵长,室壁增厚,左心室收缩力增强,左心室收缩期搏出量较正常高,此时左心室舒张末压可暂时不上升。但一旦左心失代偿,即出现舒张末压上升,左心室收缩力、顺应性及射血分数均下降;左心房舒张末压、肺小动脉楔压、右心室压、右心房舒张末压均随之上升,最后发生左心衰竭、肺水肿,继后出现右心衰竭。因主动脉舒张压下降可直接影响冠脉供血,可出现心绞痛症状。

(3)急性主动脉瓣关闭不全可因感染性心内膜炎、主动脉根部夹层动脉瘤或外伤引起,由于心脏无慢性关闭不全过程的代偿性左心室心肌扩张和肥厚期,因此首先出现左心室容量超负荷,最初通过增快心率、外周阻力和每搏量取得代偿,但心肌氧耗剧增;随后由于左心室充盈压剧增,左心室舒张压与主动脉压差缩小,收缩压及舒张压均下降,同样冠脉血流量也下降而致心内膜下缺血加重,最后出现心力衰竭。

(4)主动脉关闭不全的病理生理特点为左心室容量超负荷;左心室肥厚、扩张;舒张压下降,降低冠状动脉血流量;左心室做功增加。

(五)三尖瓣狭窄

三尖瓣狭窄多为风湿热后遗症,且多数与二尖瓣或主动脉瓣病变并存,由瓣叶边沿融合,腱索融合或缩短而造成。其他尚有先天性三尖瓣闭锁或下移 Ebstein 畸形。

(1)因瓣口狭窄致右心房淤血、右心房扩大和房压增高。由于体静脉系的容量大、阻力低和缓冲大,因此右心房舒张末压在一段时间内无明显上升,直至病情加重后,静脉压明显上升,颈静脉曲张,肝大,可出现肝硬化、腹水和水肿等体循环淤血症状。

(2)由于右心室舒张期充盈量减少,肺循环血量、左心房左心室充盈量均下降,可致心排血量下降而体循环血量不足。

(3)由于右心室搏出量减少,即使并存严重二尖瓣狭窄,也不致发生肺水肿。

(六)三尖瓣关闭不全

三尖瓣关闭不全多数属于功能性,继发于左心病变和肺动脉高压引起的右心室肥大和三尖瓣环扩大,由于乳头肌、腱索与瓣叶之间的距离拉大而造成关闭不全;因风湿热引起者较少见。①其瓣膜增厚缩短,交界处粘连,常合并狭窄;因收缩期血液反流至右心房,使右心房舒张末压增高和扩大。②右心室在舒张期尚需接纳右心房反流的血液,因此舒张期容量负荷过重而扩大。③当右心室失代偿时可发生体循环淤血和右心衰竭。

(七)肺动脉瓣病变

肺动脉瓣狭窄绝大多数属先天性或继发于其他疾病,常与其他瓣膜病变并存,且多属功能性改变,而肺动脉瓣本身的器质性病变很少;因风湿热引起者很少见。在风湿性二尖瓣病、肺源性心脏病、先心病动脉导管未闭、室间隔缺损、马方综合征、特发性主肺动脉扩张、肺动脉高压或结缔组织病时，由于肺动脉瓣环扩大和肺动脉主干扩张，可引起功能性或相对性肺动脉瓣关闭不全。因瓣环扩大，右心容量负荷增加，最初出现代偿性扩张，当失代偿时可发生全身静脉淤血和右心衰竭。

（八）联合瓣膜病

侵犯两个或更多瓣膜的疾病，称为联合瓣膜病或多瓣膜病。

（1）常见的原因是风湿热或感染性心内膜炎，往往先只有一个瓣膜病，随后影响到其他瓣膜。例如，风湿性二尖瓣狭窄时，因肺动脉高压而致肺动脉明显扩张时，可出现相对性肺动脉瓣关闭不全；也可因右心室扩张肥大而出现相对性三尖瓣关闭不全。此时肺动脉瓣或三尖瓣本身并无器质病变，仅只是功能及血流动力学发生变化。又如主动脉瓣关闭不全时，由于射血增多可出现主动脉瓣相对性狭窄；由于大量血液反流可影响二尖瓣的自由开放而出现相对性二尖瓣狭窄；也可因大量血反流导致左心室舒张期容量负荷增加，左心室扩张，二尖瓣环扩大，而出现二尖瓣相对性关闭不全。

（2）联合瓣膜病发生心功能不全的症状多属综合性，且往往有前一个瓣膜病的症状部分掩盖或减轻后一个瓣膜病临床症状的特点。例如，二尖瓣狭窄合并主动脉瓣关闭不全比较常见，约占10％。二尖瓣狭窄时的左心室充盈不足和心排血量减少，当合并严重主动脉瓣关闭不全时，可因心排血量低而反流减少。又如二尖瓣狭窄时可因主动脉瓣反流而使左心室肥厚有所减轻，说明二尖瓣狭窄掩盖了主动脉瓣关闭不全的症状，但容易因此而低估主动脉瓣病变的程度。又如二尖瓣狭窄合并主动脉瓣狭窄时，由于左心室充盈压下降，左心室与主动脉间压差缩小，延缓了左心室肥厚的发展速度，减少了心绞痛发生率，说明二尖瓣狭窄掩盖了主动脉瓣狭窄的临床症状，如果手术仅解除二尖瓣狭窄而不矫正主动脉瓣狭窄，则血流动力学障碍可加重，术后可因左心负担骤增而出现急性肺水肿和心力衰竭。

（九）瓣膜病合并冠心病

部分瓣膜患者可并存冠心病，因此增加了单纯瓣膜手术的危险性。有人采取同期施行二尖瓣手术与冠脉搭桥手术，占15％～20％。有医院曾对550例瓣膜患者于术前施行冠状动脉造影检查，结果并存冠状动脉50％以上狭窄者占13.8％，其中发生于40～49岁者占8.8％，50～59岁者占12.8％，60～69岁者占20.9％。可见在瓣膜手术前如果未发现冠心病，则十分危险。有学者曾遇1例二尖瓣置换术后收缩无力，不能有效维持血压，经再次手术探查证实右冠状动脉呈索条状，当即施行右冠状动脉搭桥，术后心脏收缩恢复有力，顺利康复。为保证术中安全和术后疗效，对瓣膜病患者凡存在下列情况者：心绞痛史、心电图缺血性改变、年龄50岁以上者，术前均应常规施行冠状动脉造影检查。

（十）瓣膜病合并窦房结功能异常

多次反复风湿热链球菌感染，可形成慢性心脏瓣膜病，部分可合并心房颤动，有的可合并窦房结功能异常。对体外循环瓣膜手术患者在麻醉诱导前，将心电图二级食管电极经鼻腔置入食管，以观察P波最大的位置，测定三项指标：窦房结恢复时间，正常为＜1 500毫秒；校正窦房结恢复时间，正常为＜550毫秒；窦房结传导时间，正常为＜300毫秒。如果出现上列任何一项异常者，即可判为窦房结功能异常，且这种异常往往在体外循环手术后仍然保持。风湿性瓣膜患者即使术前为窦性心律，但由于麻醉药物的影响以及手术致心肌损伤等原因，常会出现窦房结功能异常。因此，术中保护窦房结功能具有重要性，可采取下列保护措施：①维持满意的血压，以保证窦房结供血。②手术操作尽量避免牵拉和压迫窦房结组织,特别在处理上腔静脉插管或阻断时尤需谨慎。③缩短阻断心脏循环的时间。④在阻断心肌血流期间要定时充分灌注停跳液,以使心肌均匀降温,可保护窦房结组织。

二、手术前准备

(一)患者的准备

1.心理准备

无论瓣膜成形术或瓣膜置换术都使患者经受创伤和痛苦;置换机械瓣的患者还需要终身抗凝,给患者带来不便。这些都应在术前给患者从积极方面解释清楚,给以鼓励,使之建立信心,精神安定,术前充分休息,做到在平静的心态下接受手术。

2.术前治疗

(1)除急性心力衰竭或内科久治无效的患者以外,术前都应加强营养,改善全身情况和应用强心利尿药,以使血压、心率维持在满意状态后再接受手术。

(2)术前存在呼吸道感染或局灶感染者需积极防治,手术应延期进行。

(3)长期使用利尿药者可能发生电解质紊乱,特别是低血钾,术前应予以调整至接近正常水平。

(4)重症患者在术前 3~5 天起应静脉输注极化液(含葡萄糖、胰岛素和氯化钾)以提高心功能和手术耐受力。

(5)治疗药物可根据病情酌情使用,如洋地黄或正性肌力药及利尿药可用到手术前日,以控制心率、血压和改善心功能。但应注意,不同类型的瓣膜病有其各自的禁用药,如 β 受体阻滞剂能减慢心率,用于主动脉瓣或二尖瓣关闭不全患者,可能反而增加反流量而加重左心负荷;心动过缓可能促使主动脉瓣狭窄患者心搏骤停。二尖瓣狭窄合并心房颤动,要防止心率加快,不应使用阿托品;主动脉瓣狭窄患者不宜使用降低前负荷(如硝酸甘油)及降低后负荷(钙通道阻滞剂)的药物以防心搏骤停。

(6)术前合并严重病窦综合征、窦性心动过缓或严重传导阻滞的患者,为预防麻醉期骤发心脏停搏,麻醉前应先经静脉安置临时心室起搏器。

(7)对药物治疗无效的病情危重或重症心力衰竭患者,在施行抢救手术前应先安置主动脉内球囊反搏,并联合应用正性肌力药和血管扩张药,以改善心功能和维持血压。

3.麻醉前用药

除抢救手术或特殊情况外,应常规应用麻醉前用药,包括术前晚镇静安眠药。手术日晨最好使患者处于嗜睡状态,以消除手术恐惧。麻醉前用药不足的患者其交感神经处于兴奋状态,可导致心动过速等心律失常,同时后负荷增加和左心负担加重,严重者可因之诱发急性肺水肿和心绞痛,从而失去手术机会。一般麻醉前可用吗啡 0.2 mg/kg,东莨菪碱 0.3 mg;如若患者心率仍快,麻醉后可再给东莨菪碱。

(二)麻醉前考虑

1.二尖瓣狭窄手术

(1)防止心动过速,否则舒张期缩短,左心室充盈更减少,心排血量将进一步下降。

(2)防止心动过缓,因心排血量需依靠一定的心率来代偿每搏量的不足,若心动过缓,血压将严重下降。

（3）避免右侧压力增高和左侧低心排，否则心脏应变能力更小，因此对用药剂量或液体输入量的掌握必须格外谨慎。

（4）除非血压显著下降，一般不用正性肌力药，否则反而有害；有时为保证主动脉舒张压以维持冠脉血流，可适量应用血管加压药。

（5）房颤伴室率过快时，应选用洋地黄控制心率。

（6）保持足够的血容量，但又要严控输入量及速度，以防肺水肿。

（7）患者对体位的改变十分敏感，应缓慢进行。

（8）术后常需继续一段时间呼吸机辅助通气。

2.二尖瓣关闭不全手术

（1）防止高血压，否则反流增加，可用扩血管药降低外周阻力。

（2）防止心动过缓，否则反流增多。

（3）需保证足够血容量。

（4）可能需要用正性肌力药支持左心室功能。

3.主动脉瓣狭窄手术

（1）血压下降时，可用血管收缩药维持安全的血压水平。

（2）除非血压严重下降，避免应用正性肌力药。

（3）避免心动过缓，需维持适当的心率以保证冠脉血流灌注。

（4）避免心动过速，否则增加心肌氧需而形成氧债。

（5）保持足够血容量，但忌过量。

（6）对心房退化或丧失窦性心律者应安置起搏器。

4.主动脉瓣关闭不全手术

（1）防止高血压，因可增加反流。

（2）防止心动过缓，否则可增加反流和心室容量及压力，同时降低舒张压而减少冠脉供血。

（3）降低周围阻力，以降低反流量。

（4）需保证足够的血容量。

5.多瓣膜病或再次瓣膜置换手术

（1）麻醉诱导应缓慢，用芬太尼较安全，需减量慎用吸入麻醉药。

（2）因粘连重，手术困难，出血较多，需维持有效血容量。

（3）心脏复苏后多数需正性肌力药及血管扩张药支持循环。

（4）注意维持血清钾在正常浓度，预防心律失常。

（5）术后约1/3患者需安置心表起搏器。

6.带起搏器手术患者

对瓣膜病合并窦性心动过缓、房室传导阻滞患者，术前多已安置起搏器；对部分双瓣置换或再次瓣膜置换手术患者也需安置起搏器；某些先天性心脏病如二尖瓣关闭不全、法洛四联症等手术也需安置起搏器。起搏器可受到外界的干扰和影响，包括非电源及电源因素。非电源因素如血液酸碱度、血内氧分压及电解质变化，都影响起搏阈值。电源因素如雷达、遥测装置、高频装置等电磁波的干扰。术中应用电烙是常规止血方法，对已安置起搏器的患者术中原则上应避用电烙止血，以防发生心室颤动或起搏器停止工作，但不易做到，故需加强预防措施：①手术全程严密监测心电图，尤其在使用电烙时需提高警惕。②开胸过程或安置起搏器前仔细充分止血，以减少以后使用电烙的次数。③使用电烙前暂时关闭或移开起搏器,尽量缩短电烙的时间。④万一发生心律失常,首先停用电烙,如仍不恢复则心内注药,按摩心脏,电击除颤。

(三)麻醉药物选择

镇痛安眠药、吸入麻醉药及肌肉松弛药对心脏及血管都产生各自不同的作用。对瓣膜患者选择麻醉药物应作全面衡量,考虑以下几方面问题:①对心肌收缩力是抑制还是促进。②对心率是加快还是减慢;某些病例因心率适度加快而可增加心排血量;心率减慢对心力衰竭、心动过速或以瓣膜狭窄为主的病例可能起到有利作用,但对以关闭不全为主的瓣膜病则可增加反流量而降低舒张压,增加心室容量和压力,使冠状动脉供血减少。③是否扰乱窦性心律或兴奋异位节律点,心律失常可使心肌收缩力及心室舒张末期容量改变,脑血流及冠状血流出现变化,见表9-1。④对前负荷的影响,如大剂量吗啡因组胺释放使血管扩张,前负荷减轻,对以关闭不全为主的瓣膜病则可能引起低血压;对以狭窄为主的瓣膜病也应维持一定的前负荷,否则也可因左心室充盈不足而减少心排血量。⑤用血管收缩药增加后负荷,对以关闭不全为主的瓣膜病可引起反流增加和冠脉血流减少,从而可加重病情,此时用血管扩张药降低后负荷则有利于血压的维持。⑥对心肌氧耗的影响,如氯胺酮可兴奋循环,促进心脏收缩及血压升高,但增加心肌氧耗,选用前应衡量其利弊。

表 9-1　心律失常对脑血流及冠状血流影响

	减少脑血流量(%)	减少冠脉血流量(%)
房性或室性期前收缩	8～12	5～25
室上性心动过速	14	35
心房颤动伴室率快	23	40
室性心动过速	40～75	60

三、麻醉管理

(一)麻醉诱导

瓣膜患者都有明显的血流动力学改变和心功能受损,麻醉诱导必须谨慎操作,要严密监测桡动脉直接测压、心电图和脉搏血饱和度。选择诱导药以不过度抑制循环、不影响原有病情为前提:①对轻及中等病情者可用地西泮、咪达唑仑、依托咪酯、芬太尼诱导;肌肉松弛药可根据患者心率选择,心率不快者可用泮库溴铵,心率偏快者用阿曲库铵、哌库溴铵等。②对病情重、心功能Ⅲ～Ⅳ级患者,可用羟丁酸钠、芬太尼诱导,不用地西泮,因可引起血压下降。③对心动过缓或窦房结功能差者,静脉注射芬太尼或羟丁酸钠可能加重心率减慢;对主动脉瓣关闭不全患者可引起血压严重下降,也影响冠状动脉供血而发生心律失常,因此可改用小剂量氯胺酮诱导,对维持血压和心率较容易。④最好应用气相色谱-质谱仪检测血中芬太尼浓度。有学者曾用诱导剂量芬太尼20 μg/kg和泮库溴铵 0.2 mg/kg,即使不用其他辅助药也能满意完成诱导,注入后 1 分钟测得的血芬太尼浓度为 52.6 ng/mL。据报道血芬太尼浓度≥15 ng/mL 时,血压升高及心动过速的发生率小于 50%。

(二)麻醉维持

可采用以吸入麻醉为主,或以静脉药物为主的静吸复合麻醉。①对心功能差的患者以芬太尼为主,用微量泵持续输注,或间断单次静脉注射用药。②对心功能较好者,以吸入麻醉药为主,如合并窦房结功能低下者可加用氯胺酮。③诱导持续吸入1％恩氟烷,有学者曾采用NORMAC吸入麻醉药浓度监测仪观察,1小时后呼出气恩氟烷浓度平均0.61％,吸入2小时后平均0.71％;体外循环前平均0.77％,体外循环结束时平均仅0.12％,此时临床麻醉深度明显减浅。如果采用芬太尼50 μg/kg复合吸入异氟烷麻醉,并采用膜肺体外循环45±8.9分钟,异氟烷的排出浓度低于0.1％。提示采用膜肺排出异氟烷的速度远较鼓泡式肺者为缓慢。④在静脉注射芬太尼20 μg/kg诱导后,血芬太尼浓度立即达到52.6 ng/mL,随后用微量泵持续输注芬太尼,劈胸骨前血芬太尼浓度为23.6～24.1 ng/mL,转流后降为3.6±0.8 ng/mL,较转流前下降72％。可见无论吸入麻醉药或静脉麻醉药,经体外转流后其血内浓度都急剧下降,提示麻醉减浅。因此,在体外转流前、中、后应及时加深麻醉,静脉麻醉药可直接注入体外循环机或经中心静脉测压管注入;吸入麻醉药可将氧气通过麻醉机挥发罐吹入人工肺。

(三)减少术中出血措施

瓣膜置换手术的出血量往往较多,应采取减少术中出血措施,尽量少用库血。①测试单瓣置换手术的库血输注量平均860 mL,如果施行自体输血,平均仅需库血355 mL;双瓣置换手术需输库血平均1 260 mL,如果施行自体输血,平均仅需库血405 mL。②如果采用自体输血结合术中回收失血法,则库血输注量可更减少。在麻醉后放出自体血平均每例540±299 mL,术中回收出血,再加体外循环机余血经洗涤后回输,平均每例输注自体血777±262 mL,围术期输注库血量可减少52.5％。③体外循环前及中应用抑肽酶,也可显著减少术中出血,效果十分明显。

四、术后急性循环衰竭并发症

复杂心脏体外循环手术后,容易突发急性心脏功能衰竭或血容量急剧减少,循环难以维持,患者生命难以保证,其中严密监测、尽早发现、抓紧抢救是手术成功的关键。

(一)体外循环手术后的临床监测与早期诊断

对下列临床监测情况需高度重视:①精神状态异常,表现为烦躁、躁动、精神恍惚、反应淡漠甚至昏迷。②肢体紧张度异常或瘫痪。③皮肤颜色变暗甚至发绀。④心电图示心率减慢或心律失常,甚至呈等电位直线。⑤尿量减少或无尿。⑥动脉压急剧下降或脉压很小,需首先排除测压管道不通畅、凝血或误差等情况。⑦中心静脉压突然降低或严重升高,需首先排除液体未输入或输入过多过速。⑧检查心表起搏器或辅助循环装置的工作是否正常,排除其故障。⑨胸腔引流液突然急剧增加,鉴别引流液性质是否与血液接近。⑩血红蛋白浓度明显下降;血清钾很低或很高;血气pH下降,呼吸性或代谢性酸中毒;血液凝固时间显著延长等。

(二)急性循环衰竭的抢救措施

心搏骤停或严重心低排综合征的临床表现为无脉搏、无呼吸、无意识状态,提示血液循环已停止,全身器官无灌流,首先大脑受到缺血严重威胁。因此,必须采取紧急抢救措施,包括:①尽早心肺复苏(CPR),施行有效胸外心脏按压、人工呼吸及应用针对性药物。②主动脉内球囊反搏,常用于瓣膜术后急性心低排综合征,以支持心脏充盈,减少心肌需氧量,增加冠脉灌注,从而改善血流动力学及心肌供血。尽早开始是抢救成功的关键。③急症体外循环再手术,常用于瓣膜术后出血,常见左心房顶破裂,左心室后壁破损,瓣周漏、卡瓣等情况。有学者曾施行体外循环手术18 513例,其中急症体外循环抢救手术130例,占0.7％。Rousou曾在3 400余例体外循环手术中,有16例急症体外循环抢救再手术,存活率56.3％,以往13例只施行CPR抢救,存活率仅15.4％。提示及时用体外循环再手术抢救可明显提高生存率。④在心脏或肺脏功能严重衰竭时,应用体外膜肺氧合

(ECMO)抢救具有明显提高生存的效果,可使肺脏和心脏做功减少,全身供血恢复,不致缺氧,文献有使用 ECMO 长达1个多月而获得成功的报道。

（贺　鹏）

第三节　冠心病手术的麻醉

一、病理生理简述

缺血性心脏病指心肌相对或绝对缺血而引起的心脏病,其中约 90% 因冠状动脉粥样硬化引起;约 10% 为其他原因,如冠状动脉痉挛、冠状动静脉瘘、冠状动脉瘤、冠状动脉炎等引起。因冠状动脉粥样硬化及冠状动脉痉挛引起的缺血性心脏病,简称冠心病,我国 40 岁以上人群中的患病率为 5%～10%。

（一）心脏代谢的特点

(1)心肌耗氧量居全身之冠,静息时可达 7～9 mL/(100 g·min)。

(2)冠脉血流量大,静息时成人为 60～80 mL/(100 g·min),最高达 300～400 mL/(100 g·min)。

(3)毛细血管多,与心肌纤维比例达 1∶1。

(4)心肌富含肌红蛋白,每克心肌含 1.4 mg,从中摄取大量氧。

(5)心肌富含线粒体,对能量物质进行有氧氧化而产生 ATP,当心肌耗氧量增加时,氧摄取率并不增加,而是靠增加冠脉血流量来补充氧,如果后者未能相应增加,即可出现心肌缺氧;心肌也可从脂肪酸、葡萄糖、乳酸等获取部分能量物质。

(6)一旦心肌缺血,供应心脏的血流不能满足心肌代谢需要时即可引起代谢紊乱,主要是高能磷酸化合物生成明显减少,而代谢中间产物在心肌中堆积,从而引起心肌损伤。

（二）心肌氧供需失衡

冠状动脉粥样硬化以及各种原因引起冠状动脉损伤时,冠状动脉狭窄、血栓形成、血流受阻、血流量下降、含氧量下降。增加心肌耗氧的因素有:①心率加快,增快次数越多,耗氧量越大,且因心室舒张期缩短,可影响血液充盈和心肌灌注。②心肌收缩力增强,耗氧量增加。③心室壁收缩期或舒张期张力增加,都使氧耗量上升。

（三）冠心病心肌功能、代谢与形态改变

(1)冠脉供血不足区域的局部可表现收缩期膨出,由此降低心功能。缺血时间越长,膨出范围越扩大,心肌收缩、舒张功能越降低,可致心泵功能减弱,心排血量减少,严重者出现心力衰竭;95% 心肌梗死局限于左心室的某部位,承受收缩期高压力和较大的血流剪切应力冲击。

(2)心肌缺血时,心肌高能磷酸化合物减少,缺血 15 分钟时 ATP 下降 65%,缺血 40 分钟时下降 90% 以上;同时细胞膜离子通透性改变,K^+ 外流,Ca^{2+}、Na^+、Cl^- 等内流入细胞,导致膜电位消失。

(3)心肌坏死时,心肌细胞内的各种酶释入血循环;其中心肌肌钙蛋白与 CK-MB 是心肌梗死标志物,尤其是心肌肌钙蛋白具有高度灵敏性和特异性。据此,可对心肌梗死作出确诊。心肌肌钙蛋白 I 可在 3～6 小时从血中检出,持续 7～10 天;心肌肌钙蛋白 T 在 6 小时检出,敏感性稍

差,持续10～14天。CK-MB是心肌坏死的早期标志物,在梗死发生4小时内其水平升高,峰值出现在18～24小时,3～4天恢复正常。肌酸激酶正常值上限为总肌酸激酶的3％～6％;6～9小时的敏感性可达90％,24小时后敏感性接近100％。

(4)传统血清酶化验包括谷氨酸酰乙酸转氨酶(谷丙转氨酶、谷草转氨酶),乳酸脱氢酶、肌酸激酶等;血脂代谢检查包括胆固醇、低密度脂蛋白和高密度脂蛋白等,均证明与冠心病的发病与程度密切相关。冠心病发病和死亡与胆固醇含量高、低密度脂蛋白含量高及高密度脂蛋白含量低呈正相关。此外,乳酸产生增多可出现心肌酸中毒、糖酵解增强和脂肪氧化障碍,也有诊断价值。

(5)心肌缺血时,心肌细胞线粒体肿胀,出现无定形致密颗粒、肌膜破裂、胞核溶解和消失、心肌坏死。根据缺血程度心肌细胞坏死可表现为可逆或不可逆性变化。病理可分心肌透壁性梗死和非透壁性梗死,后者仅累及心内膜下层。

(四)心肌梗死过程中的并发症

(1)心律失常,检出率64.3％,包括各种心律失常,如室上性、室性心动过速,房性、室性心动过缓,以及Ⅰ度至Ⅲ度房室传导阻滞。

(2)心功能不全的程度取决于梗死面积大小。梗死面积占左心室心肌25％以上者,20％～25％可出现心力衰竭;梗死面积≥40％以上时可出现心源性休克,发生率10％～15％。

(3)心脏组织破损可能在心肌梗死后1周发生,常见室间隔穿孔,多数因前降支闭塞引起,因右冠状动脉及左旋支闭塞也可引起。室间隔穿孔尤其在老年合并高血压者,突然的左向右分流可导致血流动力学骤变,左心负荷增加而发作急性肺水肿甚至左心衰竭。如因右冠脉后降支供血不足,由其单独供血的后内侧乳头肌可发生断裂,从而引起急性二尖瓣严重反流,发生率25％～50％,病死率48％。

(4)室壁瘤可因心肌梗死区的心肌收缩力降低,或愈合期纤维组织替代心肌组织,在心脏收缩压力的作用下梗死区组织膨出而形成室壁瘤,发生率10％～38％,可能继发室壁瘤破裂,好发部位在左心室前壁或心尖侧壁,如果破口小或有血栓与心包粘连,可形成假性室壁瘤。

(5)由心肌梗死区内膜面可出现血栓形成,多见于前壁和心尖部梗死病例,常于心肌梗死后10天内发生;血栓脱落可引起脑动脉、肺动脉、肢体及内脏血管栓塞,发生率为5％左右。

(6)心脏破裂可因急性心包压塞而猝死,占心肌梗死病死率的3％～13％,常发生在心肌梗死后1～2周,好发部位在左心室前壁下1/3处。

二、术前评估与准备

(一)临床征象与检查

(1)手术前应了解患者的心理状态、对手术的理解程度与疑虑问题;属何种精神类型,乐观开朗与悲观脆弱对术后康复有密切关系。手术可诱发精神失常,冠心病手术也不例外,何况还有体外循环的不利因素。曾调查398例体外循环手术,术后第1天的神经精神并发症总发病率为35.4％,术后10天仍有5.5％。398例中,101例为冠心病手术,占25.4％,术后第1天发生神经精神并发症者为45.5％,10天为7.9％,且其严重程度远比先心病和瓣膜病者为高。

(2)心脏功能评估可按常规分级:Ⅰ级(体力活动不受限,一般活动无症状);Ⅱ级(一般活动引起疲劳、心悸、呼吸困难或心绞痛;休息时感觉舒适);Ⅲ级(轻活动即感心悸、呼吸困难、心绞痛,休息后缓解);Ⅳ级(休息时也有症状或心绞痛)。

(3)在常规12导联心电图中,心肌梗死可出现有Q波及无Q波两种特征:有Q波提示透壁性心肌梗死,无 Q 波表示为非透壁性或心内膜下心肌梗死;T 波、ST-T 段及 R 波常出现改变,或呈传导异常。但心电图在相当一部分心肌梗死患者仍属正常,因此不能完全根据心电图改变来判断病情。

(4)射血分数(EF):有整体射血分数和局部射血分数之分。整体射血分数指左心室或右心室收缩期射出的血量占心室舒张末期容量的百分比,是临床常用的心功能指标,主要反映心肌收缩力,在心功能受损时它比心排血量指标敏感。成人正常左心室射血分数为 60%±7%,右心室射血分数为48%±6.0%。一般认为左心室射血分数<50%或右心室射血分数<40%即为心功能下降。心肌梗死患者若无心力衰竭,EF 多在 40%~50%;如果出现症状,EF 多在 25%~40%;如果在休息时也有症状,EF 可能<25%。EF 可通过左心室导管心室造影获得,也可通过超声心动图、核素心脏池造影、超高速 CT 和磁共振检查获得。

(5)心脏舒张功能是心室耗能量的主动过程,用心室顺应性表示。左心室舒张功能失调是冠心病早期征象,先于收缩功能减退出现,对了解心功能有帮助,可通过多普勒超声和核素检查,或左心导管检查获得。

(6)冠状动脉造影:目前还是最为重要的诊断手段,可提供明确而具体的病变程度和部位。通过计算血管直径可了解其截面积(狭窄程度)。如血管直径减少 50%,其截面积减少 75%;直径减少 75%,截面积减少达 94%。

(7)X 线检查:可了解肺部及心脏扩大等情况。心脏扩大者,70%以上患者的 EF<40%。

(8)心肌梗死后血液生化标志物:在近年已采用以蛋白质量为主的检测,取代了以往以酶活性为主的检测。

(二)手术危险因素

影响手术效果的危险因素如下:①年龄大于 75 岁。②女性,冠脉细小,吻合困难,影响通畅率。③肥胖。④EF<40%。⑤左冠状动脉主干狭窄>90%。⑥术前为不稳定性心绞痛、心力衰竭。⑦合并瓣膜病、颈动脉病、高血压、糖尿病、肾及肺疾病。⑧心肌梗死后 7 天内手术。⑨PTCA后急症手术。⑩再次搭桥手术;或同期施行其他手术。

(三)术前治疗与用药检查

据统计,自 1974—1997 年共施行冠心病搭桥手术 1 401 例,其中术前并存陈旧性心肌梗死者占66.9%;吸烟及肺功能低下占 49.7%;高血压占 47.1%,糖尿病占 12.2%。冠心病搭桥手术前应对这些并存症予以积极治疗和准备。

(1)重点保护心肌功能,保证心肌氧供需平衡,避免心绞痛发作。常用药物有:①硝酸酯类,如硝酸甘油。②钙通道阻滞剂,如硝苯地平(心痛定)、尼卡地平、尼莫地平、地尔硫䓬(合心爽),维拉帕米(异搏定)等。③β 肾上腺素能受体阻滞剂,如普萘洛尔(心得安)、美托洛尔、艾司洛尔等。

(2)术前对中、重度高血压患者应采取两种以上降压药治疗,包括利尿药、β 受体阻滞剂、钙通道阻滞剂、血管紧张素转化酶抑制剂、α 受体阻滞剂等,应一直用到手术前,不宜突然停药,否则反可诱发心肌缺血、高血压反跳和心律失常。

(3)在我国糖尿病患者因冠心病而死亡者占 22.9%,比非糖尿病的冠心病患者高 5~10 倍。糖尿病合并高血压者约有 50%并存自主神经病态,使心脏对血管容量变化的代偿能力降低,临床表现心血管系不稳定。①糖尿病主要有两型:胰岛素非依赖型糖尿病,可通过控制饮食或服降糖药治疗,但术前 12 小时应停止服药;胰岛素依赖型糖尿病,术前需用胰岛素治疗,手术治疗的标准为无酮血症酸中毒,尿酮体阴性,空腹血糖小于 11.1 mmol/L(200 mg/dL),尿糖阴性或弱阳性,24 小时尿糖定量 5～10 g。采用胰岛素治疗者应尽量避用 β 受体阻滞剂,否则可因 α 受体兴奋反而抑制胰岛素分泌,糖耐量更趋异常,诱发或加重低血糖反应。②高血糖可使缺血性脑损伤恶化,增加糖尿病手术患者的死亡率。缺血细胞以葡萄糖无氧代谢为底物,产生大量乳酸,使细胞 pH 下降,使细胞膜损伤增大。高血糖可影响伤口愈合,影响白细胞的趋化、调整和吞噬作用,术后康复受影响。③术前、术中及术后应重复检查血糖,根据血糖值给胰岛素:胰岛素(IU/h)＝血糖(mg/dL)÷150。也可先用微量泵按 5% 葡萄糖 1.0 mg/(kg·min)(相当于1.2 mL/(kg·h))输注,然后根据血糖测定值加用相应的胰岛素(见表 9-2)。此外,每输入 1 L 葡萄糖液加入 KCl 30 mmol,以补偿钾的细胞内转移。输注胰岛素前先冲洗输液管道以减少管道吸收胰岛素,保证剂量准确。④长期应用鱼精蛋白锌胰岛素的糖尿病患者,体外循环术后应用鱼精蛋白时有可能发生变态反应,重者甚至死亡。因此,应先用小剂量鱼精蛋白拮抗试验,即将鱼精蛋白 1～5 mg 缓慢在 5 分钟以上注入,观察无反应后再缓慢注入预计的全量。

表 9-2　糖尿病患者调整胰岛素标准

血糖值(mg/dL)	胰岛素输入量[IU/(kg·h)]	血糖值(mg/dL)	胰岛素输入量[IU/(kg·h)]
200～250	0.015	300～350	0.045
250～300	0.030	350～400	0.060

注:1 mg/dL=0.055 mmol/L。

(4)对吸烟者,术前应禁烟 2 个月以上。如果合并呼吸系感染,先积极治愈后再手术。

(5)冠心患者常长期使用一系列治疗药物,术前应进行检查。①服用阿司匹林或含阿司匹林药者,术前 1 周应停止使用,以免手术中渗血加剧。②术前必须抗凝者,改用肝素一直到术前。③术前洋地黄治疗者,除合并心动过速不能停药外,最好在术前 12 小时停用。④长期使用利尿药者,最好在术前数天起停药,以便调整血容量及血钾。⑤口服降糖药者,至少自术前 12 小时起停药。⑥慢性心力衰竭或肝脏淤血者,常缺乏凝血因子,术前给予维生素 K 或新鲜冷冻血浆补充。

三、麻醉管理

(一)麻醉原则

用于冠心病手术的麻醉药应具备以下特点:不干扰血流动力学、不抑制心肌、不引起冠状动脉收缩,不经肺肝肾脏排出,无毒性,麻醉起效快、消失也快,兼有术后镇痛作用,但目前尚无完全符合上述特点的麻醉药。因此,需严格掌握冠心病麻醉特点(即保持氧供耗平衡,避免氧供减少,氧耗增加),采取合理复合用药原则来完成手术。有人观察到,冠脉搭桥患者进手术室时的心肌缺血发生率为 28%～32.5%,麻醉诱导期为 46%～48%,心肺转流前为 39.3%,转流后为 32.1%。提示掌握冠脉搭桥手术的麻醉具有相当的困难性。

(二)麻醉前用药

对冠心病患者必须尽量做到减轻其恐惧不安心理,给予安慰和鼓励,以防血压升高、心率加快甚至诱发心绞痛。术前晚睡前应给催眠药。术日晨可用地西泮 5～10 mg 口服,或咪达唑仑5～10 mg 肌内注射,吗啡 0.05～0.2 mg/kg 和东莨菪碱 0.2～0.3 mg 肌内注射。对心脏储备能力低下的患者吗啡用量应适当减少。东莨菪碱需慎用于 70 岁以上老人,因可能引起精神异常。

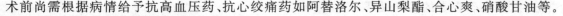

术前尚需根据病情给予抗高血压药、抗心绞痛药如阿替洛尔、异山梨酯、合心爽、硝酸甘油等。

(三)体外循环冠脉搭桥手术的麻醉

患者平卧变温毯手术床,面罩吸氧,安置心电图、脉搏氧饱和度、桡动脉测压、中心静脉压等监测。必要时做肺动脉插管监测。

(1)麻醉诱导药可选用咪达唑仑、地西泮、依托咪酯、芬太尼等。单纯吸入麻醉药或静脉麻醉药往往不能减轻围术期应激反应,加用芬太尼可弥补此缺陷,用量为 $10\sim20~\mu g/kg$。应用较大剂量芬太尼的同时或先后,应注射肌肉松驰药,以防胸腹肌僵直不良反应。肌肉松驰药常用哌库溴铵、维库溴铵等。

(2)如果手术在小切口或胸腔镜下施行,要经右颈内静脉置入两个带球囊导管,一个为术中施行冠状静脉窦逆灌心停跳液使用;另一个插入肺动脉供监测压力用;麻醉维持可用较大剂量芬太尼 $20\sim40~\mu g/kg$,辅以丙泊酚微量泵持续输注或间断静脉注射,或再吸入低浓度异氟烷或恩氟烷。随着体外转流时间延长,往往血压逐渐升高,可经心肺机或中心静脉管注射地西泮、丙泊酚、氯胺酮、压宁定、尼卡地平,或其他短效降压药处理。

(3)临床观察到,在体外循环手术中的血流动力学可维持平稳,但体外循环中及后的机体氧代谢有明显改变,表现氧耗上升、氧摄取率和乳酸浓度明显升高,脑氧饱和度明显降低,这与非生理性灌注体外循环带来的应激反应和炎症反应有关。

(4)在停体外循环后常出现心率加快、心排血量增加、氧供氧耗与氧摄取率都明显上升,乳酸浓度继续升高,提示机体尚处于氧债偿还阶段。因此,冠心病搭桥体外循环手术前后必须保证足够的通气和供氧,维持满意的血压,停体外循环后及时恢复血红蛋白浓度和血细胞比容,保证足够的血容量,维持中心静脉压平稳,需要时应用硝酸甘油,以维护心脏功能。

(四)非体外循环下冠脉搭桥手术的麻醉

1967 年非体外循环下左乳内动脉与左前降支搭桥手术获得成功,由于其操作技术较难、手术条件要求较高,开展较缓慢,直到 20 世纪 90 年代中期随着手术技术和器械条件等的进步,非体外循环下搭桥手术今已有迅速发展。北京阜外医院在 1996 年完成首例非体外循环搭桥手术,其麻醉处理与体外循环搭桥手术者基本相同:①以静吸复合或静脉复合麻醉为主,由于无体外循环刺激,芬太尼用量可减少,总量 $5\sim30~\mu g/kg$,辅以吸入低浓度麻醉药或静脉短效麻醉镇痛药。②为手术游离乳内动脉方便,有时需用双腔支气管插管施术中单肺通气。③以往为提供心跳缓慢的手术操作条件,常用腺苷、钙通道阻滞剂或 β 受体阻滞剂,以控制心率在 $35\sim60$ 次/分;如今已采用心脏固定器,而不再需要严格控制心率,由此提高了麻醉安全性。④手术在吻合血管操作期间往往都出现血压下降,以吻合回旋支时最为明显。⑤搭右冠状动脉桥时常出现心率增快,同时肺毛细血管楔压上升,中心静脉压增高,左、右心室每搏做功指数减少,提示左及右心室功能减弱,需应用 α 肾上腺素受体激动剂如去氧肾上腺素或去甲肾上腺素等调整血压,但乳酸含量仅轻微增高,脑氧饱和度无明显变化。提示非体外循环手术中的氧代谢紊乱和缺氧程度比体外循环手术者轻,术毕可早期拔管。⑥有人采用硬膜外麻醉-全麻联合麻醉,认为可阻断心胸段交感神经,利于减轻应激反应,减少全麻药用量,且又可施行术后镇痛,但应注意有发生硬膜外血肿的可能。⑦近年在非体外循环下还开展 CO_2 激光、钬激光和准分子激光穿透心肌打孔再血管化术,使心腔内血液经孔道灌注心肌以改善缺氧。主要适用于因冠脉病变严重无法接受冠脉搭桥手术者、PTCA 者、全身状况很差者,或作为冠脉搭桥手术的一种辅助治疗。

(五)危重冠心患者的辅助循环

冠心病患者心脏功能严重受损时,需依靠辅助循环措施,以减少心脏做功,提高全身和心肌供血,改善心脏功能,使用率为1%～4%。北京某医院曾施行冠脉搭桥手术1 704例,其中25例(1.5%)术后需行左心机械辅助(22例为左心辅助＋主动脉内球囊反搏,3例为单纯左心辅助),辅助时间最短30分钟,最长72小时,平均568±918分钟。经辅助循环后19例(76%)脱离体外循环机,其中12例(48%)出院。辅助循环的成功主要取决于其应用时机,以尽早应用者效果好。适应证为术前心功能不全,严重心肌肥厚或扩张;术中心肌缺血时间>120分钟;术终心脏指数<2.0 L/(m² · min);术终左心房舒张末压>2.7 kPa(20 mmHg);术终右心房舒张末压>3.3 kPa(25 mmHg);恶性室性心律失常;术终不能脱离体外循环。

常用的辅助循环方法有以下几种。①主动脉内球囊反搏:为搭桥手术前最常用的辅助循环措施,适用于术前并存严重心功能不全、心力衰竭、心源性休克的冠心病患者,由此可为患者争取手术治疗创造条件。将带气囊心导管经外周动脉置入降主动脉左锁骨下动脉开口的远端,导管与反搏机连接后调控气囊充气与排气,原理是心脏舒张期气囊迅速充气以阻断主动脉血流,促使主动脉舒张压升高,以增加冠脉血流,改善心肌供氧;心脏收缩前气囊迅速排气,促使主动脉压力、心脏后负荷及心排血阻力均下降,由此减少心肌耗氧。②人工泵辅助有滚压泵、离心泵两种。滚压泵结构简单,易于操作,比较经济,缺点是细胞破坏较严重,不适宜长时间使用。离心泵结构较复杂,但细胞破坏少,在后负荷增大时可自动降低排出量,生理干扰较轻,适用于较长时间使用,但也只能维持数天。③心室辅助泵有气驱动泵和电动泵两型。气驱动型泵流量大,适于左、右心室或双心室辅助,但泵的体积大,限制患者活动。近年逐渐采用可埋藏型电动型心室辅助泵。④常温非体外循环搭桥手术中,有时出现心率太慢和血压太低而经药物治疗无效者,可继发循环衰竭,此时可采用微型轴流泵,根据阿基米德螺旋原理采用离心泵驱动血液以辅助循环,常用Hemopump和Jarvik泵。在轴流泵支持下施行常温冠脉搭桥手术,可比体外循环下手术的出血少,心肌损伤轻。轴流泵的优点是用患者自体肺进行血液氧合;不需要阻断主动脉;不存在缺血再灌注损伤;降低心脏负荷,减少心肌耗氧,增加心肌血流,增强心肌保护;减少肝素用量,减少手术出血。但轴流泵本身在目前尚需继续探索和改进。

四、术后管理

(一)保证氧供

(1)维持血压和心脏收缩功能,必要时辅用小剂量儿茶酚胺类药。同时保证足够的血容量,使中心静脉压维持满意水平。应用小剂量硝酸甘油,防止冠脉痉挛和扩张外周血管。

(2)维持血红蛋白浓度,手术顺利者维持80 g/L和血细胞比容24%水平,可不影响氧摄取率、混合静脉血氧张力及冠状窦氧张力。但在:①心功能不全,无力提高心排血量或局部血流。②年龄>65岁。③术后出现并发症而增加机体耗氧。④术后需机械通气辅助呼吸等严重情况时,血红蛋白浓度应维持100 g/L和血细胞比容30%或更高。

(3)维持血气及酸碱度正常,充分供氧,监测pH,调整呼吸机参数使血气达到正常水平。积极治疗酸中毒、糖尿病及呼吸功能不全。

(二)减少氧耗

(1)保持麻醉苏醒期平稳,避免术后期过早减浅麻醉,应用镇静镇痛药以平稳渡过苏醒期。

(2)预防高血压和心动过速,针对性使用α受体阻滞剂(压宁定)、β受体阻滞剂(美托洛尔)、钙通道阻滞剂等短效药。如果仍出现血压升高,试用小剂量硝普钠,但应注意术后患者对硝普钠较敏感,需慎重掌握剂量。心率以控制在小于 70 次/分,其心肌缺血率约为 28%,而心率高于 110 次/分者则可增至 62%。

(三)早期发现心肌梗死

冠脉搭桥患者围术期心肌缺血率为 36.9%～55%,其中 6.3%～6.9% 发生心肌梗死。临床上对小范围局灶性心肌梗死不易被发现;大范围者则引起低心排血量综合征或重度心律失常,其中并发心源性休克者为 15%～20%,死亡率高达 80%～90%;并发心力衰竭者为 20%～40%。早期发现心肌梗死具有重要性,其诊断依据有以下几点。①主诉心绞痛:无原因的心率增快和血压下降。②心电图出现 ST 段及 T 波改变,或心肌梗死图像。③心肌肌钙蛋白、CK-MB、肌红蛋白、核素扫描^{99m}Tc-焦磷酸盐心肌热区心肌显像可支持早期心肌梗死的诊断,有重要价值。

(四)术后镇痛

心脏手术后创口疼痛不仅患者痛苦,更可引起机体各系统一系列病理生理改变,例如:①患者取强迫体位,导致肌肉收缩,肺活量减少,肺顺应性下降,通气量下降,容易缺氧和 CO_2 蓄积。②患者不能有效咳嗽排痰,易诱发肺不张和肺炎。③患者焦虑不安、精神烦躁、睡眠不佳,可使体内儿茶酚胺、醛固酮、皮质醇、肾素-血管紧张素系统分泌增多,引起血管收缩、血压升高,心率加快、心肌耗氧增加,还可引起内分泌变化,使血糖上升,水钠潴留、排钾增多。④引起交感神经兴奋,使胃肠功能抑制,胃肠绞痛、腹胀、恶心、尿潴留等。综上所述,对冠脉搭桥手术后施行镇痛具有极重要意义。

临床习用肌内注射吗啡施行术后镇痛,存在不少缺点需要改进。Loick 等报道70 例搭桥手术后,用三种术后镇痛方法,25 例用硬膜外腔给镇痛药;24 例用静脉持续输注镇痛药;21 例用常规肌内注射吗啡法作为对照;以血流动力学、血浆肾上腺素、去甲素上腺素、皮质酮、心肌肌钙蛋白 T、心肌酶和心电图等作为观察指标,比较其心脏缺血发生率,对照组＞70%,静脉持续镇痛组 40%,硬膜外镇痛组为 50%,提示镇痛组的各指标变化均明显低于对照组,证明术后镇痛可减少心肌缺血改变,提高冠心病手术疗效。近年开展芬太尼或吗啡患者自控镇痛(PCA)法,患者根据自己的感受而按需用药,用药量减小,效果更好。

(贺　鹏)

第四节　先天性心脏病手术的麻醉

一、先天性心脏病的病理生理

先天性心脏病(简称先心病)种类繁多,同种病变之间的差别也很大。病理生理取决于心内分流和阻塞性病变引起的解剖和生理变化。从血流动力学角度可以分以下四种类型:分流性病变、梗阻性病变、反流性病变和混合性病变。

(一)分流性病变

分流性病变的病理生理特点是在体循环和肺循环之间存在交通,通过交通产生分流。分流可能是某种病变的主要表现,也可能是减轻某种严重病变症状的代偿现象。分流包括心内分流

（如房、室间隔缺损）、心外分流（如动脉导管未闭和体肺侧支）。分流的流速取决于分流两端的压力梯度和相关的血管床血管阻力，而分流量的大小取决于解剖缺损的大小。

1.非限制性分流

解剖缺损较大，两端压力梯度较小，分流量的大小主要由影响分流的血管床的阻力决定。

2.限制性分流

解剖缺损较小，分流量较为固定，血管床阻力对分流的影响不明显。

（二）梗阻性病变

梗阻性病变可发生在主动脉和肺动脉的瓣膜上、瓣膜或瓣膜下。无论左侧还是右侧心室流出道发生梗阻性病变，都会引起相应心室的肥厚和扩大。心肌肥厚则氧需增加，最后发展到冠状动脉供血不足，可导致心肌缺血。

1.右侧梗阻病变

早期即发生肺血流减少和可能出现低氧血症。长期低氧引起凝血功能异常和侧支循环的形成等。

2.左侧梗阻病变

表现为心排血量下降和体循环灌注不足，长期可引起左心室肥厚导致心肌缺血或纤维化。任何影响心率和容量的因素，都可能诱发心肌缺血和心脏骤停。

3.动力性梗阻和固定性梗阻

动力性梗阻（右心室流出道梗阻和肥厚性心肌病）的心肌收缩降低可以减轻梗阻的程度。固定的梗阻（肺动脉闭锁或瓣膜狭窄）的程度不受心肌收缩性的影响。

（三）反流性病变

反流性病变可以是先天的（如艾伯斯坦畸形、房室通道缺损和二尖瓣裂等），但更常见的是因先天性心脏病变而带来的继发改变。长期的容量和压力负荷引起心脏解剖和生理改变，导致瓣膜反流。反流量的大小取决于心脏的前负荷、后负荷和心率。

（四）混合性病变

混合性病变是先天性的缺陷引起氧合血和非氧合血在心腔或大血管内混合，如三尖瓣闭锁、单心室、共同动脉干和肺静脉畸形引流等。由于存在非限制性的血流交通，肺血管阻力和体循环血管阻力则明显影响分流量。

二、麻醉前准备

（一）术前禁饮食

（1）小于6个月患儿，可在术前4小时喂奶和固体食物，术前2小时喂清水（如苹果汁、糖水或白水）。

（2）6个月至3岁患儿，可在术前6小时喂奶和固体食物，术前2～3小时喂清水。

（3）3岁以上患儿，术前8小时可食奶和固体食物，3小时喝清水。

（二）手术室内准备

1.麻醉操作时室内温度

麻醉操作使小儿身体大部分暴露在空气中，半岁以内小儿应使室内温度保持在23 ℃以上，变温毯保温，新生儿最好使用保温气毯。

2.麻醉相关仪器准备

麻醉机、吸引器、监护仪和急救设备(如除颤器)常规检查、待用。

3.呼吸参数设定

潮气量 10～12 mL/kg;呼吸次数:新生儿 30～35 次/分,2 岁以内 25～30 次/分,2～5 岁 20～25 次/分,5～12 岁18～20 次/分。

(三)气管插管准备

经鼻气管插管易于固定,便于口腔护理,患儿易于耐受,可用于带管时间长的患儿。但操作要轻柔,以免鼻腔出血。注意鼻道的清理,避免鼻内容物堵塞和污染气管导管。经口腔插管适于带管时间短的患儿。低压气囊导管对于预防术后肺内感染和避免气管压伤更为有利。

1.导管内径(mm,ID)选择

早产儿 2.5～3.0;新生儿 3.0～3.5;1～6 个月 3.5～4.0;6 个月至 1 岁 4.0～4.5;1～2 岁导管为4.5～5.0;2 岁以上可以按 4+年龄/4 计算。

2.鼻腔插管深度(cm)

(1)早产儿:鼻翼至耳垂的距离+2;0～4 岁为 10+体重(kg)/2;4 岁以上为 14+年龄/2。

(2)气管导管上有刻度,点状线一般为鼻插管和口插管深度之间的标记。

(3)口腔插管深度为鼻腔插管深度减 2 cm。

(4)气管导管插入后要在听诊双肺呼吸音对称后方可固定。

3.插管物品准备

(1)气管导管:准备所插导管和上、下 0.5 号的气管导管各 1 根。

(2)吸痰管两根:粗的插入导管内作引导管,细的用来气管内吸痰。

(3)喉镜、镜柄和插管钳;润滑油和棉签等。

4.插管后处理

用吸痰管排除胃内气体;双眼涂抹眼药膏保护眼睛。

(四)常规准备的紧急用药

山莨菪碱(2 mg/mL)、10％葡萄糖酸钙、异丙肾上腺素(4 μg/mL)、麻黄碱(1.5 mg/mL)、去甲肾上腺素(4 μg/mL)或去氧肾上腺素(40 μg/mL)。

三、麻醉管理

(一)基础麻醉

患儿接入手术室后一般采取以下两种方法使其安静入睡,然后连接心电图、脉搏血氧饱和度和无创血压袖带监护,再立即进行动脉和外周静脉穿刺置管。

(1)吸入七氟烷:先面罩吸入 8％的七氟烷诱导入睡,然后降低吸入浓度至 5％,保持气道通畅。

(2)氯胺酮 5～7 mg/kg 和阿托品 0.01～0.02 mg/kg 或长托宁 0.02～0.04 mg/kg 混合肌内注射。

(二)麻醉诱导

(1)诱导药物:患儿开放静脉后可开始静脉诱导。常用药物有咪哒唑仑、维库溴铵、芬太尼和地塞米松等。

(2)面罩通气时,可以根据病种和患儿当时状态选择吸入氧浓度。新生儿和左向右分流量大的患儿尽量避免吸入纯氧,依赖动脉导管循环的患儿可吸入低浓度氧或空气。

（3）气管插管：插管动作要轻柔,注意小儿最狭窄处在声门下,送入导管困难时,及时更换0.5号气管导管。

（三）麻醉维持

（1）麻醉用药：可以间断给予阿片类药（芬太尼、舒芬太尼）、肌肉松弛药（维库溴铵、哌库溴铵等）和镇静药（咪哒唑仑等）,或经体外循环机给予异氟烷。

（2）一个月以上的小儿在体外循环中可用丙泊酚（200 mg）加氯胺酮（50 mg）静脉输注。

（四）特殊注意事项

（1）存在心内分流病变,尤其是右向左分流,在静脉给药时,要注意排气避免气栓。

（2）高危出血风险或预计时间较长的体外循环手术,建议准备血小板。

（3）先心病小儿静脉注射肝素后,动脉和静脉血的全血凝固时间（ACT）在一定时间内存在很大差别,故 ACT 测定应以静脉血为准。

（4）常温非体外全麻手术,常规准备自体血回输装置。

四、呼吸管理

（1）可以采取容控或压控通气模式,吸呼比 1 :（1～2）,气道压力不宜超过 2.9 kPa（30 cmH_2O）。

（2）发绀患儿吸入氧浓度 80% 以上；严重左向右分流患儿吸入氧浓度 50% 以下。

（3）欲行体-肺动脉分流术者,在避免缺氧的情况下,尽量吸入 30%～50% 的低浓度氧,以观察和比较分流前后的氧供情况。

（4）增加肺血管阻力轻度高碳酸血症、调节通气量使呼气末 CO_2 分压在 6.0～7.3 kPa（45～55 mmHg）、吸入低浓度氧或空气。

（5）降低肺动脉压力吸入高浓度氧、轻度过度通气、呼气末 CO_2 分压维持在 3.3～4.0 kPa（25～30 mmHg）等。

（6）体外循环期间静态膨肺,气道压力维持在 0.5～0.8 kPa（5～8 cmH_2O）,氧流量 0.3～0.5 L/min,氧浓度 21%。

（7）开始通气前气管内吸痰,开放升主动脉适时膨肺,但压力不宜超过 2.9 kPa（30 cmH_2O）。明显肺不张时,膨肺偶可达到 3.9 kPa（40 cmH_2O）,但要避免肺损伤。

五、循环管理

（一）心率和心律

1.维持循环稳定的参考心率

（1）体外循环前：新生儿 150 次/分以上；6 个月以内婴儿在 130 次/分以上；2 岁以内小儿 120 次/分以上；3 岁以内小儿在 110 次/分以上；5 岁以内小儿在 100 次/分以上。

（2）体外循环后：新生儿 160 次/分以上；6 个月以内婴儿在 140 次/分以上；3 岁以内小儿在 130 次/分以上；5 岁以内小儿在 110 次/分以上。

2.药物不能维持满意心率,往往需要安装临时起搏器

（1）窦性心动过缓时,起搏电极放置在心房外膜,可维持满意的心排血量。

（2）心房和房室传导阻滞时,电极需放置在心室外膜。

（3）瓣膜反流时,需要安装双腔临时起搏器,心房和心室均需放置起搏电极。

3.室上性心动过速治疗(小儿心脏手术中较易发生)

(1)喷洒冰水在窦房结区,有时可以暂时缓解。

(2)适当牵拉窦房结区,可以部分中止发作。

(3)使用去氧肾上腺素、腺苷(50 μg/kg)、美托洛尔等治疗。

(4)顽固性室上性心动过速,可持续静脉输注艾司洛尔[负荷量:250~500 μg/kg,维持量:50~300 μg/(kg·min)]。

(5)严重影响循环时,可以电击(同步或非同步)除颤复律。

(二)体外循环前重症小儿维持循环稳定

(1)发绀患儿可以给予5%碳酸氢钠(2 mL/kg)+5%葡萄糖液共 50 mL 输注。

(2)低血容量者,可以适量补充 5%清蛋白和洗涤浓缩红细胞。

(3)肺内分流过多者,外科适当束缚肺动脉,增加体循环流量。

(4)肺血过少者,以补充容量为主,适当增加外周血管阻力。

(5)必要时补充钙剂和持续输注正性肌力药(如多巴胺)支持。

(三)脱离体外循环机困难的处理

1.重度肺动脉高压

(1)适当过度通气,不使用 PEEP;吸入 NO。

(2)通过中心静脉输注血管扩张药,降低肺动脉压;左心房管输注血管加压药物,提高灌注压。

(3)适当给予碳酸氢钠维持血液偏碱状态。

(4)维持足够的右心室前负荷。

2.左心功能异常

(1)根据左心房舒张末压缓慢还血,维持较快的心率,降低左心室前负荷。

(2)在使用其他血管活性药基础上,可以经左心房管加用肾上腺素输注。

(3)心律存在问题时使用双腔起搏器为宜。

(四)重症患儿体外循环后循环维持

(1)根据心脏饱满程度和左、右心房舒张末压回输机器血。

(2)鱼精蛋白中和后最好使用洗涤后的红细胞。

(3)通气调整肺循环血管阻力。

(4)使用正性肌力药或其他血管活性药。

(5)必要时持续输注葡萄糖酸钙(5~10 mg/h)。

(五)体外循环后早期反常性血压

(1)部分患儿体外循环后出现主动脉压和外周动脉压反转现象,术后可以持续数小时而逐渐恢复正常。

(2)停机过程中外周动脉压过低时,要进行主动脉根部测压:①当主动脉根部压与外周动脉压差别大时,先缓慢还血以补充容量,不急于加大正性肌力药的剂量。如果还血主动脉根部压力增高,左心房舒张末压也升高,而外周动脉压无变化时,有可能主动脉插管过粗,需尽快调整停机,拔出主动脉插管。②主动脉根部压与外周动脉压均低时,输血后左心房舒张末压升高,往往存在心功能异常,需调整呼吸循环状态,加大正性肌力药物的支持。

六、凝血管理

(一)鱼精蛋白中和肝素

(1)鱼精蛋白和肝素之比为 $(1\sim1.5)$ mg：100 U。

(2)重度肺动脉高压者可经主动脉根部或左心房管推注鱼精蛋白,亦同时可推注葡萄糖酸钙 $(15\sim30$ mg/kg)。

(3)静脉推注鱼精蛋白要缓慢,一旦推注过程中血压逐渐下降,暂停推注鱼精蛋白。心率未减慢者可首选推注钙剂和小量回输机血。伴心率有减慢者,首选山莨菪碱处理,必要时给予小量肾上腺素。

(二)改善凝血功能(重症手术和长时间体外循环手术)

(1)手术切皮前即持续输注抑肽酶和乌司他丁。

(2)推注鱼精蛋白后,立即开始输入血小板和血浆。

(3)渗血明显多时,可使用凝血酶原复合物和纤维蛋白原等。

(4)输入洗涤的机器剩余血,而非肝素化的机血。

七、其他管理

(一)手术室内吸入 NO 的注意事项

(1)有效吸入浓度 $(10\sim80)\times10^{-6}$,吸入接口在气管导管与螺纹管的弯接头处。

(2)NO 流量=吸入浓度×分钟通气量/NO ppm(NO 入口呼吸环路内时)。

(3)NO ppm 为 NO 钢瓶内的浓度(我院小儿手术室内 NO 瓶浓度为 100×10^{-6})。

(4)新鲜气体流量不得小于 2 倍分钟通气量,以保证有毒气体 NO 的排除。

(5)如存在心肌抑制和顽固性低血压,需立即停止吸入 NO。

(二)微量泵输注常用药液的配制(50 mL 液体所含药量 mg)

(1)多巴胺/多巴酚丁胺:体重(kg)×3。

(2)肾上腺素:体重(kg)×0.3。

(3)异丙肾上腺素:体重(kg)×0.03。

(4)硝酸甘油:体重(kg)×0.9(新生儿 kg×3)。

(5)米力农:体重(kg)×0.6/0.9/1.2(负荷量体重(kg)×25~50 μg,需在复温时经体外循环机注入)。

(三)药物输入速度计算

(1)当 50 mL 药液中药物含量是体重(kg)×3 mg 时,泵入 1 mL/h 相当于输入速度: $1\ \mu g/(kg\cdot min)=kg\times3(mg)\div50(mL)\div60(min)\div kg\times1\,000(\mu g)$。

(2)其他按配制的倍数不同,用上式依次推算。

(四)补充碳酸氢钠的计算方法

(1)补碱按细胞外液总量来补充:即补碱量(mmol)=Kg×ΔBE×0.2。

(2)1 g $NaHCO_3$=12 mmol HCO_3^-;1 g $NaHCO_3$=20 mL 5％$NaHCO_3$。

(3)故补 5％的碳酸氢钠量(mL)=Kg×ΔBE×0.2×20/12=Kg×ΔBE/3。

(五)补充氯化钾的方法

(1)低钾小儿补钾量安全范围:0.2~0.5 mmol/(kg·h)。

（2）小儿钾浓度：＞3.0 mmol/L 不主张积极补钾。

（3）50 mL 不同浓度的溶液含钾量：3‰,2 mmol；6‰,4 mmol；9‰,6 mmol；12‰,8 mmol；15‰,10 mmol；30‰,20 mmol。

（4）安全补钾速度简易用法：30‰KCl 每小时泵入毫升数≤体重数；15‰KCl 每小时泵入毫升数≤2 倍体重数。

八、不同病种先心病的麻醉

（一）动脉导管未闭（PDA）

1.病理生理

（1）分流量的大小取决于导管的直径和外周血管阻力（SVR）与肺血管阻力（PVR）之比值（SVR/PVR）。

（2）动脉导管分流，使主动脉舒张压降低，心肌灌注减少。

（3）主动脉分流使肺血增多，左心室舒张末容量增大，导致左心室扩张、肥厚和舒张末压力升高。

（4）当左心房舒张末压增高时导致肺水肿，肺血管阻力增高，从而右心负荷增加。

2.外科处理

（1）小婴儿常温全身麻醉下导管结扎或切断缝合术，左后外侧切口。

（2）年龄大的合并严重肺动脉高压的患者，一般在体外循环下正中切口行导管闭合术。

（3）大部分单纯 PDA 可以在放射科介入封堵。

3.麻醉管理

（1）同时监测右上肢和股动脉血压，辅助判断主动脉缩窄和避免外科误操作。

（2）常温全麻结扎动脉导管时，可用硝普钠控制性降压，平均动脉血压可暂时维持在 5.3～6.7 kPa（40～50 mmHg）。

（3）深低温低流量体外循环经肺动脉缝闭时，采取头低位，避免主动脉进气和利于头部灌注。

（二）主-肺动脉间隔缺损

1.病理生理

（1）与动脉导管未闭相似。

（2）分流直接从主动脉灌入肺动脉，缺损较大，分流量多。

（3）缺损较大时，早期即出现充血性心力衰竭。

（4）肺动脉高压和肺血管阻塞性病变发生早。

2.外科处理

（1）体外循环下缺损修补。

（2）深低温停循环。

3.麻醉管理

（1）小婴儿体外循环前控制肺血流，使氧饱和度维持在 80％～85％。

（2）体外循环前控制肺血流量呼吸管理外，外科可临时环缩肺动脉，增加肺血管阻力。

（3）术前存在营养不良和肺血管病变严重者，麻醉诱导时吸 80％以上浓度的氧，呼吸管理要避免诱发肺动脉高压危象。

（4）体外循环后要降低肺血管阻力，镇静、适当过度通气。

（5）使用硝酸甘油、米力农，必要时吸入 NO。

（三）共同动脉干

1.病理生理

（1）主动脉和肺动脉共干，同时给冠状动脉、肺动脉和体循环动脉供血。根据肺动脉在共干上的发出位置不同分为 4 型。一组半月瓣连接两个心室。

（2）新生儿初期，随着 PVR 的下降，肺血流逐渐增加，最后导致充血性心力衰竭（CHF）。

（3）肺静脉血和体循环静脉血通过室间隔缺损不同程度双向混合。

（4）肺血过多，心脏做功增加，舒张压降低，容易发生心肌血供不足。

（5）婴儿早期即可发生肺血管梗阻性病变。

2.外科处理

（1）由于肺动脉高压出现早，新生儿期是外科手术的最佳时间。

（2）从共干根部离断肺动脉，修补共干；修补室间隔缺损；使用带瓣同种血管重建右心室-肺动脉通道。

（3）术后早期死亡率 5％～18％。

（4）由于残余室缺和共干瓣膜狭窄或反流，可能出现右心功能不全。

（5）由于修补室缺或右心室切口，易发生完全性右束支阻滞、完全性房室传导阻滞、房室交界性心动过速等心律失常。

3.麻醉管理

（1）体外循环前的管理与主-肺动脉间隔缺损相似。

（2）存在 CHF 可使用正性肌力药支持。

（3）使用大剂量芬太尼麻醉（大于 50 $\mu g/kg$），以保持血流动力学稳定。

（4）术中尽量维持 Qp/Qs 平衡，避免过度通气和吸入高浓度氧。

（5）当平衡难以调整时，手术者可暂时压迫肺动脉来限制肺血流，以改善体循环和冠状动脉灌注。

（6）已经有明显肺动脉高压的较大婴儿，麻醉中吸入氧浓度可提高到 80％以上。

（7）体外循环后，大部分患儿需要正性肌力药支持，降低心脏前后负荷，维护左右心脏的功能。

（8）由于此类患儿常合并有 DiGeorge 综合征，静脉持续输注钙剂有利于维持循环稳定。

（9）体外循环后，要适当过度通气，纯氧通气，纠正酸中毒和吸入 NO。

（10）术后镇静和机械通气至少 24 小时，以避免发生肺动脉高压危象。

（四）房间隔缺损（ASD）

1.病理生理

（1）分流量取决于缺损的大小和右心室与左心室的相对顺应性。

（2）右心室容量超负荷，导致右心室肥厚，顺应性逐渐下降。

（3）肺血增多，随年龄增长，肺血管发生病变。

（4）分流量大的发生房性心律失常的比例增加。

（5）肺动脉高压发生较晚，一般 10 岁以内没有症状，很少发展为 Eisenmenger 综合征。

2.外科处理

（1）常规外科治疗体外循环下房间隔直视修补。

（2）杂交手术右侧胸部切口显露右心房，在食道超声的引导下，经右心房直接将封堵器置于缺损处。

（3）部分 ASD 可以在放射科介入封堵。

3.麻醉管理

（1）由于婴幼儿期很少有心肺功能改变，所以麻醉无特殊要求。

（2）体外循环后不可以参考中心静脉压值回输液体，以免发生急性肺水肿。

（3）杂交手术是常温全麻下进行，注意保温，准备自体血回输装置。

（4）放置封堵器过程中，位置不当时可引起二尖瓣位置异常，血压会发生明显变化。

（5）无特殊情况，一般不需使用正性肌力药和血管活性药。可以手术室内气管拔管。

（五）室间隔缺损（VSD）

1.病理生理

（1）缺损分 4 种类型：膜周型、肺动脉干下型、肌型和混合型。是最常见的先天性心脏病（占 20%）。

（2）缺损大小与临床症状相关。肺血多，常表现左心室肥厚。

（3）心脏杂音由大变弱甚至消失，是肺动脉压进行性增高的发展过程。

（4）限制性 VSD 分流量取决于缺损的大小和左右心室间压力差。

（5）非限制性 VSD 分流量仅依赖于 PVR/SVR 之比，左右心室间无压差。

（6）15% 的患者在 20 岁左右发展为不可逆的严重肺血管梗阻性病变。

（7）非限制性 VSD 婴儿在生后 3 个月内可发生 CHF。

2.外科处理

（1）正中或右侧胸部切口，体外循环直视下 VSD 修补。

（2）杂交手术正中切口开胸，在经食管超声心动图检查的引导下，直接经右心室放入封堵器。

3.麻醉管理

（1）非限制 VSD 小婴儿麻醉管理，体外循环前要适当限制肺血流，避免肺损伤和体循环灌注不足。

（2）严重肺动脉高压患儿要防止 $PaCO_2$ 增高，以避免肺动脉压进一步升高，肺血流减少。脱离体外循环机困难时，首先排除外科因素（残留 VSD 和存在 PDA），联合使用正性肌力药和血管活性药。留置左心房管为脱离体外循环机时泵入药物使用。术后早期加强镇静镇痛，降低肺血管的反应性。

（3）房室传导阻滞时有发生，常用山莨菪碱和异丙肾上腺素治疗，必要时使用临时起搏器。

（4）有明显心室肥厚和扩大者，常需使用多巴胺、多巴酚丁胺、米力农和硝酸甘油等药物。

（六）心内膜垫缺损

1.病理生理

（1）可分为部分、过渡和完全 3 型。常伴发各种综合征，如 21-三体、Noonan 综合征和 Elisvan Creveld 综合征。

（2）部分型心内膜垫缺损（PECD）发生 CHF 取决于左向右分流量和二尖瓣反流程度。

（3）过渡型的症状相对最轻。

（4）完全型心内膜垫缺损（TECD）缺损为非限制性，早期即可出现肺动脉高压或 CHF。

2.外科处理

(1)PECD可在2～5岁时修补,手术与房间隔缺损类似,二尖瓣反流纠正如何影响术后效果。

(2)TECD最佳手术期为3～6个月,较为安全,控制CHF,防止发生肺血管梗阻性病变和减轻瓣环扩张。根治手术:体外循环下闭合房间隔和室间隔缺损,修复两个房室瓣。对反复肺内感染和解剖上不能做双心矫治的,先行肺动脉环缩手术,再择期二期手术。

3.麻醉管理

(1)体外循环前控制肺血流,限制吸入氧浓度和防止过度通气。

(2)经食管超声心动图检查评估矫治后房室瓣功能和心室功能。

(3)术中放置左心房测压管,指导容量管理和使用正性肌力药等血管活性药物。

(4)体外循环后肺动脉高压的处理:吸入100%的氧,过度通气,用大剂量阿片类药加深麻醉,吸入NO。适当给予碳酸氢钠可以降低肺动脉压力。对于吸入NO无反应的肺动脉高压,可能对硫酸镁有效,初始剂量20 mg/(kg·h)。

(5)大部分脱离体外循环时需要正性肌力药支持。

(6)脱离体外循环机困难,可以从左心房管使用缩血管药物,而右心房管使用血管扩张药。

(7)对于有房室瓣反流和残余VSD,使用米力农和降低后负荷。

(8)房室传导功能异常者,使用房室顺序性起搏对于减少房室瓣反流和改善心脏功能有益。

(七)右心室双出口

1.病理生理

(1)大动脉转位型(Taussig-Bing畸形)肺动脉下VSD,伴有或不伴有主动脉狭窄。表现类似伴有VSD的大动脉转位(TGA)。肺血流增加,易发生CHF和肺血管病变。

(2)伴大VSD型主动脉下VSD,不伴有肺动脉狭窄。由于肺血管阻力低,故肺血过多。

(3)法洛四联症型主动脉下VSD,伴有肺动脉狭窄。肺血流梗阻为固定性。

2.外科处理

(1)室间隔修补＋将肺动脉与左心室连通＋大动脉调转术。

(2)室间隔修补＋将主动脉与左心室连通。

(3)姑息手术Block-Taussig分流术;肺动脉环缩术。

(4)单心室矫治分期双向格林和全腔静脉与肺动脉吻合术。

3.麻醉管理

(1)肺血过多者应注意避免降低肺血管阻力,维持脉搏氧饱和度在80%～85%。

(2)肺血少者应注意改善肺血流,避免增加肺血管阻力。

(3)围术期肺动脉高压者需过度通气、吸入100%的氧、适当碱化血液、深镇静和保持肌松。

(4)及时诊断和处理心律失常。

(5)常需使用正性肌力药物支持。

(八)肺静脉畸形引流

1.病理生理

(1)部分性肺静脉畸形引流。病理生理变化与单纯的房间隔缺损类似。左向右分流导致肺血增加,右心房和右心室扩大,肺动脉扩张。分流量大小取决于参与畸形引流的肺静脉支数,畸形引流的肺叶,肺血管阻力和右心房室的顺应性。

(2)完全性肺静脉畸形引流。完全性肺静脉畸形引流分四型:心上型,心内型,心下型和混合

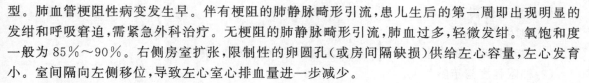

型。肺血管梗阻性病变发生早。伴有梗阻的肺静脉畸形引流,患儿生后的第一周即出现明显的发绀和呼吸窘迫,需紧急外科治疗。无梗阻的肺静脉畸形引流,肺血过多,轻微发绀。氧饱和度一般为 $85\%\sim90\%$。右侧房室扩张,限制性的卵圆孔(或房间隔缺损)供给左心容量,左心发育小。室间隔向左侧移位,导致左心室心排血量进一步减少。

2.外科处理

(1)部分性肺静脉畸形引流无症状和无房间隔缺损,分流量少,可不手术。左向右分流量较大,Qp∶Qs大于 $2∶1$,需要外科手术治疗。反复肺内感染,尤其是伴有"镰刀"综合征的,需要外科手术治疗。

(2)完全性肺静脉畸形引流有梗阻的一旦诊断明确,需要急诊外科手术治疗。无引流梗阻伴有限制性房水平分流的,需要行房间隔切开或球囊扩张术,以及药物治疗,在 1 岁内择期行矫治术。

(3)有非限制性房水平分流的,可择期 1 岁内行矫治术。

(4)部分患者可能需要深低温停循环下行修补术。

(5)外科手术一般是切开和扩大肺静脉畸形连接处,与左心房吻合。

3.麻醉管理

(1)部分性肺静脉畸形引流的麻醉类似于肺血多的 ASD。

(2)完全性肺静脉畸形引流:体外循环前吸入 100% 的氧,过度通气,纠正代谢性酸中毒,使用正性肌力药维持循环稳定。体外循环后吸入 NO,降低肺血管阻力。防止肺动脉高压危象(过度通气,吸入 100% 的氧,碱化血液,充分镇静和肌松)。严重肺动脉高压可以使用硫酸镁和前列腺素 E_1。体外循环后,避免左心房舒张末压过高,维持低水平血压有助于防止未适应的左心过度负荷所致损伤。术前存在肺水肿,体外循环产生的炎性反应,采用压力控制通气的方式,给予适当变化的 PEEP,改善肺的顺应性。使用正性肌力药物如多巴胺,多巴酚丁胺和肾上腺素等,使用降低肺血管阻力和体循环阻力药物如米力农、硝酸甘油和酚妥拉明等,减少心脏做功和增加心排血量。使用药物或临时起搏器最佳化心率和节律,减轻左心室负荷。

(九)主动脉瓣狭窄

1.病理生理

(1)重度的主动脉瓣狭窄常与左心发育不良并存。

(2)重度单纯的主动脉瓣异常新生儿常有心内膜下纤维弹性组织增生(开始于胎儿期)。心肌的舒张功能下降,使左心室舒张末容积减少,射血分数降低。

(3)中等程度的主动脉瓣狭窄,左心明显肥厚扩大。

(4)跨瓣压差大于 $6.7\ kPa(50\ mmHg)$ 的为重度,常表现呼吸困难,代谢性酸中毒和心源性休克。

2.外科处理

(1)新生儿重度主动脉狭窄需要急诊经皮球囊扩张术才能存活,等待进一步的外科治疗。

(2)非重度狭窄的年长患儿一般可行主动脉瓣修补或置换(Ross 手术)。

3.麻醉管理

(1)心肌肥厚,注意维持心肌氧供与氧耗的平衡。

(2)避免心动过速,以免影响心脏舒张期充盈。

(3)积极处理心律失常,心房功能的异常严重影响心排血量,可以静脉注射利多卡因,冷盐水心脏表面刺激和超速起搏处理心律失常,严重影响循环的心律失常,需紧急电转复。

(十)主动脉瓣下狭窄

1.病理生理

(1)主动脉瓣下狭窄常在生后 1 年内发现,是进行性发展的疾病。

(2)梗阻程度与年龄相关。

(3)50％的患儿伴有主动脉反流。

2.外科处理

(1)手术切除纤维性隔膜或狭窄环。

(2)由于病情发展较快,且易发生主动脉瓣反流,故多主张早期手术治疗。

(3)术后易发生轻度主动脉瓣反流,狭窄复发率较高。

3.麻醉管理

(1)管理类似于主动脉瓣狭窄。

(2)降低心肌氧耗,维持氧供需平衡。

(3)保证心脏的前后负荷,避免低血压的发生。

(十一)主动脉瓣上狭窄

1.病理生理

(1)常合并脏器动脉狭窄,部分患者合并 Wiliam 综合征(智力低下、特殊面容和高钙血症)。

(2)狭窄部常累及冠状动脉窦,易造成冠状动脉缺血。有猝死的危险。

2.外科处理

切开升主动脉狭窄内膜,自体心包加宽补片。

3.麻醉管理

同主动脉瓣狭窄。

(十二)主动脉缩窄

1.病理生理

(1)典型的主动脉缩窄位于左锁骨下动脉远端到动脉导管开口的周围。

(2)严重主动脉缩窄在生后的最初几周内可出现呼吸困难和呼吸衰竭。狭窄远端体循环低灌注、代谢性酸中毒。动脉导管的闭合可以导致左心室后负荷急剧增加,引起 CHF 和心源性休克。

(3)中度缩窄出现症状较晚,逐渐出现缩窄近端体循环高血压和左心功能不全。

2.外科处理

(1)左侧开胸主动脉修补左锁骨下动脉片翻转成形术;缩窄切除端端吻合术;人工补片主动脉成形术等。

(2)并发症术后高血压;残余狭窄或再复发;截瘫;动脉瘤形成。

3.麻醉管理

(1)新生儿最初几天,由于动脉导管未闭,上、下肢的压差不明显。

(2)新生儿左心室衰竭需静脉持续输注前列腺素 E_1 来维持动脉导管开放。

(3)重度狭窄的小儿术前需要气管插管机械通气,以减轻心、肺做功。

(4)减少肺血的呼吸管理(高二氧化碳通气、限制吸入氧浓度)。

(5)纠正酸中毒和使用正性肌力药来维护心脏功能。

(6)常温全身麻醉,术中监测右侧上肢动脉压和下肢股动脉压。

（7）术中中心温度不宜超过 37.5 ℃,且可以适度降温至 35 ℃。

（8）动脉阻断或钳夹动脉前,静脉注射肝素 200 U/kg（ACT＞200 秒）,并使用自体血回收装置。

（9）动脉阻断或钳夹后,注意控制血压和维护心脏功能。

（10）术后早期可出现高血压,持续 2 周左右,可使用血管扩张药和β受体阻滞剂。

（十三）主动脉弓中断

1.病理生理

（1）分型。A 型:中断末端紧靠左锁骨下动脉远端。B 型:中断位于左锁骨下动脉和左颈总动脉之间。C 型:中断位于无名动脉和左颈总动脉之间。

（2）新生儿早期可无症状,一旦动脉导管闭塞,则出现 CHF 和代谢性酸中毒。

（3）27％的患儿合并 DiGeorge 综合征（低钙血症、胸腺缺如、面部发育异常）。

2.外科处理

（1）深低温体外循环。

（2）深低温停循环＋区域性脑灌注。

（3）一期手术根治。

3.麻醉管理

（1）一经诊断静脉持续输注前列腺素 E_1,使用正性肌力药和利尿药。

（2）麻醉选择以大剂量阿片类药为主,维持循环的稳定。

（3）动脉压选择左、右上肢和下肢同时监测。

（4）使用血液回收装置、新鲜冰冻血浆和血小板。

（5）体外循环后需要正性肌力药物支持。

（6）DiGeorge 综合征体外循环后需要补充较大剂量钙。

（十四）三尖瓣下移（Ebstein 畸形）

1.病理生理

（1）三尖瓣瓣叶下移至右心室腔,右心房扩大,右心室房化,右心室腔发育异常。可发生右心功能不全。常有卵圆孔未闭和房缺,可产生右向左分流。

（2）新生儿早期血流动力学不稳定,随着肺动脉阻力的降低,可有改善。

（3）易发生室上性心律失常、右束支传导阻滞和预激综合征（10％～15％）。

2.外科处理

（1）三尖瓣成形术适于前瓣叶发育好,右心室腔发育尚可者。

（2）Starnes 手术适于重症新生儿。扩大房间隔缺损,闭合三尖瓣口,建立体肺分流。

（3）严重右心系统发育不良,可行分期单心室生理根治术或一个半心室矫治术。

3.麻醉管理

（1）维持前负荷,避免心肌抑制和外周血管扩张。

（2）麻醉以大剂量阿片类药（芬太尼）为主,辅以低浓度异氟烷。

（3）体外循环前易发生室上性心律失常,有时需要紧急建立体外循环。

（4）由于右心房室严重扩张肥厚,体外循环后易发生室性心律失常,故可预防性持续输入利多卡因或胺碘酮。

（5）使用正性肌力药米力农、多巴酚丁胺等改善右心功能。

(6)术后早期充分镇静和镇痛。

(十五)法洛四联症

1.病理生理

(1)病理解剖特点非限制性室间隔缺损;右心室流出道梗阻(RVOT);主动脉骑跨;右心室肥厚。

(2)RVOT程度不同,表现为发绀轻重有别,梗阻轻的可无发绀。

(3)缺氧发作与RVOT梗阻性质有关:动力性梗阻是由于漏斗部肥厚和心室异常肌束形成。漏斗部痉挛引起急性的肺血减少,低氧的静脉血分流至体循环,表现缺氧发作。固定性梗阻由肺动脉瓣增厚,发育不良和二瓣化导致肺血减少引起。

(4)肺动脉瓣完全梗阻(肺动脉瓣闭锁)时,肺血流来源于PDA、支气管动脉和体肺侧支。

(5)常有主肺动脉或分支不同程度的发育不良。

(6)常合并的畸形房间隔缺损,动脉导管未闭,完全性的心内膜垫缺损,多发室间隔缺损。

(7)少见合并畸形永存左上腔,冠状动脉起源异常和左、右肺动脉起源异常。

2.外科处理

(1)姑息手术体-肺动脉分流术。

(2)根治手术。

(3)问题和并发症室缺残余漏;房室传导阻滞;右心室流出道残余狭窄;灌注肺和低心排血量综合征。

3.麻醉管理

(1)缺氧发作防治:术前避免过度控制液体摄入,麻醉前2~4小时可以喝适量的清水。发绀较重者,麻醉诱导后,经静脉持续输入碳酸氢钠1~2 mL/(kg·h)。5%清蛋白(20%清蛋白10 mL+林格液30 mL)扩充容量。心率过快,氧饱和度迅速降低时,可用艾司洛尔(10 mg/mL)单次静脉注射,剂量0.5~1.0 mg/kg;氧饱和度迅速降低,心率快,血压也明显降低时,可用去氧肾上腺素(20 μg/mL),单次静脉注射1~10 μg/kg。

(2)麻醉管理原则:使用降低心肌兴奋性的麻醉药物,吗啡类药麻醉为主。避免使用明显降低外周血管阻力药物。手术使右心室解剖发生改变,功能受到影响,常需要正性肌力药支持。心室压力测定收缩压RV/LV>0.7,常需要重新进行右心室流出道的疏通。体外循环时间较长时,肺血管阻力增加,可采取降低肺血管阻力的处理。由于右心室流出道的疏通和肺血管阻力较低,以及左心室术前发育较差,体外循环后,左心房舒张末压有时偏高。此时一般需要微量泵持续输注肾上腺素,根据左心房舒张末压适当限制循环容量。术前发绀较重者,体外循环后渗血可能较多,常需输入血浆,血小板和止血药等促进凝血功能。对房室传导紊乱,需要安置临时起搏器。

(十六)大动脉转位(TGA)

1.病理生理

(1)循环特点:肺循环与体循环关系为平行循环,而非顺序循环。两循环之间的交通有房间隔、室间隔或动脉导管未闭,是患儿赖以生存的条件。两循环之间的交通为通常为双向分流。

(2)分类。①室间隔完整TGA(TGA-IVS):若限制性的房水平分流量,可影响动脉氧饱和度。在伴有非限制性的PDA时,动脉氧饱和度较高,但容易发生CHF。在伴有ASD和PDA分流不能满足机体氧需时,患儿表现为酸中毒和循环衰竭。②室间隔缺损TGA(TGA-VSD):房水平的混合是左心房到右心房;室水平的混合是从右心室到左心室,但也存在双向分流;易发生

CHF。一般4～6周肺血管阻力达到生后最低,故是有症状CHF期。伴有主动脉梗阻的易早期发生肺血管病变。③室间隔缺损和解剖左心室流出道梗阻TGA(TGA-VSD/LVOTO):常伴有室间隔缺损,LVOTO限制肺血流,并决定肺循环和体循环血流的平衡。梗阻导致肺血减少可发生发绀。

2.外科处理

(1)TGA-IVS:应在生后3周内行解剖矫治术(ASO);酸中毒,循环衰竭患儿需要机械通气和持续静脉输注前列腺素E_1维持动脉导管开放,球囊房间隔扩开术为增加房水平的血混合。以上处理无效,提示存在肺动脉高压,需急诊外科治疗。三周以上则根据术中测压结果决定一期手术或二期手术。左心室收缩压大于右心室收缩压的60%,则行一期手术。左心室收缩压占右心室收缩压的50%～60%,一期手术后可能需要辅用ECMO治疗。左心室收缩压小于右心室收缩压的50%,则行二期手术治疗,即一期行肺动脉环缩术,同时加做改良的BT分流术,训练左心室功能。在训练1～2周内尽快行二期矫治术。

(2)TGA-VSD:6个月内行ASO和VSD修补术。6个月以上导管检查评估肺血管阻力决定是否可行ASO手术。

(3)TGA-VSD/LVOTO:根据年龄和狭窄程度决定做REV、Nikaidoh和Rasteli手术。

3.麻醉管理

(1)ASO:多为新生儿和婴儿手术,注意保温,避免酸中毒。前列腺素E_1使用直到开始体外循环。避免使用对心脏功能抑制作用较强的药物。体外循环后避免高血压,收缩压维持在6.7～10.0 kPa(50～75 mmHg)。尽量低的左心房舒张末压[0.5～0.8 kPa(4～6 mmHg)],来维持适当的心排血量。维持较快心率,避免心动过缓。体外循环后需要正性肌力药和血管活性药的支持。

(2)REV、Nikaidoh和Rasteli手术:一般为TGA(VSD和LVOTO),患儿年龄相对较大,心脏功能较好。手术难度大,时间较长,创伤面大,渗血较多,需要输入血小板,凝血酶原复合物和血浆等。备洗红细胞机,在鱼精蛋白中和后使用。需要血管活性药支持,多巴胺和多巴酚丁胺等。较易发生肺动脉瓣反流,给予降低肺血管阻力处理(呼吸管理和药物)。

(3)肺动脉环缩术+BT分流术:常温全麻下手术,备自体血回输装置。动脉压力监测在非锁骨下动脉分流侧(一般在左侧)或股动脉。环缩后右心室收缩压为主动脉收缩压的60%～80%。需要正性肌力药支持。

(十七)矫正性大动脉转位

1.病理生理

(1)心房与心室连接不一致和心室与大动脉连接不一致。

(2)常合并畸形:室间隔缺损,肺动脉瓣狭窄伴解剖左心室流出道狭窄,以及三尖瓣畸形导致的解剖右心室房室瓣反流。

2.外科处理

(1)功能性矫治术纠正伴随的其他畸形(如室间隔缺损)。

(2)解剖矫治术包括双调转手术(心房调转+动脉调转;心房调转+Nikaidoh手术)和双调转+双向格林手术。

3.麻醉管理

(1)解剖矫治术手术时间较长,调整好麻醉深度。

(2)食道超声和压力测定可以发现腔静脉和肺静脉梗阻。

(3)放置房室顺序起搏电极,在术中和术后心率和循环的维持起重要作用。

(4)手术开始即持续静脉微量泵输入抑肽酶和乌司他丁,停机后输入血小板和血浆等促进凝血功能。

(十八)左心发育不良综合征

1.病理生理

(1)二尖瓣狭窄或闭锁,左心室严重发育不良,主动脉瓣狭窄或闭锁,主动脉根部细小。

(2)体循环血运来源于未闭的动脉导管。生后肺血管阻力的降低,使体循环灌注受损。

(3)体循环阻力代偿增高,肺血容量进一步增加。代谢性酸中毒和器官功能紊乱。

(4)肺充血和组织低灌注,可导致突然的动脉导管闭合。患儿常常在生后 1 个月内死亡。

2.外科处理

(1)介入治疗(替代 Norwood Ⅰ):包括动脉导管放置支架,然后适当扩大房间隔缺损以改善体循环血供,待患儿 6 个月后再行 Norwood Ⅱ、Ⅲ期手术。

(2)Norwood Ⅰ期手术:一般在生后 1 个月内进行;手术将房间隔切除开;近端肺动脉与升主动脉吻合,同种血管补片扩大主动脉弓。体肺分流(或右心室-肺动脉人工血管),需要深低温停循环(18 ～20 ℃)。

(3)Norwood Ⅱ期手术:在 Norwood Ⅰ期手术后,生后 4～10 个月进行双向 Glenn 或 Hemi-Fontan 手术。

(4)Norwood Ⅲ期手术:在 Norwood Ⅱ期手术后,在生后 18～24 个月进行全腔肺动脉吻合术或 Fontan 手术。

(5)心脏移植根治,供体心脏包括整个动脉弓,但供体来源有限。

3.麻醉管理

(1)持续静脉输入前列腺素 E_1[0.02～0.1 $\mu g/(kg \cdot min)$]直到开始体外循环。

(2)麻醉诱导开始即给予正性肌力药支持心脏功能[多巴胺 2～5 $\mu g/(kg \cdot min)$,肾上腺素 0.02～0.05 $\mu g/(kg \cdot min)$]。

(3)动脉监测避免使用右侧桡动脉(体肺分流影响测压)。

(4)麻醉以吗啡类药为主,小量的镇静药为辅。

(5)体外循环开始至术后恢复期,适当使用 α 受体阻滞剂改善体循环的器官灌注。

(6)混合静脉血氧饱和度的监测对于调整体肺循环的平衡和器官灌注至关重要。

(7)体外循环后改变体循环血管阻力更容易调整 Qs/Qp。

(8)维持较高血红蛋白,满足器官的氧供。

(9)停体外循环早期使用新鲜血浆和血小板促进凝血功能。

4.ECMO 使用

(1)排除外科原因,经过调整体肺循环的平衡和使用正性肌力药均不能满足脏器的氧供。

(2)脑氧饱和度持续低于 40%,混合静脉血氧饱和度低于 30%。

(3)一般 ECMO 术后支持时间 48～96 小时。

(十九)单心室

1.病理生理

(1)一个心室腔通过两个房室瓣或共同房室瓣与两个心房连接。

（2）体循环和肺循环的静脉血在心室水平完全混合。

（3）SVR 与 PVR 的平衡和心排血量影响脏器的氧供。

（4）肺血过多时,氧饱和度＞85％,肺顺应性减低,心室扩张,低心排。

（5）肺血过少时,氧饱和度＜75％,发绀,心肌缺氧,心排血量减少。

2.外科处理

（1）肺动脉束带术:适于肺血多者,减少肺血,为后期手术治疗做准备。

（2）体肺分流术:适于肺血少者,增加肺血,为后期手术做准备。

（3）双向 Glenn 手术:上腔静脉与肺动脉端侧吻合,减轻单心室的容量负荷。

（4）全腔静脉-肺动脉吻合术:在双向 Glenn 手术的基础上,使用外管道使下腔静脉和主肺动脉端端吻合。生理水平上达到根治的目的。

3.麻醉管理

（1）双向 Glenn 手术:一般不需要体外循环辅助,常温,全身麻醉。颈内静脉穿刺点要尽量取高位,留置双腔套管不宜过深,以避免影响手术操作。双腔套管用于测压和术后持续输入硝酸甘油,降低肺动脉压。股静脉留置双腔套管,为输入血管活性药(多巴胺)和备快速输液使用。阻断血管前给予肝素(200～400 U/kg)吻合结束后鱼精蛋白可以按 1∶(0.5～0.8)的比例中和。上腔静脉阻断期间,尽管经导管引流上腔血至右心房,但上腔静脉压仍然较高[2.7～5.3 kPa(20～40 mmHg)],故应维持较高体循环压力,以保障脑灌注。备自体血简易回输装置;术中失血较多时,从股静脉快速输血补液。手术开始后即经股静脉泵入多巴胺 2～3 μg/(kg·min),在体循环压力低时可增至 5～8 μg/(kg·min)。吻合后,需要输入 5％清蛋白、血浆和红细胞提高上腔静脉压(肺动脉压)在 1.9～2.1 kPa(14～16 mmHg),以维持循环的稳定。呼吸管理降低肺血管阻力,必要时吸入 NO。

（2）全腔静脉-肺动脉吻合术:体外循环辅助或非体外循环下常温全身麻醉完成手术。体外循环辅助下吻合术麻醉管理较容易。非体外循环下手术需颈内静脉和股静脉均留置套管,为使用血管活性药和快速输血补液用。呼吸管理降低肺血管阻力,必要时吸入 NO。吻合后需要输入 5％清蛋白、血浆和红细胞提高静脉压(肺动脉压)在 1.9～2.1 kPa(14～16 mmHg)以维持循环的稳定。

（贺　鹏）

第十章

胸外科麻醉

第一节　食管手术的麻醉

食管起自颈部环状软骨水平，终止于第 11 或 12 胸椎，直径约 2 cm，长 25 cm。在颈部位于气管后，进胸后微向左侧移位，在主动脉弓水平又回到正中，在弓下再次向左移位并通过膈肌。行程中有三个狭窄，分别位于颈部环状软骨水平、邻近左侧支气管水平与穿过膈肌水平。食管外科将食管人为地分为三段。即环状软骨水平至进胸腔积液平（$C_6 \sim T_1$）为颈段食管，胸廓内部分（$T_{1 \sim 10}$）为胸段食管，膈肌水平以下为腹段食管。

食管手术的麻醉应考虑患者的病理生理、并存的疾病与手术性质。大部分食管手术操作复杂。术前反流误吸造成呼吸功能受损伤、食管疾病本身影响进食造成营养不良。食管疾病常伴吞咽困难与胃食管反流，因而气道保护是食管手术麻醉应考虑的重点。

一、麻醉前评估

食管手术术前访视中应注意的问题主要有以下三方面：食管反流、肺功能与营养状况。

(一)食管反流

食管功能障碍易引起反流，长期的反流易导致慢性误吸。对有误吸可能的患者应进行肺功能评价并进行合理治疗。反流的主要症状有胃灼热、胸骨后疼痛或不适。对反流的患者麻醉时应进行气道保护。行快速诱导时应采用环状软骨压迫的手法，或采用清醒插管。麻醉诱导时采用半坐位也有一定帮助。

(二)肺功能

食管疾病引起反流误吸的患者多存在肺功能障碍。恶性食管疾病的患者常有长期吸烟史。对这些患者应行胸部 X 线检查、肺功能检查与血气分析了解肺功能状况。术前应行胸部理疗、抗生素治疗、支气管扩张药治疗，必要时可使用激素改善肺功能。

(三)营养状况

食管疾病因吞咽困难导致摄入减少，加上恶性疾病的消耗，患者有不同程度的营养不良。营养不良对术后恢复不利，因此术前应改善患者的营养状况。

二、术前用药

食管手术术前药的使用原则与一般全身麻醉术前药的使用原则相同。由于反流误吸的可能增加，这类患者术前镇静药的用量应酌情减量。由于手术刺激造成分泌的增加，抗胆碱药（阿托品 0.4 mg 或胃肠宁 0.2 mg 肌内注射）的使用非常必要。为防止误吸还应使用抗酸药（西咪替丁或雷尼替丁）与胃动力药。

三、监测

手术需要的监测水平主要根据患者病情、手术范围、手术方式以及手术中发生意外的可能性大小确定。麻醉医师的经验也是决定监测水平的影响因素。常规监测心电图、血压与血氧饱和度。应建立可靠的静脉通道。对需要长时间单肺通气的患者与术中术后需要严密观察心血管功能的患者应行有创血压监测。液体出入量大以及手术对纵隔影响明显的应考虑中心静脉置管。

四、内镜食管手术的麻醉

大部分食管手术术前需要接受胃镜检查明确病变的位置与范围。在食管狭窄病例，胃镜检查还能起到扩张性治疗的作用。

电子胃镜诊断性检查的麻醉并不复杂，大多数病例仅在表面麻醉下接受胃镜检查。由于患者存在一定程度的吞咽困难，胃镜检查中镇静药的使用应谨慎。使用镇静药一定要保留患者的气道保护性反射。

对不能配合表面麻醉的患者与行普通胃镜检查的患者多实施全身麻醉。选择较细的气管导管固定于一侧口角一般不妨碍胃镜检查。根据气管插管的难易程度可选择清醒插管与静脉快速诱导插管。麻醉维持可采用吸入麻醉、静脉麻醉或静脉吸入复合麻醉，为保证患者制动，可采用中短效肌肉松弛药。手术结束后拮抗肌肉松弛药，待患者完全清醒后拔管。

胃镜检查术后疼痛很轻，术后镇痛的意义不大。对反流明显的患者应采用半坐位。

在病情严重不能耐受手术的患者，为解决吞咽问题可采用食管支架技术。食管支架的放置不需开胸，一般在胃镜辅助下放置。食管异物的取出同样多在胃镜辅助下实施，不需开胸。

五、开胸食管手术的麻醉

食管手术采用的手术入路较多，腹段食管手术仅通过腹部正中切口即可，麻醉原则与腹部手术麻醉相同。大部分食管手术为胸段食管手术，需要开胸，部分手术甚至需要颈胸腹部联合切口（如 IvorLewis 手术）。由于左侧主动脉的干扰，食管手术多采用右侧开胸。为创造理想的手术野，减轻对肺的损伤，麻醉一般采用单肺通气。

对一些肺功能差不能耐受开胸的患者可采用颈部与腹部联合切口的术式。经颈部与膈肌食管裂孔游离食管并切除。但此术式游离食管时对后纵隔的刺激可导致明显的循环功能抑制，游离食管还可能造成气管撕裂，因此临床上应用较少。

食管切除后一般以胃代替。在胃不能与食管吻合的情况下需要与空肠或结肠吻合，使手术难度增加，手术切口自然需要开胸与开腹联合。空肠一般用于游离移植，需要显微外科参与。代结肠的位置可以在皮下，胸骨后或胸内肺门前后。

　　开胸食管手术的麻醉一般采用全身麻醉。应根据手术范围与患者病情选择使用麻醉药。范围大的手术还可考虑胸部硬膜外麻醉辅助全身麻醉及用于术后镇痛。

　　麻醉诱导应充分考虑误吸的可能,做好预防措施。为方便手术操作,开胸手术应尽量使用隔离通气技术。

　　手术中麻醉医师应了解外科医师的操作可能带来的影响,并与外科医师保持密切交流。手术操作可能导致双腔管或支气管堵塞囊位置改变影响通气,对纵隔的牵拉与压迫可导致循环功能的剧烈变化。手术中遇到上述情况,麻醉医师应及时提醒外科医师,双方协作尽快解决问题。

　　手术近结束时应留置胃管,胃管通过食管吻合口时应轻柔,位置确定后应妥善固定,避免移动造成吻合口创伤。留置胃管的目的在于胃肠减压,保护吻合口。

六、麻醉恢复

　　由于存在误吸的可能,拔管应在患者吞咽、咳嗽反射恢复,完全清醒时进行。因此,拔管前应拮抗肌肉松弛药,有良好的术后镇痛。

　　拔管时机的选择需考虑患者病情与手术范围。术前一般情况好,接受内镜检查、憩室切除等短小手术的患者多在术后早期拔管。气管食管瘘手术后气道需要一段时间的支持,因此拔管较晚。为促进呼吸功能恢复,拔管前应有良好镇痛。

　　对于不能短时间内拔管的患者应考虑将双腔管换为单腔管。换管一般在手术室进行,换管要求一定的麻醉深度。采用交换管芯的方法较简便,一些交换管芯还能进行喷射通气。有条件时亦可在气管镜帮助下换管。

七、术后并发症

　　食管手术后并发症主要来自三方面,术前疾病引起的并发症、麻醉相关的并发症与手术相关的并发症。

(一)术前疾病引起的并发症

　　术前因反流误吸造成肺部感染、继发性哮喘使肺功能降低的患者术后拔管困难。营养不良的患者肌力恢复慢易造成术后脱机困难。

(二)麻醉相关的并发症

　　麻醉相关的并发症主要为麻醉诱导与拔管后的误吸。应掌握严格的拔管指征。拔管时患者应清醒,能排除分泌物,有良好的镇痛作用。拔管时采用半坐位利于引流,可减少误吸的发生。术后疼痛影响分泌物排除造成局部肺不张、肺炎时可能需要再次插管进行呼吸支持。

(三)手术相关的并发症

　　手术相关的并发症与手术方式有关。术后吻合口瘢痕形成可导致食管狭窄,可采用扩张治疗。胃镜检查可能导致食管穿孔,食管穿孔引起纵隔炎可能危及患者生命,应禁食禁水并静脉注射抗生素治疗,必要时行食管部分切除。食管切除手术的术后并发症还包括吻合口漏。

(吴亚楠)

第二节 气管手术的麻醉

气管、支气管与隆突部位的疾病经常需要手术治疗。这些部位手术的麻醉有一定特殊性,麻醉医师必须了解该部位疾病的病理生理与手术特点,以制定麻醉计划。本节不包括气管切开手术的麻醉。

气管手术麻醉中应用的通气方式可总结为以下 5 种:①经口气管插管至病变气管近端维持通气。该法适于短小气管手术。由于气管导管的存在,吻合气管时手术难度增加。插入气管导管时对病变的创伤可能导致呼吸道急性梗阻。②间断喷射通气。经口插入细气管导管或手术中放置通气导管至远端气管或支气管行喷射通气。该法利于手术操作,但远端通气导管易被肺内分泌物阻塞,喷射通气还可能造成气压伤。③高频正压通气。该法与间断喷射通气类似。④体外循环。由于需要全身抗凝,可能导致肺内出血,现基本不用。⑤手术中外科医师协作在远端气管或支气管插入带套囊的气管导管维持通气。该法目前应用最普遍。

一、气管疾病

先天性疾病、肿物、创伤与感染是气管疾病的常见病因。先天性疾病包括气管发育不全、狭窄、闭锁与软骨软化。肿物包括原发肿物与转移肿物。原发肿物以鳞状细胞癌、囊腺癌与腺癌多见。转移肿物多来自肺癌、食管癌、乳腺癌以及头颈部肿瘤。创伤包括意外创伤与医源性创伤。气管穿通伤与颈胸部顿挫伤可损伤气管,气管插管与气管切开也可造成气管损伤。气管手术中居首位的病因是气管插管后的气管狭窄,气管肿物次之。

二、近端气管手术的麻醉

近端气管切除重建手术一般采用颈部切口与胸部正中切口。由于手术操作使气管周围支持组织松弛,在气管插管未通过气管病变的情况下可能引起气道完全梗阻。麻醉诱导插管后静脉吸入复合维持麻醉。暴露病变气管后向下分离,切开气管前 10 分钟停用氧化亚氮。于气管前贯穿气管全层缝一支持线,缝支持线时气管导管套囊应放气以防损伤。在气管切口下 2 cm 处穿结扎线,切开气管后外科医师将手术台上准备好的钢丝强化气管导管插入远端气管。连接麻醉机维持麻醉与通气。病变气管切除后,以缝合线牵拉两气管断端,麻醉医师通过患者头颈部俯屈可帮助两气管断端接近。如果切除气管长,两气管断端不能接近,应行喉松解使气管断端接近。气管断端采用间断缝合,所有缝合线就位后彻底吸引气管内的血液与分泌物,快速拔出远端气管的气管导管,同时将原经口气管插管管口越过吻合口,麻醉与通气改此途径维持。缝合线打结后应检查是否漏气。气管导管交换中应防止气管导管进入一侧支气管。

手术结束待患者完全清醒后拔除气管导管。由于手术室条件好,气管导管最好在手术室拔除。吻合口水肿较常见,因而拔管前应准备纤维气管镜与其他再插管的物品。拔管后气道通畅、病情稳定后应送入 ICU 继续严密观察。ICU 应做好再插管的准备。为减轻吻合口张力,患者应保持头俯屈体位。

三、远端气管与隆突手术的麻醉

靠近隆突部位的气管切除与隆突成形术一般采用右侧开胸入路,必要时行左侧单肺通气。麻醉的一般原则与近端气管手术相同。手术中通气可以采用全程单肺通气与部分单肺通气。全程单肺通气采用单腔气管导管或双腔管行支气管插管。部分单肺通气则需要手术中交换气管导管,即开始行双肺通气,暴露病变气管后手术台上行支气管插管后单肺通气。病变切除吻合口缝合线就位后拔除支气管插管,同时将主气管内的气管导管向下送入支气管,吻合完毕再将气管导管退回主气管内。手术结束后拮抗肌肉松弛药,待自主呼吸良好,患者清醒后在手术室拔管。拔管时同样应准备纤维支气管镜等再插管的设备。

四、术后恢复

气管手术后患者应在 ICU 接受密切监护。进入 ICU 后最好行胸部 X 线检查以排除气胸。患者应保持头俯屈的体位减轻吻合口张力。面罩吸入湿化的高浓度氧气。隆突手术影响分泌物排出,必要时可使用纤维支气管镜辅助排痰。术后吻合口水肿可引起呼吸道梗阻,严重时需要再插管。由于体位的影响,ICU 插管最好使用纤维支气管镜。术后保留气管导管的患者应注意气管导管的套囊不应放置于吻合口水平。需要长时间呼吸支持的患者可考虑气管切开。

靠近喉部位的气管手术后易出现喉水肿,表现为呼吸困难、喘鸣与声嘶。治疗可采用改变体位(坐位)、限制液体、雾化吸入肾上腺素等措施,喉水肿严重时需要再插管。

术后疼痛治疗的方案应根据手术方式、患者痛阈与术前肺功能确定。近端气管手术的术后镇痛可采用镇痛药静脉注射、肌内注射以及患者自控给药的方式。远端气管与隆突手术的术后镇痛可选择硬膜外镇痛、胸膜内镇痛、肋间神经阻滞镇痛与患者自控镇痛等方式。

患者在 ICU 过夜,病情稳定后可返回病房。

(吴亚楠)

第三节 支气管镜与纵隔镜手术的麻醉

一、支气管镜手术的麻醉

支气管镜在肺疾病的诊断治疗中有重要意义。从硬支气管镜到纤维支气管镜,支气管镜的应用范围不断扩大。支气管镜目前主要用于气管支气管异物取出、肺内引流、大咯血的治疗、气道与肺肿物的诊断与治疗。

(一)适应证

从适应证看,硬支气管镜与纤维支气管镜并无区别,但临床上支气管镜的选择受很多因素控制。如设备条件、医师的经验、使用安全性与患者舒适度等。纤维支气管镜具有检查范围广、创伤小等优点,但在一些治疗性操作中使用受限。因此,纤维支气管镜主要用于诊断性检查,而硬支气管镜主要用于治疗性操作。

（二）术前考虑

术前药的使用应考虑患者一般情况、手术类型、使用的支气管镜类型以及麻醉方式。使用术前药的主要目的在于缓解焦虑、提高痛阈、减少分泌与抑制反射。常用的术前药为阿片类药、镇静安定药与抗胆碱药。

（三）麻醉方式选择

麻醉方式的选择应根据选用的支气管镜类型、拟行手术、患者一般情况与患者要求综合考虑。可选择的麻醉方式包括局部麻醉与全身麻醉。

1.局部麻醉

局部麻醉主要用于一般情况较好可配合的患者，手术操作较简单，手术时间一般较短。通过局部麻醉药雾化吸入与喷雾，对整个呼吸道施行表面麻醉。环甲膜穿刺注射局部麻醉药是声门下呼吸道表面麻醉的有效方式。舌咽神经阻滞与喉上神经阻滞对缓解声门上刺激有效，是较好的辅助措施。辅助神经阻滞时应防止误吸。使用局部麻醉还应注意局部麻醉药过敏，防止局部麻醉药过量中毒。

2.全身麻醉

全身麻醉是支气管镜手术主要的麻醉方式。硬支气管镜手术对镇静、镇痛与肌松要求高，一般均选择全身麻醉。麻醉药的选择应考虑患者一般情况与手术类型。目前主张使用短效药物，保证术后迅速恢复。

3.麻醉诱导

麻醉诱导可采用吸入诱导，也可采用静脉诱导。麻醉维持的方式多根据支气管镜通气方式确定。硬支气管镜可使用的通气方式包括自主呼吸、正压通气与无呼吸氧合。自主呼吸主要用于异物取出。无呼吸氧合维持时间短，现很少使用。正压通气是硬支气管镜主要的通气方式，包括间断正压通气、喷射通气、高频喷射通气等形式。纤维支气管镜在无气管插管的情况下均采用自主呼吸。有气管插管的情况下可依靠一些辅助设备控制呼吸。在可以控制呼吸的情况下一般采用静脉吸入复合麻醉维持，静脉注射中短效肌肉松弛药创造安静的手术野。手术中保留自主呼吸时可采用静脉维持或静脉吸入复合维持。

（四）常见并发症

支气管镜手术的并发症涉及手术并发症与麻醉并发症。硬支气管镜可造成途径组织的创伤，包括牙齿、口咽黏膜、喉以及支气管。组织活检后可引起出血。麻醉相关的并发症包括通气不足与麻醉过浅带来的并发症。通气不足表现为低氧血症与高碳酸血症，可通过辅助呼吸纠正。麻醉过浅时手术刺激可诱发心律失常与血压波动，应加深麻醉消除。

二、纵隔镜手术的麻醉

纵隔镜最早用于肺癌分级中纵隔淋巴结活检，以确定手术切除的可能性。后来逐渐用于纵隔上部淋巴结活检、纵隔肿物活检与后纵隔肿瘤的手术。虽然计算机断层扫描（CT）与磁共振成像（MRI）能发现纵隔内异常的肿物与淋巴结，但诊断的敏感性与特异性均不及纵隔镜。纵隔镜常与支气管镜检查结合用于治疗方案的确定。气管明显移位、上腔静脉综合征、大血管动脉瘤、前纵隔肿物的患者不宜行纵隔镜手术。

（一）适应证

胸骨上切迹切口入路的纵隔镜手术又称颈部纵隔镜手术，主要用于上纵隔病变的诊断治疗。

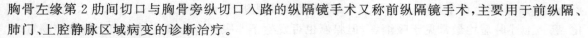

胸骨左缘第2肋间切口与胸骨旁纵切口入路的纵隔镜手术又称前纵隔镜手术,主要用于前纵隔、肺门、上腔静脉区域病变的诊断治疗。

(二)麻醉方式选择

纵隔镜手术可采用的麻醉方法包括局部麻醉与全身麻醉。麻醉方法的选择考虑手术医师的习惯、患者意愿以及患者病情。由于纵隔镜手术潜在大出血的可能,选用全身麻醉更可靠。

纵隔镜手术的麻醉并无特殊,但应强调纵隔肿物对动脉、静脉与气管可能造成的压迫。对气管的压迫可能造成气管移位,麻醉诱导前应充分估计控制气道与气管插管的难度,必要时可采用清醒插管。纵隔肿物对大血管的压迫可能导致麻醉诱导与正压通气时循环功能的恶化,可考虑采用自主呼吸或改变患者体位的方法防止低血压。

(三)注意事项

术前药并无特殊要求。入手术室后开放一条静脉通道(16~18 G),手术中遇有明显出血时可再开放一条静脉通道。常规监测血压、心电图与血氧饱和度。麻醉诱导与维持的方法很多,以静脉快速诱导、静脉吸入复合维持的麻醉方法较常用。由于手术操作接近大血管、气管等重要解剖部位,麻醉中应创造安静的手术野,使用肌肉松弛药是一种理想的选择。由于手术时间短,应选用中短效的肌肉松弛药如阿曲库铵与维库溴铵。手术可能带来上纵隔与气管等部位的刺激,因此要有足够的麻醉深度防止呛咳。

(四)常见并发症

纵隔镜手术的并发症并不多见,包括出血、气胸、神经损伤、食管损伤与气体栓塞。活检中对大血管的创伤可导致危及生命的严重出血。静脉出血可采用直接压迫与填塞压迫的方法止血。动脉出血则需紧急手术止血。胸膜创伤可导致气胸,出现气胸应行胸腔引流。操作中可能损伤喉返神经与膈神经,出现后应对症处理。

(吴亚楠)

第四节 肺切除手术的麻醉

一、术前准备

肺切除手术常用于肺部肿瘤的诊断和治疗,较少用于坏死性肺部感染和支气管扩张所引起的并发症。

(一)肿瘤

肺部肿瘤可以是良性、恶性,或者为交界性。一般情况下只有通过手术取得病理结果才能明确肿瘤性质。90%的肺部良性肿瘤为错构瘤,通常是外周性肺部病变,表现为正常肺组织结构紊乱。支气管腺瘤通常为中心型肺部病变,常为良性,但有时亦可局部侵袭甚至发生远处转移。这些肿瘤包括:类癌、腺样囊性癌及黏液表皮样癌。肿瘤可阻塞支气管管腔,并导致阻塞远端区域反复性肺炎。肺类癌起源于APUD细胞,并可分泌多种激素,包括促肾上腺皮质激素(ACTH)、精氨酸加压素(AVP)等。类癌综合征临床表现不典型,有时更类似于肝转移征象。

肺的恶性肿瘤可分为小(燕麦)细胞肺癌(占20%,5年生存率为5%~10%)和非小细胞肺

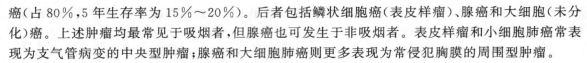

癌(占80％,5年生存率为15％～20％)。后者包括鳞状细胞癌(表皮样瘤)、腺癌和大细胞(未分化)癌。上述肿瘤均最常见于吸烟者,但腺癌也可发生于非吸烟者。表皮样瘤和小细胞肺癌常表现为支气管病变的中央型肿瘤;腺癌和大细胞肺癌则更多表现为常侵犯胸膜的周围型肿瘤。

1.临床表现

肺部肿瘤的临床症状有:咳嗽、咯血、呼吸困难、喘鸣、体重减轻、发热及痰液增多。发热和痰液增多表明患者已出现阻塞性肺炎。胸膜炎性胸痛或胸腔渗出表明肿瘤已侵犯胸膜;肿瘤侵犯纵隔结构,压迫喉返神经可出现声音嘶哑;侵犯交感神经链可出现霍纳综合征;压迫膈神经可使膈肌上升;如压迫食管则出现吞咽困难,或出现上腔静脉综合征。心包积液或心脏增大应考虑肿瘤侵犯心脏。肺尖部(上沟)肿瘤体积增大后可因侵犯同侧臂丛的 $C_7 \sim T_2$ 神经根分支,而导致肩痛和(或)臂痛。肺部肿瘤远处转移常侵及脑、骨骼、肝脏和肾上腺。

肺癌尤其是小细胞肺癌,可产生与肿瘤恶性扩散无关的罕见症状(癌旁综合征),其发生机制包括:异位激素释放及正常组织和肿瘤之间的交叉免疫反应。如果异位激素分泌促肾上腺皮质激素(ACTH)、精氨酸加压素(AVP)及甲状旁腺素,则分别会出现库欣综合征、低钠血症及低钙血症。Lambert-Eaton(肌无力)综合征的特征是近端性肌病,肌肉在反复收缩后肌力增强(不同于重症肌无力)。其他的癌旁综合征还有肥大性骨关节病、脑组织变性、周围性神经病变、移动性血栓性静脉炎及非细菌性心包炎。

2.治疗

手术是可治性肺部肿瘤的治疗选择之一。如果非小细胞肺癌未侵及淋巴结、纵隔或远处转移,则可选择手术切除;相反,小细胞肺癌很少选择手术治疗,因为确诊时几乎无可避免地出现转移,小细胞肺癌多选用化疗或化疗与放疗结合治疗。

3.肿瘤的可切除性或可手术性

肿瘤的可切除性取决于肿瘤的解剖学分期,而肿瘤的可手术性则取决于手术范围和患者的生理状况。确定肿瘤的解剖学分期有赖于胸片、CT、支气管镜和纵隔镜等检查结果。同侧支气管旁和肺门淋巴结转移的患者可接受切除手术治疗,但同侧纵隔内或者隆突下淋巴结转移者的切除手术则受到争议。对于斜角肌、锁骨上、对侧纵隔或对侧肺门淋巴结转移者,一般均不予手术切除。如无纵隔转移,则有些医疗中心亦对肿瘤采取包括胸壁在内的扩大性切除;同样,无纵隔转移的肺尖部(上沟)肿瘤经过放疗后亦可手术切除。手术范围的确定原则是既要达到最大程度地治疗肿瘤,亦要保证手术后足够的残肺功能。在第5或6肋间隙经后路开胸实施肺叶切除术是大多数肺部肿瘤选择的手术方式;对于小的周围型肺部病变或肺功能储备差的患者可选择肺段切除和肺楔形切除手术。如肿瘤侵犯左、右主气管或肺门则需实施患侧全肺切除手术。对于近端型肺部病变及患者肺功能较差者可选择袖状肺切除手术来取代全肺切除手术,即切除受累的肺叶支气管及部分左或右主支气管,并在切除后将远端支气管与近端支气管进行吻合。肿瘤累及气管时可选考虑实施袖状肺切除手术。肺叶切除术的死亡率为2％～3％,而全肺切除手术的死亡率为5％～7％。右全肺切除手术的死亡率较左全肺切除手术高,可能是因为右侧手术切除了更多的肺组织。胸部手术后发生死亡大多数是心脏原因引起。

4.全肺切除手术的手术原则

全肺切除手术可行性虽然是一个临床问题,但术前肺功能检查结果可为手术方式的选择提供初步的参考意义,根据术前患者肺功能受损程度可预测患者手术风险大小。表10-1列出了实施全肺切除手术患者术前肺功能检查中各指标的意义。如果患者虽未达到上述标准但又需施行全肺切除手术,则应进行分区肺功能检查。评价全肺切除手术可行性的最常用指标是术后第1秒用力呼气量预计值(FEV_1),如果 FEV_1 预计值>800 mL 即可手术。在第1秒用力呼气量中各肺叶所占的比例与其血流量百分数有很好的相关性,而后者可用放射性核素(^{133}Xe、^{99}Tc)扫描技术进行测量。

表 10-1　全肺切除手术患者术前肺功能检查中各指标的意义

检查	患者高危因素
动脉血气	PCO_2>6.0 kPa(45 mmHg)(呼吸空气);PO_2<6.7 kPa(50 mmHg)
FEV_1	<2 L
术后预计 FEV_1	<0.8 L 或<40%(预计值)
FEV_1 / FVC	<50%(预计值)
最大呼吸容量	<50%(预计值)
最大氧耗量	<10 mL/(kg·min)

注:FEV_1:第1秒内用力呼气量;FVC:用力呼吸容量。

一般来说,病肺(虽无通气但有血流灌注)切除后不仅不会影响患者的肺功能,反而还可改善血氧饱和度。如术后第1秒用力呼气量(FEV_1)预计值小于 800 mL 但还需行全肺切除手术,术前应评价残肺的血管能否耐受相对增加的肺血流,但目前尚无此类评价。如果患者术前肺动脉压超过 5.3 kPa(40 mmHg)或氧分压低于 6.0 kPa(45 mmHg),则不易行全肺切除手术;此类患者可行患侧肺动脉阻塞介入治疗。

全肺切除手术后的并发症常涉及呼吸和循环系统,术前有必要对这两个系统的功能进行评价。如患者能登上 2~3 层楼而无明显气喘则提示其可耐受手术,不需其他进一步检查。患者活动时的氧耗量可作为预测术后患病率和死亡率的有用指标,如氧耗量大于 20 mL/kg 的患者术后发生并发症的可能性较小;如氧耗量低于 10 mL/kg 的患者手术后患病率和死亡率则极高。

(二)感染

肺部感染常表现为肺部单个结节或空洞样病变(坏死性肺炎)。为了排除恶性病变或明确感染类型,临床上常需实施开胸探查术。而对于抗生素治疗无效、反复性脓胸及大咯血等空洞性病变可行肺叶切除术。产生此类表现的肺部感染既可能是细菌(厌氧菌、支原体、分枝杆菌、结核),也可能是真菌(组织胞浆菌、球孢子菌、隐球菌、芽生菌、毛霉菌及曲霉菌)。

(三)支气管扩张

支气管扩张是一种支气管长期扩张状态,是支气管长期反复感染和阻塞后的终末表现。常见病因有:病毒、细菌和真菌等感染,误吸胃酸及黏膜纤毛清除功能受损(黏膜上皮纤维化及纤毛功能异常)。扩张后支气管的平滑肌和弹性组织被富含血管的纤维组织代替,故支气管扩张患者容易咯血。对于保守治疗无效的反复大量咯血且病变定位明确后可手术切除病变。如果患者的病变范围较大则可表现为明显的慢性阻塞性通气障碍特征。

二、麻醉管理

(一)术前评估

接受肺组织切除术的患者大部分均有肺部疾病。吸烟对慢性阻塞性通气障碍和冠心病患者均是重要的危险因素,接受开胸手术的许多患者常合并存在这两种疾病。术前实施心脏超声检查不仅可评估患者的心脏功能,同时可确定是否有肺心病的证据(右心扩大或肥厚);如果在心脏超声检查时应用多巴酚丁胺可有助于发现隐匿性冠心病。

对于肺部肿瘤患者应仔细评估肿瘤局部扩张引起的局部并发症和癌旁综合征。术前应仔细审阅胸片、CT及磁共振等检查结果。气管或支气管的偏移会影响气管插管和支气管的位置。气道受挤压的患者麻醉诱导后可能会引起通气障碍。肺实变、肺不张及胸腔大量渗液均可导致低氧血症,同时应注意肺大泡和肺脓肿对麻醉的影响。

接受胸科手术治疗的患者术后肺部和心脏并发症发生率均增加。对于高危患者而言,如果术前准备充分在一定程度上可减少术后并发症。外科手术操作或肺血管床面积减少致右心房扩张均可导致围术期心律失常,尤其是室上性心动过速。这种心律失常的发生率随年龄和肺叶切除面积的增加而增加。

对于中、重度呼吸功能受损的患者术前应慎用或禁用镇静药。虽然抗胆碱类药物(阿托品0.5 mg或格隆溴铵0.1～0.2 mg肌内注射或静脉注射)可使分泌物浓缩及增加无效腔,但可有效地减少呼吸道分泌物,从而可提高喉镜和纤维支气管镜检查时的视野质量。

(二)术中管理

1.准备工作

对于心胸手术来说,术前的准备工作越充分,就越能避免发生严重的后果。其中最常见的包括肺功能储备差、解剖上的异常、气道问题和单肺通气时患者很容易出现低氧血症,事先通盘考虑必不可少。另外,对于基本呼吸通路的管理,还需要事先准备一些东西,比如说各种型号的单腔和双腔管、支气管镜、CPAP、大小型号的麻醉插管的转换接头、支气管扩开器等。

如果手术前准备从硬膜外给患者使用阿片类药物,那么应该在患者清醒时候进行硬膜外穿刺,这比将患者诱导之后再进行操作要安全。

2.静脉通路

对于胸科手术,至少需要一条畅通的静脉通路,最好是在手术侧的深静脉通路,包括血液加温器,如果大量失血还需要加压输液装置以保证快速补液。

3.监测

一侧全肺切除的患者、切除巨大肿瘤特别是肿瘤已经侵犯胸壁的患者和心肺功能不全的患者需要直接动脉测压,全肺切除或巨大肿瘤切除的患者可以从深静脉通路放置CVP监测,CVP可以反映血管容量、静脉充盈状态和右心功能,可以作为补液的一个指标。肺动脉高压或左心功能不全的患者可以放置肺动脉导管,可以通过影像学保证肺动脉导管没有放置到要切除的肺叶里面。要注意的是不要将PAC的导管放置到单肺通气时被隔离的肺叶里面,这样会导致显示出的心排血量和混合静脉血氧气张力不正确。在肺叶切除患者中要注意PAC的套囊会明显增加右心的后负荷,降低左心的前负荷。

4.麻醉诱导

对于大多数患者,面罩吸氧后使用快速静脉诱导,具体使用什么药物由患者术前的状态决定。在麻醉深度足够之后使用直视喉镜,避免支气管痉挛,缓和心血管系统的压力反射,这可以通过诱导药物、阿片类药物或两者同时使用来实现。有气道反应性的患者可以用挥发性吸入药物来加深麻醉。

气管内插管可以在肌肉松弛剂的帮助下进行,如果估计插管困难,可以准备支气管镜。尽管传统的单腔管能适用于大多数的胸科手术,单肺通气技术还是使得它们变得更容易。但如果外

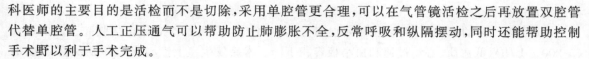

科医师的主要目的是活检而不是切除,采用单腔管更合理,可以在气管镜活检之后再放置双腔管代替单腔管。人工正压通气可以帮助防止肺膨胀不全,反常呼吸和纵隔摆动,同时还能帮助控制手术野以利于手术完成。

5.体位

在诱导、插管、确定气管导管的位置正确之后,摆位前还要保证静脉通路的通畅和监护仪的正常工作。大多数的肺部手术患者采用后外切口开胸,术中患者侧位,正确的体位很重要,它能避免不必要的损伤和利于手术暴露。患者下面的手臂弯曲,上面的手臂升到头上,将肩胛骨从手术范围拉开。在手臂和腿之间放置体位垫,在触床的腋窝下放置圆棍,保护臂丛,同时还要小心避免眼睛受压,避免损伤受压的耳朵。

6.麻醉维持

现在使用的所有麻醉方法都可以保证胸科手术的麻醉维持,但是大多数的麻醉医师还是使用一种吸入麻醉药(氟烷、七氟烷、异氟烷或地氟烷)和一种阿片类药物的复合麻醉。

吸入麻醉药的优点在于:①短期的剂量依赖式的支气管扩张作用。②抑制气道反应。③可以吸入高纯度的氧气。④能快速加深麻醉。⑤减轻肺血管收缩带来的低氧血症。吸入麻醉药在浓度变化小于1 MAC的范围对HPV影响很小。

阿片类药物的优点在于:①对血流动力学影响很小。②抑制气道反应。③持续的术后镇痛效应。如果术前已经使用了硬膜外的阿片类药物,那么静脉使用要注意用量以免引起术后呼吸抑制。一般不推荐使用氧化亚氮,因为这会使吸入氧气的浓度下降。

与吸入性麻醉药一样,氧化亚氮会减轻肺血管收缩带来的低氧血症,而在一些患者中还会加剧肺动脉高压。去极化肌肉松弛药的使用在麻醉维持过程中能保持神经肌接头的阻断作用,这有效地帮助外科医师将肋骨牵开。在牵开肋骨的时候要保持最深的麻醉深度。牵拉迷走神经引起的心动过缓可以通过静脉使用阿托品来解除。开胸时静脉回心血量会因为开胸侧的胸腔负压减少而下降,这可以通过静脉补液速度得到纠正。

对于一侧全肺切除的患者要严格控制输液量。输液的控制包括基本量的补充和失血的损耗两个方面,对于后者通常输注胶体液或是直接输血。侧位的时候输液有一个"低位肺"现象,就是指在侧位的时候液体更容易在重力的作用下向位于下面的肺集中。这个现象在手术中尤其是在单肺通气的时候会增加下位肺的液体流量并加重低氧血症。另外,不通气肺由于外科操作的影响再通气的时候容易发生水肿。

在肺叶切除中,支气管(或残存的肺组织)通常会被一个闭合器分离。残端通常要在30 cmH$_2$O的压力下检验是否漏气。在肋骨复位关胸的时候,如果使用的是单腔管,手动控制通气可以帮助避免使用肋骨闭合器的时候损伤肺边缘。在关胸前,要手动通气并直视观察确认所有的肺已经充分膨开。随后可以继续使用呼吸机通气直至手术结束。

(三)术后管理

1.一般管理

大多数患者术后都拔管以免肺部感染。有些患者自主呼吸未能恢复不能拔除气管导管,需要带管观察以待更佳的拔管时间。如果使用的是双腔管,术毕的时候可以换成单腔管进行观察。如果喉镜使用困难可用导丝。

患者术后一般在PACU、ICU观察病情。术后低氧血症和呼吸性酸中毒很常见。这通常是由外科手术对肺造成的压迫或由于疼痛不敢呼吸引起的。重力作用下的肺部灌注和封闭侧肺的

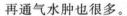

再通气水肿也很多。

术后约有3%的患者出现出血,而死亡率占其中的20%。出血的症状包括胸腔引流的增加(>200 mL/h)、低血压、心动过速和血小板容积下降。术后发生室上性心律失常很多,需要及时处理。急性右心衰可以通过降低的心排血量和升高的CVP、血容量减少和肺动脉楔压的变化表现出来。

常规的术后管理包括右侧半坡位的体位、吸氧(40%~50%)、心电监护、血流动力学监测、术后的影像学检查和积极的疼痛治疗。

2.术后镇痛

肺部手术的患者术后使用阿片类药物镇痛和与之相关的呼吸抑制的平衡是一个矛盾。对于进行胸科手术的患者而言,阿片类药物比其他的方法具有更好的镇痛效果。注射用的阿片类药物静脉给药只需要较小的剂量,而肌内注射则剂量要大得多。另外,使用患者自控镇痛(PCA)也是个不错的办法。

长效的镇痛药,例如0.5%的罗哌卡因(4~5 mL),在手术切口的上下两个肋间进行封闭也能收到很好的镇痛效果。这可以在手术中直视下进行,也可以在术后操作。这个方法还能改善术后的血气结果和肺功能检查,缩短住院时间。如果略加以变化,还可以在术中采用冰冻镇痛探头,在术中对肋间神经松解进行冰冻,达到长时间镇痛的效果。不足的是这种方法要在24~48小时之后才会起效。神经的再生在一个月左右。

硬膜外腔注射阿片类药物同时使用局麻药也有很好的镇痛效果。吗啡5~7 mg与10~15 mL盐水注射可以维持6~24小时的良好镇痛。腰段硬膜外阻滞的安全性更好,因为不容易损伤脊髓根,也不容易穿破蛛网膜,但这只是理论,只要小心操作,胸段硬膜外阻滞同样是安全的。当注射亲脂性的阿片类药物如芬太尼时,从胸段硬膜外腔注射比腰段具有更好的效果。有些临床医师提议多使用芬太尼,因为这种药物引起的迟发性呼吸抑制较少。但不管是从哪个部位注射药物进行镇痛,都要密切监测以防并发症。

有些学者提出了胸膜腔内镇痛的方法,但遗憾的是,临床看来这并不可行,可能是由于胸管的放置和胸腔内出血。

3.术后并发症

胸科手术的术后并发症相对多见,但大多数都是轻微的,并可以逆转。常见血块和黏稠的分泌物堵塞呼吸道,会引起肺膨胀不全,所以需要及时吸痰,动作轻柔。严重的肺膨胀不全表现为一侧肺或肺叶切除后的支气管移动和纵隔摆动,这时候需要治疗性的支气管镜,特别是如果肺膨胀不全合并大量的黏稠分泌物。一侧肺或肺叶切除之后还常常导致小的裂口存在,这多是由于关胸不密合引起的,多在几天内自动封闭。支气管胸膜瘘会导致气胸和部分肺塌陷,如果在术后24~72小时发生,通常是由于气管闭合器闭合不牢所致。迟发的则多是由于闭合线附近气管组织血运不良发生坏死或是感染所致。

有些并发症少见但需予以足够的重视,因为它们是致命的,术后出血是重中之重。肺叶扭转可以在患侧肺叶部分切除,余肺过度膨胀时自然发生,它导致肺静脉被扭转,血液无法回流,很快就会出现咯血和肺梗死。诊断方法是靠胸片发现均匀的密度增高以及支气管镜下发现两个肺叶的开口过于靠近。在手术侧的胸腔还可能发生急性的心脏嵌顿,这可能是由于手术后两侧胸腔的压力差造成的严重后果。心脏向右胸突出形成嵌顿会引起腔静脉的扭转从而导致严重的低血压和CVP的上升,心脏向左胸突出形成嵌顿则会在房室结的位置造成压迫,导致低血压、缺血和

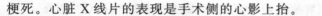

梗死。心脏 X 线片的表现是手术侧的心影上抬。

纵隔手术的切除范围大,会损伤膈神经、迷走神经和左侧喉返神经。术后膈神经损伤会表现为同侧的膈肌抬高影响通气,全胸壁切除同样会累及部分膈肌造成类似的结果并合并连枷胸。肺叶切除一般不会导致下身瘫痪。低位的肋间神经损伤会导致脊髓缺血。如果胸腔手术累及到硬膜外腔,还会产生硬膜外腔血肿。

(四)肺切除的特殊问题

1.肺大出血

大量咯血指的是 24 小时从支气管出 500～600 mL 以上的血量,所有咯血病例中只有 1%～2% 是大咯血。通常在结核、支气管扩张、肿瘤或是经气管活检之后发生。大咯血是手术急症,大多数病例属于半择期的手术而非完全的急诊手术,即便如此,死亡率还是高达 20% 以上(如果用内科药物治疗,死亡率高于 50%)。必要时可对相关的支气管动脉进行栓塞。最常见的死亡原因是气道内的血块引起的窒息。如果纤维支气管镜不能准确定位,那么患者有必要进入手术室行刚性气管镜检查。可以人工堵塞支气管暂时减缓出血或使用激光对出血部位进行烧灼止血。

患者需要保持侧卧位,维持患侧肺处于独立的位置达到压迫止血的目的,要开放多条大容量静脉通路。麻醉术前药一般不需给予清醒患者,因为他们通常都处于缺氧状态,保持持续吸入纯氧。如果患者已经插管,可以给予镇静药帮助患者预防咳嗽。另外,套囊或其他的气管栓子要放置到肺被切除后。如果患者还没有实行气管插管,那就行清醒下气管插管。患者通常会吞咽大块的血块,所以要把他们当作饱胃的患者来处理,插管时要取半右上位并持续在环状软骨上加力。双腔管有助于分隔患侧肺和正常肺,还能帮助将两侧肺独立切除互不干扰。如果放置双腔管困难,也可以放置大管径的单腔管。Univent 管是内带可伸缩的气管套囊的单腔管,也可应用。如果气管腔有大块的血栓,可以考虑使用链激酶将其溶解。如果有活动性的出血,可以使用冰盐水使其流速减慢。

2.肺大泡

肺大泡可以是先天的,也可以继发于肺气肿。大型的肺大泡可以因为压迫周围肺组织从而影响通气。最大的麻醉风险来源于这些肺大泡的破裂形成张力性气胸,这可以发生在任意一侧肺。诱导期间保持患者的自主通气直到双腔管套囊已将两侧肺隔离。许多患者无效腔增大,所以通气是要注意防止二氧化碳蓄积。氧化亚氮要避免使用,因为那会导致肺大泡破裂,表现为忽然出现的低血压、支气管痉挛和气道压峰值的升高,需要立即放置胸腔引流管。

3.肺脓肿

肺脓肿源于肺部感染、阻塞性的肺部肿瘤和全身性感染的散播。麻醉要点是尽快隔离两侧肺以免感染累及对侧。静脉快速诱导、插入双腔管保持患侧肺的独立,立即将两侧套囊充气,保证在翻身摆体位的时候脓肿不会播散。在术中对患侧肺多次吸引也可以尽量减少对侧肺的感染机会。

4.支气管胸膜瘘

支气管胸膜瘘继发于肺切除手术、肺部气压伤、肺脓肿穿破和肺大泡破裂。绝大多数患者采用保守治疗,只有胸腔引流和全身的抗生素治疗失败的患者需要手术治疗。麻醉的重点是考虑患者的通气障碍、必要时使用正压通气、可能存在的张力性气胸和肺脓肿对对侧肺的污染。肺脓肿由于多在瘘口附近,所以术后很快就会被吸收。

有些临床学者建议如果存在大的瘘就在清醒时插入双腔管,或是经静脉快速诱导插管。双腔管可以隔离两肺、可以对健侧肺单肺通气,对于麻醉处理很有帮助。术后可以在条件允许时拔管。

(吴亚楠)

第五节 肺动脉内膜剥脱手术的麻醉

肺动脉内膜剥脱手术是治疗慢性栓塞性肺动脉高压的最有效手段。慢性栓塞性肺动脉高压是由于肺动脉内反复栓塞和血栓形成而造成的肺动脉高压[平均肺动脉压≥3.3 kPa (25 mmHg)]。可由急性肺动脉栓塞演变而成,也可因下肢静脉血栓等反复栓塞肺动脉所致。

一、病理生理

(1)慢性肺栓塞导致右心室压力负荷增加,右心室显著扩张、肥厚,右心室收缩功能减低。

(2)右心室扩大造成三尖瓣瓣环扩大,三尖瓣反流,有效右心室输出量减少。

(3)扩张的右心室使室间隔左移,致使左心室舒张功能受损,左心排血量减低。

二、手术方法及潜在问题

(1)肺动脉血栓内膜剥脱术在深低温间断停循环下进行。在血栓起始部位的肺动脉内膜和中层之间剥离到亚肺段水平。

(2)手术可引起再灌注肺损伤、神经系统并发症和反应性肺动脉高压。

三、麻醉处理

麻醉处理的基本原则是维护右心功能、改善肺的气体交换和氧合功能、降低肺动脉压力及肺血管阻力、避免增加肺动脉压及损害右心功能的因素。同时注意脑及肺保护。

(1)麻醉诱导及维持:以依托咪酯、咪哒唑仑、芬太尼和哌库溴胺复合诱导,应特别注意药物对循环的影响。以大剂量芬太尼,辅以低浓度吸入麻醉药维持麻醉。

(2)监测:常规 ECG、桡动脉压及中心静脉压。大部分情况下需要放置 Swan-Ganz 导管,监测肺动脉压、连续心排血量(CCO)和混合静脉血氧饱和度(SvO_2)等,以便更全面地观察患者的血流动力学指标及氧代谢情况。TEE 在术中可用以评价右心功能。

(3)体外循环预充:以胶体液(血浆和血浆代用品)为主。手术需要在深低温停循环或深低温低流量下完成。

(4)由于患者术前就有右心功能不全,术中尤其是停体外循环后一般需使用正性肌力药。多巴酚丁胺在增加心排血量的同时能增加混合静脉血氧含量,降低肺血管阻力,改善酸中毒而不增加肺动脉压,故为首选。常用多巴酚丁胺 $3 \sim 10 \ \mu g/(kg \cdot min)$ 静脉输注。

(5)联合使用肺血管扩张药,降低肺动脉压,改善右心后负荷。$PGE_1 \ 0.3 \sim 2 \ \mu g/(kg \cdot min)$ 或硝酸甘油 $0.5 \sim 2 \ \mu g/(kg \cdot min)$ 持续泵入,可较好降低肺动脉压而对血压影响较小。吸入一氧化氮 $20 \sim 40 \ ppm$ 可有效降低肺动脉压,而不影响血压。

(6)积极纠正缺氧和酸中毒,术中适当过度通气,维持 $PaCO_2$ 小于 4.7 kPa(35 mmHg)。

(7)脑保护:肺动脉栓塞范围广泛者,需要在深低温低流量或深低温停循环下施行手术,易导致脑损伤。建议尽量缩短停循环或低流量时间,停循环的时间不宜过长,以 20～25 分钟为宜。恢复流量灌注期间使静脉血氧饱和度达 75% 以上。转流中给予甲泼尼龙、硫喷妥钠、利多卡因或丙泊酚等药物,可能有一定的脑保护作用。

(8)肺保护措施:①限制液体入量,体外循环预充液中增加胶体含量,复温时超滤和利尿,停机后输入血浆或人清蛋白。②机械呼吸时用 PEEP。严重肺出血的患者,有时机械呼吸难以适应机体气体交换和氧合的需要,须改用手控通气。手控通气时采取大潮气量,高气道压(40～50 cmH_2O),在吸气末停顿,以增加吸气时间使气体较好氧合和交换。术后机械呼吸应使 SaO_2 >95%,$PaCO_2$<4.7 kPa(35 mmHg)。早期需吸入高浓度氧(80%～100%),同时给予 PEEP 5～10 cmH_2O。③必要时纤维支气管镜吸引。

(王 祥)

第六节 先天性膈疝手术的麻醉

一、病理及临床特点

(1)先天性膈疝的发病率约为 1/4 000。

(2)膈疝分型:①后外侧型膈疝约占 80%,经 Bochdalek 孔疝出,又称胸腹裂孔疝,多为左侧,疝入物多为胃、小肠、结肠、脾和肝左叶等腹腔脏器。②食管裂孔型占 15%～20%,一般较小,不损害肺功能。③Morgagni 裂孔型约占 2%。

(3)新生儿期膈疝临床表现为呼吸急促和发绀,哭吵或喂奶时加剧。哭吵时患侧胸腔的负压加大,使更多的腹腔脏器疝入胸腔,造成呼吸极度窘迫。

(4)消化系统症状比较少见,疝入胸腔内的肠管嵌闭或伴发肠旋转不良时出现呕吐。

(5)体格检查:患侧胸部呼吸运动明显减低,呼吸音消失,纵隔移位,心尖冲动移向对侧。当较多的腹腔内脏进入胸腔内,呈现典型的舟状腹。

(6)胸部 X 线摄片:需与先天性肺叶气肿相鉴别。

(7)伴随畸形:①肠旋转不良(40%)。②先天性心脏病(15%)。③泌尿系统异常。④神经发育异常。⑤Cantrell 五联症(包括脐膨出、前侧膈疝、胸骨裂、异位心、室间隔缺损等心内缺损)。

(8)手术治疗为经腹径路行内脏复位和修补膈缺损。

二、术前准备

(1)护理患儿时将其置于半卧位和半侧卧位。可以插入鼻胃管持续低压吸引,以防止胸腔内的内脏器官充气加重对肺的压迫。

(2)对呼吸困难的患儿应给予气管内插管及机械通气治疗。使用肌肉松弛药便于控制呼吸,减少挣扎,降低氧耗,同时使气道压力下降,减轻肺损伤。

(3)避免气道压力过高,防止发生张力性气胸。

（4）高频通气可能促进气体交换，减少气道压力的波动。

（5）通过过度通气、持续输注芬太尼、吸入一氧化氮，降低肺血管阻力。

（6）术前建立可靠的静脉通路，首选上肢外周静脉。

（7）注意保暖，密切监测患儿的中心体温变化。

三、麻醉管理

（1）采用静吸复合麻醉方法。麻醉诱导和维持可给予芬太尼。吸入低浓度的异氟烷或七氟烷。氧化亚氮使肠管扩张，损害肺功能，故不宜使用。

（2）采用氧气/空气混合通气，纯氧通气有引起早产儿晶状体后纤维增生的危险。

（3）术中监测气道压力，吸气峰压一般不超过 2.94 kPa（30 cmH$_2$O）。

（4）动脉穿刺置管连续监测血压并及时进行血气分析。颈内静脉置管监测中心静脉压并指导补液治疗。

（5）膈疝修补后不要即刻张肺，以免造成肺损伤。

（6）术后送 ICU 继续呼吸治疗，其中部分患儿可能需要较长期的呼吸机支持。

（张　辉）

第十一章

泌尿外科麻醉

第一节 肾创伤手术的麻醉

一、肾创伤的临床分类、诊断及治疗

（一）肾创伤的分类

肾创伤目前多以 Sargent 分类与美国创伤外科协会分级为诊断标准。Sargent 将肾创伤分为 4 类。Ⅰ类伤：肾挫伤。Ⅱ类伤：不涉及集合系统的轻微裂伤。Ⅲ类伤：伴有或不伴有尿外渗的深度裂伤及碎裂伤。Ⅳ类伤：涉及肾蒂的损伤。美国创伤外科协会将肾创伤分为五度。Ⅰ度：肾挫伤。Ⅱ度：肾小裂伤。Ⅲ度：肾大裂伤，累及肾髓质，但并未入集合系统。Ⅳ度：肾全层裂伤伴肾盂、肾盏撕裂，肾碎裂、横断及贯通伤。Ⅴ度：肾动脉和静脉主干破裂或肾碎裂及横断同时伴有肾门区肾段动静脉断裂、肾盂撕裂。另外还可以按受伤机制分为以下三种类型。①开放性创伤：多见于刀刺伤，子弹穿透伤，多合并有胸、腹及其他器官创伤。②闭合性创伤：包括直接暴力，上腹部或肾区受到外力的撞击或挤压，如交通事故，打击伤，高空坠落后双足或臀部着地，爆炸冲击波。会伤及肾实质、肾盂以及肾血管破裂，出现肾包膜下、肾周围及肾旁出血。③医源性肾创伤：手术时意外撕裂或经皮肾镜术，体外冲击波碎石术有引起肾创伤的可能。

（二）肾创伤的诊断及检查

1.外伤史

详尽的外伤史对肾创伤的诊断很有价值，如受伤原因，事故性质，受伤着力部位，伤后排尿情况，有无血尿，昏迷，恶心及呕吐，呼吸困难，休克等。

2.临床表现

（1）血尿：为肾创伤最常见的症状，94.3%～98%的肾创伤患者有肉眼血尿或镜下血尿。

（2）疼痛及肿块：多数患者就诊时有肾区或上腹部疼痛，可放射到同侧背部或下腹部。肾区可触及肿块。

（3）休克：是肾严重创伤及合并有多脏器创伤并危及生命的临床表现。表现为低血容量休克。开放性肾创伤休克发生率高达 85%。

（4）合并伤：无论是开放性还是闭合性肾创伤，还可能同时有肝、结肠、肺、胸膜、胃、小肠、脾及大血管损伤。临床表现更严重，病情危重，须及时手术、麻醉进行抢救。

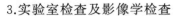

3.实验室检查及影像学检查

（1）尿常规检查：可能表现镜下血尿、肉眼血尿。

（2）血常规检查：动态观察血红蛋白，如果血红蛋白及血细胞比容持续下降说明存在活动性出血，白细胞计数增高，提示合并感染或其他部位有感染灶存在。

（3）血清碱性磷酸酶：在肾创伤后8小时升高有助于诊断。

（4）超声作为闭合性肾创伤的检查方法有助于诊断。CT及MRI诊断肾创伤的敏感度高，可确定肾创伤的程度、范围及肾实质裂伤、肾周血肿的诊断。X线片可见肾轮廓增大或局部肿大，伤侧膈肌升高。

（三）肾创伤的治疗

1.非手术治疗

排除了肾蒂伤，肾粉碎伤需紧急手术处理外，轻度的肾挫伤、裂伤的患者，无其他脏器合并伤的可入院观察行保守治疗，卧床休息，观察血压、脉搏、呼吸、体温，动态观察血、尿常规。补充容量、保持足够尿量，应用抗生素预防感染等治疗。

2.手术治疗

对于开放性肾创伤，合并有其他脏器创伤，伴有休克的患者应急症手术进行抢救。闭合性肾创伤一旦确定较严重肾挫伤也须尽早手术探查。手术包括肾修补、肾动脉栓塞、肾部分切除或肾全切除，手术切口可以经腰切口或经腹切口。

二、肾创伤手术的麻醉处理

（一）术前评估及准备

手术前熟悉病史，对创伤患者行头部、胸部、腹部、脊柱及四肢检查，并对呼吸功能、循环功能、肝肾功能、神经系统功能等做相应评估。根据ASA评估分级及创伤严重程度分级评估对麻醉的耐受性。麻醉前观察患者的神智、精神状态、血压、心率、呼吸状态注意患者有无烦躁不安、疼痛、出汗、血尿、恶心、呕吐等症状。常规行心电图、血常规、尿常规、凝血功能等检查，按急诊手术患者处理。肾创伤后腹膜后肾周血肿会突发破裂危及生命，如救治不当，死亡率很高，术前做好创伤急救准备工作。

（二）麻醉前用药

严重肾创伤患者，病情变化快，常伴有失血性休克，或合并有其他脏器创伤。因此，术前慎用或禁用镇静、镇痛药物，以免造成呼吸抑制。

（三）麻醉中监测

麻醉中监测包括心电图、心率、无创血压、脉搏血氧饱和度、呼气末二氧化碳分压、尿量及体温。危重患者行中心静脉导管置入监测中心静脉压，有创动脉压监测。必要时置入肺动脉漂浮导管，监测心排血量，每搏量（SV），心脏指数（CI），肺毛细血管楔压，混合静脉血氧饱和度指导目标治疗达到较好氧供（DO_2）。

（四）麻醉方法选择

对于病情较轻的行肾创伤探查术的患者可选择硬膜外麻醉。对于严重肾创伤，合并有其他脏器创伤，伴有失血性休克的患者或急诊探查性质手术患者应选择气管插管全身麻醉。硬膜外麻醉在创伤手术患者实施容易引起明显血流动力学改变，安全性明显低于全身麻醉。肾创伤伴有休克的患者对全身麻醉药耐药性差，因此合理的选择全身麻醉药及剂量非常重要。

（五）麻醉中药物选择

1.麻醉中常用的依赖肾脏清除的药物（表 11-1）

表 11-1 麻醉中常用依赖肾脏清除的药物

依赖	部分依赖
地高辛,正性肌力药	静脉麻醉药——巴比妥类
氨基糖苷类,万古霉素	肌肉松弛药——泮库溴铵
头孢菌素,青霉素	抗胆碱类——阿托品,格隆溴铵
	胆碱酯酶抑制剂——新斯的明,依酚氯铵
	其他——米力农,肼屈嗪

2.静脉全麻药

依托咪酯对循环影响轻可作为循环不稳定时麻醉诱导及维持,但休克及低血压患者慎用。丙泊酚有较强的循环功能抑制作用,它通过直接抑制心肌收缩力和扩张外周血管双重作用引起血压下降,因此对有效循环血量不足的患者及老年人用量要减少。丙泊酚用于肾衰竭患者与正常人的总清除率相似,在肾切除的患者中,其清除率也不受明显影响,因此丙泊酚对肾功能影响不大。硫喷妥钠对循环影响较大,不主张用于休克患者,肾功能不全时应慎用。

3.麻醉性镇痛药

吗啡主要在肝脏代谢为无活性的葡萄糖苷酸经肾排泄,肾功能不全患者应用镇痛剂量吗啡时,时效不会延长。瑞芬太尼、舒芬太尼、阿芬太尼及芬太尼镇痛作用强,对血流动力学影响轻,是创伤休克患者首选的麻醉药,芬太尼也在肝脏代谢,仅仅 7% 以原形排泄。瑞芬太尼和舒芬太尼的药代动力学和药效动力学在肾功能不全患者与正常人之间无显著差异,瑞芬太尼长时间用于严重肾功能不全的患者也是安全的。

4.吸入麻醉

氧化亚氮、异氟烷、七氟烷和地氟烷无肝肾毒性可安全用于肾脏手术麻醉。Higuchi 报道七氟烷在＞5 MAC 的浓度下维持 1 小时也不增加血浆肌酐的含量。Morio 等研究低剂量七氟烷（0.4%～3.0%）和异氟烷（0.2%～1.5%）麻醉后测出的复合物 A 平均值 11.2 ppm±7.2 ppm,含量极微,即使用于术前有肾功能不全的患者也影响不大,尿素氮和肌酐值术前和术后无差异。地氟烷稳定性强,用于肾衰竭患者是安全的。

5.肌肉松弛药

箭毒类药物基本上从肾脏排泄,因此肾脏手术麻醉不宜选用。琥珀胆碱及阿曲库铵在体内削除不依赖肝脏和肾脏,可以安全用于肝、肾手术的患者,但在创伤患者使用琥珀胆碱可致一过性的血钾升高,诱发心律失常应慎用。大约 30% 的维库溴铵由肾排泄,研究发现肾功能不全患者使用该药后神经肌肉阻滞作用时间长于肾功能正常者。泮库溴铵和哌库溴铵也主要由肾脏排泄,因此用于肾功能不良患者时效会延长。胆碱酯酶拮抗剂新斯的明约 50%,溴吡斯的明和依酚氯胺约 70% 在肾脏排泄,致使肾功能不全患者用此药后排泄会延长。

（六）肾创伤手术的麻醉处理

创伤患者多为饱胃,如何防止呕吐误吸是麻醉诱导中必须重视的问题。疼痛、恐惧、休克均可使胃排空时间延长,麻醉前应行胃肠减压,准备吸引装置。全麻气管插管最好采用清醒状态下气管内表面麻醉下插管,如果做快速诱导插管,应采取措施预防反流误吸,如压迫环状软骨。

麻醉应维持在合适水平,以减轻应激反应,降低肾素-血管紧张素-醛固酮系统的反应,增加肾脏灌注,保护肾功能。注意术中电解质,酸碱平衡的调节,补充血容量,用血管活性药物稳定血流动力学,提高组织氧供,降低氧耗,长时间低血压和手术时间过长都可导致肾血流量减少而影响肾脏灌注,保持良好的循环功能是保护肾功能的先决条件。肾功能不仅受麻醉药物、手术创伤、低血压、低血容量等因素的影响,还受到合并症如高血压、糖尿病等影响,麻醉中应综合考虑给以相应治疗。

肾创伤伴有低容量性休克患者,应在有创血流动力学监测下指导治疗,如中心静脉压,有创动脉压,利用 Swan-Gan 导管监测肺毛细血管楔压、心排血量等,及时补充血容量,包括血液、胶体液、乳酸林格液体。琥珀明胶、羟乙基淀粉(6%130/0.4 或 200/0.5),都可安全用于扩容,而不影响肾脏功能。在扩容同时可使用血管活性药物,如多巴胺、多巴酚丁胺、肾上腺素、去甲肾上腺素、去氧肾上腺素等维持较好灌注压。维持中心静脉压在 0.8~1.2 kPa(8~12 cmH$_2$O),平均动脉压在 8.0 kPa(60 mmHg)以上,混合静脉血氧饱和度大于 70%,心脏指数大于 4.5 L/(min·m^2),组织氧供指数大于600 mL/(min·m^2)小剂量多巴胺 1.0~10 μg/(kg·min)可激动多巴胺受体产生作用、扩张肾血管、肠系膜血管、冠状动脉血管及脑血管,增加心肌收缩力,提高心排血量和肾脏血流,如果多巴胺对提高血压效果不佳时可用肾上腺素或去甲肾上腺素,呋塞米可增加肾血流量,增加肾脏氧供有利于保护缺血后肾功能损害。

肾创伤手术麻醉中应保持呼吸道畅通,保证足够的通气量,避免缺氧和二氧化碳蓄积,重视动脉血气监测。创伤休克患者术中防止体温过低,注意术中保温。严重创伤患者的呼吸循环功能障碍,肝肾功能继发受损,即使使用较少的麻醉药物,也会使术后苏醒明显延迟,因此应加强术后患者的监护治疗。

(贺　鹏)

第二节　肾结石手术的麻醉

一、肾结石的临床表现、诊断及治疗

(一)临床表现

肾结石和输尿管结石又称上尿路结石,主要的临床表现为血尿和疼痛,其程度与结石部位、结石大小,有无感染,尿路梗阻有关。肾结石可引起肾区疼痛和肾区叩击痛,活动后出现上腹部或腰部钝痛。输尿管结石可引起肾绞痛,发作时表现为剧烈疼痛,疼痛可在腹部、上腹部或中下腹部,也可以放射至同侧腹股沟,同时伴有恶心、呕吐。肾结石患者大多数有肉眼血尿。如果结石并发肾盂肾炎、肾积脓或肾周脓肿时,患者可有发热,寒战等症状。

(二)肾结石的诊断

结合病史、疼痛部位、疼痛性质、有无血尿进行诊断,实验室检查血尿阳性。B 超、泌尿系统 X 线、CT、放射性核素肾显像以及内镜检查有助明确诊断。发生肾绞痛时须与外科急腹症如异位妊娠、卵巢囊肿蒂扭转、急性胆囊炎鉴别诊断。

（三）治疗

1.药物治疗

药物治疗包括碱化尿液，口服别嘌呤醇、枸橼酸钾、碳酸氢钠以及改变饮食结构有治疗作用。在药物治疗中须大量饮水利尿并控制感染。中草药金钱草、车前子有助于排石。

2.手术治疗

传统的开放性尿路结石手术包括：肾实质切开取石，肾盂切开取石，肾部分切除，肾切除，输尿管切开取石。本节主要介绍肾结石手术的麻醉。

二、术前准备和术前用药

（一）术前准备

术前常规检查心电图，血常规，尿常规，肝、肾功能，胸部 X 线，凝血功能，电解质及酸碱平衡变化，尿素氮及血肌酐等。全面了解病史，根据全身各器官功能状态评定 ASA 分级，重点了解肾功能及肾结石对泌尿系统及全身影响。对于合并有心脏病、高血压、糖尿病、甲状旁腺功能亢进、肾性贫血、低蛋白血症患者，应给以相关积极治疗以提高麻醉安全性。泌尿系统感染患者术前应用抗生素控制感染。由于肾结石手术多在硬膜外麻醉下完成，采用侧卧位手术，术前应注意患者有无呼吸道感染、肺部疾病，保持良好的呼吸功能。

（二）术前用药

术前酌情应用镇静，安定类药物使患者安静，消除对手术、麻醉的恐惧、焦虑和紧张心理，取得很好配合。麻醉性镇痛药可用于手术前有明显疼痛症状的患者，抗胆碱药以选择东莨菪碱为宜。

三、肾结石手术的麻醉与管理

（一）麻醉方法选择

传统的肾结石手术体位一般采用侧卧位，患侧在上，选择经腰切口。麻醉方法根据手术部位及方法，患者的全身状况，麻醉医师的经验或习惯及麻醉设备条件来选择。多数肾结石手术可在硬膜外麻醉下完成，且术后尚可进行患者自控硬膜外镇痛。硬膜外麻醉的效果确切不仅能满足手术的要求，而且交感神经阻滞后，肾血管扩张，血流增加，氧供增加，有利于保护肾功能。硬膜外麻醉可选择 $T_{10\sim11}$ 椎间隙穿刺，向头端置管注药。局麻药可选择 1.5%～2%利多卡因或0.75%～1%罗哌卡因，使阻滞平面达 $T_6\sim L_2$，有较满意的麻醉效果。对于老年人、小儿，合并有严重心肺疾病的患者，手术难度较大的患者宜选择气管内插管全身麻醉，或全身麻醉联合硬膜外麻醉，全身麻醉用药参照肾肿瘤手术麻醉

（二）麻醉中监测

麻醉中应常规监测心电图、无创血压、心率、脉搏血氧饱和度、呼气末二氧化碳分压、中心静脉压和尿量。

（三）麻醉管理及注意事项

肾结石手术多采用侧卧位，侧卧位时腰部垫高，对呼吸有一定的影响，使下侧肺的肺功能余气量减少，由于重力的影响肺血流也较多的分布于下侧肺，可造成肺通气/血流比值失调。故硬膜外麻醉中必须仔细观察患者呼吸变化，并做好对呼吸急救准备，保证侧卧位时呼吸道通畅。为使椎管内麻醉满意，并减轻手术牵拉反应可使用镇痛、镇静药物，如芬太尼、丙泊酚、咪达唑仑等。

实施全身麻醉时选用对肾功能、循环功能影响较小的药物。在麻醉前应建立通畅的静脉通路包括中心静脉导管置入，以保证术中输液和在术中发生大出血时快速补充血容量。围术期肾功能的保护，关键在于维持较好的肾灌注，避免发生低血压，在低血压时及时补充血容量，同时可用麻黄素、多巴胺等提升血压，保证肾脏的灌注。

（贺　鹏）

第三节　肾脏肿瘤手术的麻醉

肾脏肿瘤是泌尿系统常见的肿瘤之一，肾脏肿瘤的发病率与死亡率在全身肿瘤中占 2% 左右，在我国泌尿外科恶性肿瘤中膀胱肿瘤最常见，肾癌占第二位，肾脏肿瘤多采取手术治疗。肾脏肿瘤可能会并有其他一些合并症，麻醉实施及管理上更有一些特点。

一、肾脏肿瘤的发病原因

肾脏肿瘤发病的原因与吸烟、肥胖、职业、高血压、输血史、糖尿病、放射、药物、饮酒、饮食、家族史等可能有关。吸烟使肾癌的危险增加 3% ～ 2 倍，肥胖与肾癌发病也有相关性。焦炭工人，石油工人及印刷工人因接触有害化学物质有增加肾癌发病的危险性。

二、肾脏肿瘤的分类及治疗

（一）肾恶性肿瘤

1.肾癌

（1）肾癌的临床表现及诊断：肾癌又称肾细胞癌，肾癌经血液和淋巴转移至肺、脑、骨、肝脏等，也可直接扩散到肾静脉、下腔静脉形成癌栓。临床表现有血尿、疼痛、肿块、发热，夜间盗汗，消瘦，红细胞沉降率增快，肾功能异常。肾肿瘤压迫肾血管，肾素分泌过多会引起高血压，肺转移引起咯血，骨转移可继发引起病理性骨折，脊椎转移引起神经病变等。诊断依靠上述临床表现，以及超声、泌尿系统 X 线平片、CT 及 MRI、选择性肾动脉数字减影进行诊断。

（2）肾癌治疗：根治性肾切除是肾癌的基本治疗方法。肾动脉造影常用于手术困难或较大的肾癌，在术前造影和进行肾动脉栓塞可以减少术中出血。肾癌有肾静脉或/和下腔静脉癌栓的，术前必须了解静脉内癌栓情况决定手术方式。手术切口采用经腰切口，或经腹腔手术，胸腹联合切口。近年来开展了经后腹膜腹腔镜下行肾癌根治的新方法，对患者创伤小，恢复快。

2.肾母细胞瘤

它是小儿泌尿系统中最常见的恶性肿瘤，临床症状有腹部肿块，腹痛，发热，高血压及红细胞增多症，晚期出现消瘦，恶心、呕吐，贫血症状。早期可经腹行肾切除术。

（二）肾良性肿瘤

1.肾囊肿

肾囊肿内容物为清亮浆液性液体而不是尿液，肾囊肿一般肾功能正常。如果肾囊肿对肾组织压迫并破坏严重时可出现肾功能改变。肾囊肿压迫肾盏、肾盂、输尿管可引起尿路梗阻，如果肾囊肿增大对肾脏功能有影响可采用手术或经皮腔镜微创手术治疗。

2.肾血管平滑肌脂肪瘤

肾血管平滑肌脂肪瘤又称错构瘤,可通过超声,CT鉴别诊断,较大的肾血管平滑肌脂肪瘤可突然破裂,出现急腹痛,腹腔内大出血,伴有休克症状,须急诊手术切除或介入性肾动脉栓塞。

3.其他肾良性肿瘤

其他肾良性肿瘤有肾皮质腺瘤、肾嗜酸细胞瘤、肾血管瘤等,应考虑保留肾组织手术,或部分肾切除等。

三、肾脏肿瘤手术的麻醉处理

(一)术前评估

术前常规对肾脏肿瘤患者进行评估,对患者呼吸功能,循环功能,肝功能,肾功能进行相应检查。注意肾脏肿瘤患者术前有无合并冠心病、高血压、糖尿病、贫血、低蛋白血症,有无咯血、血尿、呼吸系统疾病等情况。常规检查心电图,胸部X线片,尿常规,血常规,肝、肾功能,凝血功能等。

(二)麻醉前准备及用药

肾脏肿瘤手术多为择期手术或限期手术,术前有合并症的应做相应内科治疗,如纠正贫血,控制高血压,纠正低蛋白血症,控制血糖等,术前应用利尿剂,钾制剂的患者应注意纠正电解质紊乱,酸碱失衡。术前适当应用镇静,安定类药物,或麻醉性镇痛药可减轻患者的焦虑及紧张情绪。麻醉前酌情给予抗胆碱药以减少麻醉中腺体分泌。肾脏手术前应用抗胆碱药最好选用东莨菪碱,因为东莨菪碱在肾排泄之前几乎完全被代谢,而静脉注射阿托品大致50%是以原形从肾排泄。长期服用血管紧张素转化酶抑制剂的患者会增加术后肾功能不全的危险性。

(三)麻醉方法选择

肾脏肿瘤手术的麻醉根据手术切口可选用硬膜外麻醉,气管内插管全身麻醉或全麻联合硬膜外麻醉。硬膜外麻醉宜选择 $T_{10\sim11}$ 椎间隙穿刺,向头端置管注药,局部麻醉选择1.5%～2%利多卡因或0.75%～1%罗哌卡因,或以上两种药联合应用。使神经阻滞范围达到 $T_5\sim L_2$,会产生良好的麻醉效果。利多卡因与罗哌卡因都是酰胺类药物,主要在肝脏代谢,仅有少量以原形经肾排泄,有研究证实注射利多卡因或丁哌卡因后,经肾脏以原形排泄的比例分别是10%和16%,因此可安全用于肾功能不全患者的麻醉;为提高椎管内麻醉的满意和减轻术中牵拉反应,术中辅助镇静,镇痛药物,如咪达唑仑 2 mg 静脉注射,咪达唑仑 5 mg/mL 肌内注射;芬太尼 0.05～0.1 mg静脉注射,或辅助丙泊酚泵注。硬膜外麻醉不仅满足手术要求,而且交感神经阻滞后,肾血管扩张,肾血流增加,在维持较好的血压下有利于肾功能保护。术后还可采用留置硬膜外导管进行 PCEA。非甾体抗炎药如双氯芬酸钠不减少肾血流量,不降低肾小球滤过率,可用于肾脏手术后疼痛治疗,但也有学者执不同观点。

肾癌合并有肾静脉癌栓或上腔静脉癌栓患者,肾上腺手术,老年患者,并存严重心肺疾病,糖尿病患者,凝血功能不良患者宜选择气管插管全身麻醉,或联合硬膜外麻醉。Brodner 推荐在大的泌尿外科手术中全麻并用硬膜外麻醉可降低应激反应,减少儿茶酚胺分泌,改善胃肠功能,促进患者恢复。全身麻醉药物选择可参考肾创伤手术患者麻醉用药。近年来腹腔镜肾上腺和肾肿瘤微创手术的开展,在腹腔镜下阻断肾蒂出血减少,效果好,但这种手术也须在全麻下完成。

(四)麻醉中监测

麻醉中常规监测心电图、心率、无创血压、脉搏血氧饱和度、呼气末二氧化碳分压、尿量。实施麻醉时应建立通畅的静脉通路,置入中心静脉导管,监测中心静脉压指导输液量和速度很有必要,有创动脉血压在肾肿瘤手术中应当建立,可及时观察术中血压的瞬时变化,有条件的可做动脉血气监测。

肾癌手术时可能会发生癌栓脱落造成肺动脉栓塞导致严重并发症,因此注意心电监测和呼吸功能监测,维持血流动力学稳定。

(五)麻醉中处理

肾脏肿瘤手术多采用特殊体位,如侧卧位,侧卧肾垫起位,患者在硬膜外麻醉下采取这种体位多感不舒适,且这种体位对呼吸,循环也有一定影响。因此,硬膜外麻醉时应用辅助药更要注意患者呼吸幅度,频率,血氧饱和度及血压变化。

全身麻醉选用对肾功能,循环功能影响较小的全麻药,术中避免低血压,低血容量。通过已建立的中心静脉导管监测中心静脉压来调整输液量和输液速度,调整好麻醉机呼吸参数维持较好的血氧饱和度和适宜的呼气末二氧化碳分压。

慢性肾功能不全的患者术后肾衰竭发生率高达 $10\%\sim15\%$,因此术中避免低血压和低血容量、保证肾脏血液灌注,术前尿素氮、血肌酐升高预示术后发生肾功能不全可能。肾肿瘤患者,在术中易发生大出血危险,因此,术前应准备好库血,当术中失血量大时注意补充容量和血压维持。

(六)肾癌并发静脉癌栓手术的麻醉

对于肾癌发生肾静脉和下腔静脉癌栓甚至累及右心房者,手术范围大,术中出血较多,手术和麻醉有较大难度和危险性。Novick 等提出在全身麻醉,体外循环转流下采用深低温停循环取出腔静脉和右心房癌栓。这种手术采取胸正中和腹部正中切口,全身麻醉后肝素化,当 ACT >450 秒,行主动脉插管,右心房插管,采用膜式氧合器,用平衡液或胶体预充,建立体外循环,动脉流量维持 $50\sim80$ mL/(kg·min),血液降温,阻断升主动脉后灌注冷停跳液使心脏停搏保护心肌。转流中行血液稀释,血细胞比容维持在 $20\%\sim25\%$,当肛温降到 $18\sim20$ ℃时,降低动脉灌注流量到 $10\sim20$ mL/(kg·min),直到停止转流。深低温下停循环时间可维持在 $45\sim60$ 分钟,在此期间行肾及癌栓切除手术,肿瘤及癌栓切除后恢复体外循环转流并复温,心脏复跳后维持较好的动脉血压,血气,电解质及酸碱平衡的基础上停止体外循环转流,用鱼精蛋白中和肝素。这种方法对肾癌合并有腔静脉或右心房癌栓的患者会取得良好的手术效果。但由于手术时间长,肝素化后术野渗血多,术中输血较多,体外循环转流对机体的影响,以及深低温停循环对中枢神经系统的影响,仍存在不利因素。

(七)肾脏肿瘤手术麻醉中输血问题

肿瘤患者往往由于慢性消耗,失血性贫血,低蛋白血症,以及肾癌根治术术中失血较多,需要在手术中输入大量异体血,因此肿瘤手术患者术前备血很重要。但前瞻性研究表明输入同种异体血会抑制机体免疫功能,使肿瘤患者术后肿瘤复发率高,生存期缩短。因此,对肿瘤手术患者应提倡自身输血,自身输血就是将手术患者的自身血液预先采集,或术中失血回收后再回输,而减少异体血的输入,减少输血反应,病毒和感染性疾病的传播,减轻免疫功能抑制。常用的自身输血有:①术前三天或术日采集自身血液,在术中需要时再输入。②术前稀释性自身输血法,麻醉后采集患者自身血,同时补充晶体或胶体维持较好循环容量,术中或术后回输自身血。③术中用血液回收机回收术野自身血,这种回收系统可将血液中 $55\%\sim76\%$ 的肿瘤细胞滤除,再回输患者,这种自身输血方法对良性肿瘤患者无疑是有利的。目前对于恶性肿瘤手术不主张术中自体血回输。

(贺　鹏)

第四节 前列腺手术的麻醉

前列腺由四个紧密相连的完整区域组成,即前区、外周区、中央区和前列腺前区。每个区又由腺体、平滑肌和纤维组成。所有区都被包在一个包膜里。前列腺血供丰富。动脉和静脉穿过前列腺包膜,在腺体内分支。静脉窦邻近包膜而且非常大。在 40 岁左右,前列腺区的前列腺组织即开始有结节增生,形成中叶、侧叶和后叶,中叶和后叶与尿道梗阻有密切关系。前列腺和前列腺段尿道接受交感和副交感神经的支配,这些神经来自由副交感神经盆丛发出的前列腺丛,而副交感神经盆丛又有下腹丛神经加入,这些脊神经主要来源于腰骶段。

前列腺手术多见于 60 岁以上老年男性患者。近年来,随着前列腺增生的发病率逐渐上升,各种治疗前列腺增生的术式也在不断地发展和改良。常见的术式有经腹或会阴前列腺切除术(开放手术)、经尿道前列腺电切术(TURP)、经尿道前列腺汽化电切术(TVP)、经尿道前列腺等离子电切术(PKRP)等。目前最常用的是 TURP、TVP、TURP+TVP 和 PKRP 等术式。但如果腺体过大就须做开腹切除。高龄前列腺增生患者身体的功能呈进行性退化,各器官存在不同程度的病理变化,重要器官的代偿功能下降,对手术、麻醉耐受力差,麻醉风险大。

一、经腹前列腺切除术的麻醉

经腹前列腺手术适用于前列腺巨大肿瘤的切除,可在区域阻滞或全身麻醉下进行。这类手术患者多为老年人,且常合并有心脑血管病、糖尿病或慢性肺功能不全等疾病。部分患者还伴有不同程度的尿路梗阻,肾功能不同程度的损害,给麻醉和手术带来一定的困难。

对于一般情况较好的患者,可以考虑在蛛网膜下腔阻滞、硬膜外阻滞或腰-硬联合阻滞麻醉下完成手术。椎管内阻滞的优点不仅在于术后并发症少,而且由于骶部副交感神经亦被阻滞,前列腺部血管收缩,失血得以减少。但对此类患者施行椎管内阻滞时,麻醉平面应严格控制在 $T_{8\sim10}$ 以下,否则血流动力学难以稳定。同时术中要保证静脉输液通路畅通,要密切观察失血量及内环境的变化,及时输血、输液补充血容量,以维持血流动力学的稳定。而对于全身情况较差尤其是合并心血管功能不全者,或者合并脊柱畸形以及椎管内麻醉失败者应采用气管内全身麻醉。

经腹前列腺切除手术对患者侵袭性大,手术部位较深,前列腺血运丰富并与周围粘连,术中出血较多。术中失血主要发生于前列腺剥出时,由于失血较为集中,因此可对病情有不同程度的影响。所采用手术方式的不同,失血量也可有明显的差别,例如采用缝合前列腺被膜的术式时,失血量常可较不缝合者显著减少。同时术中还常常挤压前列腺,能使腺体内含有的胞质素原活化,大量进入血液循环,将血液内的胞质素原转化为胞质素,从而产生血纤维蛋白溶解现象,导致术中、术后渗血增多、血压下降。遇此情况时,除彻底电凝或压迫止血外,可输注新鲜血或纤维蛋白原,并给予肾上腺皮质激素处理。术后患者创面都有不同程度的渗血,创面血管即便已有血栓形成,但由于尿内激酶有使溶纤维蛋白系统激活的能力,从而使已形成的凝血块重新溶解,以致形成术后的大量渗血。6-氨基己酸具有抗纤溶作用,因此可以避免尿激酶的不利影响,减少失血量,但近年来由于有前列腺手术使用 6-氨基己酸后发生脑血管栓塞及心肌梗死的报道,已不再强调 6-氨基己酸的应用。实际上，防止术中、术后出血的关键仍在于术中彻底止血。药物止血的理论虽很有吸引力，但实际掌握起来有一定的困难。

二、经尿道前列腺电切术的麻醉

经尿道前列腺电切术（TURP）由于有不开刀、创伤小、恢复快、并发症少和安全性大的优点而容易被患者所接受，是治疗前列腺增生的有效方法。但由于此类手术多为高龄患者，机体各重要器官存在不同程度的病理变化，各器官的代偿和贮备功能降低，对手术和麻醉耐受力差，麻醉风险较大。大量临床观察认为，TURP 麻醉不同于一般日常麻醉。因此，术前应详细询问病史，完善各项检查，术前及时处理各种并发症，对于合并心律失常、心力衰竭、高血压、糖尿病及水、电解质、酸碱平衡紊乱的老年患者应先由内科会诊，进行有效的治疗，而后再行手术，可大大提高麻醉和手术的安全性。如对高血压患者行降压治疗，将血压最好控制于 18.7/10.7 kPa（140/80 mmHg）左右才行手术治疗；并发糖尿病患者术前应将血糖控制在 8.3 mmol 以下时再进行 TURP 手术；对有肾功能不全者给予护肾治疗，当血清肌酐水平降至 300 μmol/L 时，再行 TURP 手术治疗。

经尿道前列腺切除可根据病情选择蛛网膜下腔阻滞、硬膜外阻滞、腰-硬联合阻滞、骶管阻滞或全身麻醉下进行。椎管内阻滞可提供良好的肌肉松弛，给术者提供有利操作条件；全身麻醉可以消除患者紧张情绪，亦可提供肌肉松弛条件，利于膀胱适当充盈，便于观察视野。以前 TURP 的麻醉主要是选择硬膜外阻滞，而近年来腰-硬联合阻滞可以同时发挥两种麻醉方法的优点，减少或克服各自的缺点和不足，在临床得到广泛的应用。硬膜外阻滞穿刺点可选择在 $L_1 \sim L_4$ 椎间隙，腰-硬联合阻滞通常选择在 $L_2 \sim L_4$ 椎间隙。局麻药可选择利多卡因、丁哌卡因、罗哌卡因和左旋丁哌卡因等药物。麻醉平面控制在 T_{10} 以下，减少因麻醉平面过高所引起的并发症。椎管内阻滞可增加膀胱的容量，便于手术操作。但椎管内阻滞需要注意：老年患者脊柱僵硬，韧带钙化增加了操作难度；老年人硬膜外间隙的容积较小，椎间孔狭窄，因而麻醉平面易于扩散，要注意剂量的调整；另外，阻滞平面以下小血管张力下降，可能增加术中出血倾向和灌注液吸收倾向。而全麻易掩盖 TURP 综合征等手术并发症，术中、术后麻醉并发症也较多，通常只有在椎管内阻滞失败后才考虑应用。

前列腺切除手术患者的麻醉管理，需重视老年人病理生理特点及合理选择麻醉方法，要加强术中麻醉管理。老年前列腺切除患者麻醉管理有如下特点：手术的全程要加强呼吸、血压、心率、脉搏、血氧饱和度监测。保证整个手术全程吸氧，维持呼吸和循环功能的稳定。老年人由于全身脏器功能减退，术前合并症多，心肺功能储备差，动脉硬化是组织变化的必然趋势，临床表现血压升高，心排血量减少，麻醉危险性增高，尤其是高血压患者，要避免血压大幅度波动。前列腺切除术患者易于发生深静脉血栓，究其原因可能与高龄、合并恶性肿瘤、心脏疾病、静脉曲张和肥胖等因素有关。椎管内阻滞是比较适合老年前列腺切除患者的麻醉方法，椎管内阻滞后由于阻滞了交感神经，血管扩张作用使血流阻力下降，扩容作用能使血液稀释，血液黏滞度下降，使血流加速，有防止红细胞聚集，改善循环功能的作用。此外，椎管内麻醉期间患者可保持清醒合作，而且术中管理方便，有术后恢复快、并发症少的优点。

老年人对失血和失水的耐受性差，应根据术前、术中的病情选择液体种类。入室后尽早补液，可使有效循环血容量增加，并可纠正由于阻滞区域血管扩张引起的血压下降。要结合患者心肾功能状况补充液体，若有心肾功能损害补液切忌过快过量，以防心力衰竭、肺水肿的发生。术中要高度重视呼吸功能的监测。老年人功能余气量增加，肺组织弹性减少，肺顺应性下降，呼吸功能减弱,肺活量减少,对缺氧的耐受性较差。术中尽量少用镇痛、镇静类药物,因为此类药物对呼吸功能有明显影响。术中应保证氧供并重视心率、血氧饱和度监测,防止发生缺氧。维持血压平稳是麻醉处理的关键,血压波动剧烈如不及时处理可造成前列腺手术期间出血增多、心肌缺血,甚至心功能衰竭。术中发现病情变化时,要及时果断地采取措施,合理使用血管活性药物,尽量保证手术期间的血压平稳。此外,TURP术后患者常由于伤口疼痛及膀胱痉挛性收缩,强烈的尿急可引起患者的疼痛和烦躁,可引起继发性出血和引流管阻塞,通过静脉或硬膜外镇痛处理,可有效地缓解术后疼痛,且对运动阻滞程度轻,便于术后早期活动,可减少术后褥疮和下肢深静脉血栓形成的并发症。

三、前列腺癌根治手术的麻醉

前列腺癌在欧美是一常见恶性肿瘤,在我国较少见,但随着人口老龄化,前列腺癌的发病率有上升的趋势。前列腺癌的治疗有根治性手术切除及姑息性治疗(放疗、内分泌治疗、化疗及物理治疗)。前列腺癌根治手术的范围包括前列腺体和前列腺包膜,以达到消灭体内所有肿瘤组织的目的。以前常用经会阴前列腺切除术,近年普遍采用耻骨后前列腺癌根治术,前列腺、射精管、贮精囊和部分膀胱颈随同盆腔淋巴结一起切除。但近年来腹腔镜技术用于根治性前列腺癌手术有日渐增多的趋势。前列腺癌根治手术中最常见的问题是术中大量出血。术前自体血采集、使用重组红细胞生成素、术中急性等容性血液稀释都是减少患者对异体血需求的常用方法。早期术后并发症包括深静脉血栓形成、肺栓塞、血肿、浆液瘤和伤口感染,发生率为 $0.5\% \sim 2\%$。根治性前列腺手术时患者体位处于仰卧位、背部过伸和耻骨高于头部的特伦德伦伯格体位,此体位易发生空气栓塞。

硬膜外阻滞、蛛网膜下腔阻滞、腰-硬联合阻滞、全身麻醉都可用于这种手术。但目前国内外普遍采用硬膜外阻滞复合全身麻醉这种联合麻醉方式,主要是利用硬膜外阻滞的良好镇痛作用,再加上全麻的辅助或控制呼吸作用,使麻醉更加平稳与安全。既往的研究证实,实施硬膜外阻滞或硬膜外阻滞复合全身麻醉保留自主呼吸时,中心静脉压和外周静脉压低于间歇正压通气的患者,这就是间歇正压通气者的出血量多于自主通气者的原因。与全麻相比,椎管内阻滞或复合全身麻醉可降低患者术后血液的高凝状态,因此可降低术后血栓栓塞的风险。另外,硬膜外阻滞的超前镇痛可降低术后疼痛和对镇痛的要求,也能更好地维持神经内分泌反射的稳态,肠道功能也比全麻恢复快。随着腹腔镜用于根治性耻骨后前列腺切除术的增多,单独椎管内阻滞已无法满足手术和患者的要求,故以选用全麻为宜。术后镇痛对老年患者尤为重要,可使患者早期活动减少术后并发症,促进伤口愈合,缩短住院日和减少经济负担。

(贺 鹏)

第五节 输尿管、膀胱与尿道创伤手术的麻醉

大多数输尿管、膀胱与尿道创伤手术均可在硬膜外阻滞、蛛网膜下腔阻滞或腰-硬联合阻滞下完成。输尿管上段手术可选 $T_{8\sim9}$ 或 $T_{9\sim10}$ 间隙,向头侧置管,麻醉范围控制在 $T_6 \sim L_2$。输尿管下段手术麻醉范围控制在 $T_{10} \sim S_4$,选择 $L_{1\sim2}$ 间隙穿刺,向头侧置管。膀胱手术可选 $L_{1\sim2}$ 间

隙,结肠代膀胱手术,穿刺点可选 $T_{11\sim12}$ 间隙,麻醉范围控制在 $T_6\sim S_1$,前列腺手术常选用 $L_{2\sim3}$ 间隙或 $L_{3\sim4}$ 间隙穿刺置管。椎管内麻醉具有镇痛完善、肌肉松弛良好、呼吸循环功能较稳定、对体液超负荷具有良好耐受性、对肾血流影响小等优点。在具体实施中,应注意下列问题:肾功能不全患者局麻药液中不宜加用肾上腺素,否则将导致肾血流量降低;因局麻药主要在血液或肝脏代谢降解,如果并存低蛋白血症,血浆中局麻药与蛋白结合减少,游离成分增高,易出现局麻药毒性反应,因此,需控制局麻药用量。全身麻醉适用于手术范围广、创伤大、出血多的病例。采用气管内全麻应注意:①全麻药对肾功能可能有损害。②肾功能障碍可能影响药物的清除,使药物的时效延长。③要避免气管插管损伤,防止肺部感染等问题。

一、输尿管创伤手术的麻醉

输尿管创伤的原因可分为外源性创伤和医源性创伤两大类。单纯的外源性输尿管创伤比较少见,多见于枪弹伤、交通事故、刀刺伤等。常合并有腹腔脏器或全身脏器创伤,有时输尿管创伤易被掩盖。医源性输尿管创伤多见于盆腔及下腹部的开放性手术。特别是输尿管有移位、畸形、广泛粘连、显露不良、出血等情况时更易发生。有时虽未直接伤及输尿管,但破坏了输尿管的血液供应,也会导致输尿管部分缺血、坏死及穿孔。器械损伤多见于泌尿外科输尿管插管及输尿管镜检术。放射性创伤比较罕见,多见于盆腔肿瘤高强度放射性物质照射后。输尿管创伤后症状和体征常受多种因素影响,如创伤原因、性质、发现的时间、单侧或双侧创伤等,往往易误诊。在处理外伤或在手术中若能及时发现输尿管创伤并及时处理,则效果好,不会遗留后遗症。术后数天或数周发现尿少、血尿、漏尿、肾区胀痛并有叩痛、腰部肌肉紧张等,应考虑输尿管创伤的可能。

输尿管创伤手术治疗的目的为恢复正常的排尿通路和保护患侧肾脏功能。如患者全身情况好,此类手术多可在硬膜外阻滞或蛛网膜下腔阻滞下完成,近年来腰-硬联合阻滞麻醉已广泛应用于此类手术,该麻醉方法具有操作简单,效果确切,根据手术的需要容易调节阻滞平面,对输尿管创伤探查手术不失为一种较好的麻醉方法。硬膜外局麻药可选用 2% 利多卡因、0.75% 罗哌卡因和丁哌卡因等药物,蛛网膜下腔用药可选用 0.5% 丁哌卡因或罗哌卡因,可采用重比重或等比重液。如患者伴有复合伤、全身情况差、病情危重或以探查性质为主的手术则可选用在气管插管全麻下完成。对于患者全身情况危重,休克、脱水、失血严重或合并有其他重要脏器创伤时,应先纠正全身情况及优先处理重要器官的创伤。在处理患者时需遵循"抢救生命第一,保护器官第二"的原则,首先处理威胁生命的创伤。输尿管创伤手术患者往往伴有肾功能损害,在麻醉期间尽量避免应用影响肾功能的药物,以免加重对肾脏的损害。另外,硬膜外腔用药由于腰骶部神经根粗大,宜用较高浓度的局麻药来获得较为满意的效果。在追加硬膜外麻醉时应量足、浓度高,以保证阻滞完善,使麻醉效果满意。

二、膀胱创伤手术的麻醉

由于膀胱在骨盆的包围下,一般不易损伤,其大小、形状、位置及壁的厚度均随着储尿量而变化,当膀胱充盈达 300 mL 以上时,高出于耻骨联合上,如下腹部受到外力的作用时,有可能导致膀胱破裂;或当骨盆受到强大外力的作用,导致骨盆骨折时,骨折断端有可能刺破膀胱,使并发膀胱破裂的可能性大大增加。据统计:骨盆骨折与膀胱创伤关系密切,车祸等暴力损伤是膀胱破裂损伤的主要原因,并常伴有合并伤。枪弹伤是造成膀胱破裂损伤的另一原因,同时合并有其他脏器损伤。膀胱创伤根据损伤原因分为闭合性膀胱损伤、开放性膀胱损伤和医源性膀胱损伤。有下腹部外伤史、骨盆骨折史、难产、膀胱尿道器械操作后出现出血与休克、排尿困难和血尿、腹膜炎等症状者,应考虑膀胱创伤的可能。膀胱破裂的治疗原则应包括早期的防治休克、急诊手术及后期的膀胱修补等。膀胱破裂处理方式应根据受伤原因和膀胱破裂类型而定。膀胱挫伤仅需留置导尿管数天。

膀胱手术可选用对呼吸、循环影响较小的区域神经阻滞,一般情况下多可满足此类手术的要求。诊断性或手术治疗性膀胱镜检查等这类相对较小的手术,基本上都在门诊手术室实施,蛛网膜下腔阻滞、腰段硬膜外阻滞、骶管阻滞均可获得较理想的麻醉效果。尿道膀胱器械检查操作,尤其是女性患者,通常可在 2% 利多卡因凝胶表面麻醉下进行,而且操作中患者不会出现不适感。椎管内麻醉尤其是硬膜外阻滞或腰-硬联合阻滞,如果阻滞平面、局麻药剂量、注药速度控制适当,则对呼吸、循环功能影响较小,是较好的麻醉方法选择。因椎管内麻醉阻滞平面低,术后肺部并发症比全麻少,而且术中可保持患者清醒,有利于术后精神功能的恢复;此外,椎管内麻醉具有一定扩张肾血管的作用,可增加和改善肾血流,对伴有肾功能障碍或尿毒症者,采用此麻醉方法更为合适。但对于手术复杂涉及范围较大同时伴有全身复合伤以及心、肺功能不全者,选用气管内插管全麻较为安全,有利于术中对呼吸、循环功能的管理。

膀胱创伤手术多在截石位下完成,这种体位对患者心、肺功能皆有不利影响。截石位时横膈凭重力上移,肺脏受挤压,通气功能受到一定影响。心排血量因胸膜腔内压的增高及心脏位置的改变而减少。尤其是肥胖或腹水的患者,这种体位的不利影响更值得注意。患者情况较好者,可考虑采用单纯蛛网膜下腔阻滞、连续硬膜外阻滞或腰-硬联合阻滞。此外,截石位时双腿屈曲外展,时间长久以后静脉血流迟滞,易引起下肢深静脉血栓形成,构成术后肺栓塞的后患。因此,术中应补充适量的液体,使血液不致过于黏稠,避免栓塞的发生。手术结束时,应将下肢缓慢轻巧复位,以免引起血流动力学剧烈波动。对于血压明显下降者,应给予少量血管收缩剂及时处理。

三、尿道创伤手术的麻醉

尿道创伤是泌尿系统最常见的损伤,多发生于男性,青壮年居多。若处理不及时或处理不当,会产生严重的并发症或后遗症。女性尿道损伤发生率很低,只有严重的骨盆骨折移位导致膀胱颈或阴道损伤才可产生尿道损伤。尿道内暴力伤常见于医源性损伤,多因尿道器械操作不当造成;尿道外暴力开放损伤常见于火器或利器伤,常发生在尿道阴茎部;尿道外暴力闭合性损伤主要由会阴部骑跨伤和骨盆骨折所致。骨盆骨折所致的尿道损伤最好发于交通事故,骨折端刺伤尿道或骨折导致骨盆变形、牵拉撕裂尿道。尿道损伤的临床表现取决于损伤的部位、程度和是否合并有骨盆骨折及其他脏器损伤。根据外伤史、受伤时的体位、暴力性质、临床表现、尿外渗的部位、直肠指检、X 线检查及其他必要的全身检查可明确尿道损伤的部位、尿道损伤的程度及有无其他脏器损伤。

尿道创伤的全身治疗目的是防治休克、控制感染及并发症。对危及生命的合并伤应先处理,等病情稳定后再处理尿道损伤。尿道创伤局部治疗的主要目的是要恢复尿道的连续性、引流膀胱尿液及引流尿外渗。小儿尿道创伤手术常需要在基础麻醉加局麻、区域阻滞或全麻下完成,而成人则可在 2% 利多卡因凝胶表面麻醉或低位蛛网膜下腔阻滞下完成,尤其是年龄较大或对自主神经反射不敏感的截瘫患者。在良好的麻醉前用药和静脉镇静处理下,表面麻醉可广泛应用于身体状况极差的高龄患者。对于尿道远端的手术,阴茎神经阻滞亦能提供良好的镇痛效果,而且在门诊者其操作非常简单。阴茎神经阻滞的并发症最少,而且可由各临床科室的手术医师实施。

外伤性后尿道断裂手术时间通常较长,患者要保持截石体位4～5小时之久,对呼吸、循环的影响较大。但需施行此类手术的病例多为年轻人,对体位的适应较老年人强。采用蛛网膜下腔阻滞时,应待阻滞平面固定后再改变体位,以免麻醉平面意外升高。轻比重局麻液的蛛网膜下腔阻滞更为适宜。采用硬膜外阻滞时,导管可于$L_{3～4}$或$L_{4～5}$向骶侧置入,采用最小剂量使阻滞范围局限于会阴部即可。尿道断裂而行经膀胱及会阴联合修补术时,阻滞平面需达$T_{9～10}$并包括全部骶神经,故采用两点连续硬膜外阻滞,导管可由$L_{1～2}$向头及$L_{3～4}$或$L_{4～5}$向骶侧分别置入。对部分病例也可考虑经$L_{2～3}$或$L_{3～4}$间隙穿刺采用腰-硬联合阻滞,蛛网膜下腔注入长效局麻药丁卡因或丁哌卡因,然后向骶侧置入硬膜外导管,根据麻醉平面和手术时间经导管注入局部麻醉药。对于有椎管内阻滞禁忌证者,应考虑在全麻下完成手术。

（贺　鹏）

第六节　尿流改道与膀胱替代手术的麻醉

临床上对膀胱癌、无法手术修复的膀胱外翻、晚期神经源膀胱、挛缩的膀胱等施行膀胱切除术,用乙状结肠或回肠重建成贮尿囊替代膀胱,与尿道吻合,使新膀胱贮尿、排空等均接近生理状态。膀胱全切术后尿液的贮存与排出一直是未能满意解决的问题。自从1852年Simon报道输尿管乙状结肠吻合以来,经过一个多世纪的不断改进与创新,特别是1982年Kock用去管重建法制作贮尿囊的可控性膀胱以来,尿流改道与膀胱重建有了跨时代的进步和发展,显著地提高了患者术后生活质量。因膀胱全切、回肠代膀胱术是泌尿外科手术时间较长、创伤大、出血多的手术,如管理不当,手术后期有可能发生创伤失血性休克,对此应做好充分的术前准备,术前要备好充足的血源。手术期间在大量输血、输液补充血容量的同时,纠正酸中毒,补充钙剂,以防治大量输血所致的并发症也至关重要。

一、经腹全膀胱切除尿流改道术的麻醉

膀胱癌在我国泌尿系统肿瘤中发病率最高,其预后与肿瘤分期分级密切相关。全膀胱切除是治疗浸润性膀胱癌的金标准,对于广泛性、多发性浅表膀胱癌亦是膀胱切除的指征。尿流改道和全膀胱替代手术是泌尿外科手术较为复杂的手术,故对麻醉的要求亦有一定的特殊性。部分患者术前一般情况较差且多为高龄,对于不能耐受手术者可考虑分期手术(第一期做膀胱全切除及输尿管外置,第二期做膀胱成形),缩短手术时间以保证患者的安全,此类手术多可选择在椎管内阻滞下完成。一般可在T_{12}～L_1穿刺头侧置管及$L_{3～4}$或$L_{4～5}$向骶侧置管。当手术限于盆腔时,主要经下管注药,当手术涉及腹腔时,经上管注药,如此使麻醉有效,对患者的影响亦可减少。如果膀胱全切除及尿流改道需要一次完成,则麻醉处理较为复杂。由于手术时间较长(可长达6～10小时),麻醉时间必须满足手术要求。膀胱手术时要求盆腔内神经得到充分的阻滞,而回肠手术时内脏牵拉的刺激较大,要求有足够高的麻醉平面($T_{4～6}$),增加管理难度。对于此类患者现多采用全身麻醉,可使这类患者耐受长时间手术并可保证良好的肌肉松弛,但对部分患者的术后恢复存有顾虑。而采用椎管内阻滞联合全身麻醉的方法,近年来应用比较广泛,术中有良好镇痛和肌肉松弛,术后患者恢复也比较迅速。

由于全膀胱切除手术范围较广,术中出血较多,内脏暴露时间长,体液蒸发较多,如未及时补足容量极易发生休克。对此类患者手术时应保证两路以上的输液通道,最好行颈内静脉或锁骨下静脉穿刺置管,术中监测中心静脉压以指导输血输液。术中应常规进行呼吸和循环功能、血气和体温的监测,对老年高危患者可考虑进行动脉穿刺置管动脉直接测压和进行动态血气监测。术中要根据出血和实验室检查情况,适时输血和输液,维持机体内环境和体液的平衡。

二、腔镜下全膀胱切除尿流改道术的麻醉

中晚期膀胱癌施行腹腔镜全膀胱切除盆腔淋巴结清扫加原位回肠代膀胱手术,是近年来泌尿外科开展的一种全新的手术方式,对麻醉要求较高。腹腔镜下手术并发症比开腹少,但也不可避免地对患者的呼吸和循环功能产生明显的影响。在手术中人工气腹使腹内压升高,膈肌上抬,引起肺泡无效腔量增大,功能余气量降低,肺顺应性下降和气道阻力的增大,易导致高碳酸血症的发生。另外头低脚高仰卧位,也导致通气血流比值失衡,加上超长时间的 CO_2 气腹,常引起 CO_2 吸收增加而出现高碳酸血症。此类患者麻醉应力求平稳,手术时垫高头部以利于脑部血液回流;开放与半开放通气模式可促使 CO_2 的排出,降低血内 CO_2 分压,减轻脑血管扩张。减少晶体液输入,提高胶体渗透压,激素的应用可预防面部和脑水肿,提高患者的耐受性。

老年患者由于对麻醉药排泄缓慢,往往使术后苏醒延迟,因而易出现呼吸抑制,舌后坠,上呼吸道梗阻,造成通气不足而缺氧,所以必须在患者完全清醒、呼吸恢复正常、气道分泌物吸净后才可拔除气管导管。另外,老年人心血管代偿能力较差,易引起直立性低血压,离室搬动时注意防止血压变化。老年人由于对缺氧耐受性差,术后应常规给予吸氧,维持血氧饱和度正常。老年人由于某种原因血管硬化、血流迟滞,血液呈高凝状态,术后应尽早让患者下床活动,避免下肢深静脉血栓形成,栓子脱落导致肺栓塞。

(贺　鹏)

第七节　经皮肾镜取石或碎石手术的麻醉

一、经皮肾镜取石或碎石术

经皮肾镜取石术采用微创肾镜或输尿管镜先建立皮肤到肾集合管系统的手术通道,俯卧位下选择在第12肋上缘或下缘腋后线区域在B超引导下进行经皮肾穿刺,见尿液后置入导丝,用经皮肾扩张管通过导引钢丝,逐级扩张至F16留置扩张鞘,经鞘置入肾镜或输尿管镜来观察肾盂、肾盏、输尿管上段的结石。常规在经皮肾穿刺前应在膀胱镜下经输尿管内置入输尿管导管。在B超监视下采用超声碎石、弹道碎石或激光碎石设备进行碎石。

(一)超声碎石

超声碎石是指频率在 $10\sim20$ kHz 间的机械振动波,每次碎石间隔 $0\sim15$ 秒。原理为以电压效应制成换能器,将电能转换成机械能,通过一个金属管即超声电极传递至电极远端的振动探头上,振动探头使结石发生高频共振而碎石。超声碎石由超声发生器、换能装置、碎石探头和负压吸引泵组成,超声碎石效能较低。超声碎石是利用结石表面和激光头之间形成的气态等离子区

膨胀产生的声学冲击波而碎石。目前用的钬激光是利用氪闪烁光源激活嵌在钇-铝-石榴石晶体上的稀有元素钬而产生的脉冲式激光,激光 2140 nm,组织穿透度<0.5 mm,脉冲发射时间0.25 毫秒,钬激光功率为 20～100 W,能粉碎各种结石。由于钬激光可能会造成眼睛损伤,因此操作医师需戴防护眼罩。

(二)弹道碎石

弹道碎石是将压缩空气产生的能量驱动碎石机手柄内的弹丸,以 12 kHz 频率击打和手柄相连的金属杆的底部,通过金属杆的机械运动冲击结石,是较理想的腔内碎石方法。探头直径0.8～2.0 mm,输出能量 80～100 mJ,是超声碎石能量的 50 倍。

二、经皮肾镜取石的体位

经皮肾镜取石术多采用俯卧位,这种体位可使术者有一个好的操作空间,易选择合适的穿刺部位,但俯卧位时由于身体重力压迫胸腔导致肺功能余气量及肺活量下降,同时因腹垫的影响,使下腔静脉及髂静脉受压,回心血量减少,前负荷降低,可引起循环功能的紊乱,尤其是对肥胖患者及肺功能障碍患者影响更大。

对于肥胖、心肺功能障碍,脊柱后凸患者可选择侧卧位,由于腰桥升起后使患者头侧和臀部向下降,腰部向上凸,导致肋骨和髂峰间距改变,有利于手术操作,出现并发症时能及时行开放手术。

采取平卧位,体位舒适,对患者血流动力学及呼吸功能影响小,有利于高危手术患者在麻醉中观察和处理。但此体位在经皮肾穿刺时结肠损伤的概率增大。

三、麻醉前准备

麻醉前做好患者心理及体位指导工作,并了解患者心肺功能、凝血功能、肝肾功能,电解质平衡状况。对合并有糖尿病、高血压、心律失常、贫血者术前给予相应治疗。常规心电图、血常规、尿常规、凝血功能检查。

四、麻醉方法选择

经皮肾镜的取石术多采用二期手术。第一期的经皮肾造瘘术可在放射科或手术室进行,采用局部浸润麻醉或硬膜外麻醉;第二期的取石、碎石术在造瘘后几天进行,可采用硬膜外麻醉或气管插管全身麻醉。

(一)硬膜外麻醉

硬膜外麻醉选择 $T_{10\sim11}$ 椎间隙穿刺,向头置管注药,应用 1.5%～2% 的利多卡因或 0.5%～0.75% 的罗哌卡因,使脊神经阻滞范围在 $T_5\sim L_2$,术中常规吸氧,为使麻醉满意可辅助咪达唑仑或芬太尼等镇静、镇痛类药物。也可选择 $L_{2\sim3}$ 及 $T_{10\sim11}$ 椎间隙两点穿刺置管双管给药,先给 2%的利多卡因 3～5 mL 试验量,出现阻滞平面后再给 0.5%～0.75% 的罗哌卡因,但要掌握局麻药剂量,防止麻醉平面过宽。也可选择 $T_{10\sim11}$ 硬膜外穿刺置管,然后选用针内针法行 $L_{3\sim4}$ 蛛网膜下腔阻滞,使麻醉平面上界达 $T_{7\sim8}$,下界达 S_5,如果手术时间长可从硬膜外导管给药,这种方法镇痛、肌松好。

(二)气管内插管全身麻醉

气管内插管全身麻醉适宜于老年人、小孩、合并心肺疾病、凝血功能异常的患者以及双侧行经皮肾镜取石或碎石的患者。

（三）经尿道黏膜浸润麻醉

经尿道黏膜浸润麻醉目前常用 1%～2% 丁卡因或 2%～4% 利多卡因。这种麻醉方法可以完成输尿管下段结石气压弹道碎石术。采用尿道黏膜浸润麻醉结合经皮肾穿刺点的局部麻醉也可以完成 B 超引导的微创经皮肾镜取石术。在行局麻时穿刺点的局部浸润麻醉要充分并达到肾包膜，但须掌握局麻药的浓度及剂量。在局部麻醉下患者会有不同程度的疼痛，感到不舒适，术中需用镇痛药。

五、麻醉中管理

麻醉中监测包括心电图、无创血压、血氧饱和度、呼气末二氧化碳分压、心率等，并准备好麻醉机，气管插管用具，急救药品。

经皮肾镜取石或碎石术实施过程中患者应先于截石位经尿道行输尿管镜下置入输尿管导管，然后改为俯卧位或侧卧位进行手术。术中体位变化、俯卧位或侧卧位时垫物放置不合适，除了患者感到不舒适外，也会引起呼吸循环功能的变化。因此要仔细观察患者呼吸及血压变化，注意治疗中灌注液的用量，如果灌注液吸收过多，应给以呋塞米 5～20 mg。术中使用的灌注液应加温至 37 ℃，因为麻醉及低体温可能引起寒战导致氧耗增加，诱发心、肺并发症。寒战时可用地塞米松、曲马多等药物治疗。在行蛛网膜下腔阻滞麻醉时控制麻醉平面不要过宽。

六、并发症及防治

(1)肾损伤、肋间血管损伤、肾门处血管损伤：可引起术中出血，应严密观察，及时补充容量。

(2)胸膜腔损伤：与经皮肾穿刺有关，可造成气胸、血胸，表现为呼吸困难，可放置胸腔闭式引流。

(3)稀释性低血钠血症：是由于治疗中灌注液大量吸收造成(血钠<120 mmol/L)，引起中枢神经系统症状，表现为头痛、头晕、意识障碍、恶心等，进一步发展为昏睡、昏迷。因此术中注意灌注液的入量和出量，限制液体入量，监测血电解质变化，并给以利尿剂等治疗。

(4)渡边道哉报道行肾镜取石的合并症除出血、气胸外还会出现发热、感染、败血症和心搏骤停，建议在俯卧位手术最好选择气管插管全身麻醉，有利于出现意外时能及时复苏治疗。

(5)结肠损伤：经皮肾镜通道建立过程中会损伤结肠，出现腹胀、腹膜感染等征象，需手术探查治疗。

（贺　鹏）

第十二章

内分泌科麻醉

第一节 肾上腺皮质功能不全手术的麻醉

一、病情特点

肾上腺皮质功能不全是由许多先天或后天的原因引起的肾上腺皮质分泌皮质醇和(或)醛固酮不足,产生一系列的临床表现。由于病因、病理的不同,临床的表现差异较大,起病的缓急及病情的轻重等均有明显的不同。

(一)急性肾上腺皮质功能不全

急性肾上腺皮质功能不全多见于婴儿时期发生肾上腺不发育、垂体或双侧肾上腺切除术后、重症感染、出血性疾病或抗凝治疗期间并发肾上腺出血、严重灼伤等。患者出现嗜睡、脱水、低体温、低血糖、循环衰竭等症状。急性肾上腺皮质功能不全病情危笃,一旦确诊,应及早积极抢救。及时纠正水及电解质紊乱,给予糖皮质激素治疗。

(二)慢性肾上腺皮质功能不全

慢性肾上腺皮质功能不全(艾迪生病)起病缓慢,早期症状为逐渐感觉疲乏无力、皮肤色素沉着、长期食欲缺乏、恶心、呕吐、腹泻、消瘦、低血压等。确诊后需终身用皮质激素替代治疗,以满足平时的生理需要,以氢化可的松(皮质醇)为首选药物。应激情况(如感染、手术、创伤)下,必须添加皮质醇的用量。如增加药量不及时,病情可突然恶化,发生肾上腺危象。应激状态一旦消除,立即减为维持量,以免氢化可的松(皮质醇)长期过量可引起生长障碍或出现皮质醇过多的症状。

二、麻醉前准备

肾上腺皮质功能不全患者行择期手术者,必须先行内科治疗,待病情稳定后安排。必须接受急诊手术者,也应抓紧时间合理纠正水电解质紊乱、低血压和低血糖等。术前应增加糖皮质激素以满足机体的需要。对原发性肾上腺素功能不全的患者,应同时补充糖皮质激素和盐皮质激素。正常成人分泌可的松(氢化可的松)20 mg/d,醛固酮 0.1 mg/d。当轻度应激时,给予糖皮质激素剂量应高于基础分泌量的 50%;应激增加时,糖皮质激素量可增高至基础分泌量的 3~4 倍,盐皮质激素可补充醋酸氟氢松 0.05~0.1 mg/d。择期手术患者的用药方案为:术前静脉注射氢化

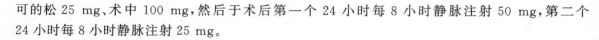

可的松 25 mg、术中 100 mg，然后于术后第一个 24 小时每 8 小时静脉注射 50 mg，第二个 24 小时每 8 小时静脉注射 25 mg。

三、麻醉选择

肾上腺皮质功能不全患者虽对常用的麻醉方法和药物并无特别禁忌，但机体处于低代谢和应激反应能力低下状态，对镇静、镇痛和麻醉药物耐受力下降。为避免和减少循环、呼吸等的严重抑制，可采用神经阻滞；椎管内阻滞时的平面要局限，镇静、镇痛和麻醉药需减量使用，并需加强生命体征的监测，维持麻醉平稳。

四、麻醉管理

正常人皮质醇日需要量 20～30 mg 即能维持生理功能；但在应激状态下，皮质醇需要量为生理量的 5～10 倍，机体能分泌皮质醇 100～300 mg。若机体原有腺垂体功能低下和（或）肾上腺皮质功能不全，在感染、创伤、手术、分娩、腹泻、呕吐、失水、治疗中断等应激情况下，使肾上腺皮质激素储备进一步不足，从而诱发肾上腺危象的发生。肾上腺危象一经诊断即应采取果断措施抢救，否则患者常于数天内死亡。

（一）临床表现

1.肾上腺皮质激素缺乏综合征

大多数肾上腺危象患者均同时有糖皮质激素（皮质醇）和盐皮质激素（醛固酮）缺乏症状。包括以下几点。

（1）循环系统：血压降低，甚至休克。

（2）消化系统：厌食、恶心、呕吐、腹痛、腹泻。

（3）神经系统：乏力、烦躁、嗜睡，甚至昏迷。

（4）其他：脱水、少尿、高热或低体温。

（5）实验室检查：低钠、低血糖、尿素氮升高；血钾可升高、正常或降低；血或尿游离皮质醇低。诊断与治疗肾上腺危象主要依据病史和前述临床表现，血皮质醇水平降低不作为诊断危象的必要指标，更不要等待化验结果才作诊断。

2.原发病因或促发因素的特征性表现

如，肾上腺静脉血栓形成症状酷似外科急腹症；急性肾上腺出血，如抗凝治疗期，出血部位主要是髓质和皮质网状带，起病急剧，发展迅速，除原发病症状外，大多同时有糖皮质激素和盐皮质激素双重缺乏的综合征。

（二）治疗

1.补充足量皮质激素

迅速补充足量皮质激素是治疗危象的关键措施之一。对拟诊肾上腺危象的患者，立即静脉注射水溶性糖皮质激素，如磷酸可的松或琥珀酰氢化可的松 100 mg，或磷酸地塞米松 4 mg，使血皮质醇浓度升达常人处于应激状态时的水平。以后每 6 小时静脉滴注氢化可的松 100 mg，第一个 24 小时总量不得少于 300 mg。第 2、3 天分别减量至 300 mg 和 200 mg。病情稳定后，第 4 天改口服氢化可的松 20～40 mg，或泼尼松 5～10 mg，每天 3～4 次。大多数外科手术应激为时短暂，可在数天内将激素减至维持量。在减量应用过程中，注意病情反弹。各种糖皮质激素的活性比较，参见表 12-1。

表 12-1　各种糖皮质激素活性和 HPA 轴抑制时间比较

糖皮质激素	糖皮质激素活性	盐皮质激素活性	HPA 轴抑制时间(天)
可的松	0.8	0.8	1.25～1.5
氢化可的松	1	1	1.25～1.5
泼尼松	4	0.8	1.25～1.5
泼尼松龙	4	0.8	1.25～1.5
甲泼尼松	5	0.5	1.25～1.5
地塞米松	20～30	0	3.25
倍他米松	25～30	0	2.75

2.对症处理

(1)纠正水、电解质紊乱:典型的肾上腺危象患者失水量约为细胞外液的 1/5,可用含盐液体(如复方乳酸钠)补充。一般最初 24 小时可补 2 000～4 000 mL,以后酌减;适当补糖,纠正低血糖。参照中心静脉压等指标恢复血容量。心肾功能欠佳者,或失水失钠不明显,而以糖皮质激素缺乏为主者,补入盐水量适当减少。肾上腺危象患者可有高钾血症,但体内总钾量常降低;经输液、应用激素和纠正休克后,尿量增加,容易发生低钾血症,应注意监测和补充。对治疗 2～3 天仍处于昏迷的患者,应采用鼻饲维持能量和水、电解质平衡。

(2)抗休克:针对病因和诱因,采取综合措施进行抗休克治疗。

(3)抗感染:在有感染的患者,需应用有效的抗生素控制感染。

(4)控制病因和去除诱因:对慢性肾上腺皮质功能低下者,症状控制或缓解后应对肾上腺和垂体功能做检测和评估。肾上腺皮质激素是生命激素和应激激素,应强调坚持生理剂量的终身替代和短期药理剂量的应激替代治疗。

(张虎峰)

第二节　皮质醇增多症手术的麻醉

一、病情特点

皮质醇增多症又称库欣综合征,是各种病因造成肾上腺皮质分泌糖皮质激素过多所致疾病的总称。

(一)病因

可分为 ACTH 依赖性和非 ACTH 依赖性两类。其中约 70% 的患者是由于腺垂体肿瘤或下丘脑-垂体功能紊乱所引起 ACTH 分泌过多,导致双侧肾上腺皮质增生;约 10% 患者是由于异位的 ACTH 肿瘤分泌过多的 ACTH 导致皮质醇增多。其次约 20% 的患者由肾上腺皮质肿瘤引起,即非 ACTH 依赖性。

(二)临床表现

典型表现为向心性肥胖、高血压、高血糖、低钾血症等综合征。多见于 20～40 岁的青壮年女性,女性较男性多 2～3 倍。皮质醇分泌过多会出现下列表现。①糖代谢紊乱:血糖上升,糖尿病和糖耐量曲线降低。②蛋白质代谢异常：皮肤变薄、萎缩、出现皮肤紫纹，肌肉萎缩，骨质疏松。③脂肪代谢异常：脂肪重新分布，造成向心性肥胖，呈满月脸及水牛背；水钠潴留。④低钾血症和高血压，严重者可并发左心室肥大、心力衰竭和脑血管意外。⑤性腺功能紊乱：患者因雄性激素分泌过多而出现痤疮，多毛。女性患者可表现为月经紊乱，闭经，个别出现明显男性化。男性患者可出现阳痿。⑥其他：还有精神异常及易于感染等。

二、麻醉前准备

皮质醇增多症患者由于代谢及电解质紊乱，对手术耐受性差，肾上腺切除后会使功能亢进骤然转为低下或不足，机体生理状况变化较大，给麻醉管理带来困难。麻醉前准备，主要从以下几个方面考虑。

（一）纠正代谢和电解质紊乱

最常见的是低钾血症，会造成患者软瘫和心律失常。术前应适量补钾，给予低钠盐饮食，必要时考虑使用保钾利尿剂螺内酯（安体舒通）。给予高蛋白饮食或使用蛋白合成激素，纠正负氮平衡。

（二）控制饮食

术前有血糖升高或合并糖尿病时，需控制饮食，一般不用胰岛素，除非为了控制感染，可给予胰岛素治疗。

（三）评估心血管功能

对于中、重度高血压患者，术前应进行抗高血压治疗，使麻醉前患者血压不致过高。

（四）补充皮质激素

此类患者体内皮质醇浓度在手术前后将从高至低有较大变化，如不及时补充，会发生皮质功能低下或危象，因此，在术前、术中、术后均应适当补充肾上腺皮质激素。术前一天可肌内注射或口服醋酸可的松类药，手术时常经静脉给予氢化可的松。术后可酌情继续补充。

（五）麻醉前用药

本病患者可有神经精神症状，针对不同情况，选择用药。对术前精神抑郁，麻醉前用药剂量要小；对紧张恐惧者，术前应用足量镇静类药物使患者充分镇静，稳定情绪，以减少麻醉诱导期间的应激反应，减少术中心律失常或心力衰竭的发生。

三、麻醉选择

（一）硬膜外阻滞

基本可满足手术需要，适用于在术中能合作的青壮年，一般情况好及单侧肾上腺肿瘤切除患者。对于肥胖患者、骨质疏松及腹腔镜手术者，硬膜外穿刺及定位较困难的患者，应选择全身麻醉。

（二）全身麻醉

对儿童、肥胖、高血压、心肺代偿功能较差以及手术时间较长和腔镜下手术者应首选全身麻醉。此类患者气管插管有一定难度。对肥胖、颈短、水牛背、鱼样嘴、两颊与下颌部脂肪堆积的患者应准备好困难气管插管的工具，必要时采用清醒气管内插管。麻醉一般采用静吸复合方式，以静脉注射芬太尼、咪达唑仑、硫喷妥钠或丙泊酚联合诱导，琥珀胆碱可用于快速诱导插管，但因患者肌力弱，可无肌颤表现，以非去极化肌肉松弛药和吸入麻醉药如异氟烷等维持。诱导期可发生呕吐、误吸等严重呼吸系统并发症。麻醉恢复期拔管时因肥胖和肌力减弱,易出现呼吸道梗阻、缺氧发绀,即使按正常手法托起下颌,也很难维持呼吸道通畅,需准备并及时置入口咽或鼻咽通气道来维持正常通气。全麻后的皮质醇增多症患者应转运至 PACU 观察,待其生命体征完全平稳后方可返回病房。

四、麻醉管理

(一)体位

皮质醇增多症患者的皮肤菲薄,皮下毛细血管壁脆而薄,有出血倾向,需注意静脉穿刺的手法及置入针时的力度,以免损伤血管,一旦穿刺成功,应用柔软的敷料覆盖包扎。晚期患者骨质疏松,麻醉手术过程中应注意保护肢体,以免造成病理性骨折。

(二)抗感染

皮质醇增多症患者抗感染能力差,肾上腺皮质激素的应用,抑制了炎症反应,以致呼吸系统感染或手术部位感染的症状不明显,临床上易造成错觉,应合理使用抗生素及加强其他抗感染措施。

(三)呼吸管理

麻醉期间应注意加强呼吸管理。患者呼吸贮备及代偿功能较差,加之体位影响,手术损伤胸膜引起气胸,全麻过深或硬膜外阻滞平面过高等因素,均可进一步影响患者呼吸功能,应引起注意。

(四)循环管理

不论使用何种麻醉方法,此类患者对失血的耐受性均很差,即使出血量不多,也常见血压下降;加之患者长期高血压,伴有动脉硬化,心脏代偿及血管调节功能下降,因此麻醉的影响、体位的变动、术中出血都可致严重低血压,须加强血流动力学的监测并及时采取相应的治疗措施。

术中探查、挤压肾上腺时会使血压进一步升高,此时应维持一定的麻醉深度,适时采用降压药物。

(五)防止肾上腺皮质功能不全

当双侧肾上腺切除或一侧肾上腺切除而对侧肾上腺失代偿时,可因体内肾上腺皮质激素水平突然下降,引起急性肾上腺皮质功能不全危象,应予以重视。若术中出现原因不明的低血压、休克、心动过速、高热等表现时,用升压药物如去氧肾上腺素效果不佳时,应疑为急性肾上腺皮质功能不全危象。除采用抗休克治疗外,应及时补充激素如静脉滴注氢化可的松 100～300 mg。术后继续补充糖皮质激素。

(张虎峰)

第三节　原发性醛固酮增多症手术的麻醉

一、病情特点

原发性醛固酮增多症(原醛)是由于肾上腺疾病所致醛固酮分泌增多,引起肾脏的保钠排钾反应。机体发生水钠潴留、血钠升高、血钾降低、低钾性碱中毒等病理生理改变。临床表现主要为高血压、肌无力和低钾血症,伴随症状有乏力、周期性瘫痪、头昏、头痛、多尿烦渴等。原醛的治疗应按病因不同而有所不同,对原发性肾上腺皮质增生,最好的治疗方法还是采用药物治疗,对腺瘤引起的原醛主要采取单侧肾上腺切除术。

二、麻醉前准备

麻醉前应积极治疗高血压,给予低钠饮食,治疗低钾血症,以降低围术期并发症。

(一)补钾

螺内酯为醛固酮的竞争性拮抗药,能起到排钠、保钾和利尿作用。除非无效或出现男性乳房发育和月经不规则等严重不良反应外,螺内酯为治疗原发性醛固酮增多症的首选药物,多主张在术前 4~6 周开始应用,每天 120~240 mg。如血钾仍过低时,可适当静脉补钾,每天 3~6 g,术前应连续应用 2 周左右,以增加钾在体内的贮存,待血钾恢复正常后施行手术。

(二)控制血压

采用低钠饮食,服用螺内酯后,如血压仍高,可辅以钙通道阻滞剂,或血管紧张素转换酶抑制剂等降压药,控制术前血压。

(三)激素

对施行双侧肾上腺切除者或一侧已切除的患者再手术时,麻醉前、术中、术后应给予激素治疗。

(四)镇静药

术前晚可给予苯二氮类药物口服,以免次日因精神紧张而致围术期高血压。

三、麻醉选择

连续硬膜外麻醉适合于麻醉前血钾水平已经正常,血压已得到基本控制,循环代偿功能好以及无明显肝肾功能障碍的患者。对术前有低钾血症伴肌无力或肌肉麻痹,预测术中呼吸管理较困难或高血压合并动脉硬化,心血管代偿功能差及硬膜外穿刺困难的患者或在腔镜下手术者则以全身麻醉为佳。

四、麻醉管理

(一)药物选择

应选用对醛固酮分泌影响较小的麻醉药,如芬太尼、异氟烷等。氯胺酮可促进醛固酮的分泌,应禁用。低钾血症和肌无力等因素可延长非去极化肌肉松驰药的时效,剂量宜减小。

(二)术中监测

术中严密监测心电图、血压、SpO_2、$PETCO_2$,必要时监测电解质(K^+、Na^+、Cl^-)和行血气分析等。

(三)循环管理

为预防血压的急剧波动,应合理调整麻醉深度,不可盲目地使用降压药。在探查肾上腺,分离挤压肿瘤时血压波动上升,加深麻醉多能缓解。无效时酌情应用短效降压药如硝普钠、硝酸甘油、尼卡地平等。

当麻醉过深,硬膜外阻滞平面过广及失血过多将引起术中低血压;肿瘤切除后,由于醛固酮分泌急剧减少,也易致低血压。应针对不同情况采取相应措施,如减浅麻醉,给予升压药物及加快输血输液,必要时补充糖皮质激素。

(四)呼吸管理

因体位、肥胖、加上腔镜下二氧化碳气腹,术中呼吸管理格外重要,既要避免缺氧和二氧化碳蓄积,也要避免过度通气引发呼吸性碱中毒。

(张虎峰)

第四节 嗜铬细胞瘤手术的麻醉

一、病情特点和术前评估

嗜铬细胞瘤是一种产生于肾上腺髓质嗜铬细胞、交感神经节和其他部位嗜铬组织中的罕见肿瘤。嗜铬细胞瘤能持续或间歇地释放大量儿茶酚胺,从而引起患者机体一系列病理生理改变。多数患者以去甲肾上腺素分泌过多为主,表现为阵发性高血压、阵发性高血压加重或持续性高血压,多为中、重度血管收缩,外周阻力增加,发作时收缩压最高可达 40.0 kPa(300 mmHg),伴剧烈头痛、心悸气促、恶心、呕吐、大汗淋漓、严重者伴急性左心功能不全,脑血管意外;少数患者以肾上腺素及多巴胺分泌过多为主,高血压较轻而代谢改变明显,如血糖升高,BUN 增高,阵发性心动过速伴有心悸、震颤、出汗、面色苍白及恶心、呕吐等。

血或 24 小时尿儿茶酚胺(CA)或其代谢产物增高为常用且可靠的指标。嗜铬细胞瘤的定位诊断主要依靠 CT、MRI 检查及 ^{131}I 或 ^{125}IMIBG 同位素功能显像。

二、麻醉前准备

手术切除肿瘤是嗜铬细胞瘤的唯一根治手段。嗜铬细胞瘤患者围术期体内儿茶酚胺水平急剧波动,心血管系统难以承受,使麻醉处理的难度增大。虽然现在嗜铬细胞瘤手术患者的安全性有了明显提高,手术死亡率已降至 1%。但未行术前准备者手术死亡率仍高达 50%。

术前准备满意的参考指标:①血压接近正常。②心率<100 次/分。③外周血管扩张,表现为肢体温暖、皮肤湿润有弹性、鼻塞等;合并有儿茶酚胺心肌病及高血压危象致心衰者,术前需较长时间(半年左右)的准备,除肾上腺素能受体阻滞药外,还需应用能量合剂等加强心肌保护和改善心功能。

(一)血管活性药物的应用

1.α 受体阻滞药

术前应用 α 肾上腺素能受体阻滞药以控制高血压,这对防止麻醉与手术期间的高血压危象,维持循环功能是十分必要的。一般于术前 2~3 周先口服长效 α 受体阻滞药酚苄明 10 mg,2 次/天,逐渐增加剂量至血压控制满意,大部分患者用至 80~200 mg/d。亦可于术前 2 周选用选择性 α_1 受体阻滞药哌唑嗪口服,初始剂量为 1 mg,3 次/天,逐渐增加至 8~12 mg/d。

2.β 受体阻滞药

术前应用 β 受体阻滞药主要用来纠正肾上腺素分泌过多所致的心动过速和心律失常,常用普萘洛尔 10 mg,3 次/天,也可用美托洛尔 10~20 mg/d,阿替洛尔 100 mg/d。

有报道,小动脉未充分扩张时使用普萘洛尔可致急性肺水肿的发生。如果单纯使用β受体阻滞药时,末梢血管因α受体兴奋可诱发高血压;但如单纯用α受体阻滞药又易引起心动过速和心律失常,因此主张联合应用α与β受体阻滞药。临床上常先用α受体阻滞剂降低外周血管阻力,患者出现心动过速时加用β受体阻滞药。虽然拉贝洛尔既有α受体阻滞作用,又有β受体阻滞作用,但α受体阻滞作用较弱,只是酚妥拉明的1/10,如果嗜铬细胞瘤以释放去甲肾上腺素为主时,单用拉贝洛尔则不能有效地控制高血压,需合用其他药物。

3.钙通道阻滞药

钙通道阻滞药不仅能有效地控制血压,而且还有利于控制心血管并发症,能减弱去甲肾上腺素的升压反应,可以预防儿茶酚胺诱导的冠脉痉挛和心肌炎。但术前仅用钙通道阻滞药,不能控制儿茶酚胺释放引起的血压升高,应合并使用α受体阻滞药,以减少术中血压波动。

4.其他

乌拉地尔也可作为嗜铬细胞瘤患者术前控制血压用药,乌拉地尔又名亚宁定,也是一种α受体阻滞药,不仅阻滞突触后α$_1$受体,而且阻滞外周α$_2$受体。此外,它尚有激活中枢5-羟色胺1A受体作用,降低延髓心血管调节中枢的交感反馈作用,对心率无明显影响。

(二)纠正血容量不足

由于大量去甲肾上腺素作用于外周血管并使其收缩,故嗜铬细胞瘤患者的血管容积变小。使用α受体阻滞药会引起血管扩张,血管床容积扩大,导致血容量相对不足。因此术前在降压、扩血管同时应对嗜铬细胞瘤患者少量多次输血,以纠正血管扩张后的血容量的不足,对预防肿瘤切除后的低血压反应也具有积极意义,但要注意防止循环负荷过量而致充血性心衰的发生。

三、麻醉前用药

术前一般不用阿托品,以免心动过速致高血压。选用有效的镇静药,如肌内注射咪达唑仑0.05~0.1 mg/kg,以达到保持患者情绪稳定,避免交感神经过度活动,消除患者紧张和恐惧的目的。

四、麻醉方法

嗜铬细胞瘤手术麻醉方法及药物选择的原则:①不增加交感-肾上腺系统的兴奋性及儿茶酚胺的释放。②对心肌抑制作用轻,不增加心肌对儿茶酚胺的敏感性。③对机体代谢干扰小;麻醉性能好,安全,易调节,肌松良好。

(一)硬膜外麻醉

硬膜外麻醉适用于肿瘤定位明确,麻醉前准备充分,一般情况好的患者。硬膜外阻滞较好时肌松效果良好,对代谢影响小,术后恢复较快。但肿瘤切除后低血压的发生率较高,其次清醒患者不易耐受手术体位,现今已不采用。

(二)全身麻醉

全身麻醉为首选的麻醉方法,适用于肿瘤定位不明确,术中需进行探查,全身状况差者,尤其是术前不合作的小儿和腹腔镜气腹条件下的手术。麻醉药物可选择硫喷妥钠、丙泊酚、咪达唑仑、芬太尼等;肌肉松弛药应选择对心血管功能影响小又无组胺释放的药物,维库溴铵或罗库溴铵较为理想。氟烷增加心肌敏感性,并增加心律失常的发生率,应避免使用。地氟烷可引起非神经源性儿茶酚胺的释放,也应避免使用。麻醉诱导应尽量平稳,降低气管插管时的应激反应。多采用静吸复合方式维持麻醉。肿瘤切除前行手术探查或挤压肿瘤时,原则上应加深麻醉,而肿瘤切除后应及时减浅麻醉。

五、麻醉管理

维持血流动力学的平稳是嗜铬细胞瘤术中管理的主要目标。在气管插管、手术切皮、肿瘤部位操作,以及结扎肿瘤静脉引流时,患者可能出现血压剧烈波动或发生高血压危象、心动过速、心律失常、心衰,预防及处理措施包括以下几个方面。

(1)建立多条良好的外周静脉通路,可在中心静脉置管,主要用以输液、输血。

(2)术前常规准备各种血管活性药物:①α受体激动剂,如去甲肾上腺素、去氧肾上腺素。②血管扩张药,如酚妥拉明、硝普钠、硝酸甘油、尼卡地平、乌拉地尔等。③β受体阻滞药,如普萘洛尔、美托洛尔、艾司洛尔等;其他药物,如多巴胺、利多卡因和毛花苷 C 等。

(3)术中动脉直接测压;行心电图、SpO_2、$PETCO_2$、尿量和 CVP 监测,并配备除颤器。

(4)注意呼吸管理,防止发生缺氧和二氧化碳蓄积。

六、并发症处理

(一)高血压及高血压危象的处理

当收缩压高于 33.3 kPa(250 mmHg)并持续 1 分钟以上即为高血压危象,易发生于麻醉诱导及气管插管、手术探查、挤压分离肿瘤时,亦可发生于缺氧及二氧化碳潴留时。重者可因此而出现高血压脑病和(或)脑血管病综合征,如脑出血、蛛网膜下腔出血等。紧急处理可用酚妥拉明 1～5 mg 静脉推注或配成 0.01% 浓度静脉滴注;亦可采用硝普钠(0.01% 浓度)及硝酸甘油,根据血压情况来调节用量。

(二)心律失常处理

术中发生心律失常时,先纠正血流动力学紊乱及排除缺氧与二氧化碳潴留,再针对不同的心律失常,可考虑选用利多卡因、β受体阻滞药等抗心律失常药物。嗜铬细胞瘤患者合并儿茶酚胺心肌病的发生率可高达 50%,成为嗜铬细胞瘤患者死亡的原因之一。其发病机制与长期高浓度儿茶酚胺直接损害心肌有关。临床表现为急性左心衰、肺水肿、心律失常等。治疗原则是应用肾上腺素能受体阻滞药,并针对心衰、肺水肿给予相应处理。

(三)低血压的处理

肿瘤切除后易发生低血压,主要原因是儿茶酚胺的分泌随肿瘤切除迅速降低,引起外周血管广泛扩张,加之血容量不足,导致低血压甚至休克。另外,麻醉药物及硬膜外阻滞的影响、心脏代偿功能不全、肾上腺素受体阻滞药的作用等均可诱发并加重低血压。通常在肿瘤血管被阻滞时即开始出现低血压,是肿瘤切除后的严重并发症。术前合理使用α、β受体阻滞药和扩容治疗,术中有意识地预防性扩容,应用肾上腺皮质激素可明显降低肿瘤切除后低血压的发生率。肿瘤切除前,在估计失血量的基础上逾量扩容 400～800 mL,可依据血红蛋白测定值适量应用羟乙基淀粉和输血。完全阻滞肿瘤的回流静脉时应立即停止应用降压药,并备好升压药。一旦出现低血压,应在扩容的基础上及时适量应用小剂量去甲肾上腺素或多巴胺静脉滴注。

(四)低血糖的处理

嗜铬细胞瘤切除后还应注意有无低血糖发生的可能性。肿瘤一旦切除,血儿茶酚胺水平急剧降低,胰岛素分泌量很快增加,糖原及脂肪分解减少,可出现低血糖(多半在 3 小时后),甚至发生低血糖休克,导致全麻患者苏醒延迟,故肿瘤切除后注意补充糖液,术中、术后行血糖监测。

(五)其他病情变化的处理

麻醉后患者仍可能发生复杂的病情变化,如高血压、心律失常、心功能不全、代谢异常等。因此,在术后仍应密切观察血流动力学的变化,如血压、心律、心率、中心静脉压等。术毕将患者直接转运至 PACU 或 ICU 由专人监测、治疗,以便及时采取有效措施,维持血流动力学稳定,直至患者康复。

(张虎峰)

第十三章

骨 科 麻 醉

第一节　关节置换手术的麻醉

　　人工关节的材料和工艺越来越先进,接受人工关节置换的患者也越来越多。此类手术确实使患者解除了疼痛,改善了关节活动功能,提高了生活质量。人工关节置换手术的不断发展给麻醉带来了新的课题,提出了更高的要求,因为该类患者往往有许多特殊的方面,对此麻醉医师需要有较深的认识,做好充分的术前准备,严密的术中监测和良好管理以及术后并发症的防治工作。

一、关节置换手术麻醉的特殊问题

(一)气管插管困难和气道管理困难

　　类风湿关节炎和强直性脊柱炎的患者常有全身多个关节受累,前者可累及寰枢关节、环杓关节及颞下颌关节等,可使寰枢关节脱位、声带活动受限、声门狭窄、呼吸困难及张口困难等;后者主要累及脊柱周围的结缔组织,使其发生骨化,脊柱强直呈板块状,颈屈曲前倾不能后仰,颞下颌关节强直不能张口。患者平卧时常呈"元宝状",去枕头仍保持前屈,如果头部着床,下身会翘起。这两种患者行气管插管非常困难,因为声门完全不能暴露,且患者骨质疏松,有的患者还有寰枢关节半脱位,如果插管用力不当可造成颈椎骨折,反复插管会造成喉头水肿和咽喉部黏膜损伤、出血,气道管理更加困难。一些患者合并有肺纤维化病变,胸壁僵硬,致肺顺应性下降,通气和弥散能力均降低,可致 SpO_2 下降。对此类患者,麻醉医师在术前访视时,如估计气管插管会有困难者,应事先准备好纤维支气管镜以便帮助插管。合并肺部感染致呼吸道分泌物增多,且易发生支气管痉挛,给呼吸道的管理更增加了难度。

(二)骨黏合剂

　　为了提高人工关节的稳定性,避免松动和松动引起的疼痛,利于患者早期活动和功能恢复,在人工关节置换手术中常需应用骨黏合剂(骨水泥),通常是在骨髓腔内填入骨水泥,再将人工假体插入。骨黏合剂为一高分子聚合物,又称丙烯酸类黏合剂,包括聚甲基丙烯酸甲酯粉剂和甲基丙烯酸甲酯液态单体两种成分,使用时将粉剂和液态单体混合成面团状,然后置入髓腔,自凝成固体而起作用。在聚合过程中可引起产热反应,温度可高达 $80\sim90\ ℃$,这一产热反应使骨水泥更牢固。单体具有挥发性,易燃,有刺激性气味和毒性,因此,房间内空气流通要好。未被聚合的单体对皮肤有刺激和毒性,可被局部组织吸收引起"骨水泥综合征"。单体被吸收后大约3分钟达峰值血液浓度,在血中达到一定浓度后可致血管扩张并对心脏有直接毒性,体循环阻力下降,组织释放血栓素致血小板聚集,肺微血栓形成,因而患者可感胸闷、心悸,心电图可显示有心肌损害和心律失常(包括传导阻滞和窦性停搏),还可有肺分流增加而致低氧血症、肺动脉高压、低血压及心排血量减少等。单体进入血液后可以从患者的呼气中闻到刺激性气味。肺脏是单体的清除器官,清除速度很快,故一般不会受到损害,只有当单体的量达到全髋关节置换时所释放的单体量的 35 倍以上时,肺功能才会受到损害。因此,对肺功能而言,骨水泥的使用一般是安全的。为减少单体的吸收量,混合物必须做充分搅拌。

除单体吸收引起的对心脏、血管和肺脏的毒性反应外,当骨黏合剂填入骨髓腔后,髓腔内压急剧上升,使得髓腔内容物包括脂肪、空气微栓子及骨髓颗粒进入肺循环,引起肺栓塞,致肺血管收缩,肺循环阻力增加和通气灌流比例失调,导致肺分流增加、心排血量减少和低氧血症。为了减少髓腔内压上升所致的并发症,用骨水泥枪高压冲洗以去除碎屑,从底层开始分层填满髓腔,这可使空气从髓腔内逸出以减少空气栓塞的发病率,也可从下位的骨皮质钻孔,并插入塑料管以解除髓内压的上升。

对骨黏合剂使用时对心肺可能造成的影响,必须高度重视,采取预防措施。应当在用骨水泥时严密监测 PaO_2、$PaCO_2$、$PETCO_2$、SpO_2、血压、心律及心电图等。补足血容量,必要时给予升压药,保证气道通畅,并予充分吸氧。下肢关节置换的手术,在松止血带时,要注意松止血带后所致的局部单体吸收,骨髓、空气微栓子或脂肪栓等进入肺循环而引起的心血管反应,甚至有可能出现心搏骤停的意外。

(三)止血带

四肢手术一般都需在止血带下进行,以达到术野无血的目的。但是止血带使用不当时也会出现一些并发症。

(四)激素的应用

1.概述

行人工关节置换的患者常因其原发病而长期服用激素,因此,可有肾上腺皮质萎缩和功能减退,在围术期如不及时补充皮质激素,会造成急性肾上腺皮质功能不全(危象)。对此类患者应详细询问服用激素的时间、剂量和停用时间,必要时做 ACTH 试验检查肾上腺皮质功能。对考虑可能发生肾上腺皮质功能不全的患者,可在术前补充激素,可提前 3 天起口服泼尼松,5 mg,每天 3 次,或于术前一天上午和下午各肌内注射醋酸可的松 100 mg,在诱导之前及术后给予氢化可的松 100 mg 静脉滴注。

2.急性肾上腺皮质功能不全的判定

如果麻醉和手术中出现下列情况,则应考虑发生了急性肾上腺皮质功能不全。

(1)原因不明的低血压休克,脉搏增快,指、趾颜面苍白。

(2)在补充血容量后仍持续低血压,甚至对升压药物也不敏感。

(3)不明原因的高热或低体温。

(4)全麻患者苏醒异常。

(5)异常出汗、口渴。

(6)血清钾升高或钠、氯降低。

(7)肾区痛(腰疼)和胀感、蛋白尿。

(8)在上述症状的同时,可出现精神不安或神志淡漠,继而昏迷。

3.处理

如果考虑为肾上腺皮质功能不全,立即给予氢化可的松 100 mg 静脉推注,然后用氢化可的松 200 mg 静脉滴注。

(五)深静脉血栓和肺栓塞

骨关节手术有许多患者为长期卧床或老年人,静脉血流瘀滞,而手术创伤或肿瘤又使凝血功能改变,皆为静脉血栓的高危因素,在手术操作时有可能致深静脉血栓进入循环。长骨干骨折患者有发生脂肪栓塞的危险性,使用骨水泥时有可能发生空气栓塞。对麻醉医师来说,对术中发生的肺栓塞有足够的警惕非常重要,因为术中肺栓塞发病极其凶险,患者死亡率高,而且容易与其他原因引起的心搏骤停相混淆。因此,术中应密切观察手术操作步骤及患者的反应,严密监测心率、血压、SpO_2、$PETCO_2$ 等。心前区或经食管超声心动对肺栓塞诊断有一定帮助。如果患者术中突然出现不明原因的气促、胸骨后疼痛、$PETCO_2$ 下降、PaO_2 下降、肺动脉高压、血压下降而用缩血管药纠正效果不好等表现时,应考虑有肺栓塞的可能。

为了预防和及时发现因静脉血栓脱落而致肺栓塞,术中须维持血流动力学稳定,补充适当的血容量,并在放骨水泥和松止血带时需严密监测生命体征的变化。

对严重肺栓塞的治疗是进行有效的呼吸支持及循环衰竭的纠正与维持。主要方法包括吸氧、镇痛、纠正心力衰竭和心律失常及抗休克。空气栓塞时,应立即置患者于左侧卧头低位,使空气滞留于右心房内,防止气栓阻塞肺动脉及肺毛细血管,也可通过经上肢或颈内静脉插入右心导管来抽吸右心内空气。对血栓性肺栓塞,如无应用抗凝药的禁忌,可用肝素抗凝治疗,或给予链激酶、尿激酶进行溶栓治疗。高压氧舱可促进气体尽快吸收并改善症状。

二、术前准备及麻醉选择与管理

虽然有许多青壮年患者需行关节置换手术,但以老年人多见。老年人常伴有各系统器官的功能减退和许多并存疾病,致围术期和麻醉中并发症增多,其死亡率也比年轻人为高。术前需对高龄患者并存的疾病及麻醉的危险因素进行正确评估,对并存疾病应给予积极的治疗。如对于高血压和冠心病患者,术前应给予有效的控制血压及改善心肌缺血,维持心肌氧供需平衡,以减少围术期心脑血管的并发症;慢性气管炎患者应积极治疗,训练深呼吸及咳嗽,以减少术后肺部感染。老年人心肺肝肾功能减退,药物代谢慢,诱导和术中用药应尽量选用短效、代谢快及对循环影响小的药物,如用依托咪酯诱导,以异氟醚、七氟醚、地氟醚等吸入麻醉药为主维持麻醉,尽量减少静脉用药。

(一)术前准备

1.麻醉前访视与病情估计

关节置换的患者,老年人较多,他们常合并有心血管疾病、肺部疾病、高血压及糖尿病等。类风湿关节炎和强直性脊柱炎患者累及心脏瓣膜、心包及心脏传导系统者,须详细检查及对症处理。术前一定要了解高血压的程度,是否规律用药(抗高血压药可用至手术日早晨),是否累及其他器官,有无合并心功能不全。对合并房室传导阻滞和病态窦房结综合征的患者应详细询问病史,必要时安置临时起搏器。慢性肺疾病患者,要注意有无合并肺部感染,术前需做肺功能和血气检查。类风湿关节炎和强直性脊柱炎要检查脊柱活动受限程度,判断气管插管是否困难,胸廓活动受限的程度如何。合并糖尿病的患者,要详细询问病史,服药的类型,检测术前血糖和尿糖值,必要时给予短效胰岛素控制血糖。有服用激素病史的患者,应根据服药史及术前的临床表

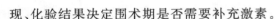

现、化验结果决定围术期是否需要补充激素。

2.麻醉前用药

一般患者术前常规用药,有严重的循环和呼吸功能障碍的患者,镇静药或镇痛药慎用或不用。有肾上腺皮质功能不全倾向的患者,诱导前给予氢化可的松 100 mg,加入 100 mL 液体中滴注。

3.术前备血

估计术中出血较多的患者,术前要准备好充足的血源。为了节约血源和防止血源性疾病传播和输血并发症,可采用术中血液回收技术或术前备自体血在术中使用。血红蛋白在 10 g 或红细胞比积在 30% 以下,不宜采集自体血。最后一次采血至少在术前 72 小时前,以允许血容量的恢复。拟做纤维支气管镜引导气管插管时,要准备好必备用品,如喷雾器、支气管镜等。

4.维持气道困难的预测与气管插管困难的评估

对类风湿关节炎和强直性脊柱炎影响到颈椎寰枢关节、颞下颌关节致头不能后仰和(或)张口困难的患者,应当仔细检查,估计气管插管的难易程度,以决定麻醉诱导和插管方式。目前,预测气道困难的方法很多,现介绍几种方法。

(1)张口度:是指最大张口时上下门牙间的距离,正常应≥3 指(患者的示指、中指和无名指并拢),2～3 指,有插管困难的可能,<2 指,插管困难。不能张口或张口受限的患者,多置入喉镜困难,即使能够置入喉镜,声门暴露也不佳,因此可造成插管困难。

(2)甲颏间距:是指患者颈部后仰至最大限度时,甲状软骨切迹至下颏间的距离,以此间距来预测插管的难度。甲颏间距≥3 指(患者的示、中及无名指),插管无困难,在 2～3 指间,插管可能有困难,但可在喉镜暴露下插管;<2 指,则无法用喉镜暴露下插管。

(3)颈部活动度:是指仰卧位下做最大限度仰颈,上门牙前端至枕骨粗隆的连线与身体纵轴相交的角度,正常值>90°;<80°为颈部活动受限,直接喉镜下插管可能遇到困难。

(4)寰枕关节伸展度:当颈部向前中度屈曲(25°～35°),而头部后仰,寰枕关节伸展最佳。口、咽和喉三条轴线最接近为一直线(亦称"嗅花位"或称 Magill 位),在此位置,舌遮住咽部较少,喉镜上提舌根所需用力也较小。寰枕关节正常时,可以伸展 35°。寰枕关节伸展度检查方法:患者端坐,两眼向前平视,上牙的咬颌面与地面平行,然后患者尽力头后仰,伸展寰枕关节,测量上牙咬颌面旋转的角度。上牙旋转角度可用量角器准确地测量,也可用目测法进行估计分级,1 级为寰枕关节伸展度无降低,2 级为降低 1/3,3 级为降低 2/3,4 级为完全降低。

(二)麻醉方法的选择

1.腰麻和硬膜外麻醉

只要患者无明显的腰麻或硬膜外麻醉禁忌证及强直性脊柱炎导致椎间隙骨化而使穿刺困难,都可选用腰麻或硬膜外麻醉,近年来在腰麻或硬膜外麻醉下进行了大量的髋、膝关节置换手术,包括>80 岁的高龄患者,均取得了良好效果。而且有研究表明选用腰麻和硬膜外麻醉对下肢关节置换手术有如下优点。

(1)深静脉血栓率发生率降低,因硬膜外麻醉引起的交感神经阻滞导致下肢动静脉扩张,血流灌注增加。

(2)血压和 CVP 轻度降低,可减少手术野出血。

(3)可减轻机体应激反应,从而减轻患者因应激反应所引起的心肺负荷增加和血小板激活导致的高凝状态等。

（4）局麻药可降低血小板在微血管伤后的聚集和黏附能力，对血栓形成不利。

（5）可通过硬膜外导管行术后椎管内镇痛。

2.全身麻醉

对有严重心肺并发症的患者、硬膜外或腰麻穿刺困难者以及其他禁忌证的患者，宜采用气管插管全身麻醉。

（1）注意要点：①选用对心血管功能影响小的诱导和维持药物。②尽量选用中短效肌肉松弛药，术中严密监测生命体征，术后严格掌握拔管指征。③强直性脊柱炎等气管插管困难者，应在纤维支气管镜帮助下插管，以免造成不必要的插管损伤；必要时可行控制性降压，以减少出血。

总之，在满足手术要求和保证患者安全的前提条件下，根据患者的病情，手术的范围，设备条件和麻醉医师自身的经验与技术条件来决定麻醉方法。

（2）全麻诱导：对年老体弱者，全麻诱导时给药速度要慢，并密切观察患者的反应，如心血管反应、药物变态反应等。常用静脉药物及其诱导剂量如下。①异丙酚，成人 $2\sim2.5$ mg/kg，在30秒内给完，年老体弱者宜减量和减慢给药速度。②咪达唑仑，未用术前药的患者，<55 岁，$0.3\sim0.35$ mg/kg；>55 岁，0.30 mg/kg，ASAⅢ～Ⅳ级，$0.2\sim0.25$ mg/kg。已用术前药的患者，适当减量。③依托咪酯，$0.2\sim0.6$ mg/kg，常用量 0.3 mg/kg，小儿、老弱、重危患者应减量，注药时间在 30 秒以上。④硫喷妥钠，$4\sim8$ mg/kg，常用量 6 mg/kg。⑤常用肌肉松弛药及插管剂量为琥珀胆碱 $1\sim2$ mg/kg；泮库溴铵 $0.10\sim0.15$ mg/kg；维库溴铵 $0.08\sim0.10$ mg/kg，哌库溴铵 0.1 mg/kg。

（3）麻醉维持：一般用静吸复合全麻，特别是以异氟醚、七氟醚为主的静吸复合全麻，对患者心血管功能抑制小，苏醒快，是理想的麻醉维持方法，因此，尽量减少静脉用药，而以吸入麻醉为主。

（4）预知气道困难患者的插管处理：预知气道困难的患者，应根据患者情况选择插管方式，切忌粗暴强行插管，特别是有颈椎半脱位，骨质疏松，全身脱钙的患者。气管插管技术的选择如下。①直接喉镜，一般插管无困难的患者，可快速诱导、直接喉镜下气管插管。估计可能有困难，不宜快速诱导，而应咽喉表面麻醉和环甲膜穿刺气管内表面麻醉或强化麻醉下行清醒气管插管。②盲探经鼻插管，用于插管困难的患者。患者清醒，多采用头部后仰、肩部垫高的体位，并可根据管口外气流的强弱进行适当的头位调整，气流最大时，表明导管正对声门，待患者吸气时将导管送入气管内。③纤维光导喉镜引导气管，插管患者有明显困难插管指征时，应直接选择在纤维支气管镜帮助下插管。④喉罩，有条件者可选用喉罩处理气道困难和插管困难。

（三）术中麻醉管理

（1）术中严密监测患者的生命体征，维持循环功能的稳定和充分供氧。监测包括血压、心率、ECG、SpO_2、$PETCO_2$ 等项目。

（2）对术前有冠心病或可疑冠心病的患者，应予充分给氧，以保证心肌的氧供需平衡。

（3）硬膜外麻醉要注意掌握好阻滞平面，特别是用止血带的患者，如果阻滞范围不够，时间长则会使患者不易耐受。

（4）对老年或高血压患者，局麻药用量要酌减，掌握少量分次注药原则，防止阻滞平面过广导致血压过低，要及时补充血容量。

（5）注意体位摆放，避免皮肤压伤，搬动体位要轻柔，要注意保持患者的体温。

（6）在一些重要步骤如体位变动、放骨水泥、松止血带前要补足血容量，密切观察这些步骤对机体的影响并做好记录。

(7)体液平衡很重要,既要补足禁食禁水及手术中的丢失,满足生理需要量,又要注意不可过多过快而造成肺水肿。

(8)心血功能代偿差的患者,在总量控制的前提下,胶体液比例可适当加大,可用血定安、海脉素、中分子羟乙基淀粉及血浆等。

术中失血量要精确计算,给予适量补充,备有自体血的患者需要输血时,先输自体血,有条件者可采用自体血回收技术回收术中失血。

(四)特殊手术的麻醉

1.强直性脊柱炎和类风湿关节炎患者的麻醉

(1)病情估计:术前患者访视应注意如下事项。①了解病情进展情况,是否合并心脏瓣膜、传导系统、心包等病变,应作心电图检查及判断心功能分级。②判断胸廓活动受限情况,决定是否作肺功能和血气检查。③了解颈、腰椎有无强直,颈活动度及张口度,依此考虑诱导和气管插管以何种方式进行。④水电解质平衡情况,是否有脱钙。⑤是否有激素服用史,服用时间长短,剂量,何时停用,考虑是否用激素准备。⑥术前用药剂量宜小,呼吸受限者术前可免用镇静镇痛药,入室后再酌情给予。

(2)麻醉方式和术中管理:此类患者的腰麻和硬膜外麻醉穿刺常有困难,而且硬脊膜与蛛网膜常有粘连,易误入蛛网膜下腔,且椎管硬化,容积变小,硬膜外隙很窄,剂量不易掌握,过大致平面意外升高,有时又因硬膜外腔有粘连致局麻药扩散差,麻醉效果不好,追加镇静药又顾虑呼吸和循环抑制,颇为棘手。因此,从患者安全出发,一般采用全麻更为合适。全麻可根据患者颈部活动度和张口程度决定诱导和插管方式。估计有困难者,行清醒经鼻盲探气管插管。对脊柱前屈>60°、颈屈曲>20°患者,行快速诱导全麻是危险的。此外,反复不成功的插管可发生咽喉软组织损伤、出血、水肿,以致气道难以保持通畅,而出现缺氧、CO_2蓄积,甚至心搏骤停等严重后果。因此,行纤维支气管镜引导下气管插管是安全可靠的方式。如果条件不具备,可考虑逆行插管术,也可考虑使用喉罩。

有近期或长期服用激素病史者,诱导前给予100 mg氢化可的松溶于100 mL液体中,输入后开始诱导。全麻忌过深,因此类患者对麻醉药耐量低,用药量应减少,尤其是静脉麻醉药。术中充分供氧,避免低氧血症,并注意液体量和失血量的补充。颈椎强直者,术后需完全清醒后再拔管。

2.髋关节置换手术的麻醉

人工髋关节置换手术的主要问题是患者多为老年人,长期卧床的强直性脊柱炎、类风湿关节炎及创伤骨折患者,手术创伤大,失血多,易发生骨黏合剂综合征及肺栓塞。

术前访视患者时,要注意其全身并发症及重要脏器功能情况,如高血压、心脏病、慢性阻塞性肺疾病、糖尿病等,术前应控制血压,改善心肺功能,控制血糖。术前应检查心肺功能。要询问过敏史,服药史,服用激素史等。长期卧床患者要注意心血管代偿功能和警惕深静脉血栓和肺栓塞的危险。术前需准备充分的血源,如备自体血。术前用药需选用对呼吸和循环无抑制的药物。

麻醉方式可根据患者情况和麻醉条件及麻醉医师自身经验来决定。有的医院多采用腰麻或硬膜外麻醉。

当手术截除股骨头颈部,扩大股骨髓腔和修整髋臼时,出血较多。为减少大量输血的并发症,减少输血性疾病的危险可采用一些措施。

（1）术前备自体血。

（2）术中失血回收。

（3）术前进行血液稀释。

（4）术中控制性降压。

（5）注意体位摆放，避免静脉回流不畅而增加出血。

（6）术前、术中用抑肽酶可减少出血。

在用骨黏合剂时应警惕骨水泥综合征的发生，充分供氧，保持血容量正常，减浅麻醉，必要时给予升压药。同时要警惕脂肪栓塞综合征，以防意外发生。

3.膝关节置换手术的麻醉

膝关节置换手术主要注意松止血带后呼吸血压的变化、骨水泥问题及术后镇痛。膝关节手术一般用止血带减少出血，但要注意由此带来的并发症。少数高血压，心脏病患者在驱血充气后可产生高血压，甚至心衰。在松止血带时可产生"止血带休克"及肺栓塞综合征。在双膝关节同时置换时，要先放松一侧后，观察生命体征的变化，使循环对血液重新分布有一个代偿的时间，再放另一侧止血带。

膝关节置换手术后疼痛可能比髋关节置换手术后更明显，可行各种方法的术后镇痛，有利于早期活动和功能锻炼。

（姜　鹤）

第二节　脊柱手术的麻醉

一、脊柱急症手术

（一）概述

随着汽车的逐渐普及，交通事故也在上升，它是造成脊柱创伤的主要原因之一，另一主要原因是工伤事故。脊柱创伤最常见的是脊柱骨折、椎体脱位和脊髓损伤。脊柱创伤后常因骨折、脱位、血肿导致脊髓损伤，一旦出现脊髓损伤，后果极为严重，可致终身残疾，甚至死亡。据统计脊髓损伤的发病率为$(8.1\sim16.6)/100$万人，其中80％的患者年龄在$11\sim30$岁。因此，对此类患者的早期诊断和早期治疗至关重要。

（二）麻醉应考虑的问题

1.脊髓损伤可以给其他器官带来严重的影响

麻醉医师对脊髓损伤的病理生理改变应有充分认识，以利正确的麻醉选择和合理的麻醉管理，减少继发损伤和围术期可能发生的并发症。

2.应兼顾伴发伤

脊柱损伤常合并其他脏器的损伤，麻醉过程中应全面考虑，尤其是伴有颅脑胸腹严重损伤者。

3.困难气道

颈椎损伤后，尤其是高位颈椎伤患者常伴有呼吸和循环问题，其中气道处理是最棘手的问题,全身麻醉选择何种气管插管方式方可最大限度地减少或避免因头颈部伸曲活动可能带来的加重脊髓损伤情况,是麻醉医师需必须考虑的至关重要的问题。高位脊髓伤患者可出现气管反射异常,系交感与副交感神经平衡失调所致,表现刺激气管时易出现心动过缓,如并存缺氧,可致心搏骤停,因此,对该类患者在吸痰时要特别小心。

(三)麻醉用药选择

1.麻醉选择

大部分脊柱损伤需行椎管减压和(或)内固定手术,手术本身较复杂,而且组织常有充血水肿,术中出血较多。另外,硬脊膜外和蛛网膜下腔阻滞麻醉均因穿刺及维持平面方面有一定的困难,体位变动也常列为禁忌,如伴有脊髓损伤,病情常较复杂,术中常有呼吸及循环不稳等情况发生,故一般均应采取气管插管全身麻醉。

鉴于脊髓损伤有较高的发病率,并常有复合损伤,特别是颈段和(或)上胸段损伤者,麻醉手术的危险性较大,任何的操作技术都有可能产生不良后果,甚至加重原发损伤,故在诊断之始及至麻醉后手术期间,对此类患者,麻醉医师均应仔细观察处理,特别是对那些身体其他部位合并有致命创伤的患者犹然。

麻醉选择足够深的全身麻醉和神经阻滞麻醉均可有效的预防副交感神经的过度反射,消除这一过度反射是血流动力学稳定的基础;仔细的决定麻醉药用量和认真细致注意血容量的变化并加以处理是血流动力学稳定的重要因素。

2.麻醉用药

脊髓损伤后,由于肌纤维失去神经支配致使接头外肌膜胆碱能受体增加,这些异常的受体遍布肌膜表面,产生对去极化肌肉松弛药的超敏感现象,注入琥珀胆碱后会产生肌肉同步去极化,大量的细胞内钾转移到细胞外,从而大量的钾进入血液循环,产生严重的高血钾,易发生心搏骤停。一般脊髓损伤后 6 个月内不宜使用琥珀胆碱,均应选用非去极化肌肉松弛药。鉴于脊髓损伤的病理生理改变,在选择麻醉前用药时应慎用或不用有抑制呼吸功能和可导致睡眠后呼吸暂停的药物。麻醉诱导时宜选用依托醚酯、咪达唑仑等对循环影响较小的药物,并注意用药剂量及给药速度,同时准备好多巴胺及阿托品等药物。各种吸入和非吸入麻醉药虽然对脊髓损伤并无治疗作用,但氟烷、芬太尼、笑气和蛛网膜下腔使用的利多卡因均能延长从脊髓缺血到脊髓损伤的时间,这种保护作用的可能机制如下。

(1)抑制了脊髓代谢。

(2)对脊髓血流的影响。

(3)内源性儿茶酚胺的改变。

(4)阿片受体活性的改变。

(5)与继发损伤的介质如前列腺素相互作用的结果。

麻醉维持多采用静吸复合的方法。

(四)麻醉操作和管理

1.麻醉操作

脊柱骨折可为单纯损伤和(或)合并其他部位的损伤,在脊髓损伤的急性期任何操作都可能加重或造成新的脊髓损伤。麻醉医师术前应仔细检查、轻微操作。需要强调的是麻醉诱导插管时,不应为了插管方便而随意伸曲头颈部,应尽量使头部保持在中位,以免造成脊髓的进一步损伤。另外,在体位变动时同样要非常小心。

2.麻醉管理

脊柱骨折常可合并其他部位的损伤,尤其对其他部位的致命损伤如闭合性颅脑损伤等须及时诊断和处理,若有休克须鉴别是失血性休克还是脊髓休克,这是合理安全麻醉的基础。

(1)术中监测:脊柱创伤患者病情复杂,故术中应加强对该类患者中枢、循环、呼吸、肾功能、电解质及酸碱平衡的综合的动态监测,以便及时发现并予以相应的处理,只有这样才能提高创伤患者的救治成功率。其实,对该类患者的监护不应只局限于术中,而是在整个围术期均应加强监护,唯此才能降低死亡率。

(2)呼吸管理:术中应根据血气指标选择合适的通气参数,以维持正常的酸碱平衡和适当的脊髓灌注压是至关重要的。动物实验表明高或低碳酸血症均对脊髓功能恢复不利,但创伤后低碳酸血症比高碳酸血症对组织的危害小,一般维持 $PaCO_2$ 4.7～5.3 kPa(35～40 mmHg)为宜,如合并闭合性颅脑损伤,伴有颅内压增高 $PaCO_2$ 应维持在较低水平 3.3～4.0 kPa(25～30 mmHg)为佳。如围术期出现突发不能解释的低氧血症及二氧化碳分压升高,应考虑有肺栓塞、肺水肿或急化呼吸窘迫综合征的可能,缓慢进展的或突发的肺顺应性下降,预示有肺水肿的发生,常表现为肺间质水肿,肺部听诊时湿啰音可不清楚。机械通气时可加用呼气末正压通气。对高位脊髓损伤患者,术后拔除气管导管时应特别慎重,最好保留气管导管直至呼吸循环稳定后再拔,如估计短时间内呼吸功能不能稳定者,可做气管切开,以便于气道管理。

(3)循环管理:对脊柱创伤伴有休克的患者,首先应分清是失血性休克还是脊髓休克,以便作出正确处理。前者以补充血容量为主,而对脊髓休克者可采用适当补液和 α 受体兴奋药(去氧肾上腺素或多巴胺)治疗,且不可盲目补液,特别是四肢瘫痪的患者已存在心功能不全和血管张力的改变,在此基础上如再过量输液,增加循环负荷可导致心力衰竭及肺水肿。其次脊髓损伤患者麻醉时既不可过浅致高血压,也不可过深致低血压。麻醉诱导时常出现低血压,尤其体位变动时可出现严重的低血压,甚至心搏骤停,多见于脊髓高位损伤者。为预防脊髓损伤的自主神经反射引起的心血管并发症,应选择相应的血管活性药物治疗。对脊髓损伤早期出现的严重高血压可选用直接作用到小动脉的硝普钠,α 受体阻滞剂(酚妥拉明);对抗心律失常可用 β 受体阻滞剂、利多卡因和艾司洛尔(Esmolol)等药,对窦性心动过缓、室性逸搏可选用阿托品对抗;也可适当加深麻醉来预防和治疗脊髓损伤患者的自主神经反射亢进。对慢性脊髓损伤合并贫血和营养不良的患者,麻醉时应注意补充红细胞和血浆,必要时可输清蛋白。

在脊髓休克期间,一般是脊髓损伤后的 3 天至 6 周,为维持血流动力学的稳定和防止肺水肿,监测 CVP 和肺动脉楔压(PAWP),尤其是 PAWP 不仅可直接监测心肺功能,而且还能估计分流量。

(4)体位:脊柱创伤患者伴有呼吸及循环不稳等情况,而手术大多采取俯卧位,必须注意胸腹垫物对呼吸循环和静脉回流的影响,同时还应注意眼或颌面部软组织压伤及肢体因摆放不妥所带来的损伤等。另外,应注意体位变动时可能发生的血流动力学剧变。

3.术中输血补液

术中应详细记录出入量,输液不可过量,并注意晶胶体比例,一般维持尿量在25～30 mL/h,必要时可予以利尿。已有许多研究表明围术期的高血糖可加重对脊髓神经功能的损害作用,因此,术中一般不补充葡萄糖。根据患者术前的血色素和出血情况而决定是否输血。

(五)颈椎损伤的气道处理

对颈椎损伤患者的进展性创伤生命支持(ATLS)方案已由美国创伤学会提出,方案如下:

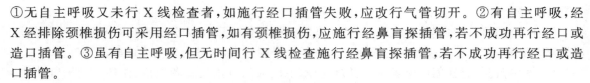

①无自主呼吸又未行 X 线检查者,如施行经口插管失败,应改行气管切开。②有自主呼吸,经 X 经排除颈椎损伤可采用经口插管,如有颈椎损伤,应施行经鼻盲探插管,若不成功再行经口或造口插管。③虽有自主呼吸,但无时间行 X 线检查施行经鼻盲探插管,若不成功再行经口或造口插管。

ATLS 方案有它的局限性,到目前为止对颈椎损伤的呼吸道处理尚无权威性和可行性的方案。对麻醉医师来说重要的是意识到气道处理与颈椎进一步损伤有密切关系的同时,采用麻醉医师最为娴熟的插管技术,具体患者具体对待,把不因行气管插管而带来副损伤或使病变加重作为指导原则。必要时可借助纤维支气管镜引导插管。颈椎制动是治疗可疑颈椎损伤的首要问题,所以,任何操作时均应保持颈椎处于相对固定的脊柱轴线位置。

1.各种气道处理方法对颈椎损伤的影响

常用的气管插管的方法有经口、经鼻及纤维支气管镜引导插管 3 种。其他插管方法,如逆行插管、环甲膜切开插管及 Bullard 喉镜下插管等目前仍较少应用。

(1)经口插管:颈椎损伤多发生在 $C_{3\sim7}$,健康志愿者在放射线监测下可见,取标准喉镜插管体位时,可引起颈椎的曲度改变,其中尤以 $C_{3\sim4}$ 的改变更为明显。

(2)经鼻气管插管:虽然在发达国家施行经鼻盲探插管以控制患者的气道已经比较普及,但对存在自主呼吸的颈椎损伤患者,仍无有力证据表明采用这种插管技术是安全的,原因如下。①插管时间较长。②如表面麻醉不充分,患者在插管过程中常有呛咳,从而导致颈椎活动,可能加重脊髓损伤。③易造成咽喉部黏膜损伤和呕吐误吸而致气道的进一步不畅;插管时心血管反应较大,易出现心血管方面意外情况。

有学者对大量颈椎创伤合并脊髓损伤的患者采用全身麻醉,快速诱导经鼻或口插管的方法收到良好的临床效果。在此,要强调的是插管操作必须由有经验的麻醉医师来完成,而不应由实习生或不熟练的进修生来操作。

(3)纤维支气管镜引导下插管:纤维支气管镜是一种可弯曲的细管,远端带有光源,操作者可通过光源看到远端的情况,并可调节使其能顺利通过声门。与气管插管同时使用时,先将气管导管套在纤维支气管镜外面,再将纤维支气管镜经鼻插至咽喉部,调节光源使其通过声门,然后再将气管导管顺着纤维支气管镜送入气管内。纤维支气管镜插管和经鼻盲探插管比较,具有试插次数明显减少,完成插管迅速,可保持头颈部固定不动,并发症少等优点,纤维支气管镜插管的成功率几乎可达 100%,比经鼻盲探明显增高,且插管的咳嗽躁动发生率低。

2.颈椎损伤患者气管插管方式的选择

如上所述,为了减少脊柱创伤后的继发损伤,选用何种插管方法是比较困难的,但有一点是肯定的,有条件者首选纤维支气管镜插管引导下插管;其次,要判断患者的插管条件,如属困难管,千万别勉强,可借助纤维支气管镜插管或行气管切开。另外,要选麻醉者最熟练的插管方法插管。只有这样才能将插管可能带来的并发症降到最低。

二、择期类手术

(一)概述

脊柱外科发展很快,尤其最近十来年,新的手术方法不断涌现,许多国际上普遍使用的脊柱外科手术及内固定方法,在国内也已逐渐推广使用,开展脊柱外科新手术的医院也越来越多,在这方面做得较好的是上海长征医院,已有手术患者 8 000 多例,手术方法及内固定材料等方面基本上与国际接轨。脊柱外科手术大多比较精细和复杂,而且一旦发生脊髓神经损伤,将造成患者的严重损害,甚至残废。因此,在手术前做好充分准备,选择恰当的手术方案及麻醉方法,以确保麻醉和手术的顺利进行显得尤为重要。

(二)脊柱择期手术的特点

脊柱外科手术同胸腹和颅脑手术相比,虽然对重要脏器的直接影响较小,但仍有其特点,麻醉和手术医师对此应有足够的认识,以保证患者围术期的安全。

1.病情差异较大

脊柱手术及接受手术的患者是千变万化和参差不齐的,患者可以是健壮的,也可以是伴有多系统疾病的,年龄从婴儿到老年;疾病种类繁多,既有先天性疾病,如先天性脊柱侧凸,又有后天性疾病,如脊柱的退行性变;既可以是颈椎病,也可以是骶尾部肿瘤等。手术方法多种多样,既可以经前方、侧前方减压,也可以经后路减压,有的需要内固定,有的则不需要,即使是同一种疾病,由于严重程度不等,其治疗方法也可完全两样。因此,麻醉医师术前应该准确了解病情及手术方式,以便采取恰当的麻醉方法,保证手术顺利地进行。

2.手术体位对麻醉的要求

脊柱外科手术患者的正确体位可以减少术中出血,易于手术野的暴露和预防体位相关的损伤。根据脊柱手术进路的不同,常采取不同的体位,仰卧位和侧卧位对循环和呼吸功能影响不大,麻醉管理也相对较为简单。当采用俯卧位时可造成胸部和腹部活动受限,胸廓受压可引起限制性通气障碍,使潮气量减少,如果麻醉深度掌握不好使呼吸中枢受到抑制,患者则有缺氧的危险;而腹部受压可导致静脉回流障碍,使静脉血逆流至椎静脉丛,加重术中出血。另外,如果头部位置过低或颈部过分扭曲等都可造成颈内静脉回流障碍,而致球结膜水肿甚至脑水肿。因此,俯卧位时应取锁骨和髂骨为支撑点,尽量使胸腹部与手术台之间保持一定空隙,同样要将头部放在合适的位置上,最好使用软的带钢丝的气管导管,这样可以避免气管导管打折和牙垫可能造成的搁伤。较长时间的手术,建议采用气管内麻醉。如果采用区域阻滞麻醉,则应加强呼吸和循环功能的监测,特别是无创血氧饱和度的监测,以便及时发现患者的氧合情况。患者良好体位的获得要靠手术医师、麻醉医师和手术护士的一起努力。

3.充分认识出血量大

脊柱手术,由于部位特殊,止血常较困难,尤其是骶尾部的恶性肿瘤手术,失血量常可达数千毫升,因此术前必须备好血源,术中要正确估计失血量,及时补充血浆成分或者全血。估计术中有可能发生大量失血时,为减少大量输血带来的一些并发症,有时可采取血液稀释、自体输血及血液回收技术,也可采用术中控制性降压,但这些措施可使麻醉管理更加复杂,麻醉医师在术前应该有足够的认识,并做好必要的准备,以减少其相关的并发症。

(三)术前麻醉访视和病情估计

1.术前麻醉访视

(1)思想工作:通过麻醉前访视应尽量减少患者术前的焦虑和不安情绪,力争做到减轻或消除对手术和麻醉的顾虑和紧张,使患者在心理和生理上均能较好地耐受手术。麻醉医师术前还应向患者及其家属交代病情,说明手术的目的和大致程序,拟采用的麻醉方式,以减少患者及其家属的顾虑。对于情绪过度紧张的患者手术前晚可给予适量的镇静药,如地西泮 $5\sim10$ mg,以保证患者睡眠充足。

(2)病史回顾:详细询问病史,包括常规资料(如身高、体重、血压、内外科疾病、相关系统回顾、用药情况、过敏史、本人或家族中的麻醉或手术的意外情况、异常或过分出血史)和气道情况估计,以便正确诊断和评价患者的疾病严重程度以及全身状况,选择适当的麻醉方法以保证手术得以顺利进行。虽然脊柱手术的术后并发症和死亡率都较低,但也应同样重视术前的准备工作,包括病史采集工作。特别是对于脊柱畸形手术患者,要注意畸形或症状出现的时间及进展情况,畸形对其他器官和系统功能的影响,特别要注意是否有呼吸和循环系统并发症,如心悸、气短、咳嗽和咳痰。

(3)体格检查:对于麻醉医师来说,在进行体格检查时,除了对脊柱进行详细的检查外,对患者进行系统的全身状况的检查也非常重要,特别是跟麻醉相关项目的检查,如气管插管困难程度的判断及腰麻、硬膜外穿刺部位有无畸形和感染等,以便为麻醉方式的选择做好准备。另外,对脊柱侧凸的患者,要注意心、肺的物理检查。

(4)了解实验室检查和其他检查情况:麻醉医师在术前访视时,对已做的各项实验室检查和其他检查情况应作详细了解,必要时可做一些补充检查。对于要施行脊柱手术的患者,国内除了要进行血、尿常规和肝、肾功能、凝血功能、电解质检查等以外,还应进行心电图检查。如疑有心功能异常的患者,术前可做超声心动图检查,有助于对心功能的进一步评价,从而估计对手术的耐受性。但近年来国外的趋势是在许多患者中已减少了一些常规检查,术前实验室检查、胸片、心电图和B超等应根据患者的年龄、健康情况及手术的大小而定,对健康人的筛选试验如表13-1所示。

表 13-1　手术、麻醉前常规检查

年龄(岁)	胸片	ECG	血液化验
<40	—	—	
40~59	—	+	肌酐、血糖
≥60	+	+	肌酐、血糖及全血常规

2.病情估计

在评价患者对麻醉和手术的耐受性时,首先要注意的是患者的心肺功能状态。在脊柱手术中,脊柱侧凸对患者的心肺功能影响最大,因此,严重脊柱侧凸和胸廓畸形的患者术前对心肺功能的估计特别重要,由于心肺可以直接受到影响,如机械性肺损害或者作为一些综合征(如马方综合征,它可有二尖瓣脱垂、主动脉根部扩张和主动脉瓣关闭不全)的一部分而受到影响,可表现为气体交换功能的障碍,肺活量、肺总量和功能残气量常减少,机体内环境处于相对缺氧状态,术中和术后易出现缺氧、呼吸困难甚至呼吸衰竭,因此术前应进行血气分析和肺功能测定,以评价患者的肺功能状态,这对判断其能否耐受手术和预后有重要意义。一般肺功能检查显示轻度损害的患者,只要在术中加强监护一般可耐受麻醉和手术,对中度以上损害的患者,则应在术前根据病因采取针对性的处理。另外,根据病史情况,必要时应行彩色超声心动图检查及心功能测定。

一般认为脊柱侧凸程度越重,则影响越大,预后也越差。任何原因导致的胸部脊柱侧凸,均有可能导致呼吸和循环衰竭。据报道许多这种病例在 45 岁以前死亡,而在尸检中右心室肥厚并肺动脉高压的发生率很高。特发性脊柱侧凸常于学龄前后起病,如得不到正确治疗,其病死率可比一般人群高 2 倍,其原因可能是由于胸廓畸形使肺血管床的发育受到影响,单位肺组织的血管数量比正常人少,从而导致血管阻力的增加。另外由于胸廓畸形使肺泡被压迫,肺泡的容量变小,导致通气血流比率异常,使肺血管收缩,最后导致肺动脉高压。术前心电图检查 P 波大于

2.5 mm示右房增大,如果 V_1 和 V_2 导联上 R 波大于 S 波,则提示有右心室肥厚,这些患者对麻醉的耐受性降低,在围术期应注意避免缺氧和增加右心室负荷。

对于脊柱畸形的患者,还应注意是否同时患有神经肌肉疾病,如脊髓空洞症、肌营养不良、运动失调等,这些疾病将影响麻醉药的体内代谢过程。

有些脊柱手术患者,由于病变本身造成截瘫,患者长期卧床,活动少,加上胃肠道功能紊乱,常发生营养不良,降低对麻醉和手术的耐受力。对这类患者术前应鼓励其进食,必要时可以采取鼻饲或静脉高营养,以尽可能改善其营养状况。高位截瘫患者易合并呼吸道和泌尿道感染,术前应积极处理,另外,截瘫患者由于瘫痪部位血管舒缩功能障碍,变动体位时易出现直立性低血压,应引起麻醉医师注意。部分患者可合并有水、电解质和酸碱平衡紊乱,也必须在术前予以纠正。长期卧床患者因血流缓慢和血液浓缩可引起下肢深静脉血栓形成,活动或输液时可引起血栓脱落,一旦造成肺动脉栓塞可产生致命性后果,围术期前后应引起重视并予以妥善处理。

(四)麻醉方法的选择和术中监测

1.麻醉方法的选择

以前,脊柱手术通常选用局部浸润麻醉,由于麻醉效果常不理想,术中患者常有疼痛感觉,因此,近年来已逐渐被全身麻醉和连续硬膜外麻醉所取代。腰段简单的脊柱手术可以选用连续硬膜外麻醉,但如果手术时间较长,患者一般不易耐受,必须给予辅助用药,而后者可以抑制呼吸中枢,有发生缺氧的危险,处于俯卧位时又不易建立人工通气,一旦发生危险抢救起来也非常困难,因此对于时间较长的脊柱手术。只要条件允许,应尽量采用气管内麻醉。对于高位颈椎手术或俯卧位手术者应选择带加强钢丝的软气管导管做经鼻插管,前者可避免经口插管时放置牙垫而影响手术操作,后者是为便于固定和头部的摆放而气管导管不打折。

大部分脊柱手术的患者术前可以给予苯巴比妥钠 0.1 g、阿托品 0.5 mg 肌内注射,使患者达到一定程度的镇静。如果使用区域阻滞麻醉,术前也可以只使用镇静药,特殊病例,可根据情况适当调整术前用药。

2.术中监测

术中监测是保证患者安全及手术顺利进行的必不可少的措施,血压、心电图、SpO_2 以及呼吸功能(呼吸频率、潮气量等)的监测应列为常规,有条件的可监测 $PETCO_2$。

在脊柱畸形矫正术及脊柱肿瘤等手术时,由于创面大,失血多,加上采用俯卧位时,无创血压的监测可能更困难,因此在有条件的情况下,应行桡动脉穿刺直接测压,如有必要还应行 CVP 的监测,以便指导输血和输液,对术前有心脏疾病者或老年人可放置漂浮导管,监测心功能及血管阻力等情况。在行控制性降压时 ABP 和 CVP 的监测更是十分必要。

在行唤醒试验前,应了解肌松的程度,可用加速度仪进行监测,如果 T_4/T_1 恢复到 0.7 以上,此时可行唤醒试验。如果用周围神经刺激器进行监测,则 4 个成串刺激均应出现,否则在唤醒前应先拮抗非去极化肌肉松弛药。目前有的医院已用体表诱发电位等方法来监测脊髓功能。

(五)常见脊柱手术的麻醉

脊柱外科手术种类很多,其麻醉方法也各有其特点,以下仅介绍几种复杂且较常见手术的麻醉处理。

1.脊柱畸形矫正术的麻醉

脊柱畸形的种类很多,病因也非常复杂,其手术方式也不相同,其麻醉方法虽不完全相同,但一般均采用气管内麻醉,下面以脊柱侧凸畸形矫正的麻醉为例作详细介绍。

（1）术前常规心肺功能检查：特发性脊柱侧凸是危害青少年和儿童健康的常见病，可影响胸廓和肺的发育，使胸肺顺应性降低，肺活量减少，甚至可引起肺不张和肺动脉高压，进而影响右心，导致右心肥大和右心衰竭。限制性通气障碍和肺动脉高压所导致的肺心病是严重脊柱侧凸患者的主要死因。因此，术前除做常规检查外，必要时应做心肺功能检查。

（2）备血与输血：脊柱侧凸矫形手术涉及脊柱的范围很广，有时可超过 10 个节段，有的需经前路开胸、开腹或胸腹联合切口手术，有的经后路手术，即使经后路手术，没有大血管，但因切口长，手术创伤大，尤其是骨创面出血多，常可达 2 000～3 000 mL，甚至更多，发生休克的可能性很大，术前必须做好输血的准备。估计术中的失血量，一般备血 1 500～2 000 mL。近年来，不少学者主张采用自体输血法，即在术前采集患者的血液，在术中回输给患者自己。一般在术前 2～3 周的时间内，可采血 1 000 mL 左右，但应注意使患者的血红蛋白水平保持在 100 g/L 以上，血浆总蛋白在 60 g/L 左右。另外，可采用血液回收技术，回收术中的失血，经血液回收机处理后回输给患者，一般患者术中不需再输异体血。采用这两种方法可明显减少异体输血反应和并发症。

（3）麻醉选择：脊柱侧凸手术一般选择全身麻醉，经前路开胸手术者，必要时可插双腔气管导管，术中可行单肺通气，按双腔管麻醉管理；经后路手术者，可选择带加强钢丝的气管导管经鼻插管，并妥善固定气管导管，以防止术中导管脱落。诱导用药可使用芬太尼 1～2 μg/kg、异丙酚 1.5～2.0 mg/kg 和维库溴铵 0.1 mg/kg。也可用硫喷妥钠 6～8 mg/kg 和其他肌肉松驰药，但对截瘫患者或先天性畸形的患者使用琥珀胆碱时，易引起高钾（从而有可能导致心室颤动甚至心搏骤停）或发生恶性高热，应特别注意。对全身情况较差或心功能受损的患者也可以选择依托咪酯 0.1～0.3 mg/kg。麻醉的维持有几种不同的方式，吸入麻醉（如安氟醚、异氟醚或地氟醚＋笑气＋氧气）＋非去极化肌肉松驰药，中长效的肌肉松驰药的使用在临近唤醒试验时应特别注意，最好在临近唤醒试验 1 小时左右停用，以免影响唤醒试验。静脉麻醉（如静脉普鲁卡因复合麻醉和静脉吸入复合麻醉），各种麻醉药的组合方式很多，一般认为以吸入麻醉为佳，因为使用吸入麻醉时麻醉深度容易控制，有利于术中做唤醒试验。

（4）控制性降压的应用：由于脊柱侧凸手术切口长，创伤大，手术时间长，术中出血较多，为减少大量异体输血的不良反应，可在术中采用控制性降压术。但应掌握好适应证，对于心功能不全、明显低氧血症或高碳酸血症的患者，不要使用控制性降压，以免发生危险。用于控制性降压的措施有加深麻醉（加大吸入麻醉药浓度）和给血管扩张药（如 α 受体阻滞剂、血管平滑肌扩张药或钙通道阻滞剂）等，但因高浓度的吸入麻醉药影响唤醒试验，且部分患者的血压也不易得到良好控制，所以临床上最常用的药物是血管平滑肌扩张药（硝普钠和硝酸甘油）及钙通道阻滞剂（佩尔地平）。控制性降压时健康状况良好的患者可较长时间耐受 8.0～9.3 kPa（60～70 mmHg）的平均动脉压（MAP）水平，但对血管硬化、高血压和老年患者则应注意降压程度不要超过原来血压水平的 30％～40％，并要及时补充血容量。

（5）术中脊髓功能的监测：在脊柱侧凸矫形手术中，既要最大限度地矫正脊柱畸形，又要避免医源性脊髓功能损伤。因此，在术中进行脊髓功能监测以便术中尽可能早地发现各种脊髓功能受损情况并使其恢复是必需的。其方法有唤醒试验和其他神经功能监测。唤醒试验多年来在临床广泛应用，因其不需要特殊的仪器和设备，使用起来也较为简单，但是受麻醉深度的影响较大，且只有在脊髓神经损伤后才能做出反应，对术后迟发性神经损伤不能做出判断，正因为唤醒试验具有上述缺点，有许多新的脊髓功能监测方法用于临床，这些方法各有其优缺点，下面仅作简要的介绍。

唤醒试验：即在脊柱畸形矫正后，如放置好 TSRH 支架后，麻醉医师停用麻醉药，并使患者迅速苏醒后，令其活动足部，观察有无因矫形手术时过度牵拉或内固定器械放置不当而致脊髓损伤而出现的下肢神经并发症甚至是截瘫。要做好唤醒试验，首先在术前要把唤醒试验的详细过程向患者解释清楚，以取得配合。其次，手术医师应在做唤醒试验前 30 分钟通知麻醉医师，以便让麻醉医师开始停止静脉麻醉药的输注和麻醉药的吸入。如使用了非去极化肌肉松弛药，应使用加速度仪或周围神经刺激器以及其他方法了解肌肉松弛的程度，如果肌松没有恢复，应在唤醒试验前 5 分钟左右使用阿托品和新斯的明拮抗。唤醒时，先让患者活动其手指，表示患者已能被唤醒，然后再让患者活动其双脚或脚趾，确认双下肢活动正常后，立即加深麻醉。如有双手指令动作，而无双足指令动作，应视为异常，有脊髓损伤可能，应重新调整矫形的程度，然后再行唤醒试验，如长时间无指令动作，应手术探查。在减浅麻醉过程中，患者的血压会逐渐升高，心率也会逐渐增快，因此手术和麻醉医师应尽量配合好，缩短唤醒试验的时间。有报道以地氟醚、笑气和小剂量阿曲库铵维持麻醉时，其唤醒试验的时间平均只有 8.4 分钟，可明显缩短应激反应时间。另外，唤醒试验时应防止气管导管及静脉留置针脱出。目前神经生理监测（SEP 和 MEP）正在逐渐取代唤醒试验。

体表诱发电位（SEP）：是应用神经电生理方法，采用脉冲电刺激周围神经的感觉支，而将记录电极放置在刺激电极近端的周围神经上或放置在外科操作远端的脊髓表面或其他位置，连接在具有叠加功能的肌电图上，接受和记录电位变化。刺激电极常置于胫后神经，颈段手术时可用正中神经。SEP 记录电极可置于硬脊膜外（SSEP）或头皮（皮层体表诱发电位，CSEP），其他还有硬膜下记录、棘突记录及皮肤记录等。测定 CSEP 值，很多因素可影响测定结果，SSEP 受麻醉药的影响比 CSEP 小，得到的 SEP 的图形稳定且质量好。CSEP 是在电极无法置于硬膜外或硬膜下时的选择，如严重畸形时。CSEP 的监测结果可能只反映了脊髓后束的活动。应用 SEP 做脊髓功能监测时，需在手术对脊髓造成影响前导出标准电位，再将手术过程中得到的电位与其进行比较，根据振幅和潜伏期的变化来判断脊髓的功能。振幅反映脊髓电位的强度，潜伏期反映传导速度，两者结合起来可作为判断脊髓功能的重要测量标志。通常以第一个向下的波峰称第一阳性波，第一个向上的波峰称为第一阴性波，依此类推。目前多数人以第一阴性波峰作为测量振幅和潜伏期的标准。在脊柱外科手术中，脊髓体表诱发电位 SSEP 波幅偶然减少30％～50％时，与临床后遗症无关，总波幅减少 50％或者一个阴性波峰完全消失才提示有脊髓损伤。皮层体感诱发电位 CSEP 若完全消失，则脊髓完全性损伤的可能性极大；若可记录到异常的 CSEP，则提示脊髓上传的神经纤维功能尚存在或部分存在，并可依据潜伏期延长的多少及波幅下降的幅度判断脊髓受损伤的严重程度；脊柱畸形及肿瘤等无神经症状者，CSEP 可正常或仅有波幅降低，若伴有神经症状，则可见潜伏期延长及波幅降低约为正常的 1/2，此时提示脊柱畸形对脊髓产生压迫或牵拉，手术中应仔细操作；手术中牵拉脊髓后，若潜伏期延长大于 12.5 毫秒或波幅低于正常 1/2，10 分钟后仍未恢复至术前水平，则术后将出现皮肤感觉异常及二便障碍或加重原发损伤。影响 CSEP 的因素有麻醉过深、高碳酸血症、低氧血症、低血压和低体温等，SSEP 则不易受上述因素影响。

运动诱发电位（MEP）：在脊髓功能障碍中，感觉和运动功能常同时受损。SEP 仅能监测脊髓中上传通道活动，而不能对运动通道进行监测。有报道 SEP 没有任何变化，但患者术后发生运动功能障碍。动物实验表明，用 MEP 观察脊髓损害比 SEP 更敏感，且运动通道刺激反应与脊髓损害相关。MEP 监测时，刺激可用电或磁，经颅、皮质或脊柱，记录可在肌肉、周围神经或脊柱。MEP永久地消失与术后神经损害有关,波幅和潜伏期的变化并不一定提示神经功能损害。MEP监测时受全麻和肌肉松弛药的影响比SEP大,MEP波幅随刺激强度的变化而变化。高强度电刺激引起肌肉收缩难以被患者接受,临床上取得成功的MEP较困难,尤其是在没有正常基础记录的患者。因头皮刺激可引起疼痛,故使运动诱发电位的术前应用受到限制。Barker等用经颅磁刺激诱发MEP(tcMEP)监测,具有安全可靠、不产生疼痛并可用于清醒状态的优点,更便于手术前后对照观察。MEP和SEP反应各自脊髓通道功能状态,理论上可互补用于临床脊髓功能监测,然而联合应用SEP和MEP还需要更多的临床研究。在脊柱外科手术中,各种监测脊髓功能的方法都有其优缺点,需正确掌握使用方法,仔细分析所得结果。一旦脊髓监测证实有脊髓损伤,应立即取出内固定器械及采取其他措施,取出器械的时间与术后神经损害恢复直接相关,有人认为若脊髓损伤后3小时取出内固定物,则脊髓功能难以在短期内恢复。术中脊髓功能损伤可分为直接损伤和间接损伤,其最终结果都引起脊髓微循环的改变。动物实验发现MEP潜伏期延长或波形消失是运动通道缺血的显著标志。但仅通过特殊诱发电位精确预测脊髓缺血、评价神经损害还有困难。

2.颈椎手术的麻醉

常见的颈椎外科疾病有颈椎病、颈椎间盘突出症、后纵韧带骨化、颈椎管狭窄症及颈椎肿瘤等,多数经非手术治疗可使症状减轻或明显好转,甚至痊愈。但对经非手术治疗无效且症状严重的患者可选择手术治疗,以期治愈、减轻症状或防止症状的进一步发展。由于在颈髓周围进行手术,有危及患者生命安全或者造成患者严重残废的可能,故麻醉和手术应全面考虑,慎重对待。

(1)颈椎手术的麻醉选择:颈椎手术的常见方法有经前路减压植骨内固定、单纯后路减压或加内固定等,根据不同的入路,麻醉方式也有所不同。后路手术可选用局部浸润麻醉,但手术时间较长者,患者常难以坚持,而且局麻效果常不够确切,故应宜选择气管内插管全身麻醉为佳。前路手术较少采用局部浸润麻醉,主要采用颈神经深、浅丛阻滞,这种方法较为简单,且患者术中处于清醒状态,有利于与术者合作,但颈前路手术中常需牵拉气管,患者有不舒服感觉,这是颈丛阻滞难以达到的,因此,近年来颈前路手术已逐渐被气管内插管全麻所取代。上海长征医院骨科在全麻下行颈椎手术已有数千例,取得了良好的效果。

在行颈前路手术时需将气管和食管推向对侧,方可显露椎体前缘,故在术前常需做气管、食管推移训练,即让患者用自己的2～4指插入手术侧(常选右侧)的气管、食管和血管神经鞘之间,持续地向非手术侧(左侧)推移。这种动作易刺激气管引起干咳,术中反复牵拉还易引起气管黏膜、喉头水肿,以至患者术后常有喉咙痛及声音嘶哑,麻醉医师在选择和实施麻醉时应注意到这一点,并向患者解释。

(2)局部浸润麻醉:常选用0.5%～1%的普鲁卡因,成人一次最大剂量1.0g,也可选用0.25%～0.5%的利多卡因,一次最大剂量不超过500 mg,两者都可加或不加肾上腺素。一般使用24～25G皮内注射针沿手术切口分层注射。先行皮内浸润麻醉,于切口上下两端之间推注5～6 mL,然后行皮下及颈阔肌浸润麻醉,可沿切口向皮下及颈阔肌推注局麻药4～8 mL,切开颈阔肌后,可用0.3%的丁卡因涂布至术野表面直至椎体前方,总量一般不超过2 mL。到达横突后,可用1%的普鲁卡因8 mL行横突局部封闭。行浸润麻醉注药时宜加压,以使局麻药与神经末梢广泛接触,增强麻醉效果。到达肌膜下或骨膜等神经末梢分布较多的地方时,应加大局麻药的剂量,在有较大神经通过的地方,可使用浓度较高的局麻药行局部浸润。须注意的是每次注药前都应回抽,以防止局麻药注入血管内,并且每次注药总量不要超过极量。

（3）颈神经深、浅丛阻滞：多采用 2%利多卡因和 0.3%的丁卡因等量混合液 10～20 mL，也可以采用 2%的利多卡因和 0.5%的丁哌卡因等量混合液 10～20 mL，一般不需加入肾上腺素。

因颈前路手术一般选择右侧切口，故麻醉也以右侧为主，必要时对侧可行颈浅丛阻滞。麻醉穿刺定位如下：患者自然仰卧，头偏向对侧，先找到胸锁乳突肌后缘中点，在其下方加压即可显示出颈外静脉，两者交叉处下方即颈神经浅丛经过处，相当于第 4 及第 5 颈椎横突处，选定此处为穿刺点，第 4 颈椎横突，常为颈神经深丛阻滞点。穿刺时穿刺针先经皮丘垂直于皮肤刺入，当针头自颈外静脉内侧穿过颈浅筋膜时，此时可有落空感，即可推注局麻药 4～6 mL，然后在颈浅筋膜深处寻找横突，若穿刺针碰到有坚实的骨质感，而进针深度又在 2～3 cm，此时退针 2 mm 使针尖退至横突骨膜表面，可再推药 3～4 mL 以阻滞颈神经深丛。每次推药前均应回抽，确定无回血和脑脊液后再推药。如有必要，对侧也可行颈浅丛阻滞。

（4）气管内插管全身麻醉：颈椎手术时全麻药物的选择没有什么特殊要求，但是在麻醉诱导特别是插管时应注意切勿使颈部向后过伸，以防止引起脊髓过伸性损伤。最好在术前测试患者的颈部后伸活动的最大限度。颈前路手术时，为方便行气管、食管推移应首选经鼻气管内插管麻醉。颈椎病患者常有颈髓受压而伴有心率减慢，诱导时常需先给予阿托品以提升心率，另外，术中牵拉气管时也引起心率减慢，需加以处理。还有前路手术时，反复或过度牵拉气管有可能引起气管黏膜和喉头水肿，如果术毕过早拔除气管导管，有可能引起呼吸困难，而此时再行紧急气管插管也比较困难。其预防措施如下。①术前向对侧退松气管。②术中给予地塞米松 20 mg，一方面可以预防和减轻因气管插管和术中牵拉气管可能造成的气管黏膜和喉头水肿，另一方面可预防和减轻手术可能造成的脊髓水肿。③术后待患者完全清醒后，度过喉头水肿的高峰期时拔除气管导管。

3.脊柱肿瘤手术的麻醉

脊柱肿瘤在临床上并不少见，一般分为原发性和转移性两大类，临床上脊柱肿瘤以转移性为多见，而其中又以恶性肿瘤占多数，故及时发现及时治疗十分重要。过去对脊柱恶性肿瘤，特别是转移性肿瘤多不主张手术治疗，现在随着脊柱内固定技术的发展和肿瘤化疗的进步，手术治疗可以治愈、部分治愈或缓解疼痛而使部分患者生活质量明显提高。

（1）术前病情估计和准备：脊柱良性肿瘤病程长，发展慢，一般无全身症状，局部疼痛也较轻微。恶性肿瘤的病程则较短，发展快，可伴随有低热、盗汗、消瘦、贫血、食欲减退等症状，局部疼痛也较明显，并可出现肌力减弱、下肢麻木和感觉减退，脊柱活动也受限。无论良性或恶性肿瘤，随着病程的进展，椎骨破坏的加重，常造成椎体病理性压缩骨折或肿瘤侵入椎管，压迫或浸润脊髓或神经根，引起四肢或肋间神经的放射痛，出现大小便困难。颈胸椎部位的肿瘤晚期还引起病变平面以下部位的截瘫和大小便失禁。由于脊柱的部位深，而脊柱肿瘤的早期症状多无特殊性且体征也不明显，因此拟行手术治疗的患者病程常已有一段时间，多呈慢性消耗病容，部分患者呈恶病质状态。化验检查会发现贫血、低蛋白血症、血沉增快等。术前除应积极进行检查，还应加强支持治疗，纠正贫血和低蛋白血症等异常情况，提高患者对手术和麻醉的耐受力。

脊柱肿瘤的手术包括瘤体切除和椎体重建术，手术创伤大，失血多，尤其是骶骨肿瘤切除术，由于骶椎为骨盆后壁，血液循环十分丰富，止血也很困难，失血可达数千毫升甚至更多，故术前须根据拟手术范围备足血源，为减少术中出血可于术前行 DSA 检查，并栓塞肿瘤供血动脉。

（2）麻醉选择和实施：脊柱肿瘤手术一般选择气管内插管全身麻醉，较小的肿瘤可以选择连续硬膜外麻醉。估计术中出血可能较多时，应行深静脉穿刺和有创动脉侧压，可以在术中施行控制性降压术,骶尾部巨大肿瘤患者术中可先行一侧髂内动脉结扎。

全身麻醉一般采用静吸复合方式,药物的选择根据患者的情况而定。如果患者的一般情况好,ASA 分级在Ⅰ～Ⅱ级,麻醉药物的选择没有什么特殊要求,但如果患者的全身情况较差,则应选择对心血管功能抑制作用较小的药物,如静脉麻醉药可选择依托咪酯,吸入麻醉药可选择异氟醚,而且麻醉诱导时药物剂量要适当,注药速度不要过快。对行骶骨全切除术或次全切除术的患者,术中可实施轻度低温和控制性降压术,一方面降低患者的代谢和氧需求量,另一方面可减少失血量,从而减少大量输入异体血所带来的并发症。

4.胸椎疾病手术麻醉

胸椎疾病以后纵韧带骨化症和椎体肿瘤为多见,而肿瘤又以转移性为多见。前者常需经后路减压或加内固定术,一般采用行经鼻气管插管全身麻醉,后者常需经前路开胸行肿瘤切除减压内固定术,也采用全身麻醉,必要时需插双腔气管导管,术中可行单肺通气,以便于手术操作,此时麻醉维持不宜用笑气,以免造成术中 SpO_2 难以维持。术中出血常较多,需做深静脉穿刺,以便术中快速输血输液用。开胸患者需放置胸腔引流管,麻醉苏醒拔管前应充分吸痰,然后进行鼓肺,使萎陷的肺泡重新张开,并尽可能排除胸膜腔内残余气体。

5.脊柱结核手术的麻醉

脊柱结核为一种继发性病变,95％继发于肺结核。脊柱结核发病年龄以 10 岁以下儿童最多,其次是 11～30 岁的青少年,30 岁以后则明显减少。发病部位以腰椎最多,其次是胸椎,而其中 99％是椎体结核。

(1)麻醉前病情估计:脊柱结核多继发于全身其他脏器结核,所以患者的一般情况较差,多合并有营养不良,如合并有截瘫,则全身情况更差,可出现心肺功能减退。患者可有血容量不足,呼吸功能障碍以及水、电解质平衡紊乱。因此,术前应加强支持治疗,纠正生理紊乱。对消瘦和贫血患者,除了积极进行支持治疗外,应在术前适当予以输血,以纠正贫血。合并截瘫者围术期要积极预防和治疗压疮、尿路感染和肺炎。术前尤其要注意的是应仔细检查其他器官如肺、淋巴结或其他部位有无结核病变,若其他部位结核病变处于活动期,则应先进行抗结核治疗,然后择期行手术治疗。

一般脊柱结核患者手术前均应进行抗结核治疗。长期使用抗结核药治疗的患者,应注意其肝功能情况,如肝功能差,应于术前 3 天开始肌内注射维生素 K_3,每天 5 mg。

(2)麻醉的选择和实施:脊柱结核常见的手术方式有病灶清除术、病灶清除脊髓减压术、脊柱融合术和脊柱畸形矫正术。手术宜在全身麻醉下进行,由于脊柱结核患者全身情况较差,因此,对麻醉和手术的耐受力也较差,全身麻醉一般选择静吸复合麻醉,并选择对心血管系统影响较小的麻醉药物,如依托咪酯而不选择硫喷妥钠和异丙酚。麻醉过程中应注意即时补充血容量。颈椎结核可合并咽后壁脓肿,施行病灶清除的径路。①经颈前路切口,可选用局麻或全麻下进行手术。②经口腔径路,适用于高位颈椎结核,采用全身麻醉加经鼻气管插管或气管切开,术中和术后要注意呼吸管理,必要时可暂保留气管导管。

6.腰椎手术的麻醉

腰椎常见疾病有腰椎间盘突出症、腰椎管狭窄及腰椎滑脱等。椎间盘突出可发生在脊柱的各个节段,但以腰部椎间盘突出为多见,而且常为 L_5/S_1 节段。由于椎间盘的纤维环破裂和髓核组织突出,压迫和刺激神经根可引起一系列症状和体征。

椎间盘突出症一般经过保守治疗大部分患者的症状可减轻或消失,只有极少数患者须手术治疗。常规手术方法是经后路椎间盘摘除术。近年来出现了显微椎间盘摘除术和经皮椎间盘摘除术等方法,麻醉医师应根据不同的手术方式来选择适当的麻醉方法。行前路椎间盘手术时可选择气管内插管全麻或连续硬膜外麻醉,其他手术方式可选择全身麻醉、连续硬膜外麻醉、腰麻或局部麻醉。连续硬膜外麻醉和局麻对患者的全身影响小,术后恢复也较快,但有时麻醉可能不完全,在暴露和分离神经根时须行神经根封闭,而采用俯卧位时如果手术时间较长患者常不能很好耐受,须加用适量的镇静安定药或静脉麻醉药。腰椎管狭窄的手术方式为后路减压术,可采用连续硬膜外麻醉或全身麻醉。腰椎滑脱常伴有椎间盘突出或椎管狭窄,术式常为经后路椎管减压加椎体复位内固定,由于手术比较大,而且时间也较长,故一般首选气管插管全身麻醉。

（张　辉）

第三节　恶性骨肿瘤手术的麻醉

过去,人们认为患有恶性骨肿瘤的患者,实施手术意味着必然会截肢,从而给患者及家属带来巨大的心理恐惧,并给患者日后的生活和行动带来极大的不便。今天,随着辅助治疗方式如放疗、化疗,以及骨科技术水平的提高,在切除恶性骨肿瘤的同时,更注重保留患者的肢体或骨盆的功能,如肢体恶性骨肿瘤切除、瘤细胞灭活再移植术和半骨盆肿瘤切除、肿瘤细胞灭活再移植术,或者在切除恶性骨肿瘤后,实施假体植入,这种假体可以是整块类似长骨干型的假体植入,也可以是简单的部分假体植入。大部分假体均采用金属合金假体,部分假体则采用骨水泥与金属杆的再塑体。从而大大改善了患者的肢体功能与生活质量,同时患者的存活率并没有因此而降低。对于软组织肿瘤,则根据肿瘤组织的恶性特点,采用局部或局部扩大切除,而对于脊椎的原发或转移瘤以及骶骨瘤,多采用瘤细胞刮除术,如果瘤细胞刮除损害了脊柱的稳定性,则还需实施椎体内固定术。

恶性骨肿瘤手术由过去简单的手术操作,向提高患者术后生活质量发展,在过去被视为手术禁区的部位开展高难度手术,以及手术所引起的巨大创伤与大量出血对患者生命造成的威胁,这些都给麻醉的实施与管理带来了很多的困难。麻醉医师在实施每一例恶性骨肿瘤手术前应有充分的准备并对术中可能出现的各种问题做出充分的估计和提出相应的处理措施。

恶性骨肿瘤患者,由于术前已存在的血液高凝状态,使得术中因大量输血而导致的凝血功能紊乱以及使其诊断与治疗复杂化。在恶性骨肿瘤手术中,70%以上的患者均需输血,部分手术如骶骨与半骨盆部位的恶性骨肿瘤手术,由于出血迅猛且止血困难,常常因大量出血导致严重的失血性休克,即使输血输液充分,顽固性低血压也在所难免,从而给麻醉医师在持久性低血压期间对全身脏器的保护提出了新的挑战。

针对恶性骨肿瘤手术的这一特点,应加强患者的术前准备和对术中易发生凝血功能障碍或DIC的高危患者的筛选以及术中采用适当深度的麻醉以降低巨大的外科创伤所引起的应激反应。使用控制性降压技术,特别是新型钙通道阻滞药尼卡地平控制性降压用于恶性骨肿瘤手术,不但能减少术中的出血量,而且还具有全身脏器特别是心肾的保护作用,以及抑制血小板聚集和血栓素(TXA_2)分泌的特点,将其用于易发生失血性休克的恶性骨肿瘤患者有其特殊的适应证。

一、恶性骨肿瘤的病理生理特点及其全身影响

恶性骨肿瘤的患者因局部包块及疼痛,甚至发生病理性骨折才去求治。难以忍受的疼痛常常驱使患者使用大量的镇痛药,其中包括阿片类的镇痛药,这些镇痛药长期使用,患者可产生耐受性或成瘾性。外科手术治疗是解决患者病痛的有效措施。短期使用大量镇痛药,会导致患者的神志恍惚,正常的饮食习惯紊乱,摄水及摄食减少,导致身体的过度消耗及体液负平衡,部分患者在术前可有明显的发热现象,体温可超过 39 ℃,常常给麻醉的实施带来许多困难,因此,可增加麻醉药的毒性反应以及对循环系统的严重干扰。另外,长期服用阿片类的镇痛药,增加了患者对此类药物的耐受性,从而使实施手术时所使用的阿片类药物和其他麻醉药的用量增加,因此会造成患者在术毕时的拔管困难。不论是原发性的脊椎恶性骨肿瘤或转移瘤,均会造成患者的活动困难,一些患者甚至有神经系统的功能障碍,此类患者由于长期卧床,会导致全身血管张力的下降以及疼痛导致的长期摄水不足,在实施全麻或部位麻醉时,应注意由于严重的低血压可导致循环衰竭,以及由于原发肿瘤和并存的骨转移瘤所致的全身应激力下降,使术中循环紊乱(低血压、心律失常、止血带休克等)的发生率增加。

恶性骨肿瘤的全身转移,以肺部转移为多见,这种转移大多为周围性,初期对患者的肺功能及氧合功能不会造成多大影响。一旦发生肺转移,实施开胸手术切除转移的肺叶,可以改善患者的生活质量并提高患者的近期存活率。

最近的研究发现,肿瘤患者,特别是实体肿瘤如恶性骨肿瘤和白血病,患者血浆中的组织因子有明显升高,组织因子作为一种凝血系统的启动剂,它的表达将导致凝血酶的产生和纤维蛋白形成,从而导致血液的内稳态异常以及凝血系统紊乱,使得患者的凝血系统术前就处于高凝状态,以及外科创伤性治疗与大量出血,极易导致术中 DIC 的发生。

高钙血症多见于骨转移癌,其发生的机制并不是由于癌灶对骨质的破坏,而是由原发癌所分泌的类甲状旁腺激素介质所介导的。伴有高钙血症的骨转移癌,多由乳癌所致,当疼痛性骨损害导致患者活动能力减低时,高钙血症可能发生较早或加重。如果患者应用阿片类强止痛药消除癌性疼痛,患者可因不能活动、呕吐或脱水等,进一步加重高钙血症。高钙血症的结果是骨质的吸收增加,使全身的骨质疏松,导致术中肿瘤切除后植入假体困难;而且由于在高钙血症下,受血液 pH 的影响,钙离子极易在肾小管内沉积,导致潜在的肾功能损害,进而影响经肾代谢和排泄的麻醉药,易引起麻醉药的作用延迟。

二、恶性骨肿瘤手术麻醉的特殊问题

(一)恶性骨肿瘤手术的特点

(1)创伤大、出血多、出血迅猛且失血性休克发生率高是恶性骨肿瘤手术的最大特点。创伤大,组织损伤严重是恶性骨肿瘤手术一大特点。由于恶性骨肿瘤的好发部位大多在富含肌肉、血管及神经的骨骼,切除癌瘤常常需剥离和切断骨骼部位的肌肉,导致大量的软组织和小血管的严重损伤;特别是需要实施恶性骨肿瘤切除、瘤细胞灭活再移植术,这种手术常常需将大块骨骼从肌肉、血管及神经组织中剥离出来,并将肿瘤组织从该骨骼上剔除,在特制的溶液中浸泡以灭活残余的肿瘤细胞,然后再将骨骼植入原来部位。因此这种损伤不但造成大量肌肉和小血管的撕裂,而且耗时长,使得机体在长时间内处于过高的应激状态下,导致凝血系统、神经内分泌系统和循环系统的严重失调。进而引发一系列的术中及术后并发症。

（2）出血量大、迅猛且失血性休克发生率高是恶性骨肿瘤手术的又一特点。据某医院对 100 余例恶性骨肿瘤以及软组织肿瘤手术的不完全统计，术中输血率高达 70% 以上。出血量多的恶性骨肿瘤手术依次为：骶骨恶性肿瘤刮除术，半骨盆肿瘤切除，脊椎肿瘤刮除术以及股骨、肱骨部位的恶性骨肿瘤切除等。这些手术的出血量一般均在 2 000 mL 以上，特别是骶骨恶性肿瘤刮除术，出血量可高达 4 000 mL 以上，最多的可高达 10 000 mL 以上，而且这种手术的出血迅猛，在肿瘤刮除时，常在短短的 5 分钟内，出血量可达 2 000～4 000 mL，造成严重的低血压，大部分患者的平均动脉压可降至 4.0 kPa（30 mmHg），如果不及时、快速大量输血和补充体液，由于较长时间的低血压，导致全身脏器低灌注，进而造成脏器功能损害甚至衰竭。

（二）凝血功能障碍与 DIC 的发生

恶性骨肿瘤手术中易出现凝血功能障碍和 DIC 的发生，造成严重的大范围的组织细胞缺血、缺氧性损害。因此，DIC 不仅是术中的严重并发症，而且是多系统器官功能衰竭的重要发病环节。这是麻醉医师在围术期要非常重视的一个问题。

1.癌瘤所致的凝血功能障碍

许多肿瘤包括恶性骨肿瘤，由于细胞内含有大量类似组织凝血活酶物质，当受到术前化疗药物、放疗或手术治疗的影响时，细胞常被破坏而致此类物质释放入血循环，引起体内凝血系统激活。此外，恶性肿瘤晚期可并有各种感染，而感染本身又可通过许多途径促发 DIC。肿瘤侵犯血管系统引起内皮损伤，激活内源性凝血系统等，都可以使患者处于高凝状态。通过术前的血凝分析，可筛选出此类患者。

2.手术创伤所致的凝血功能异常

由于恶性骨肿瘤手术本身对大量的肌肉及血管系统造成的严重创伤，导致广泛血管内皮损伤。使大量组织凝血活酶由损伤的细胞内质网释放入血循环而导致外源性凝血系统激活。手术损伤对血管完整性的破坏，使基膜的胶原纤维暴露，激活内源性凝血系统，同时损伤的内皮细胞也可释放组织凝血活酶而引起外源性凝血系统的反应。

手术及创伤时，机体出现反应性血小板增多和多种凝血因子含量增加，血液呈暂时性高凝状态，在手术后 1～3 天尤为明显。Boisclair 等的研究表明，外科手术可使血液的凝血酶原片段（F_{1+2}）和凝血因子Ⅸ激活肽的水平明显增加。因此认为，手术创伤可能也是血液处于高凝状态的原因之一，手术创伤越大，其所引起的血液内稳态失衡越严重。

如何减轻外科创伤所导致的血液高凝状态和凝血因子的消耗，保持手术期间血液内稳态稳定是麻醉医师所要解决的问题之一。

3.大量失血、输血所造成的凝血功能异常

研究表明，在癌瘤患者，外科手术创伤所致的大量失血是严重的血凝与抗凝系统紊乱并导致恶性凝血病性出血的主要因素。凝血病性出血最常见于急性大量失血的患者，临床表现为急性DIC 早期的消耗性凝血病，有大量凝血因子消耗造成的凝血障碍，或者手术创伤后大量输入晶体液和库血所引起的血液稀释性凝血病，凝血因子浓度降低。急性大量失血严重损害了维持血液凝血系统的血小板成分，使血小板数目减少，凝聚力降低，这些因素均可促进广泛而严重出血倾向的发生。

由于恶性骨肿瘤手术出血迅猛所造成的血小板及凝血因子的丢失，以及急性大量失血时组织间液向血管内转移以补充血容量的丢失与大量输血补液后造成的凝血因子的稀释作用（输血量超过 4 000 mL 以上），使得临床上持续时间甚短的 DIC 的高凝血期之后，DIC 进入消耗性低凝血期或继发性纤溶亢进期,临床上出现广泛而严重的渗血或出血不止。骶骨恶性肿瘤患者发生 DIC 的临床表现只是到手术后期或近结束时,才发现手术部位广泛渗血和引流袋内血量的迅速增加及出血不止,此时查血凝分析,证实已发生了 DIC。这种患者出血量可高达 15 000 mL,连同术后出血,输血量可超过 20 000 mL。所以恶性骨肿瘤患者一旦出现 DIC,则病情极其凶险,应引起麻醉医师的高度警惕,要及时做出诊断和处理。

(三)术前放疗、化疗对机体的影响

术前予用恶性骨肿瘤的化疗药物包括阿霉素、长春新碱、环磷酰胺及甲氨蝶呤等,这些药物会对骨髓、心肺、肝、肾功能造成不同程度的毒性损害,使心肺储备能力低下,肝肾功能欠佳。由于术前使用化疗药常常对麻醉药的代谢造成影响,而导致麻醉药的使用超量以及麻醉药作用延迟的机会增加。

阿霉素在使用早期即可出现各种心律失常,积累量大时可致心肌损害,产生严重的心肌病变,导致充血性心力衰竭,它所引起的急性心脏毒性的主要表现为 ECG 急性改变,如非特异性 ST-T 改变、QRS 低电压、房性或室性期前收缩,发生率超过 30%,与剂量相关,大多数为暂时性、可逆性;也可引起亚急性心脏毒性,表现为心肌炎和心包炎,多于用药后数天或数周后发生。慢性心脏毒性的表现为渐近性心肌细胞损伤、心肌病变,最终可发展为充血性心力衰竭,给麻醉的实施与管理带来很大困难。而长春新碱主要引起骨髓抑制、白细胞及血小板减少,另外该药还具有中枢和外周神经系统毒性作用,最早的征象是外周感觉异常,继而发展为肌无力和(或)四肢麻痹。术前化疗后出现心脑毒性的患者,吸入麻醉药可能对心肌收缩力的抑制更加严重,术中应注意患者心功能的保护,选用对心功能抑制轻的麻醉药,并合理选用肌肉松弛药。

环磷酰胺经过肝脏转化后才具有抗癌活性,较长时间用药后对肝脏会产生一定影响。因此术前使用此类药物的患者,可能对麻醉药或镇静镇痛药特别敏感,麻醉过程中即使应用常规剂量也可能发生严重反应,所以术前用药及术中用药要减量,以确保患者的安全。另外,它可引起慢性肺炎伴进行性肺纤维性变,应充分估计呼吸功能减损的程度。

许多抗癌药化疗后会导致患者的血清胆碱酯酶的活性减低,恶性骨肿瘤患者也不例外。因此,对术前使用化疗的患者,麻醉中慎用去极化肌肉松弛药。由于环磷酰胺和甲氨蝶呤经肾排泄。有引起肾毒性的可能,所以非去极化肌肉松弛药最好选择不经肾脏排泄的药物,即使选择,其用量也需减量,以防止其作用延迟影响术毕拔管。

几乎所有的化疗药物都具有骨髓抑制作用,因此,可加重癌瘤患者原已存在的血液不良情况。化疗后,血小板减少出现较早,于用药后 6～7 天即可发生;白细胞减少的出现则更早,可于用药后 4～6 小时发生。其常见的血液学障碍包括 DIC、纤维蛋白溶解及血小板功能障碍。DIC 出现于癌肿晚期,特别易见于肝转移患者,血小板功能障碍可因化疗药物引起,但也可能是骨髓癌肿伴发的原发性改变,大多数出血是化疗药物引起骨髓消融导致血小板减少的继发结果。

术前化疗药的消化道反应常常造成患者食欲下降与腹泻,导致患者的抵抗力下降和水电平衡紊乱,在术前应给予足够的重视并应及时纠治。

放疗可使血小板生成减少,特别是有活力的骨髓包括在照射野之内时。另外,术前放疗虽然使肿瘤的体积缩小和瘤细胞的活性减弱,但是照射时放射性损伤造成照射野内组织的纤维性粘连、毛细血管增生和脆性增加,将会增加手术的出血量以及止血困难,还会造成术后伤口的愈合延迟。麻醉医师术前应了解放疗的部位、照射野的大小以及照射量。

胸椎部位原发性或转移性恶性骨肿瘤,常常会因术前胸部的放疗导致急性放射性肺损伤

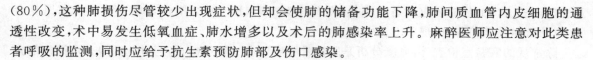

（80％），这种肺损伤尽管较少出现症状，但却会使肺的储备功能下降，肺间质血管内皮细胞的通透性改变，术中易发生低氧血症、肺水增多以及术后的肺感染率上升。麻醉医师应注意对此类患者呼吸的监测，同时应给予抗生素预防肺部及伤口感染。

总之，术前接受化疗或放疗的恶性骨肿瘤患者，面临化疗药物的代谢毒性和细胞破坏，器官结构及其功能可能已受变性损害。麻醉医师必须注意化疗药物与麻醉药之间的相互不良影响，围术期尽量避免重要器官的再损害和生命器官的保护。

（四）大量输血与体液补充

手术期间急性大量失血是恶性骨肿瘤手术的特点之一。术中急性大量失血后必然有细胞外液（ECF）的转移和丢失，此时机体有一个代偿过程，中等量失血时 ECF 能以每 10 分钟 500 mL 的速度转移到血管内以补充有效的循环容量而不产生休克症状。此外恶性骨肿瘤手术的严重、大面积的组织损伤使大量的功能性 ECF 转移到"第三间隙"，成为非功能性 ECF。由于 ECF 是毛细血管和细胞间运送氧气和养料的媒介，是维持细胞功能的保证，所以在大量输血的同时必须大量补充 ECF 的转移和第三间隙体液的丢失，尤其长时间、严重低血容量时应大量补充功能性细胞外液，是保证细胞功能的重要措施。因此，在急性大量失血时，则需输入平衡液和浓缩红细胞，或输入平衡液和胶体液与浓缩红细胞。在失血性休克或术中大出血时，输入平衡液与失血量的比例为 3∶1。血容量丢失更多时，还需适当增加补液量。

（五）骨黏合剂（骨水泥）

1.骨黏合剂的不良反应

由于骨黏合剂植入骨髓腔后，髓腔内压急剧升高，可使髓腔内容包括脂肪颗粒、骨髓颗粒和气体挤入静脉而到达肺循环，可导致肺栓塞；骨水泥经静脉吸收入血后会引起血管扩张和心肌抑制，导致低血压和心律失常。若肺栓塞和骨水泥造成心血管严重反应，轻者可导致肺内分流增加，心排血量减少和严重低血压以及低氧血症，重者可致心搏骤停，须提高警惕，采取预防措施。

2.骨黏合剂与抗生素的联合使用

过去一直认为，抗生素与肌肉松弛药具有协同作用，可引起肌松作用延迟，影响患者术毕拔管。现骨科医师在实施假体植入时，通常在骨水泥中添加庆大霉素粉剂，以预防假体植入后髓腔感染和导致假体的松动。临床观察到这些患者虽然加用庆大霉素粉剂，而未发现有肌肉松弛药的作用延迟现象。其原因可能与加入骨水泥中的抗生素与骨质的接触面积较小，吸收入血的剂量很少，使得与肌肉松弛药的协同作用不甚明显，所以将庆大霉素粉剂加入骨黏合剂中是否安全，仍需进一步观察。

三、恶性骨肿瘤手术的麻醉

（一）麻醉前准备与麻醉前用药

1.麻醉前准备

恶性骨肿瘤患者术前疼痛并由此导致的体液和电解质紊乱，以及术前发热是部分患者的常见表现。此类患者，住院后应给予足够的镇痛药，必要时经静脉通路补液、输血，改善患者的全身状况。

估计术中出血量大的患者，术前需准备足够量的库血，一般骶骨瘤刮除术需准备 5 000～10 000 mL 血，半骨盆切除需准备 3 000～5 000 mL 血，股骨和肱骨恶性骨肿瘤切除并实施假体植入的手术需准备 2 000～4 000 mL血。椎体肿瘤切除需准备 2 000～3 000 mL 血。输血量超

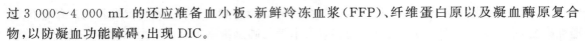

过 3 000～4 000 mL 的还应准备血小板、新鲜冷冻血浆（FFP）、纤维蛋白原以及凝血酶原复合物，以防凝血功能障碍，出现 DIC。

除常规的实验室检查外，血凝分析是恶性骨肿瘤患者的特殊检查，通过此项检查可筛选部分处于高凝血状态且有可能术中发生 DIC 的高危患者，以便为麻醉管理提供指导。

术前接受化疗和放疗的患者，应特别重视了解化疗或放疗是否已经引起生命器官毒性改变及改变程度，以便对器官采取保护性措施。对此类患者需行血常规和生化检查。如果发现血小板计数少于 10×10^9/L，对术中出血量大的恶性骨肿瘤手术，术前需准备血小板；血色素低于 8 g/dL 的患者，术前需输入库血，使血色素至少达到 10 g/dL 或以上；若生化检查发现多项肝功能异常，应考虑化疗药对肝功能已造成损害，此类患者麻醉时，应尽量选择不经肝代谢的麻醉药，若使用应减少剂量。

至少开放两条或三条粗大周围静脉和中心静脉通路，以保证术中急性大量失血时快速加压输血和大量补液，维持有效循环血容量和血流动力学的稳定。三条开放静脉分别用于输血、输液和静脉给药，因为输血通路不能往血中加入任何药物和液体，以防溶血和产生不良反应。准备加压输血器和血液加温装置，以便快速加压输血和血液加温。

恶性骨肿瘤麻醉前，除准备常规的麻醉器械、监护仪器，还应准备微量泵、以持续输注药物。对出血量巨大、高龄以及全身应激性低下有可能发生心搏骤停的患者，还应做好心肺复苏的准备。

2.麻醉前用药

成人术前用药与其他全麻患者无异，但应注意患骨转移癌的患者，机体对术前用药的耐受性降低，因而术前用药应适当减量或只给东莨菪碱。因癌性疼痛不能平卧但应激力低下的患者，除给予东莨菪碱外，可肌内注射赖氨比林 0.9～1.8 g，以减轻患者麻醉前的痛苦。

部分患者特别是儿童，术前常常会体温升高，这可能与恶性骨肿瘤坏死、液化、瘤细胞释放毒性物质有关，以及患者心理性伤害导致下丘脑温度调节功能紊乱所致。对此类患者，术前可不用阿托品，只给东莨菪碱或给予解热镇痛药赖氨比林，一次肌内注射 10～25 mg/kg，成人 0.9～1.8 g肌内注射或静脉注射，以缓解癌性发热和疼痛。

（二）麻醉选择

1.肢体手术的麻醉选择

上肢恶性骨肿瘤手术，如果瘤体较小，臂丛阻滞是比较理想的麻醉方式。如果肿瘤体积较大或者肿瘤位于肩部且可能与深层组织粘连，选择全麻为宜。对于实施肿瘤切除、瘤细胞灭活再移植术，以及需要行假体植入的手术，应选择全麻。

实施部位麻醉，会减少术野的血液丢失。Modig 和 Karlstrom 测定不同麻醉方法对血液丢失的影响，发现硬膜外麻醉组的血液丢失量较机械通气组少 38%。有学者将这种血液丢失量的减少归结于较低的动脉压、较低的中心静脉压和外周静脉压，因此，使用硬膜外麻醉可减少患者的出血量，硬膜外麻醉对机体的生理干扰小，麻醉费用低，所以对手术范围不大、手术时间较短、出血量少的下肢恶性骨肿瘤手术，硬膜外麻醉是较佳的选择。

对于创伤大、耗时长而且出血量大或者需植入假体的下肢恶性骨肿瘤手术，考虑到止血带与骨黏合剂的并发症以及截肢或假体植入对患者造成的心理创伤和对患者循环和呼吸的管理，全麻应是较合理的选择，从麻醉方式与假体植入后的稳定性和术后深静脉血栓的发生率以及失血量的关系看，选择部位阻滞（硬膜外麻醉或脊麻）有其优点，而且与全麻相比，硬膜外麻醉在减轻机体的分解代谢和抑制机体应激反应方面,均优于全麻。基于这方面的考虑,采用全麻结合控制性降压或全麻复合硬膜外阻滞较为合理。

2.脊柱与骨盆恶性骨肿瘤手术的麻醉选择

骨盆和肩胛骨部位的恶性骨肿瘤手术,手术范围大,组织损伤严重,出血量和输血量都很多,为了便于循环管理和减少出血量,选择全麻加控制性降压是比较理想的麻醉方法;肩胛部位的恶性骨肿瘤手术,如果肿瘤侵犯胸壁,甚至侵入胸腔,此时为减轻开胸对呼吸和循环的生理影响,应加强呼吸、循环的监测与管理。

脊柱部位的恶性骨肿瘤包括椎体与骶骨的手术均应选择全麻并实行控制性降压。胸椎手术有可能损伤胸膜,造成气胸,应及时发现并做好呼吸管理。骶骨恶性肿瘤是出血最多的手术,应采用全身麻醉,可行一侧髂内动脉阻滞和控制性降压,以减少术中出血。

(三)麻醉的实施

1.硬膜外麻醉

下肢恶性骨肿瘤手术采用硬膜外麻醉及其管理和一般手术基本是一致的。但在实施时应注意以下问题:其一,硬膜外穿刺间隙的选择应考虑是否使用止血带,如使用止血带,麻醉阻滞范围应包括到 $T_{10} \sim S_5$,否则如穿刺间隙过低、麻醉平面若低于 T_{10} 或不到 S_5,会使止血带疼痛的发生率增加,导致患者术中不配合而影响手术的完成。对上止血带的患者,一般选择 $L_{2\sim2}$ 或 $L_{2\sim3}$ 间隙,向上置管。其二,在松止血带后,有发生低血压的可能,对心肺功能正常的患者,这种低血压多为一过性,只需在松止血带前补足液体即可避免,但对高龄、恶病质以及心功能异常的患者,松止血带有导致严重低血压甚至发生止血带休克的可能,对此类患者,术前应准备好抢救药品,同时准备麻醉机和气管插管盘,并保证其处于可用状态。

硬膜外麻醉常选用的局麻药为 2% 盐酸利多卡因或碳酸利多卡因,后者起效快、作用强,可以选用,但应注意剂量。局麻药首次用量应根据患者的年龄、体质以及所要达到的麻醉平面而定,一般成人 15 mL 左右。以后每次给药,给首次剂量的一半即可,或根据患者对药物的反应做适当调整,既维持一定的麻醉平面与效果,又使血流动力学稳定。

2.全身麻醉

(1)麻醉诱导:恶性骨肿瘤患者的麻醉诱导与一般类型手术的麻醉诱导方法没有多少差异。但对于原发或转移的脊柱肿瘤和由于肢体的病理性骨折卧床较久,和由于肿瘤本身引起的剧烈疼痛使患者的交感神经系统处于亢进状态同时存在液体摄入不足的患者,前者由于卧床使患者全身血管的交感神经张力下降,后者则存在血管内容量的相对不足,这些患者在麻醉诱导时一定需选用对循环影响较轻的静脉麻醉药,如咪达唑仑(0.15~0.35 mg/kg)、依托咪酯(0.15~0.3 mg/kg)等,应坚持小量、分次、缓慢给药的原则,麻醉诱导时还要密切观察患者对药物的反应,否则会导致意外发生。阿片类镇痛药可能需要量较大,因为这类患者术前已使用过大量镇痛药,可能对此类药物已产生了耐受性,但考虑到术后的拔管问题,诱导时芬太尼用量为 2~5 μg/kg;肌肉松弛药最好选用非去极化类肌肉松弛药维库溴铵或派库溴铵(阿端)。

部分患者可由于癌性剧痛不能平卧,会给麻醉诱导带来一些麻烦,对此类患者,可先给镇静药,待其入睡后,可将患者放平,再给肌肉松弛药和镇痛药。

(2)麻醉维持:恶性骨肿瘤手术采用静吸复合麻醉是最佳选择,这种方法的益处在于减少单纯使用某一种麻醉药的剂量,同时减轻对心血管功能的抑制。因为大部分恶性骨肿瘤手术患者的应激力均较低,而且术中出血量也较大,单纯使用吸入麻醉维持或单纯静脉麻醉药维持,都会在产生有效的麻醉作用时对患者的循环功能造成明显抑制，不利于对患者循环功能的维护以及大量失血后低血压的防治。但对体质状况较好的患者，也可使用单纯吸入麻醉维持。吸入麻醉药对循环功能抑制的轻重依次为地氟醚、七氟醚、异氟醚、安氟醚，静脉麻醉药依次为依托咪酯、咪达唑仑、异丙酚等。为不影响术毕清醒与拔管，麻醉性镇痛药的用量应减少，如果患者术后要回 ICU，则麻醉性镇痛药的用量可增加，以保持麻醉的平稳。具体做法是经微量泵输注或间断多次推注静脉麻醉药，同时给予吸入麻醉药，并根据手术刺激的强度以及术中的出血情况调整麻醉药的用量。

考虑到巨大的手术创伤及大量输血引起的输血性免疫抑制，在切皮前给予抗生素可预防患者术中术后感染。是否给予地塞米松（氟美松），需根据手术创伤的大小及术中的输血量来决定，术中出血量大的恶性骨肿瘤手术，可预先给予地塞米松 10～20 mg，以预防输血引起的变态反应及由此导致的输血后低血压。

麻醉医师与骨科医师术中的密切配合是保证患者生命安全的重要措施，特别是出血量迅猛的恶性骨肿瘤手术，外科医师在切除或刮除肿瘤以前，必须告知麻醉医师，以便提前做好取血、输血的准备，同时加强对循环指标的监测。在刮除肿瘤过程中，如果循环指标变化剧烈，麻醉医师应及时告知外科医师，或暂停手术操作并压迫止血，或阻滞血管，待循环稳定后再继续手术。

（四）术中患者的管理

1.减少术中出血

（1）控制性降压：目前控制性降压是在全身麻醉状态下，并用血管扩张药达到控制性降低血压的方法。控制性降压确实可以减少手术失血量，有人认为减少约 50%，而且比术中血液稀释更为有效。硝酸酯类药物如硝普钠和硝酸甘油是目前最常用的降压药物，最近研究证明，这类药物在体内通过与半胱氨酸发生非酶促反应而生成的一氧化氮（NO）来发挥其扩张血管的作用。钙通道阻滞药，特别是第二代二羟吡啶类钙通道阻滞药如尼卡地平，对外周阻力血管具有高度亲和力（与维拉帕米相比，其对外周阻力血管与心肌作用的效能比为11.1，而异搏定仅为0.1），而且对心脏无变时性与变力性作用，停药后无血压反跳。因而近几年被用于急重症高血压的控制与控制性降压。钙通道阻滞药不但具有降压的特性，而且还具有脏器的保护作用，特别是对心肾的保护作用，用于有发生失血性休克可能以及术前有心肾功能障碍的患者，尤具有适应证。有学者将钙通道阻滞药尼卡地平用于 40 余例的恶性骨肿瘤手术，发现其降压迅速，可控性强，停药后没有血压的反跳现象；在部分患者，尽管遭受急性大量失血所致的严重低血压而引起全身脏器的低血流灌注，但术后这些患者均恢复良好，无脏器并发症。尼卡地平控制性降压的具体方法是，手术开始后，经中心静脉通路连续泵入，初始输注速率为 4～10 $\mu g/(kg \cdot min)$，当平均动脉压降至8.0 kPa（60 mmHg）时，将输注速率降至 1～2 $\mu g/(kg \cdot min)$，或停用尼卡地平，以利于输血后血压恢复和重要脏器的保护。

应当强调，控制性降压时平均动脉压不应低于 7.3 kPa（55 mmHg），高血压患者的降压幅度（收缩压）不应超过降压前的 30%。同时应根据心电图、心率、脉压、中心静脉压、动脉压、失血量、尿量等监测做全面评估，来调节降压幅度。在满足手术要求的前提下尽可能维持较高水平的血压，不可一味追求低血压，而使血压失去控制，并注意防止降压速度过快，以便使机体有一个调整适应过程。降压过程中若发现心电图有心肌缺血性改变，应立即停止降压，并使血压提升，以保证患者安全。适当的麻醉深度和维持足够的血容量是保证控制性降压可控性及平稳的前提。

（2）血液稀释法，包括手术前血液稀释（等量血液稀释）与血液稀释性扩容。等量血液稀释是指在麻醉诱导完成后,经动脉或静脉系统放血,同时按一定比例输入晶体液和(或)胶体液,其目的是降低 Hct 而不是血管内容量。待术中大出血控制后再将所采血液输还给患者。对术前心肺功能正常的患者,放血量可按 10~15 mL/kg 或者以红细胞比容不低于 30％ 为标准,采血量也可参照以下公式:

$$采血量＝BV×(Hi-He)/Hdv$$

式中,BV＝患者血容量,Hi＝患者原来的 Hct,He＝要求达到的 Hct,Hdv＝Hi 和 He 的平均值。放血的速度以 5 分钟内不超过 200 mL 为宜。在放血的同时,若输入晶体液,可按 3∶1 的比例输入。若输入胶体液,可按 1∶1 的比例输入;或输入晶体液和胶体液,其比例为 2∶1,其效果可能更好。晶体液以平衡液为最佳选择,其电解质成分近似于血浆,输注后既可补充血容量,又可补充功能性细胞外液。胶体液宜选择新一代明胶溶液琥珀明胶,商品名血定安和尿联明胶,也称海脉素,商品名血代,两者是较理想的胶体溶液,已广泛应用于临床。琥珀明胶输注后,血胶体渗透压峰值可达 4.6 kPa(34.5 mmHg),血管内消除半衰期为 4 小时,主要经肾小球滤过排出,输入后 24 小时大部分从尿中排出。琥珀明胶无剂量限制,对交叉配血、凝血机制和肾功能均无不良影响。大剂量(24 小时输 10~15 L)输入也不影响手术止血功能。尿联明胶扩容性能与琥珀明胶相似,唯其含钙离子、钾离子较高,应用时需加以注意。

血液稀释性扩容是指在麻醉诱导后,经静脉系统输入一定量的晶体液与胶体液(1∶1),使中心静脉压(CVP)达到正常值的高限(10~12 cmH$_2$O),提高全身血管内与细胞外液的容量,并可通过稀释血液,Hct 以不低于 0.3 为限,以减少失血时血液有形成分的丢失,从而增强机体在大量失血时抵御失血性休克的能力。在临床上使用这种方法,既减少了等量血液稀释法带来的许多麻烦,同时又简便易行。据北京医科大学人民医院麻醉科在有大量出血可能的恶性骨肿瘤手术患者使用此法,获得了有益的效果。

(3)充分止血:减少外科出血的有效方法是充分止血。但在出血量大且迅猛的恶性骨肿瘤手术,由于一部分患者的出血是来自于撕裂的肌肉小血管的渗血,另一部分患者的出血则是来自于肿瘤刮除时静脉丛的出血,因而给实施有效止血带来了很大困难。所以在实施出血量大的恶性骨肿瘤手术时,加快肿瘤切除或刮除的速度以及有效的压迫止血是减少恶性骨肿瘤手术时出血的最有效措施。对骶骨恶性肿瘤以及骨盆肿瘤的手术,切除或刮除肿瘤前,经盆腔内暂时阻滞一侧的髂内动脉,也是降低术野出血的有效方法。

(4)维持血流动力学稳定,防治失血性休克:术中应根据外科手术创伤的大小、部位以及出血量的多少对输血、输液的类型作出合理的选择,以保持血流动力学的稳定。对失血量≤20％,Hct＞35％ 的患者,只需输入平衡液即可,对失血量≤20％,Hct＜35％ 的患者,可在输入平衡液的同时,输入胶体液;对失血量超过 30％(1 500~2 500 mL)的患者,在输入平衡液与胶体液的同时,需输入浓缩红细胞与全血,平衡液与失血量的比例可按 3∶1 给予,输血后的最终目标至少应保持 Hct 在 30％,Hb 在 8 g/dL 以上,以保证全身组织有充分的氧供以及细胞功能的正常,为全身血流动力学的稳定提供保证。

另外,手术创伤导致大量功能性细胞外液进入新形成的急性分隔性水肿间隙,又称"第三间隙",功能性细胞外液转为非功能性细胞外液,这部分细胞外液被封存起来,形成新的水肿区,因此,围术期必须考虑"第三间隙"体液丢失的补充。补充"第三间隙"丢失的体液宜用近似血浆电解质成分的平衡液,以保证机体内环境的稳定。严重手术、创伤的"第三间隙"体液丢失的补液量为 8 mL/(kg・h)或更多。

急性大量出血的恶性骨肿瘤手术,术中失血性休克在所难免,防治失血性休克是围术期的一项重要任务。治疗失血性休克的措施,一方面要快速加压输血、大量补液,另一方面要求骨科医师及时有效地止血。因为恶性骨肿瘤手术的台上止血只能是用纱垫或纱布压迫出血部位,常常给有效止血带来一定困难。如骶骨恶性肿瘤刮除术在几分钟之内出血量可达 2 000 mL 以上,使血压和 CVP 急剧下降,即使快速输血、输液也不能在短时间内输入这么多的容量,此时即使肿瘤仍未完全刮除,常常需让外科医师行局部压迫,暂停手术操作,待平均动脉压回升至 8.0 kPa 以上时再行刮除。由于出血量大,除大量的血纱布和血纱垫以及手术部位手术单以外,地上以及手术者的身上均是患者的血液,给对失血量的准确估计带来困难,往往估计的失血量均低于实际的出血量,因而在大量输血的过程中,应多次检测设备动脉血气、HB、Hct,以指导输血补液,使血色素不低于 8 g/dL 和 Hct 不低于 30% 为宜。

为了保证输血的有效及快速,除了麻醉前建立粗大静脉通路(三路外周静脉)以外,在大量出血前,应用加压输血器(进口)是行之有效的方法,因为此装置可将 200 mL 的血液在不到 1 分钟的时间内输入患者体内。在输血的同时,也必须输入晶体液及胶体液,以迅速补充丢失的血容量和细胞外液,以保持内环境的稳定和恢复血容量,提高血压,满足全身脏器的灌注。

当恶性骨肿瘤手术急性大量失血时,在快速大量输血和补液治疗过程中,要注意心脏功能评估,才能维持血流动力学的稳定。此时大部分患者 CVP 已恢复正常,而血压仍然较低,在此情况下,需考虑到心肌功能障碍的问题,其原因如下。

1)酸碱平衡失调:ACD 血库存 10~14 天,pH 可下降至 6.77,主要由于葡萄糖分解和红细胞代谢产生乳酸和丙酮酸所致,当大量快速输库血给严重低血压患者时,必将加重代谢性酸中毒。pH 的降低直接影响心肌有效收缩,所以当大量输血或存在长时间低血压、枸橼酸和乳酸代谢降低时,可用碱性药物来纠正酸中毒,并依血气分析调整剂量,以改善心肌功能。

2)高血钾症:恶性骨肿瘤手术急性大量失血定会导致失血性休克,休克可引起肾上腺皮质功能亢进,肝糖原分解增加,使钾离子从肝内释出,可使血钾增高。而库血保存 7 天后,血钾为 12 mmol/L,21 天可达 35 mmol/L,因此大量输入库血后,会引起高血钾的危险。高血钾可加重低血钙对心肌的抑制,引起心律失常,甚至心跳停搏。此时要密切监测血气、血电解质及 ECG 的变化。应适当补充钙剂,以恢复血钾钙的正常比例。或给予胰岛素、葡萄糖溶液治疗。近年来研究观察到大量输血后有 12% 的患者出现低血钾,这是因为机体对钾代谢能力很强,库血输入后血钾可迅速返回红细胞内,如患者有代谢性或呼吸性碱中毒,更可促进血清钾的下降,而出现低血钾。

3)枸橼酸中毒:枸橼酸中毒并不是枸橼酸本身引起的中毒,而是枸橼酸与血清游离钙结合,使血钙浓度下降,出现低血钙症体征,如心肌乏力、低血压、脉压变窄、左室舒张末压及 CVP 升高,甚而心脏停搏。ECG 出现 Q-T 间期延长。正常机体对枸橼酸的代谢能力很强,枸橼酸入血后迅速被肝脏和肌肉代谢,少量分布至细胞外液,还有 20% 从尿排出,不会出现枸橼酸在体内的蓄积,同时机体还能有效地动员体内储存的钙以补充血钙的不足。大量输 ACD 血通常并不引起低钙血症的发生。但当大量输血后出现心肌抑制、低血压或 ECG 有低血钙表现时才给予补钙;恶性骨肿瘤急性大量失血需以 100 mL/min 的速度快速输血时,应同时补钙剂为妥,以维护心功能的稳定。

4)低体温:大量输入冷藏库血可引起体温的下降。体温低于 30% 时,容易造成心功能紊乱,可出现血压下降或心室纤颤、心动过缓甚至心跳停止。低温还使氧解离曲线左移,促进低血钙症

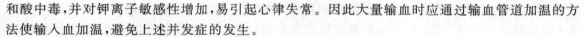

和酸中毒,并对钾离子敏感性增加,易引起心律失常。因此大量输血时应通过输血管道加温的方法使输入血加温,避免上述并发症的发生。

2.术中维护凝血功能和 DIC 的防治

(1)术中凝血功能异常的预测与预防:恶性骨肿瘤患者,术前应把血凝分析作为常规检查项目,包括凝血酶原时间(PT)及其活动度(AT)、部分凝血酶原时间(APTT),纤维蛋白原(FIB)、纤维蛋白(原)降解产物(FDP),D-二聚体(D-dimer)以及血小板计数(BPC)等。通过这些检查来筛选术前已有凝血功能异常的患者或诊断术中 DIC 的发生。对术前已有凝血功能障碍或术中可能发生 DIC 的高危患者,术前应充分准备血小板、新鲜冷冻血浆(FFP)以及凝血酶原复合物和纤维蛋白原及凝血因子等。术中应维持适当的麻醉深度,以避免增加纤溶活性,同时应避免缺氧、酸中毒使微循环淤血而增加创面渗血。术中大量输入库血时,应输一定比例的新鲜血,输入库血要加温,为防止枸橼酸中毒致低血钙症,应补钙剂,或输注大量的晶体液或胶体液会导致血液过度稀释而引起的稀释性凝血病,此时,要补充浓缩红细胞和凝血因子,以维持血液的携氧能力和凝血功能,减少创面的广泛渗血和减轻组织缺氧。此外,应用具有降压作用同时对血小板聚集和血栓形成具有抑制作用的钙通道阻滞剂尼卡地平,以保护血液的凝血功能。及时纠正低血压和防治失血性休克。

(2)术中凝血功能异常或 DIC 的诊断与治疗:由于恶性骨肿瘤手术的出血量大,又大量输血、输液,导致严重的凝血因子和血小板的稀释,造成渗血增加,给凝血异常和 DIC 的临床诊断带来一定的困难。然而术中手术部位渗血不止,血不凝,注射部位或穿刺部位的持续渗血,首先应考虑 DIC 的可能;随之行血凝分析检查,若血小板计数低于 $100\times10^9/L$ 或进行性下降,PT(正常13秒左右)延长 3 秒以上,FIB 低于1.5 g/L 或进行性下降,以及 FDP 高于 20 $\mu g/mL$(正常值<6 $\mu g/mL$)即可诊断为 DIC。此时应及时去除病因,纠正诱发因素,积极治疗 DIC。输新鲜血,输注血小板、新鲜血浆、凝血酶原复合物或纤维蛋白原。大型手术中所发生的 DIC 应慎用肝素。

3.保护重要脏器,预防多系统器官衰竭

急性大量失血的恶性骨肿瘤手术,常常引起严重低血压,导致全身脏器低灌注。因此,低血压期间,全身重要脏器的保护是麻醉医师的又一项重要任务。

在急性大量失血过程中,迅速而有效的输血补液,及早纠正血容量的丢失和体液的补充,是防治持续性低血压和改善组织低灌注与缺氧状态的根本措施。

(1)利用新型钙通道阻滞药——尼卡地平控制性降压,在控制性降压的同时,该药还具有脏器的保护性药理作用,能增强脏器抵抗缺血能力,避免低血压期间的脏器损害。实践表明,这一措施可明显减轻低血压后的全身脏器损害以及并发症的发生。

(2)恶性骨肿瘤手术中通过等容血液稀释和血液稀释性预扩容以及失血后血液代偿性稀释,使血液黏滞性明显下降,红细胞在血液中保持混悬,不易发生聚集,使血液更容易通过微循环;血液稀释后血液黏度降低,使外周血管阻力下降,在同样灌注压力下,血流速度增加,有利于组织营养血流增加和代谢产物的排出,血流分布趋于均衡,便于组织对氧的摄取和利用。同时失血后血液稀释可以明显改善由于大量输入 2,3-DPG 含量低的库血,使氧解离曲线左移,血红蛋白和氧的亲和力增加而引起的严重组织缺氧现象。因此血液稀释后外周血管阻力降低,微循环血流增加,心排血量增加,组织氧摄取和利用增加,必然使组织器官的血流灌注得以改善。

(3)ACD 保存 5 天后即开始有血小板聚集物,保存 10 天后才形成纤维蛋白原-白细胞-血小板聚集物。这种聚集物可通过普通滤网于大量输血时进入患者血循环到达重要器官如脑、肺、肾等,影响其功能。最易受累的器官是肺,引起肺毛细血管阻塞和肺栓塞,进而导致肺功能不全或成人呼吸窘迫综合征(ARDS)。为避免或减少聚集物引起的重要器官功能障碍,于大量输血时使用微孔滤网,以阻止聚集物的滤过。

恶性骨肿瘤手术的严重创伤、大量失血、导致失血性休克,持续低血压,又大量输血,使肾血流灌注明显减少,并有肾小动脉的收缩,因而使肾小球滤过率减少,患者出现少尿。此时绝不要一开始即作为肾衰竭而限制补液来处理,通过中心静脉压和动脉血压监测,来判断血容量不足,应及时纠正低血容量、低血压以防止肾由功能性损害而转变为器质性病变。使平均动脉压在6.7 kPa(50 mmHg)以上时,肾实质血流可满足肾代谢需要,同时保持充分供氧和肾血管充分扩张,一般不致引起肾小球和肾小管上皮细胞永久性损害。只有当血容量确已补足而尿量仍不增加时才有使用利尿药的指征。因此必须警惕急性肾衰竭的发生。保护肾功能,预防肾缺血至关重要。积极预防脑损害,在恶性骨肿瘤手术急性大量失血时,如低血容量、低血压得不到及时纠正,持续时间过久,将会损害脑血管的自身调节功能,而出现脑缺血缺氧,为此,应选用降低脑代谢率的麻醉药,同时充分提供高浓度氧,以增加脑组织氧的摄取;亦可头部冰袋降温行脑保护。

(五)麻醉监测

1.呼吸监测

除常规的呼吸监测项目如气道压(Paw)、潮气量、分钟通气量、呼吸次数、吸入氧浓度以外,$PETCO_2$ 监测和麻醉气体监测对早期发现呼吸异常、合理追加肌肉松弛药以及较为准确地判断麻醉深度将起到重要作用。

2.血流动力学监测

对于手术损伤小、出血量不多的恶性骨肿瘤手术,监测 ECG、HR、无创血压(NIBP)以及 SpO_2 即可满足要求。对创伤范围广、出血量大、手术时间长、容量不易调控的恶性骨肿瘤手术,还需行有创的桡动脉测压、CVP 监测,以利于准确、及时反映血流动力学的变化。对术前患有心血管疾病特别是冠心病患者以及创伤巨大的恶性骨肿瘤手术,也可考虑经右颈内静脉插入Swan-Ganz 漂浮导管,监测 PCWP、CO、CI、SV、SVI、SVRI、PVRI 以及 $\bar{S}vO_2$ 等监测,以便合理地对患者的血流动力学状态作出准确判断和给予正确的处理。

有创监测下,应将压力传感器正确放置在零点水平。平卧位患者,零点水平应在左侧腋中线与第四肋间的交叉点;侧卧位患者的零点水平则在胸骨右缘第四肋间。准确的零点放置与校准对保证数值的准确可靠十分重要。

3.凝血功能监测

凝血功能监测的主要项目是血凝分析,其中包括血小板计数、PT、APTT、FIB、FDP 等,通过血凝分析可以准确判断凝血功能异常和诊断 DIC,并对治疗起指导作用。

4.血气与血乳酸监测

血气与血乳酸监测对于易发生失血性休克的恶性骨肿瘤患者特别重要。因为血乳酸含量和血气结果不但可反映全身组织是否发生缺血性的无氧代谢、是否存在全身氧债,而且可以结合$CI、\bar{S}vO_2$ 判断造成全身氧债的原因,依此拟订出合理治疗方案,并对治疗效果作出判断,以指导麻醉医师围术期对患者的处理。动脉血乳酸正常值为 $0.3 \sim 1.5$ mmol/dL,静脉血可稍高,为1.8 mmol/dL。

5.肾功能监测

尿量是反映肾血流灌注的重要指标,亦可反映生命器官的血流灌注的情况。围术期宜保持尿量不少于每小时 1.0 mL/kg。如果尿量少于每小时 0.5 mL/kg，提示有显著的低血容量和（或）低血压，而且组织器官灌流不足，或有显著体液负平衡存在。对于血压恢复正常、血容量已补足的患者，若尿量仍少，应考虑以下几方面原因：其一，由于术前患者的过度紧张，导致抗利尿激素分泌过多，导致肾小管对原尿的重吸收增多引起少尿。对此类患者，只需给予小量呋塞米 5 mg（静脉推注），即可在 10～15 分钟后尿量有明显增加。其二，机械因素，骨科手术大多在不同的体位下进行，易造成尿管的压迫、打折，甚至尿管插入位置异常。所以在给予呋塞米以前，应首先检查尿管是否通畅，否则会因给予大量呋塞米后导致大量尿液潴留在膀胱内，引起逼尿肌麻痹。其三，尿量仍少，比重降低，则有可能已发生急性肾衰竭。

输液利尿试验：对少尿或无尿患者，静脉注射甘露醇 12.5～25 g，3～5 分钟注完，如尿量增加到 400 mL/h 以上，表示肾功能良好，属于肾前性少尿；如无反应，可再静脉注射 25 g 甘露醇加呋塞米 80 mg，如仍无反应，可考虑已有肾衰竭。

6.电解质监测

血钾和血钙是术中常用的电解质指标，特别是对于大量输血的恶性骨肿瘤手术，更是必不可少。虽然从理论上看，输入大量库存血易致高血钾，但临床观察发现，低血钾在大量输血后亦较为多见，因此在大量输血后，不可过于强调高血钾而忽视低血钾的存在，导致处理失误。输血后低血钙比较少见，但在短时间内大量快速输血，仍应注意到有发生低血钙的可能。应根据电解质的检测结果给予及时纠正与合理治疗。

（姜 鹤）

第十四章

妇产科麻醉

第一节 宫腔镜手术的麻醉

一、宫腔镜手术的特点

宫腔镜检查是采用膨宫介质扩张宫腔,通过纤维导光束和透镜将冷光源经宫腔镜导入宫腔内,直视下观察宫颈管、宫颈内口、宫内膜及输卵管开口,以便针对病变组织直观准确取材并送病理检查,同时也可在直视下行宫腔内的手术治疗。目前比较广泛应用的宫腔镜为电视宫腔镜,经摄像装置把宫腔内图像直接显示在电视屏幕上观看,使宫腔镜检查更方便。

检查适应证:①异常子宫出血的诊断。②宫腔粘连的诊断。③节育环的定位及取出。④评估超声检查的异常宫腔回声及占位性病变。⑤评估异常的子宫输卵管造影(HSG)宫腔内病变。⑥检查原因不明不孕的宫内因素。

治疗适应证:①子宫内膜息肉。②子宫黏膜下肌瘤。③宫腔粘连分离。④子宫纵隔切除。⑤子宫内异物的取出。

宫腔镜有两种基本操作技术接触镜和广角镜,分别取决于镜头的焦距。接触镜通常不需扩张宫颈和宫腔,供诊断用,检查简便但视野有限,亦不需麻醉和监测,可在门诊实施。广角宫腔镜应用复杂精细的设备,通过被扩张的宫颈并需使用膨胀宫腔的膨宫介质,视野满意,便于镜检诊断及手术治疗,因扩张宫颈及宫腔以及手术治疗,都需麻醉和监测。

宫腔镜有直的硬镜和纤维光学可弯软镜,前者有镜鞘带有小孔供膨胀宫腔的膨宫介质或灌流液流通,硬镜主要管道可容手术器械通过,如剪刀、活检钳、手术镜以及滚动式电切刀等。纤维光镜外径细,适用于诊断及活组织检查,尤适用于非住院患者的诊断应用。

二、宫腔镜麻醉处理

宫腔镜手术刺激仅限于宫颈扩张及宫内操作。感觉神经支配前者属 $S_{2\sim4}$,后者属 $T_{10}\sim L_2$。

麻醉选择取决于:①诊断镜或手术治疗镜用光学纤维镜或是硬镜。②是否为住院患者。③患者的精神心理状态能否合作,患者的麻醉要求。④手术医师的要求和熟练程度。

麻醉可分别选择全身麻醉,区域麻醉(脊髓麻醉、硬膜外麻醉或由手术医师行宫颈旁阻滞)。区域麻醉最大的优点是一旦发生 TURP 综合征和穿孔时便于患者提供主述症状并监测其特有

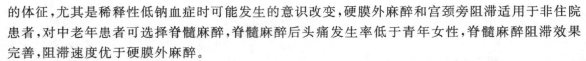

的体征,尤其是稀释性低钠血症时可能发生的意识改变,硬膜外麻醉和宫颈旁阻滞适用于非住院患者,对中老年患者可选择脊髓麻醉,脊髓麻醉后头痛发生率低于青年女性,脊髓麻醉阻滞效果完善,阻滞速度优于硬膜外麻醉。

宫腔镜麻醉和监测一如常规,但更重要的是基于麻醉医师应知晓宫腔镜手术可能发生的不良反应(如 TURP 综合征)和手术操作的并发症,通过分析监测生理参数及其变化,为尽早诊治提供依据,并为手术医师对并发症的进一步手术处理(如腹腔镜手术诊治内出血,必要的剖腹探查等)提供更好的麻醉支持和生理保障。

术中应监测与评估体液平衡情况,有主张在膨宫液中加入乙醇,监测呼出气中乙醇浓度可提示膨宫液吸收程度。对泌尿科应用 5‰葡萄糖为冲洗液或进行妇科宫腔镜检查时用膨宫液的患者,术中输液仅用平衡液,定时快速测定血糖浓度,遇血糖升高提示冲洗液或膨宫液吸收,继而测定床边快速生化(I-stat 生化测定仪),测定血液电解质,可早期检出稀释性低钠血症,为防治急性水中毒提供可靠诊断依据。

宫腔镜手术一般耗时不长,被认为是普通手术,而忽视正确安放手术体位——截石位。长时间截石位时膝关节小腿固定不妥可致腓骨小头受压使腓总神经麻痹,术后并发足下垂,妥善的体位安置避免组织受压亦应作为麻醉全面监测项目之一。

新型的宫腔镜已采用高亮度纤维冷光源,通过微型摄像头将宫腔图像借助电视屏幕显示。手术关键是为了宫腔镜能窥视宫腔,常需扩张宫颈,同时应用气体(CO_2)或液体作膨宫介质扩张宫腔。随之在术中可能引发有关不良反应和严重并发症。麻醉人员对此应有所认识,除麻醉处理外应进行相应的监测,以行应急治疗。

三、宫腔镜的并发症

(一)损伤

(1)过度牵拉和扩张宫颈可致宫颈损伤或出血。

(2)子宫穿孔:诊断性宫腔镜手术子宫穿孔率为 4‰,美国妇科腹腔镜医师协会近期报道,宫腔镜手术子宫穿孔率为 13‰。严重的子宫粘连、瘢痕子宫、子宫过度前倾或后屈、宫颈手术后、萎缩子宫、哺乳期子宫均易发生子宫穿孔。有时子宫穿孔未能察觉,继续手术操作,可能导致严重的肠管损伤。穿孔都发生在子宫底部。同时应用腹腔镜监测可减少穿孔的发生。一旦发生穿孔,应停止操作,退出器械,估计穿孔的情况,仔细观察腹痛及阴道出血。5 mm 的检查镜穿孔无明显的后遗症,而宫腔镜手术时穿孔,则需考虑开腹或腹腔镜检查。近年来使用的电凝器或激光器所致的穿孔,更应特别小心。宫腔电切手术时,通过热能传导可能损伤附着于子宫表面的肠管,或者电凝器穿孔进入腹腔,灼伤肠管、输尿管和膀胱。宫腔镜电切手术时,同时用腹腔镜监测,可协助排开肠管,确认膀胱空虚,减少并发症的发生。宫腔镜下输卵管插管可能损伤子宫角部,CO_2 气体膨宫可致输卵管积水破裂,气体进入阔韧带形成气肿。

(二)出血

宫腔镜检术后一般有少量阴道出血,多在 1 周内消失。宫腔镜手术可因切割过深、宫缩不良或术中止血不彻底导致出血多,可用电凝器止血,也可用 Foly 导管压迫 6～8 小时止血。

(三)感染

感染发生率低。掌握好适应证和禁忌证,术前和术后适当应用抗生素,严格消毒器械,可以避免感染的发生。

266

1.膨宫引起的并发症

膨宫液过度吸收是膨宫常见的并发症,多发生于宫腔镜手术,与膨宫压力过高、子宫内膜损伤面积较大有关。膨宫时的压力维持在 13.3 kPa(100 mmHg)即可,过高的压力无益于视野清晰,反而促使液体经静脉或经输卵管流入腹腔被大量吸收。手术时间长,也容易导致过度吸收,导致血容量过多及低钠血症,引起全身一系列症状,严重者可致死亡。用 CO_2 做膨宫介质,若充气速度过快,可引起静脉气体栓塞,可能导致严重的并发症甚至死亡。目前采用专用的充气装置,充气速度控制在 100 mL/min,避免了并发症的发生。CO_2 膨宫引起术后肩痛,为 CO_2 刺激膈肌所致。

2.变态反应

个别患者对右旋糖酐过敏,引起哮喘、皮疹等症状。

（郭艳杰）

第二节　辅助生殖手术的麻醉

辅助生殖手术主要有输卵管造口术、输卵管粘连松解术、输卵管吻合术、输卵管宫腔移植术和体外受精-胚胎移植术,现将 5 种手术分述如下。

一、输卵管造口术

输卵管造口术适合于输卵管伞端梗阻(亦称输卵管积水)的患者。

(一)经腹输卵管造口术的操作要点

于耻骨联合上正中切口,长 8 cm 左右,逐层切开腹壁。开腹后先仔细探查了解盆腔脏器情况,如子宫大小、有无畸形、有无肌瘤、与周围有无粘连等。了解双侧输卵管伞端是否可见,或已形成盲端,或有积水,周围有无粘连,输卵管粗细是否正常,弹性如何,有无局部增生、屈曲或结节等。了解卵巢的大小、硬度、与输卵管有无粘连等。如输卵管周围有粘连,先分离粘连,使输卵管和卵巢恢复正常位置。分离粘连时以锐性分离较好,可减少损伤。在输卵管伞闭锁端的扩大部最菲薄处用纤维细电刀或显微解剖刀做"十"字形或"米"字形切开。然后用 6 号平头针或细硅胶管自切口处插入,缓缓注入生理盐水,再进一步检查明确输卵管全段通畅情况,注入方法同输卵管吻合术。将切开的黏膜瓣外翻,用 7-0 尼龙线将外翻之伞端缝呈"花瓣状"。由于管腔较大,一般不需保留支架,术后宜早期通液。对粘连较重者,使用支架可预防新的粘连形成。

输卵管壶腹部造口术,由于伞端破坏严重或伞端被完全切除,近端输卵管正常,不能做伞部造口时,可切除病变部分,在壶腹部造口,但成功率很低。根据壶腹部病损的程度采取不同的手术方法,壶腹部长度超过 3 cm 者,于盲端处将输卵管的浆膜层做一环形切开,用小剪刀将远端做环形或斜至露出正常黏膜为止,插入导管通液检查,近侧段输卵管将膜做间断缝合,形成新口。如伞部及壶腹部外侧段全部闭锁,则切除瘢痕,在壶腹部接近卵巢侧做一斜切口,黏膜外翻缝合,将开口固定于卵巢上。造口完毕再做一次输卵管通液同时注入预防粘连的药物,生理盐水冲洗腹腔,腹腔内放置液体同输卵管吻合术,缝合腹壁各层,手术结束。

267

(二)腹腔镜下输卵管造口术的操作要点

(1)切口:脐皱褶下缘,腹壁最薄,容易穿刺,术后不留瘢痕,一般在脐缘下 1 cm 处做一小切口;病情复杂或需要运用腹腔镜附件协助操作手术时,可于耻骨联合上 3~5 cm 避开膀胱,或于左下腹部或右下腹部切第二、第三个小口,达筋膜。

(2)人工气腹。

(3)进入腹腔后的操作:如有粘连,应首先分离之。经宫颈加压注入亚甲蓝液,使输卵管远端膨胀。分离出盲端,仔细辨认伞端的细小开口痕迹,有时可见少许亚甲蓝液流出,有时伞端消失仅见膨胀的壶腹部积水。用尖头电凝器在伞端开口痕迹处做 1~2 cm 长的凝固区带。然后用钩形剪或微型剪顺输卵管纵轴方向,剪开输卵管壁,可见亚甲蓝流出。以无损伤抓钳插入壶腹部,反复开张闭合,使输卵管壁在切口处向外翻卷。用内缝针将向外翻卷的输卵管黏膜近 1/3 处间断缝合在浆膜层上。最后将透明质酸钠于缝针及开口处涂抹一薄层,以防粘连,手术结束。

二、输卵管粘连松解术

(一)经腹输卵管粘连松解术的操作要点

手术切口同输卵管造口术。手术时将输卵管周围特别是伞端的粘连分离,使输卵管保持伸直游离的状态,以免过分弯曲形成输卵管妊娠或不孕。手术时可用剪刀或手术刀行锐性分离,分离后创面必须用浆膜层包好,操作须细致,以免再次形成粘连。

(二)腹腔镜下输卵管粘连松解术的操作要点

切口同腹腔镜下输卵管造口术。先将粘连两端的器官分开或用分离棒将粘连带挑起选择无血管区用电凝剪剪断或用单极电凝器分离。如粘连带较厚或内有小血管时,可用鳄鱼嘴钳夹持,施行内凝后剪断,也可用鳄鱼嘴钳行双极电凝后剪断之。仔细检查断端无出血即可结束手术。

三、输卵管吻合术

(一)经腹输卵管吻合术手术的操作要点

切口同输卵管造口术。进入腹腔后进行下列操作:

(1)检查其周围有无粘连,影响范围,伞端外观是否正常。如有粘连应用剪刀实行锐性分离。

(2)检查闭锁近端、远端情况,切除闭锁处,用两手指夹着子宫下部宫颈处,经宫底刺入 7 号针头,注入稀释亚甲蓝液,可清楚见到输卵管近侧阻塞部位,在其近侧 2~3 cm 处垂直切断管腔;在瘢痕远端稍外处垂直切断,将两者之间瘢痕组织充分切除。向远端口注入生理盐水,证实输卵管远端通畅。并在镜下检查新切口创面有无瘢痕或纤维组织;肌层、黏膜是否正常、止血。这种经宫底注射亚甲蓝液法较经宫颈插造影器方便且可保持无菌。

(3)吻合输卵管。

(4)亚甲蓝通液检查输卵管通畅程度。

(二)腹腔镜下输卵管吻合术的操作要点

(1)患者取膀胱截石位,下腹壁行四点穿刺:第 1 穿刺点在脐部置入腹腔镜,在直视下于耻骨上部置入 3 个 5 mm 腹腔镜穿刺套管,其一位于正中线,分别在其两侧 5 cm 处各置一腹腔镜穿刺套管。经宫颈置入能进行亚甲蓝通液的举宫器。

(2)检查输卵管走向,辨认绝育处输卵管断端,分离粘连。

(3)在原结扎部位下方输卵管系膜处注射血管收缩剂以减少术中出血。可用 1U 垂体加压素加入10 mL生理盐水或乳酸林格液中，分别浸润输卵管近侧或远端附着的输卵管系膜。

（4）切除阻塞的输卵管。

（5）检查输卵管是否通畅。

（6）吻合输卵管。

（7）亚甲蓝通液检查输卵管通畅程度。通过子宫腔注入亚甲蓝液，如吻合成功，可见亚甲蓝液自输卵管伞端流出。

四、输卵管宫腔移植术

输卵管宫腔移植术适用于输卵管腐蚀粘堵术需复通者。

输卵管宫腔移植术的操作步骤如下。

（1）切除输卵管峡部阻塞部分。

（2）试通剩余输卵管检查是否通畅。在近端管口两侧边（3点、9点处）剪开约 5 mm 长度，将前、后壁各缝肠线，用 17 mm 圆孔铰刀在近子宫角子宫后壁上钻通肌壁，然后将已缝好的肠线 4 个线头自孔的上、下壁穿出，穿出部位距孔缘 3～5 mm 各自打结，移植的输卵管引入并固定在子宫腔顶部两侧。用肠线将输卵管浆膜层固定于子宫浆膜层。子宫上部两侧后壁打洞的优点是使输卵管伞部与卵巢间距接近。

（3）不论哪种部位吻合，完成吻合术后，应再次向宫腔内注入亚甲蓝液，注液时手指捏紧子宫颈上部，检查吻合口有无渗漏，亚甲蓝液有无经伞端流出。如一切正常，注入 32％右旋糖酐-40 20 mL 及异丙嗪 25 mg，以防粘连和过敏。

五、体外受精-胚胎移植术

体外受精-胚胎移植术（In vitro fertilization and embryo transfer,IVF-ET）是指从女性体内吸取卵子，于体外培养后，加入经处理过的精子，待卵子受精后，发育成 2～8 细胞周期，再植入子宫内，发育成胎儿，分娩。因为这项技术的最早阶段是在培养皿中进行，故俗称试管婴儿。宫腔内人工授精是最简单的人工助孕技术，是指在女性排卵期，将处理过的精子直接注入女性子宫腔内，达到受孕目的。体外受精胚胎移植术主要步骤为取卵、体外授精和胚胎移植，其中部分患者在取卵或胚胎移植时，由于不能忍受操作疼痛，需要在麻醉下进行。现就取卵及胚胎移植两大步骤简述如下。

（一）取卵

在注射人绒毛膜促性腺激素后 34～36 小时进行取卵，若继续推迟有可能在取卵时已自然排卵或者在手术操作过程中容易造成一些卵泡自行破裂。

（二）取卵方式

（1）超声引导下经阴道取卵在阴道超声探头引导下，经阴道穿刺抽吸卵泡取卵。目前阴道超声取卵已取代腹腔镜成为最常用的取卵方式。取卵时患者采取截石体位，用生理盐水冲洗阴道或先用含碘液冲洗，然后用生理盐水冲洗。阴道超声探头外套无菌无毒乳胶套，配穿刺架与专用穿刺针，在超声穿刺线引导下从穹隆部进针，尽量不经宫颈、膀胱与子宫，依次穿刺抽吸两侧卵巢的卵泡，抽吸负压为 15 kPa，待一个卵泡抽吸干净后再进入第 2 个卵泡，每次进针可穿刺多个卵泡，但要注意不要伤及周围脏器与血管。

（2）在阴道超声取卵术出现之前，腹腔镜下卵泡穿刺抽吸术曾经是最主要的取卵手段，腹腔镜取卵术成功与否与盆腔状态有关,至少 50% 的卵巢表面可以由腹腔镜暴露直视才能保证顺利抽吸卵泡。因此,对于那些可疑盆腔粘连的患者,体外受精及胚胎移植之前要先进行一次腹腔镜检查,明确盆腔情况和估计腹腔镜取卵的可行性。目前,腹腔镜取卵主要用在输卵管内配子移植术和受精卵输卵管内转移等助孕治疗中,另外,当卵巢被粘连固定在较高位置经阴道穿刺无法达到时仍可借助腹腔镜取卵。

(3)开腹取卵目前很少使用,仅在有其他指征需要开腹时可同时取卵。

(三)胚胎移植的方法

胚胎宫腔内移植:指将受精卵或胚胎转移至于宫腔内,经子宫颈宫腔内移植是最常用的胚胎移植方法。

移植前嘱患者排空大小便,移植时一般采取膀胱截石位,前位子宫患者采用膝胸卧位移植,暴露宫颈后用蘸有培养液的棉球清洁宫颈,并用长棉签拭去宫颈管内的黏液,必要时先用一根试验移植管探清宫腔方向。目前多选用带外套管的有弹性的无创伤软移植管,确保抽吸胚胎后顺利移入宫腔。

六、辅助生殖手术的麻醉特点

妇女不育手术均为育龄妇女,全身状况一般良好,术前按常规做好麻醉前准备即可。麻醉方式可选择连续硬膜外阻滞或腰硬联合麻醉,对精神过于紧张的患者或腹腔镜下手术的患者可选用全身麻醉。施行椎管内麻醉的患者,如手术时间过长,患者无法耐受手术体位时,可考虑适当镇静,以确保患者的安静,以免影响手术操作。

体外受精胚胎移植术最关键的步骤之一是取卵。超声引导下经阴道取卵虽然部分患者可在局麻下完成,但局麻有时难以保证患者完全无痛,所以目前已有不少生殖中心为了完全消除患者取卵时的疼痛,采用全身麻醉或硬膜外阻滞下取卵。其中以丙泊酚复合芬太尼最为简便有效,上述两种麻醉方法均不影响总取卵数、受精、卵裂、移植胚胎分级、种植率、流产率等,但与硬膜外阻滞相比,丙泊酚复合芬太尼麻醉具有操作简单和耗时短的优点,可作为取卵的常规麻醉方法。哌替啶和氧化亚氮也可用于减轻患者取卵时的痛苦。胚胎移植一般不需全身麻醉。

（李　霞）

第三节　正常分娩的麻醉

分娩疼痛是人类最常见的疼痛,亦是大部分妇女一生中所遭遇的最剧烈的疼痛。有统计资料表明约 80% 的初产妇认为分娩时宫缩痛难以忍受,同时因疼痛而烦躁、大声喊叫、影响休息可增加体力消耗,并影响子宫收缩,易造成产妇衰竭、难产,此外部分产妇因担心剧烈疼痛而选择剖宫产,从而使剖宫产率增加。从 1847 年英国医师 John Snow 用氯仿为 Victoria 女王实施第 1 例分娩镇痛以来,临床上进行了各种方法和药物的研究,如全身给予镇静或镇痛药物、全身麻醉法、局部神经阻滞法和椎管内间断推注镇痛法等。但由于镇痛效果不确定、方法较烦琐,易产生产妇低血压和对胎儿呼吸抑制等不良反应,因此未能在临床推广应用。随着患者自控镇痛和新药罗哌卡因的临床应用,大大减少了分娩镇痛对产妇、胎儿及分娩过程的不良影响,提高了分娩镇痛的有效性和安全性,使分娩疼痛治疗进入了一个新时代。分娩镇痛越来越受到产科医师、麻醉医师及患者的高度重视,成为临床重要的疼痛治疗手段。

选择分娩的镇痛方式应以患者状态、产程以及设备条件为依据,椎管内麻醉是较为理想的一种方法,其目的是在分娩时提供充分的镇痛,而尽可能减少运动阻滞。使用低浓度局麻药物可达到这一目的,复合阿片类药物时局麻药物浓度可进一步降低而仍能提供完善镇痛。

一、相关问题

(一)分娩生理

1.分娩动因的内在机制

分娩的发生、发展及完成由胎盘-胎儿分泌的一系列激素和细胞因子所决定,如前列腺素(特别是 PGE_2)、皮质醇、雌/孕激素、缩宫素以及细胞因子等,各种激素和细胞因子的分泌在妊娠末期即明显增加,分娩临产后迅速达到高峰,使子宫产生强烈的有规律的收缩,导致了分娩的发生。

2.分娩动因的外在表现

从分娩动因的外在表现看,分娩的发生是由于子宫强烈的有规律收缩,在各种辅助肌肉的配合下,使胎儿排出体外。

3.分娩的分期

分娩全过程是从有规律宫缩开始至胎儿胎盘娩出时为止,共分为 3 个产程。第一产程:从间歇5~6 分钟的规律宫缩开始,到子宫颈口开全。初产妇需 11~12 小时,经产妇需 6~8 小时;第二产程:从子宫颈口开全到胎儿娩出,初产妇需 1~2 小时;第三产程:从胎儿娩出至胎盘娩出,需5~15 分钟,不超过 30 分钟。

(二)分娩的疼痛路径

在决定采用哪种镇痛方法之前,了解分娩的疼痛路径很重要。国际疼痛研究协会将疼痛定义为"一种与确切或潜在组织损伤有关的不愉快的感觉和情感体验"。产妇对疼痛的理解是一个包括了外周和中枢机制的动态过程。有许多因素影响妇女在分娩过程中所体验的疼痛程度,包括心理准备,分娩过程中的情感支持,过去的经验,患者对生产过程的期望、缩宫素、胎位异常(例如枕后位)可能也会促使早期的分娩痛更剧烈。然而,毫无疑问的是对于大多数妇女,分娩和剧烈的疼痛是相伴的,并且往往超出预料。

第一产程痛主要由于子宫收缩,子宫下段和宫颈进行性扩张引起,信号经内脏神经的 c 和 $A_δ$ 纤维传至 T_{10}~L_1 脊神经,形成典型的"内脏痛",同时邻近盆腔脏器,神经受牵拉和压迫产生牵扯痛。因此,第一产程痛特点为疼痛范围弥散不定,产妇对疼痛部位和性质诉说不清。

第二产程自宫口开全至胎儿娩出,其痛源于先露部对盆腔组织的压迫及对骨盆出口及下产道(包括会阴部)的扩张、牵扯、撕裂等,疼痛冲动经阴部神经传入 $S_{2~4}$ 脊髓节段构成典型的"躯体痛",第二产程特点为刀割样剧烈疼痛、疼痛部位明确集中在阴道、直肠和会阴部。

第三产程自胎儿娩出到胎盘娩出,一般痛觉已显著减轻。

因此,要消除子宫收缩引起的疼痛需阻滞 T_{10}~L_1;而要消除宫颈和盆底组织的疼痛则需阻滞 S_2~S_4 节段。分娩疼痛的强度通常与产妇的痛阈和分娩次数等因素有关。

(三)分娩镇痛的目的及必要性

(1)可显著减轻或消除孕妇的分娩痛,最大程度地减少孕妇的痛苦。

(2)给孕妇提供人性化的医疗服务,这是社会生活发展的必然要求。

（3）帮助孕妇树立自然分娩的信心，提高自然分娩率。

（4）阻滞交感神经，理论上还可扩张胎盘血管，增加胎儿血供；减轻或消除疼痛所导致的过度通气及其带来的对母婴各方面的不良影响，消除疼痛给孕妇带来的不适，孕妇可适当进食、休息，为分娩做好充分的准备。

（四）分娩镇痛对母婴安全性的影响

分娩镇痛在近十几年来经过不断改进和更新，很多国家已在临床上大规模推广应用。实践证明，只要规范操作，严格管理，对孕妇是一种安全可靠的镇痛方法。

大量研究证明，分娩镇痛对胎儿或新生儿是比较安全的，对胎儿没有明显的不利影响。常用的监测及评价胎儿或新生儿的方法有胎心、脐动静脉血气分析、子宫胎盘血流速率检测、Apgar评分、NACS评分等指标，还没有发现分娩镇痛对上述指标造成严重影响。局麻药（罗哌卡因、丁哌卡因）都有微量通过胎盘进入胎儿体内，但对胎儿没有明显不利影响；而阿片类药一般都可迅速通过胎盘，大剂量反复应用时对胎儿有一定的抑制作用。从目前来看，芬太尼等是目前最为安全的阿片类药，分娩镇痛常用的芬太尼浓度一般仅为 $1 \sim 2 \mu g/mL$，对胎儿没有明显的不利影响。

（五）分娩镇痛对分娩的影响

分娩镇痛对分娩过程和母婴后果的影响是麻醉科和产科医护人员所共同关注的问题。硬膜外镇痛广泛用于分娩镇痛是在20世纪，目前在英国大约20%、在美国58%的产妇采用硬膜外分娩镇痛。很多学者对分娩镇痛模式（主要是椎管内麻醉）对母婴的影响，尤其是分娩过程，进行了评价。

1.对分娩内在机制的影响

分娩的发生、发展及完成由胎盘-胎儿分泌的一系列激素和细胞因子所决定，如前列腺素（特别是 PGE_2）、皮质醇（Cortisol）、雌/孕激素、缩宫素以及细胞因子等，各种激素和细胞因子的分泌在妊娠末期即明显增加，使子宫产生强烈的有规律的收缩，导致了分娩的发生。"胎盘-胎儿"是一个相对独立的系统，决定着分娩的发生、发展及完成。有研究证明，分娩镇痛没有影响"胎盘-胎儿"这一相对独立的系统中各种激素的分泌，因此，对分娩的内在机制无不良影响。

2.对产程以及分娩方式的影响

准确地评价椎管内麻醉分娩镇痛对产程和剖宫产率的影响非常困难，因为要求分娩镇痛的产妇可能存在一些增加分娩不良后果的特征，如入院时属于分娩早期或胎头高浮、骨盆出口偏小、胎儿较大、初产妇等，这些特征因素可能会增加产程延长、器械助产、剖宫产以及其他不良后果（背痛、发热、会阴损伤、胎儿窘迫等）。一些回顾性研究结果认为，椎管内阻滞分娩镇痛与剖宫产率增高有关。但近期的前瞻性研究结果及循证医学的系统评价认为采用椎管内麻醉进行分娩镇痛可能增加了阴道助产率、延长产程、增加产妇发热和新生儿感染的发生率，但不增加剖宫产率。

分娩镇痛（主要以硬膜外镇痛为例）可能从以下几个方面对产程和分娩方式造成影响：①影响子宫收缩。分娩时子宫的收缩主要由胎盘各种组织分泌的各种子宫收缩激素决定，另外，交感神经也参与调节子宫的收缩。有学者的研究证明，硬膜外镇痛没有影响子宫收缩激素的分泌，但由于阻滞交感神经而造成子宫收缩一过性减弱。②腹肌和膈肌等辅助肌肉收缩力减弱及减弱程度与局麻药浓度及麻醉阻滞平面相关。③使肛提肌和盆底肌肉的收缩减弱，使胎头俯屈和内旋转受到妨碍。④分娩时产妇主动用力的愿望减弱。

3.其他

有研究发现,椎管内阻滞分娩镇痛可能增加产妇发热与新生儿感染的发生率。一些临床观察发现椎管内阻滞镇痛的产妇体温升高达 38 ℃以上。椎管内阻滞镇痛是否增加产妇和新生儿感染尚有待研究。接受镇痛者产程可能更长,导致感染的可能性增加,也可能存在体温调节功能的改变以及产程中高代谢以及热量再分布等原因。

二、孕妇准备

(一)镇痛前评估及检查

1.产妇的病史和体检

重点应放在详细了解和麻醉有关的产科病史和仔细检查气道。如果选择区域性麻醉镇痛,应进行必要的背部和脊柱检查。为保障产妇和新生儿的安全以及产妇生产的顺利,麻醉医师应与产科和儿科医师,针对每个患者的具体情况进行讨论。此外,注意了解有无高血压、糖尿病等妊娠合并症。

2.禁食情况

在待产期间,适当饮用液体饮料可使患者减少口渴、提神、补充能量以及增加舒适感,但不是所有的饮料都可以饮用,这里指的是无渣的液体饮料,也就是国内所说的清流食,譬如:清水、无渣的水果汁、汽水、清茶和不加牛奶的咖啡等。产妇饮用的液体种类比饮用的液体容量更有临床意义。饮用液体应因人而异,如产妇有下列情况应适当限制液体的饮用:胃肠动力失调(如肥胖症、糖尿病、胃食管反流等情况)、困难气道、有需手术分娩的可能性(如胎儿健康情况不明、产程进展缓慢等情况)。

3.增加凝血功能检查

是否应对每个产妇做血小板检查,曾经有过争议。现认为对健康的产妇不需要常规做血小板的检查,但对患有能改变血小板浓度疾病(譬如妊娠高血压)的患者应做血小板检查。因此,临床决策应根据每个患者的具体情况而定。

(二)术前用药

(1)不建议常规术前用药(如阿托品,心率的增加可增加产妇的耗氧)。

(2)妊娠高血压综合征患者降压药持续至术前。

(三)术前准备

麻醉机和复苏用品,包括新生儿复苏用品及抢救药品。胎儿娩出时应有新生儿医师协助治疗。监测方面,除了常规监测以外,关于胎儿心率的监测,在美国,对妊娠超过 20 周的产妇实施区域阻滞麻醉前后,都应由专业人员监测胎儿的心率。

三、常用方法及优缺点

许多局部麻醉技术用于分娩时既提供理想的镇痛效果,同时对母亲和胎儿的不良影响又很小。与静脉和吸入麻醉技术相比,局部麻醉可控性更强,更有效,抑制效应更少。最常用的局部麻醉技术是椎管内麻醉镇痛,尤其是硬膜外镇痛。较少用的有腰交感神经阻滞。有时产科医师也使用宫颈旁麻醉、阴部麻醉、局部会阴浸润麻醉技术。每一种技术都有其优点和缺点,须根据设备条件、患者情况及麻醉医师的经验等选择采用。

(一)椎管内麻醉

1.蛛网膜下腔阻滞

穿刺点以 $L_{3\sim4}$ 为宜,可以采用坐位或侧卧位下实施。对于肥胖的产妇,坐位是蛛网膜下腔穿刺的最佳体位。蛛网膜下腔注入小剂量阿片类药物,可以迅速达到镇痛效果。例如 $10\sim20$ μg 芬太尼或 $3\sim6$ μg 舒芬太尼,可以立即缓解产妇产程中疼痛。蛛网膜下腔阻滞的优点是起效快、阻滞效果完善,缺点是镇痛时间不易控制,不能任意延长镇痛时间,而且术后头痛的发生率较高,因此目前在临床上应用较少。

2.硬膜外阻滞

硬膜外阻滞是最为常用的分娩镇痛方法,其优点为镇痛效果好,麻醉平面和血压较容易控制,对母婴安全可靠。其缺点为起效缓慢。

有一点穿刺和两点穿刺置管两种。一点穿刺置管法:穿刺 $L_{3\sim4}$ 或 $L_{4\sim5}$ 间隙,向头置管 3 cm。两点穿刺法一般选用 $L_{1\sim2}$ 穿刺,向头置管 3 cm,和 $L_{4\sim5}$ 穿刺,向尾置管 3 cm,上管阻滞 $T_{10}\sim L_2$ 脊神经,下管阻滞 $S_{2\sim4}$ 脊神经,常用 1% 利多卡因或 0.25% 罗哌卡因,在胎儿监测仪和宫内压测定仪的监护下,产妇进入第一产程先经上管注药,一次 4 mL,以解除宫缩痛。于第一产程后半期置管注药,一次 $3\sim4$ mL(含 1:20 万肾上腺素),根据产痛情况与阻滞平面可重复用药。只要用药得当,麻醉平面不超过 T_{10},对宫缩可无影响。两点穿刺法对初产妇和子宫强直收缩、疼痛剧烈的产妇尤为适用,用于先兆子痫产妇还兼有降血压和防抽搐功效,但局麻药中禁加肾上腺素。分娩镇痛禁用于原发和继发宫缩无力,产程进展缓慢,以及存在仰卧位低血压综合征的产妇。两点穿刺法用于第二产程时,因腹直肌和提肛肌松弛,产妇往往屏气无力,由此可引起第二产程延长,或需产钳助产。因此,在镇痛过程中应严格控制麻醉平面不超过 T_{10},密切观察产程进展、宫缩强度、产妇血压和胎心等,以便掌握给药时间、用药剂量和必要的相应处理。

硬膜外分娩镇痛常用的局麻药物为罗哌卡因和丁哌卡因,常复合应用阿片类药如芬太尼、舒芬太尼等。常用的药物浓度为 0.075%～0.125% 罗哌卡因(丁哌卡因)＋1～2 μg/mL 芬太尼。常用的硬膜外分娩镇痛方法有连续硬膜外镇痛(CIEA)和孕妇自控硬膜外镇痛(PCEA),其中PCEA是目前最为常用的硬膜外镇痛方法。具体方法为:穿刺点选择 $L_{3\sim4}$ 或 $L_{2\sim3}$,穿刺成功后给 1.0% 利多卡因 $3\sim5$ mL 作为试验量,观察 5 分钟无异常接电脑泵,首剂设为 $8\sim10$ mL,每小时量设定量 $6\sim8$ mL,PCA 量设定为 $3\sim5$ mL,锁定时间为 $10\sim15$ 分钟。PCA 可由孕妇或助产士给药,胎儿娩出后可给予 2% 利多卡因以消除会阴缝合的疼痛。其优点为镇痛效果满意,对运动神经影响轻,而且减轻了麻醉医师的工作量,又可个体化用药。其缺点为镇痛作用起效较慢。

PCEA 让患者自己用药来控制镇痛程度,而很少需要麻醉医师干涉,运动阻滞也轻,泵控可获得更广泛的药物扩散范围,较浅的麻醉也减少了产妇低血压的发生率。PCEA 使用局麻药的总量减少,提供更符合产妇需要的药物剂量,与标准硬膜外镇痛技术相比产妇的满意度增加。PCEA 是目前最有效的分娩镇痛方法,如果配合适当的产科处理,硬膜外镇痛技术可以达到令人满意的低钳助产率和剖宫产率,让患者享受到无痛分娩的经历。

3.蛛网膜下腔-硬膜外联合阻滞(CSE)

1984 年首次报道 CSE 用于剖宫产,现在已经迅速推广。近年来,CSE 在产科的应用越来越多。CSE 结合了腰麻和硬膜外的特点,起效快并且肌肉松弛良好,和腰麻相比可较好地控制麻醉平面并可任意延长麻醉时间;由于可以随时追加药物,因而可以使用小剂量局麻药,这样可以减少蛛网膜下腔阻滞平面过高和低血压的发生；还可提供术后镇痛。此外，现在 CSE 的穿刺器械有了很大的改进。例如普遍使用管内针技术，从而使针芯更细，减弱了硬膜的损伤程度，同时避免了和皮肤的直接接触，减少了感染的机会；笔尖式针芯、针孔侧置使针芯不似传统的斜面式腰麻针那样切开硬脊膜，而是分开硬脊膜，对硬脊膜的损伤更小、且更容易愈合，明显减少了脑脊液的外漏等。正是由于这些方法和技术上的改进，使 CSE 的并发症发生率大大降低。

具体方法：硬膜外穿刺成功后，用特制细针芯刺穿硬膜，见有脑脊液流出，推入小剂量镇痛药（15～20 μg 芬太尼或 3～6 μg 舒芬太尼＋1.5～2.5 mg 罗哌卡因或丁哌卡因），然后从硬膜外置管保留，至孕妇自感疼痛时再从硬膜外给低浓度局麻药（0.075％～0.125％罗哌卡因＋1～2 μg/mL 芬太尼或 0.1 μg/mL 舒芬太尼）。用 CSE 行分娩镇痛结合了腰麻和硬膜外的优点，先从蛛网膜下腔少量给药以快速起效，需要时再从硬膜外持续给药，可任意延长镇痛时间。该方法镇痛效果迅速、确切，对运动神经影响小，由于蛛网膜下腔给药量极少（1.5～2.5 mg 罗哌卡因或丁哌卡因），因此对呼吸循环的影响小。其缺点为有一定的不良反应，如芬太尼注入蛛网膜下腔可导致一定程度的瘙痒，存在一定的感染风险，其头痛发生率是否增高还存在争论，有研究认为由于穿刺器械的改进，头痛以及感染的发生率极低，和硬膜外相比并没有明显差别。

4.可行走式分娩镇痛（AEA）

可行走式分娩镇痛是根据孕妇的运动能力来定义的。它是指在给孕妇提供满意的镇痛的同时充分保留孕妇的运动能力，在分娩的第一产程，孕妇可自如的行走，并可适量进食，充分休息，对孕妇非常方便。AEA 对运动神经的影响轻微，最大限度地保留了辅助肌肉在分娩中的作用，减轻硬膜外阻滞对分娩的影响。而且孕妇在行走时，胎儿的重力作用可能会加速分娩，曾有研究报道可行走式分娩镇痛可以缩短产程。因此，目前应用越来越广泛。AEA 包括两种方法，原理基本相似。①患者自控硬膜外镇痛：是目前最为流行的方法，一般采用 0.075％～0.1％罗哌卡因＋1～2 μg/mL 芬太尼，镇痛效果确切，对母亲胎儿影响小。研究证明，罗哌卡因的量大于 0.1％则有可能影响孕妇运动能力，小于 0.075％则有可能镇痛效果不满意，一般以 0.1％罗哌卡因＋1～2 μg/mL 芬太尼为佳（PCEA）。②腰麻-硬膜外联合阻滞（CSE）：方法已如上述。其特点为蛛网膜下腔局麻药药量极少（1.5～2 mg 罗哌卡因或丁哌卡因），芬太尼药量 15～20 μg，硬膜外用量同上。

5.骶管阻滞

主要用于第二产程以消除会阴痛。缺点为用药量大；穿刺置管易损伤血管或误入蛛网膜下腔，发生局麻药中毒者较多；麻醉平面过高可能影响宫缩频率和强度。此外，因盆底肌肉麻痹而无排便感，不能及时使用腹压，延长第二产程。故一直未能广泛应用。

（二）全身麻醉

在分娩过程中，可使用亚麻醉浓度的吸入或静脉麻醉药来缓解产程中疼痛。这种疼痛缓解技术不能与临床普遍使用的全麻相混淆，后者可以产生意识模糊和保护性喉反射丧失。这种技术可以作为椎管内麻醉的辅助用药或者用于无法应用局部麻醉的产妇；可以间断性（在子宫收缩过程）或者连续性的给药。产妇可以自行给药，但是必须同时有一名医护人员在场来保证足够的意识水平和正确的使用仪器。

1.静脉给药分娩镇痛

麻醉性镇痛药（如吗啡、哌替啶、芬太尼等）及镇静药（如地西泮、氯丙嗪、异丙嗪等）在产科的应用时间较长，使用也较为普遍。须注意，二者都极易透过胎盘，且对胎儿产生一定的抑制。静脉全麻药应用较多的是氯胺酮。作为一种 NMDA 受体拮抗剂,氯胺酮可引起分离麻醉,早在 1968 年就已用于产科,具有催产、消除阵痛增强子宫肌张力和收缩力的作用,对新生儿无抑制, 偶可引起新生儿肌张力增强和激动不安。

根据 Fick 定律,目前常用于产科的全麻药经胎盘转运至胎儿体内均是时间依赖性与剂量依 赖性的,提示在全麻下用药剂量越大,母/脐静脉血药浓度越高,分娩时间越长,母/脐静脉血药浓 度越接近而对胎儿影响越大。因此应强调低浓度、短时间使用。值得注意的是,研究表明不少临 产妇禁食 8～24 小时后胃内仍有不少固体内容物,因此所有产科患者围麻醉期均应按饱胃处理, 尤其是对于准备使用亚麻醉剂量的全麻药物的产妇,采用积极措施防治反流和误吸。①间断给 药法:是指根据患者的需要,每隔一段较长的时间(60～90 分钟)将大剂量阿片类镇痛药从静脉 给予,这种方法容易使母体、胎儿血药浓度急剧升高,造成呼吸抑制等不良反应的发生。②静脉 自控镇痛(PCIA)其基本方法和硬膜外自控镇痛(PCEA)相似,先给一定量首剂,再静脉持续给 予维持量,同时设置患者自控给予 bolus 量和锁定时间,这些都由电脑泵控制。可根据患者的需 要自己给药,提高了镇痛的满意率,同时使母体和胎儿的血药浓度平稳,并减少了药物的需要量, 采用 PCA 给药也体现了个体化给药的原则。PCIA 所用的药物仍以阿片类为主,一般为哌替啶 (度冷丁)或者芬太尼,由于新出现的药物雷米芬太尼代谢快,蓄积量少,对胎儿的影响可能较小, 其应用正在受到重视。

尽管静脉镇痛分娩的方法有了较大的改进,但所用传统的阿片类药仍存在较大不足:一是镇 痛不完善,一般只有 2/3 左右的孕妇表示满意;二是阿片类药量偏大,对母婴的影响较大,无论是 哌替啶还是芬太尼都可能引起胎儿呼吸的抑制、Apgar 评分、NACS 评分的改变,增加纳洛酮的 使用率。有研究显示,新药瑞芬太尼用于 PCIA 有较为满意的镇痛效果,同时对胎儿无明显的不 良反应,但也有研究者对此持谨慎态度。但对于孕妇有硬膜外阻滞禁忌证时,PCIA 也有应用的 价值。

2.吸入给药分娩镇痛

氧化亚氮和氟类吸入麻醉药已被成功地应用于分娩的麻醉。氟类吸入麻醉药麻醉效果与氧 化亚氮相当或更佳,但其应用由于可致困倦,气味难闻以及费用较高而受到限制。使用这类药物 的最大风险就是意外的剂量过大导致的意识不清和保护性反射消失。此外,因多数采用半紧闭 法给药,若产房没有换气系统,可能导致相关医护人员长期暴露在一个过高水平的吸入麻醉药的 环境中。

(1)氧化亚氮:氧化亚氮吸入体内后显效快,30～60 秒即产生作用,停止吸入后数分钟作用 消失。同时,氧化亚氮镇痛作用强而麻醉作用弱,质量分数为 30～50,亚麻醉质量分数＞80 才有 麻醉作用。这些药理学特点使氧化亚氮成为较理想的分娩镇痛药。氧化亚氮吸入分娩镇痛具有 下列优点。①镇痛效果好,能缩短产程。②不影响分娩方式,不抑制胎儿呼吸和循环功能,不增 加产后出血量,安全,无明显不良反应。③产妇始终保持清醒,能主动配合完成分娩。④显效快, 作用消失也快,无蓄积作用。⑤有甜味,无呼吸道刺激性,产妇乐于接受,且使用方便。

氧化亚氮的镇痛效果与其间断吸入的时机和量有着重要的关系。由于氧化亚氮吸入后需 30～60 秒方起效,而子宫收缩又先于产痛出现,故间断吸入镇痛至少要在子宫收缩前 50 秒时使 用,这样才能使镇痛作用发生与产痛的出现在时相上同步。若在疼痛时才开始吸入,不但起不到 镇痛效果,反而易于在间歇期进入嗜睡状态,并伴有不同程度的头晕、恶心。一般应在每次子宫 收缩前 30～45 秒时,嘱产妇吸入较适宜,宫缩间歇期停止吸入,这样既能有效镇痛,又不至吸入过量,同时严密监测产程进展及胎心变化情况,观察产妇的意识是否清醒,发现有头晕、恶心现象,可暂停吸入氧化亚氮即可很快恢复正常。

使用时应注意产妇对氧化亚氮的敏感性和耐受力有个体差异,麻醉医师须随时了解镇痛效果和不良反应,如出现头晕、乏力、嗜睡或不合作情况,说明已过量,应及时减少吸入次数和深度,以确保安全有效。其次,因氧化亚氮的弥散性缺氧作用,对于缺血缺氧的心肌可能有害,加之长时间(>50 小时)吸入氧化亚氮对骨髓增生可能有不良反应,因此对心肺功能不全、血液病及妊娠子痫等产科并发症患者须慎用。

(2)氟烷类吸入麻醉药:氟烷类吸入麻醉药都易于通过胎盘,可引起与剂量相关的子宫收缩抑制,浅麻醉时对子宫抑制不明显,对胎儿也无明显影响;深麻醉对子宫有较强的抑制,容易引起子宫出血。多作为氧化亚氮的辅助药物,有比氧化亚氮更强的镇痛效果,于第二产程开始时间断吸入。0.2%~0.25%恩氟烷、异氟烷及地氟烷也被成功地应用于分娩的麻醉,效果似乎与氧化亚氮相当。

(三)其他技术

局部麻醉包括宫颈旁阻滞、阴部神经阻滞、椎旁腰交感神经阻滞、外阴及会阴部局部浸润麻醉等,只要掌握合理的局麻药用量,避免误注入血管,局部麻醉不影响宫缩和产程,不抑制胎儿,对母子都可较为安全,更适于合并心、肺、肾功能不全的产妇。但这些方法都存在镇痛效果不确切,患者满意度不高的问题。虽然产科医师仍旧将这类技术用于非产科手术,但是它在产科的应用因为引起胎心减慢、局麻药中毒、神经损伤和感染而受到限制。这种胎心减慢的病因学可能与子宫血流降低及胎儿血中局麻药水平较高有关。常用药物为 0.5%利多卡因。

1.宫颈旁阻滞

宫颈旁阻滞是一种用于不想或不能接受神经根阻滞的孕妇的替代技术,是一种操作相对简单的阻滞,为第一产程提供镇痛,并且不会影响分娩的进程。其方法是通过子宫和子宫颈结合的侧后部,将局麻药注入子宫颈阴道侧穹隆黏膜下以阻滞穿过子宫颈中心的神经。因为这种阻滞不影响会阴部的躯体感觉纤维,所以不能缓解第二产程的疼痛,仅适于第一产程镇痛,可加快宫口扩张,缩短第一产程减轻疼痛。

2.阴部神经阻滞麻醉

会阴神经来源于较低位骶部神经根($S_{2~4}$),支配阴道下段、阴道外口和会阴部的感觉及会阴部肌肉的运动。经阴道途径容易阻滞该神经,在两侧骶棘韧带后注入局麻药。适于第二产程,在宫口开全后开始阻滞,可缩短第 2 产程。此法可为阴道分娩和低位产钳分娩提供满意的镇痛,但是在中位产钳分娩、阴道口损伤和宫腔探察时镇痛不足,而且阻滞的失败率较高。

3.其他

椎旁腰交感神经阻滞可用于阻止第一产程中由子宫产生的疼痛的传导。虽然这项阻滞技术实施困难,但与子宫颈旁阻滞相比,相关的并发症似乎要少得多。

四、注意事项

分娩结局受多方面因素的影响,包括镇痛药物种类及浓度的选择、镇痛实施的时机、分娩镇痛疗效的观察、分娩镇痛不良反应的防治、产妇对疼痛理解和对镇痛的要求、缩宫素的使用、产程中的积极管理以及产科医师对分娩过程的指导等。良好的分娩结局有赖于麻醉医师、产科医护人员以及产妇的密切配合。

(一)积极预防和处理分娩镇痛对产程的影响

1.积极地使用缩宫素

缩宫素是一种强烈的子宫收缩剂,早已在临床上常规使用。硬膜外分娩镇痛虽然可造成子宫收缩的一过性减弱,但完全可以用缩宫素来纠正。

2.降低局麻药的浓度

复合一定量的阿片类药物如芬太尼,可使局麻药物浓度大幅度降低,目前所用的局麻药浓度一般为0.075%～0.100%罗哌卡因或丁哌卡因,镇痛效果满意,患者可以自如行走,对运动神经影响轻微,对患者各种辅助肌肉几乎没有影响。

3.积极的产程管理

其管理措施包括:积极的宫颈检查,早期破膜,缩宫素的使用以及对难产严格的诊断标准。通过积极的产程管理可明显降低分娩镇痛对产程的影响。研究证明,通过这些方法的采用,硬膜外镇痛对分娩的影响是可以消除的,实验组和对照组的产程和分娩方式没有明显差别。

(二)积极预防和处理分娩镇痛的相关并发症

1.硬脊膜穿刺后的头痛

硬脊膜穿刺后头痛的病理生理主要有两个方面:颅内压降低与代偿性脑血管扩张。硬脊膜穿刺后头痛的临床过程并非都表现为自限性,亦并非都表现为良性,患者常主诉体位性头痛,有的可出现外展神经麻痹、听觉障碍和硬脊膜下出血。目前治疗多采用硬膜外填充和保守治疗。研究证据支持延迟填充,即在硬脊膜穿刺24小时后进行。

2.麻醉期间低血压

椎管内麻醉,尤其是蛛网膜下腔阻滞,对孕妇循环系统影响较大,诸多学者应用多种液体(胶体液、晶体液)、不同液体量(10～30 mL/L)和各种血管加压药物试图解决这一问题,但是并不能完全消除低血压的发生。麻醉之前一定要开放静脉通道,如果时间允许,尽可能在麻醉前迅速预防性扩容,同时准备好常用的升压药品。产妇最好采用左侧倾斜30°体位。液体预扩容能防止产科手术中低血压,不管使用何种液体预扩容,均必须有足够的量(最好是1 000～1 500 mL晶体液进行中度水化),才能显著增加心排血量,以有效地防止椎管内麻醉时的低血压。液体预扩容可达到增加血容量,降低低血压发生率的目的,早期、积极地应用药物处理低血压,麻黄碱有防治产科低血压的效果,研究认为单次5～10 mg剂量麻黄碱对于液体预扩容的剖宫产者小剂量蛛网膜下腔麻醉时可起到预防低血压的作用。如果持续低血压,应立即手术分娩。

3.产后腰背痛

产后腰背痛较常见发生率为15%～30%,主要原因为产妇负荷减轻、产妇体重增加和分娩后骨盆韧带及腹部肌肉还处于松弛状态。椎管内麻醉是否引起产后腰背痛目前还没有定论,但穿刺点局部不适在椎管内麻醉中常见。

4.神经损伤

近年来发现,由于神经损伤并发症引起的医疗纠纷较多,分析其原因有以下几种:①操作损伤,以感觉障碍为主,大多数患者数周内缓解,神经根损伤,有典型根痛症状,很少有运动障碍;与穿刺点棘突的平面一致,而脊髓损伤为剧痛,偶伴意识障碍。②脊髓前动脉栓塞,前侧角受损(缺血坏死)表现,以运动功能障碍为主的神经症状,因可能有严重低血压,局麻药中肾上腺素浓度过高,血管变(糖尿病)。③粘连性蛛网膜炎,注药错误或消毒液、滑石粉等误入蛛网膜下腔造成。

④血肿压迫。凝血功能障碍,产妇的血管丰富易穿破出血造成血肿。

5.反流及误吸

产科麻醉中,产妇反流及误吸的发生率相当高。产妇发生误吸性肺炎的主要危险因素有四个:①胃内充满酸性内容物,尤其是在急诊产科手术患者。②腹内压或胃内压增加。③食管道下端括约肌(LES)的屏障压下降。④食管上端括约肌的保护机制丧失或实施环状软骨压迫操作延迟。产妇胃肠运动减弱和胃排空延长,因此术前禁食禁饮应相应延长。

降低产妇酸误吸危险性的主要措施包括:①降低产妇的胃液量和酸度,除进行胃内容物抽吸外,尚可采取药理学措施。②尽量避免产科患者使用全身麻醉,采用可维持母体意识清醒的其他麻醉方法。③对母体的呼吸道进行合理的评估,即使是急诊手术亦应如此。④提高紧急和择期气管插管(或通气)失败处理的水平。⑤气管插管操作中采用压迫环状软骨操作。

6.仰卧位低血压综合征

孕妇仰卧位时,子宫压迫下腔静脉及腹主动脉,静脉回心血量显著减少,心排血量降低,血压明显降低。这时应将子宫移向左侧,或将手术台往左侧倾斜。注意在硬膜外注药后血压急剧降低,用麻黄碱效果不理想或血压回升后又很快下降应考虑仰卧位低血压综合征。将子宫移向左侧是防治仰卧位综合征最有效的办法。

(张虎峰)

第四节　剖宫产手术的麻醉

近年来,国内剖宫产率显著增高(25%～50%),剖宫产麻醉是产科麻醉的主要组成部分。麻醉医师既要保证母婴安全,又要满足手术要求、减少手术刺激引起的有害反应和术后并发症,这是剖宫产手术麻醉的基本原则。剖宫产麻醉的特点:其手术与其他专科手术比较相对简单、时间短小,如果不出现并发症则恢复较顺利,但由于麻醉医师面对的是产妇特殊的病理生理改变,以及孕妇、胎儿的双重安危,不恰当的麻醉处理可导致严重的甚至致死性的后果,因此,剖宫产手术对麻醉的要求很高,对围麻醉期的每一个环节都必须予以高度的重视,如采用的技术方法和药物在使用前应反复权衡,避免或减少使用可能透过胎盘屏障的药物,麻醉方法的选择应力求做到个体化。

剖宫产麻醉要点:①麻醉医师应有足够的经验和预防、处理并发症的能力与条件,以最大限度保证母婴安全。②在妊娠期间孕妇的病理生理发生了一系列明显的变化,必须针对这些变化考虑麻醉处理,做好紧急处理失血、栓塞、呼吸循环骤停等严重并发症的应对措施。③一些妊娠并发症如先兆子痫、子痫、产前与产后出血等增加了麻醉风险,麻醉医师应拓宽知识面,能事先考虑到并有效处理围产期的各种问题。因此,做好剖宫产麻醉的关键是必须通晓产妇的病理生理改变,掌握各种麻醉技术,了解麻醉药物对胎儿的影响,合理选择麻醉方法,并注重围术期麻醉医师、产科医师及相关人员及时有效的沟通与协作,这样才能最大限度地保证母婴安全。

一、择期剖宫产麻醉

(一)麻醉特点

目前,造成择期剖宫产率升高的原因是多方面的。

(1)选择性剖宫产比率的上升是使剖宫产率增高的原因之一。国外把以社会因素为指征的剖宫产称为选择性剖宫产,即指母体无合并症,缺乏明显的医学指征而患者积极要求的剖宫产。

(2)母婴有异常者,为了确保母婴安全,临床工作中常常放宽了剖宫产的指征,如:①头位难产,包括骨盆狭窄、畸形、头盆不称、巨大胎儿、胎头位置异常等。②瘢痕子宫。③胎位异常,包括臀位、横位等。④中重度妊娠高血压综合征。⑤前置胎盘。⑥妊娠合并症。

(3)剖宫产手术技术和麻醉安全性的提高,使剖宫产率有了不断上升的趋势。

其麻醉特点为:①麻醉医师、产科医师、患者三方都有充足的准备时间,利于术前准备,包括满意的禁食水,良好的术前评估、合理的麻醉选择等。②没有发动宫缩的产妇剖宫产后易出现宫缩乏力,应备好促进子宫收缩的药物及做好补液、输血的准备。

(二)麻醉前准备及注意事项

麻醉医师必须深刻地认识到产科麻醉的风险,高度的警惕性与合理的防范措施可确保产科麻醉的安全。

1.术前评估

麻醉医师应全面了解孕产妇有关病史,包括既往史、药物过敏史、实验室检查结果,同时在麻醉前产科医师应监测胎心,预测手术的紧迫程度及胎儿的风险,并同麻醉医师积极沟通母胎的情况,产妇是否合并有严重并发症,如妊娠高血压综合征、先兆子痫、心肝肾功能不良等,并了解术前多科会诊结果、术前用药的效果以指导术中用药,对凝血功能障碍或估计有大出血的产妇应做好补充血容量和纠正凝血障碍的各种准备。麻醉前必须评估凝血功能状态,对凝血功能的评估以及麻醉方法的选择可能是年轻麻醉医师的难点。许多行剖宫产的产妇往往合并凝血功能异常,如妊娠期高血压疾病、子痫、HELLP综合征(妊娠高血压综合征患者并发溶血、肝酶升高和血小板减少,称为HELLP综合征)、预防性抗凝治疗等。评估凝血功能的方法包括实验室检查及临床观察是否有出血倾向的表现,其中实验室检查方法主要有:出血时间(BT)、凝血酶原时间(PT)、活化部分凝血活酶时间、血小板计数(PC)、国际标准化比率(PT-INR)、血栓弹性图描记法等。只有通过对多种检查结果的综合分析,才能全面评估产妇的凝血功能情况。产妇的血小板由于高凝状态的耗损往往较低,ASA曾建议血小板$<100\times10^9$/L的产妇尽量避免椎管内麻醉而选择全身麻醉。但国内学者认为血小板$<50\times10^9$/L或出血时间>12分钟应禁忌椎管内麻醉。血小板在$(50\sim100)\times10^9$/L且出血时间接近正常者应属相对禁忌,预计全麻插管困难者可谨慎选用椎管内麻醉,但需注意操作轻柔。另外,如果各项凝血功能的实验室检查结果都正常而且临床上无任何易出血倾向表现者,只要血小板$>50\times10^9$/L,也可谨慎选用椎管内麻醉。当然,麻醉方法的选择还与麻醉医师的熟练程度密切相关。

2.术前禁食禁饮

由于产妇胃排空延迟、不完全,对于择期剖宫产产妇必须禁食固体食物6～8小时,对于无并发症的产妇在麻醉前2小时可以进清液体。由于产妇糖耐量下降,考虑到胎儿的糖供应,术前可补充适量的5%葡萄糖液。

3.术前用药

目前,剖宫产术前镇静药的应用并不常见,但对于某些具有合并症的产妇,如:先兆子痫或其他原因引起的癫痫样发作、抽搐等,必须给予镇静药加以控制。对于合并精神亢奋、焦虑过度的产妇在耐心劝解效果不良时可以在严密监测母胎情况下静脉注射咪达唑仑1.0～2.5 mg。

对于可以选择椎管内麻醉的产妇,不常规给予抗酸剂,选择全麻的产妇为了降低胃内容物的酸度,可在麻醉前给予抗酸剂,临床常用 H_2 受体拮抗剂,如西咪替丁、雷米替丁以减少胃酸的分泌,需要注意的是 H_2 受体拮抗剂不能影响胃内容物本来的酸度,需在麻醉前 2 小时前应用才有效。或者术前 30 分钟内口服枸橼酸钠液 30 mL,效果更佳。

对于易恶心、呕吐的产妇可以麻醉前静脉注射 5-羟色胺受体拮抗剂如格雷司琼、恩丹西酮等,以预防术中各种原因导致的恶心、呕吐,减少反流、误吸的发生率。

4.麻醉方法的选择及准备

择期剖宫产术的麻醉选择主要取决于产妇的情况,大多数可以选择椎管内麻醉,包括硬膜外麻醉,蛛网膜下腔麻醉或腰麻-硬膜外联合麻醉。对于椎管内麻醉有禁忌证或合并精神病不能合作的患者,可选择全身麻醉。

麻醉前,麻醉医师必须亲自检查麻醉机、氧气、吸引器、产妇及新生儿的急救设备、药物,以便随时取用。根据术前的评估状况,向巡台护士口头医嘱患者所需的套管针型号及穿刺部位,以便输血、补液。备好各项监测手段,包括血压、心电图、脉搏氧饱和度。对于心肺功能障碍、凝血功能障碍等高危产妇应进行有创监测,动态观察动脉压及中心静脉压,以指导术中容量补充,并可以及时进行血气分析,合理调节产妇的内环境稳态。

5.术前知情同意

麻醉医师经过认真的术前评估后,拟定麻醉方案,向产妇简述麻醉过程,以征得其信任与配合,并客观地向患者及其家属交代麻醉风险,以获得理解与同意并签写麻醉同意书。对于选择性剖宫产者,要特别注意意外情况的告知,如麻醉的严重并发症,围产期大出血等。

6.关于预防性扩容

剖宫产麻醉大多数选择椎管内麻醉,椎管内麻醉后,由于交感神经阻滞,血管扩张,相对血容量不足而引起低血压;加之产妇仰卧位时下腔静脉受压,使回心血量下降而发生仰卧位低血压综合征。产妇低血压又会导致子宫血流量下降,引起胎儿缺氧,所以为了减少椎管内麻醉所致低血压的发生,在实施椎管内麻醉前进行预防性扩容治疗是十分必要的。

(1)晶体液的选择:生理盐水虽为等张液,但除含钠离子和氯离子外不含其他电解质,且氯离子含量高于血浆,大量输入可造成高钠血症和高氯血症,现已被乳酸钠林格液取代。

乳酸钠林格液:林格液是在生理盐水的基础上增加了 Ca^{2+}、K^+ 等电解质,属等张溶液。乳酸钠林格液在此基础上又增加了乳酸钠 28 mmol/L,更接近于细胞外液的组成,但为低 Na^+、低渗液。乳酸钠林格液又称为平衡盐溶液,主要用于补充细胞外液容量。输入后在血管内存留时间很短,且还有稀释血液,对红细胞的解聚作用,妊娠末期,产妇自身血容量增多,常合并有稀释性血细胞降低,因此,椎管内麻醉引起的低血压不能完全通过乳酸钠林格液来纠正,相反,大量输注可以降低携氧能力,使剖宫产后肺水肿与外周水肿的危险性增加。

葡萄糖液:葡萄糖液是临床上常用的不含电解质的晶体液,然而,麻醉与手术期间由于应激反应会使血糖增高,若术中输入葡萄糖液,产妇和胎儿都可能发生高血糖,并且出现相关的不良反应,可降低脐动静脉血的 pH 和胎儿的血氧饱和度,出现新生儿反应性低血糖和大脑缺血引起的神经系统功能损伤。因此,剖宫产术中基本不用葡萄糖液扩容。

(2)胶体液的应用:剖宫产麻醉前应用胶体液主要是预防低血压,在 Ueyama 的研究中用晶体液(乳酸林格液)与胶体液(中分子羟乙基淀粉)做了扩容效应的比较,当快速输注 1 500 mL 晶体液后 30 分钟,仅 28% 的输注量留在血管内,只增加血容量 8%,而心排血量无显著变化。当输注胶体液(贺斯,HES)后,100% 留在血管腔内,输入 500 mL 和 1 000 mL 胶体液可分别增加心排血量 15% 和 43%，同时降低腰麻引起的低血压发生率达到 17% 和 58%。这一研究结果表明若想有效降低低血压的发生率，预防性扩容必须足量到使心排血量增加，选择胶体液可以达到事半功倍的效果。

在剖宫产术中目前常用的胶体液有羟乙基淀粉（贺斯和万汶）、琥珀酰明胶（佳乐施）。临床一般选择晶体液与胶体液的容量比为（2～3）:1，既可有效减少低血压的发生，对产妇和新生儿又不会带来任何不良影响，但研究显示明胶的类变态反应发生率较羟乙基淀粉明显增高。

7.围术期的用药

(1)术前应用地塞米松：择期剖宫产，尤其是选择性剖宫产，多数是在产程未发动、无宫缩情况下进行，容易引起新生儿湿肺等并发症，应用地塞米松预防可减少并发症的发生。地塞米松为糖皮质激素类药物，能刺激肺表面活性物质基因的转录，上调肺表面活性物质 mRNA 的表达，并维持其稳定性，从而增加肺表面活性物质产生。此外应用地塞米松可以增加肺表面活性物质 mRNA 的水平，提高肺泡 II 型细胞对表面活性物质激动剂如 ATP 的敏感性，且随地塞米松浓度升高敏感性升高。另外它还可通过多种途径促进肺成熟，如通过增加肺组织抗氧化酶活性，增加肺组织抗氧化损伤的能力，上调肺内皮型一氧化氮合成酶表达，增加上皮细胞钠离子通道活性等。而且静脉注射地塞米松有预防恶心、呕吐的作用，研究显示，此作用的最低有效剂量为 5 mg。

(2)预防性应用葡萄糖酸钙：妊娠时子宫肌组织尤其是子宫体胎盘附着部的肌细胞变肥大，胞质内充满具有收缩活性的肌动蛋白和肌球蛋白，进入肌内的钙离子与肌动蛋白、肌球蛋白的结合，引起子宫收缩与缩复，对宫壁上的血管起压迫结扎止血作用，同时由于肌肉缩复使血管迂回曲折、血流阻滞，有利血栓形成血窦关闭。另外钙离子是凝血因子 IV，在多个凝血环节上起促凝血作用。尤其是对于术前没发动宫缩但要行选择性剖宫产的患者，由于术后部分患者子宫平滑肌细胞不能及时收缩致产后出血量增多。有研究报道，妊娠晚期选择性剖宫产术前静脉滴注葡萄糖酸钙能有效预防产后出血、降低产后出血发生率。

(3)预防性应用抗生素：关于预防性应用抗生素问题一直有争议，提倡应用者认为，正常孕妇阴道和宫颈内存在着大量细菌，各种菌群保持着相对稳定性，当剖宫产时子宫切口的创伤，手术干扰和出血等可使机体免疫抵抗力下降，为阴道内细菌上行入侵和繁殖创造了机会。细菌一旦入侵后即大量繁殖，其倍增时间为 15～20 分钟。因此选择性剖宫产术后感染实为阴道内潜在病原菌的内源性感染。鉴于选择性剖宫产术前患者并无感染存在，抗生素的使用完全是预防手术创伤而引起的感染，故抗生素应在细菌污染或入侵组织前后很短时间内达到局部组织。术前 30 分钟应用抗生素能把大量的细菌消灭在手术前，当手术时药效在血液中已达到高峰。但麻醉医师须了解抗生素与麻醉药物的关系，避免围术期药物的相互作用对母婴安全造成影响。

总之，应高度重视剖宫产麻醉的术前评估与准备工作，产科医师、接产护士、麻醉医师必须训练有素，各负其责并能积极配合，从而避免人为因素、设备因素等造成严重并发症。

(三)麻醉方法的选择

择期剖宫产最常用的麻醉方法为椎管内麻醉（腰麻、连续硬膜外麻醉、腰麻-硬膜外联合麻醉）和全身麻醉，只有在极特殊的情况下，选用局部浸润麻醉，每种麻醉方法都有其优缺点，麻醉方法的选择应根据产妇的身体状况、预计剖宫产手术时间、麻醉医师对麻醉技术的熟练程度等来决定。尽可能做到因人施麻，在保证母婴安全的前提下个体化地选择麻醉方法、麻醉药物的种类和剂量。

1.椎管内麻醉

因具有镇痛完善、肌松满意、便于术后镇痛、对胎儿影响小等特点,适用于大多数择期剖宫产手术患者。

(1)连续硬膜外阻滞(continuous epidural anesthesia,CEA)。

连续硬膜外阻滞的特点:①硬膜外阻滞在剖宫产术中镇痛效果可靠,麻醉平面易于控制,一般不超过 T_6。②局麻药起效缓慢,血压下降缓慢易于调节,仰卧位低血压综合征的发生率明显低于蛛网膜下腔阻滞。③并发症少,便于术后镇痛。④对母婴不良影响小,由于阻滞区的血管扩张,动静脉阻力下降,可减轻心脏前后负荷,对心功能不全的产妇有利;区域阻滞后可增加脐血流而不增加其血管阻力,对胎儿有利。⑤与全麻相比降低了静脉血栓的发生率。

连续硬膜外阻滞的方法:硬膜外隙穿刺采取左侧卧位(或右侧),常用的 CEA 有两种:①一点法:$L_{1\sim2}$ 或 $L_{2\sim3}$ 穿刺置管的连续硬膜外麻醉,麻醉平面上界控制在 $T_{6\sim8}$。优点:减少多点穿刺所造成的穿刺损伤;不足之处在于麻醉诱导潜伏期较长,延长了胎儿娩出时间,对急需娩出胎儿者不利。②两点法:$T_{12}\sim L_1$,$L_{2\sim3}$ 或 $L_{3\sim4}$ 穿刺分别向头尾侧置管进行双管持续硬膜外麻醉。优点在于用药量小,阻滞作用出现快于一点法,但 $L_{2\sim3}$ 或 $L_{3\sim4}$ 易置管困难,可在备好急救药品、静脉通路的前提下行 $T_{12}\sim L_1$ 穿刺向头侧置管,$L_{2\sim3}$ 或 $L_{3\sim4}$ 不置管,单次推入适量局麻药,平卧后了解麻醉平面情况后于 $T_{12}\sim L_1$ 再注入适量局麻药。其优点是用药量小,麻醉阻滞作用出现快,无置管困难发生。通过大样本的临床研究显示:硬膜外导管置入的顺畅程度、注入试验量以后导管内是否有回流均与硬膜外麻醉效果有显著的相关性。

常用局麻药的选择:由于酰胺类局麻药渗透性强,作用时间较长,不良反应较少,普遍用于产科麻醉。我国目前最常用的局麻药为利多卡因、丁哌卡因、罗哌卡因。①利多卡因为酰胺类中效局麻药。剖宫产硬膜外阻滞常用 1.5%~2.0%溶液,起效时间平均 5~7 分钟,达到完善的节段扩散需15~20 分钟,时效可维持 30~40 分钟,试验量后应分次注药,总量因身高、肥胖程度不同而应有所差异。可与丁哌卡因或罗哌卡因合用,增强麻醉效果、延长麻醉时间。1.73%碳酸利多卡因制剂,渗透性强,起效快于盐酸利多卡因,适于产科硬膜外麻醉,但其维持时间亦短于盐酸利多卡因。②丁哌卡因为酰胺类长效局麻药。0.5%以上浓度腹部肌松尚可,起效时间约 18 分钟,镇痛作用时间比利多卡因长2~3 倍,由于其与母体血浆蛋白的结合度高于利多卡因等因素,相比之下丁哌卡因不易透过胎盘屏障,对新生儿无明显的抑制作用,但丁哌卡因的心脏毒性较强,一旦入血会出现循环虚脱,若出现严重的室性心律失常或心搏骤停,复苏非常困难。因此剖宫产硬膜外麻醉时很少单独使用丁哌卡因,可与利多卡因合用,增强麻醉效果,减少毒性反应。③罗哌卡因是一种新型的长效酰胺类局麻药,神经阻滞效能大于利多卡因,小于丁哌卡因。起效时间 5~15 分钟,作用时间与丁哌卡因相似,感觉阻滞时间可达4~6 小时,与丁哌卡因相当浓度、相同容量对比,罗哌卡因起效快、麻醉平面扩散广、运动阻滞作用消退快、感觉阻滞消退慢、肌松效果略弱,但神经毒性、心脏毒性均小于丁哌卡因。在剖宫产硬膜外麻醉中其常用浓度为0.50%~0.75%的溶液,总量不超过 150 mg,可与盐酸利多卡因合用,但不可以与碳酸利多卡因合用(避免结晶物的产生)。

(2)常见并发症及处理。

低血压:硬膜外阻滞后引起交感神经阻滞,其所支配的外周静脉扩张,导致血容量相对不足,易发生低血压;如平面高达 $T_{1\sim5}$ 时则阻滞心交感神经,迷走神经相对亢进,出现心动过缓,分钟心排血量下降,进一步引起血压下降;有 90%临产妇在仰卧位时下腔静脉被子宫压迫,使回心血量减少,即出现仰卧位低血压综合征,表现为血压降低、心动过速或过缓、并伴恶心、呕吐、大汗。如不及时处理,重者会虚脱和晕厥,甚至意识消失。持续低血压将影响产妇肾与子宫胎盘的灌注,对母胎都会带来不良影响,应高度重视,积极防治。

预防性的扩容会减低硬膜外麻醉下低血压的发生率;由于子宫压迫下腔静脉,其回流受限,下肢静脉血通过椎管内和椎旁丛及奇静脉等回流至上腔静脉,使椎管内静脉扩张,硬膜外间隙相对变窄,因此临产妇硬膜外腔局麻药的容量应少于非产妇,且应根据身高、体重做到个体化,少量分次注入直到满意的阻滞平面可降低低血压的发生率;产妇在硬膜外穿刺后向左倾斜30°体位可避免仰卧位低血压综合征的发生。在扩容的基础上如血压下降大于基础值的20%,可使用血管活性药物,目前常用静脉注射麻黄碱5~10 mg,但研究显示,麻黄碱在维持血流动力学稳定的同时却减少了子宫胎盘的血流。2007ASA产科麻醉的指南中指出对于不存在心动过缓的患者可以优先使用去氧肾上腺素(每次0.1 mg),因为它可以改善胎儿的基础酸状态。如出现心动过缓,可静脉注射阿托品0.3~0.5 mg。麻醉中除连续监测心率血压外,产妇应持续面罩吸氧。

恶心、呕吐:硬膜外麻醉下剖宫产时的恶心、呕吐主要源于血压骤降,脑供氧减少,兴奋呕吐中枢;其次,迷走神经功能亢进,胃肠蠕动增加也增加了此并发症的风险。

处理上应首先测定麻醉平面和确定是否有血压降低,并采取相应措施;其次,暂停手术,以减少迷走神经刺激,一般多能收到良好效果。若不能控制呕吐,可考虑使用止吐药氟哌利多,甲氧氯普胺(胃复安)或5-羟色胺$_3$受体拮抗剂恩丹西酮、格雷司琼、阿扎司琼、托烷司琼等。

呼吸抑制:硬膜外麻醉下剖宫产时的呼吸抑制多数是由于局麻药误入蛛网膜下腔,或局麻药相对容量过大,使药物扩散广泛引起,由此导致麻醉平面过高,胸段脊神经阻滞,引起肋间神经麻痹、呼吸抑制,表现为胸式呼吸减弱,腹式呼吸增强,严重时产妇潮气量不足,咳嗽无力,不能发声,甚至发绀。

因此,再次强调注入局麻药时应少量多次给予到满意平面,严密观察心率、血压变化及麻醉平面的扩散范围,能及时避免此并发症的发生。一旦出现呼吸困难处理原则同全脊麻,应迅速面罩辅助或控制通气,直至肋间肌张力恢复为止,必要时行气管内插管机械通气。同时静脉注射血管活性药来维持循环的稳定。

寒战:与其他手术相比,剖宫产产妇的寒战发生率较高,可高达62%,可能由于如下机制。①妊娠晚期基础代谢率增高,循环加快,阻滞区血管扩张散热增加。②在胎儿娩出后,因腹内压骤降,使内脏血管扩张而散热增多。③羊水和出血带走了大量的热量。④注射缩宫素后,血管扩张等因素而使寒战更为易发。寒战使产妇耗氧量增加,引起产妇不适,重者可导致胎儿宫内窘迫。目前,尚未发现决定寒战反应的特定解剖学结构或生理药理作用部位,可能是神经内分泌及运动等系统共同调节寒战的发生、发展过程。

建议椎管内麻醉下剖宫产产妇应采取保温措施,维持适当的室温,尽可能使用温液体输注,最大限度地减少产妇寒战的发生。寒战发生后,应当常规面罩吸氧,避免因产妇缺氧而导致胎儿宫内窒息的发生,并且及时采取有效的治疗措施。有研究表明,μ受体激动剂对术后寒战有一定的治疗效应,其中镇痛剂量的哌替啶具有独特的抗寒战效应;有研究证实硬膜外麻醉前静脉注射1 mg/kg曲马多可防治剖宫产产妇的寒战,而曲马多的镇静作用较弱且极少透过胎盘,对新生儿基本上无影响,现已有静脉注射曲马多施行分娩镇痛的报道。

硬膜外阻滞不充分:剖宫产麻醉在置管时发生异常感觉及阻滞效果不全的发生率显著高于一般人及同龄女性,当硬膜外麻醉后,阻滞范围达不到手术要求,产妇有痛感,肌松不良,牵拉反应明显,其原因有硬膜外导管位置不良,包括进入椎间孔、偏于一侧、弯曲等;产妇进行过多次硬膜外阻滞致间隙出现粘连,使局麻药扩散受阻;局麻药的浓度与容量不足。

对于局麻药的浓度与容量不足,可追加局麻药量,静脉使用阿片类药最好在胎儿娩出后给予。Milon 等发现,硬膜外使用 1 μg/kg 或 0.1 mg 芬太尼,可以使产妇疼痛有所改善,芬太尼剂量<100 μg 时对母婴未见不良影响。如经以上处理后产妇仍感觉疼痛时可视母胎状况改换间隙重新穿刺或改成蛛网膜下腔阻滞或全麻完成手术。

局麻药中毒:临产产妇由于下腔静脉受压、回流受限,硬膜外间隙内静脉血管曲张,穿刺针与导管易误入血管,一旦局麻药注入血管后会引发全身毒性反应。早期神经系统表现为头晕、耳鸣、舌麻、多语;心血管系统表现为心率加快、血压增高;呼吸系统表现为深或快速呼吸。血浆内局麻药浓度达到一定水平会出现面肌颤动、抽搐、意识丧失、深昏迷;心血管毒性反应,如血压下降、心率减慢、心律失常、甚至心脏停搏。

硬膜外穿刺置管后、给药前应常规回抽注射器,看有无血液回流;给局麻药开始就密切观察产妇以早期发现中毒反应。一旦可疑毒性反应立即停止给药,面罩吸氧的同时注意观察产妇或试验性的再次给予并观察产妇的反应,如确定为全身毒性反应,应拔管重新穿刺。若没有及时发现,出现抽搐与惊厥应立即面罩加压给氧,静脉注入硫喷妥钠、咪达唑仑或地西泮中止抽搐与惊厥。同时边准备心肺复苏边继续行剖宫产术立刻终止妊娠,并做好新生儿复苏准备。

全脊麻:全脊麻是硬膜外麻醉中最严重的并发症,若大量局麻药误入蛛网膜下腔,可迅速麻痹全部脊神经与脑神经,使循环与呼吸中枢迅速衰竭,若处理不及时则为产妇致死的主要原因。临床表现为注药后,出现迅速广泛的感觉与运动神经阻滞,意识丧失、呼吸衰竭、循环衰竭。

预防措施:麻醉医师熟练操作技巧,按常规细心操作,以免刺破硬膜,一旦穿破可向上改换间隙,但需注意注入局麻药用量减少,必要时改全麻完成手术。同时要求规范的操作程序,如试验剂量 3~5 mL 后的细心观察,置管、给药前的常规回抽,以及少量间断注药。

处理原则:一旦发现全脊髓麻醉,应当立即按照心肺脑复苏(CPCR)程序实施抢救处理,维持产妇呼吸及循环功能的稳定,若能维持稳定对产妇及胎儿没有明显不利影响。争取同时实施剖宫产术,尽快终止妊娠娩出胎儿。如果心搏骤停发生,施救者最多有 4~5 分钟来决定是否可以通过基本生命支持和进一步心脏生命支持干预使心脏复跳。娩出胎儿可能通过缓解对主动脉、腔静脉的压迫来改善心肺复苏产妇的效果。

(3)腰麻(SA)。

腰麻的特点:①起效快,肌松良好,效果确切。②与硬膜外阻滞相比,用药量小,对母胎的药物毒性作用小。

腰麻的方法:左侧(或右侧)卧位,选择 L$_{3\sim4}$ 为穿刺部位。

常用局麻药及浓度的选择:①轻比重液,0.125%丁哌卡因 7.5~10 mg(6~8 mL),0.125%罗哌卡因 7.5~10 mg(6~8 mL)。②等比重液,5%丁哌卡因≤10 mg,0.5%罗哌卡因≤10 mg。③重比重液,0.75%丁哌卡因 2 mL(15 mg)+10%葡萄糖 1 mL=3 mL,注药 1.0~1.5 mL(5~7.5 mg),0.75%罗哌卡因 2 mL(15 mg)+10%葡萄糖 1 mL=3 mL,注药 2~2.5 mL(10~12.5 mg),临床中轻比重与重比重液常用。

常见并发症及处理。①头痛,是腰麻常见的并发症,由于脑脊液通过硬脊膜穿刺孔不断丢失,使脑脊液压力降低、脑血管扩张所致。腰麻后头痛与很多因素有关:穿刺针的直径、穿刺方法以及局麻药中加入辅助剂的种类均会影响到头痛的发生率,如加入葡萄糖可使头痛发生率增高,而加入芬太尼（10 μg）头痛发生率则降低。典型的症状为直立位头痛，而平卧后则好转。疼痛多为枕部、顶部，偶尔也伴有耳鸣、畏光。预防措施：尽可能采用细穿刺针（25 G、26 G 或 27 G）以减轻此并发症；新型笔尖式穿刺针较斜面式穿刺针占有优势；直入法引起的脑脊液漏出多于旁入法，所以直入法引起的头痛发生率也高于旁入法。治疗方法主要有：去枕平卧；充分扩容，避免应用高渗液体，使脑脊液生成量多于漏出量，其压力可逐渐恢复正常；静脉或口服咖啡因可以收缩脑血管，从而用于治疗腰麻后头痛；硬膜外持续输注生理盐水（15～25 mL/h）也可用于治疗腰麻后头痛；硬膜外充填血法，经上述保守治疗后仍无效，可使用硬膜外充填血疗法。80％～85％脊麻后头痛患者，5 天内可自愈。②低血压，单纯腰麻后并发低血压的发生率高于硬膜外阻滞，其机制与处理原则同前所述，麻醉前进行预扩容，麻醉后调整患者的体位可能改善静脉回流，从而增加心排血量，防止低血压。进行扩容和调整体位后血压仍不升，应使用血管加压药，麻黄碱是最常用的药物，它兼有 α 及 β 受体兴奋作用，可收缩动脉血管以升高血压，也能加快心率，1 次常用量为 5～10 mg。③平面过广，腰麻中任何患者都可能出现平面过广，通常出现于脊麻诱导后不久。平面过广的症状和体征包括：恐惧、忧虑、恶心、呕吐、低血压、呼吸困难、甚至呼吸暂停、意识不清，治疗包括给氧、辅助呼吸及维持循环稳定。④穿刺损伤，比较少见。在同一部位多次腰穿容易损伤，尤其当进针方向偏外侧时，可刺伤脊神经根。脊神经被刺伤后表现为1 根或 2 根脊神经根炎的症状。⑤化学或细菌性污染，局麻药被细菌、清洁剂或其他化学物质污染可引起神经损伤。用清洁剂或消毒液清洗脊麻针头，可导致无菌性脑膜炎。使用一次性脊麻用具既可避免无菌性脑膜炎，也可避免细菌性脑膜炎。而且局麻药的抽取、配制应注意无菌原则。⑥马尾综合征，通常用于腰麻的局麻药无神经损伤作用，但是目前临床有腰麻后截瘫的报道。表现为脊麻后下肢感觉及运动功能长时间不恢复，神经系统检查发现鞍骶神经受累、大便失禁及尿道括约肌麻痹，恢复异常缓慢。

由于腰麻的并发症多且严重，近年来单独腰麻应用得较少。

（4）连续腰麻：随着微导管技术的出现，使得连续腰麻成为可能。连续腰麻的优点主要是使传统的腰麻时间任意延长；但是连续腰麻不仅操作不方便，而且导管置入蛛网膜下腔较费时、腰麻后头痛的发生率也随之增加，目前在临床上还很少应用。

（5）腰麻-硬膜外联合麻醉（CSEA）。

腰麻-硬膜外联合麻醉的特点：CSEA 是近年来逐渐受欢迎的一种新型麻醉技术，其优点如下。①起效快、肌松满意、阻滞效果好、镇痛作用完善。②麻醉药用量小，降低了药物对母体和胎儿的不良影响。③可控性好，灵活性强，可任意延长麻醉时间，并可提供术后镇痛。④笔尖式穿刺针对组织损伤小，脑脊液外漏少，头痛发生率低。

腰麻-硬膜外联合麻醉的常用方法有两种。①单点法（针内针法）：左侧（或右侧）卧位，选择 $L_{3\sim4}$ 进行穿刺，穿刺针进入硬膜外隙后，将腰麻针经硬膜外针内腔向前推进直到出现穿破硬脊膜的落空感，拔出腰麻针芯，见脑脊液流出，将局麻药注入蛛网膜下腔，然后拔出腰麻针，再经硬膜外针置入导管。其不足之处是当发生置管困难时，可能在置管时其麻醉固定于一侧或放弃置管则会出现麻醉平面不够。②双点法：常用 $T_{12}\sim L_1$ 间隙行硬膜外穿刺置管，$L_{3\sim4}$ 间隙进行腰麻。优点在于麻醉平面易控性好，硬膜外穿刺和腰穿不在同一椎间隙，减少硬膜外注入的局麻药进入蛛网膜下腔的量及导管进入蛛网膜下腔的机会。

常用局麻药及浓度选择：常用局麻药的比重、浓度与药量同腰麻所述。

腰麻-硬膜外联合麻醉在临床应用中的地位及注意事项：①由于其阻滞快速、肌松完善等特点,使 CSEA 优于 CEA,尤其在紧急剖宫产时。②由于其头痛发生率、局麻药的用量、低血压发生率均低于 SA,使 CSEA 的临床应用多于 SA。③CSEA 在临床中应用的比例越来越高,但应注意硬膜外导管可经腰麻针穿破的硬脊膜孔误入蛛网膜下腔,硬膜外给药进行补充阻滞范围或进行术后镇痛时均应先注入试验量。④鉴于 CSEA 的患者有截瘫等神经损伤的发生率,建议选择 $L_{3\sim4}$ 间隙实施腰穿。

2.全麻

(1)全麻的特点:剖宫产全身麻醉最大的优点是诱导迅速,低血压发生率低,能保持良好的通气,便于产妇气道和循环的管理。其次,全身麻醉效果确切、能完全消除产妇的紧张恐惧感、产生理想的肌松等都是区域麻醉无法比拟的,尤其适用于精神高度紧张与椎管内麻醉有禁忌的产妇。其不足在于母体容易呕吐或反流而致误吸,甚至死亡。此外,全麻的操作管理较为复杂,要求麻醉者有较全面的技术水平和设备条件,麻醉用药不当或维持过深有造成新生儿呼吸循环抑制的危险。

在我国,全麻在产科剖宫产术中应用不多,但近几年随着重症产妇的增多,为确保产妇与胎儿的安全,在全麻比例上升的同时,全麻的质量也逐渐在提高。

择期剖宫产采用全身麻醉的适应证:①凝血功能障碍者。②某些特殊心脏病患者,因心脏疾病不能耐受急性交感神经阻滞,如肥厚型心肌病,法洛四联症,单心室,Eisen-menger 综合征,二尖瓣狭窄,扩张型心肌病等。③严重脊柱畸形者。④背部皮肤炎症等不宜行椎管内麻醉者。⑤拒绝区域麻醉者。

全身麻醉对胎儿的影响主要通过 3 条途径。

全麻药物对胎儿的直接作用:目前所用的全麻药物几乎都会对胎儿产生不同程度的抑制作用,其中镇静、镇痛药的作用最明显。决定全麻药物对胎儿影响程度的关键因素除了用药种类和剂量外,主要是麻醉诱导至胎儿娩出时间的长度。Datta 等认为,全麻下 I-D 时间>8 分钟时就极有可能发生低 Apgar 评分,因此,应尽量缩短麻醉诱导至胎儿娩出时间,提高手术者的操作水平以缩短切皮至胎儿娩出时间,使全麻对胎儿的影响降到最低点。

全麻引起的血流动力学变化特别是子宫胎盘血流的改变对胎儿氧供的影响:在全麻时,尽管低血压发生率较低,但也应该意识到 90% 的临产产妇平卧时子宫都会对腹主动脉、下腔静脉造成压迫,在手术前应考虑到体位的问题,避免仰卧位低血压综合征的发生,减少血管活性药物的使用,因为这些药物虽然可以维持血流动力学的稳定但是他们却减少了子宫胎盘的血流。

全麻过程中通气、换气情况的改变所致的酸碱变化及心排血量的变化对胎儿的影响:因产妇的氧耗量增加,功能余气量减少,氧储备量下降,在麻醉诱导前先用面罩吸纯氧或深吸气 5 分钟,以避免产妇及胎儿低氧血症的发生。而且在全麻中应维持动脉二氧化碳分压在 $4.27\sim4.53$ kPa($32\sim34$ mmHg),在胎儿娩出前避免过分过度通气,因由此产生的碱血症会使胎盘和脐带的血流变迟缓,并使母体的氧离曲线左移,减少氧的释放,影响母体向胎儿的氧转运。

(2)麻醉方法:产妇进入手术室后,采取左侧卧位或垫高右侧臀部 30°,使之稍向左侧倾斜。连续监测血压、心电图、脉搏血氧饱和度,开放静脉通路,准备吸引器,选择偏细的气管导管(ID $6.5\sim7.0$ mm)、软导丝、粗吸痰管及合适的喉镜,做好困难插管的准备。同时手术医师进行消毒、铺巾等工作准备,开始诱导前,充分吸氧去氮 $3\sim5$ 分钟。静脉快速诱导,硫喷妥钠($4\sim6$ mg/kg)或丙泊酚($1.0\sim2.0$ mg/kg)、氯琥珀胆碱($1.0\sim1.5$ mg/kg)静脉注射,待产妇意识消失后由助手进行环状软骨压迫(用拇指和中指固定环状软骨,示指进行压迫),待咽喉肌松弛后放置喉镜行气管内插管。证实导管位置正确并使气管导管套囊充气后才可松开环状软骨压迫,此法可有效减少呕吐的发生。麻醉维持在胎儿娩出前后有所不同,胎儿娩出前需要浅麻醉,为满足产妇与胎儿的氧供可以吸入 1:1 的氧气和氧化亚氮,并辅以适量吸入麻醉药(恩氟烷、异氟烷、七氟烷),以不超过 1% 为佳,肌肉松驰药选用非去极化类(罗库溴铵、维库溴胺、顺阿曲库铵),这些药通过胎盘量少。阿片类药对胎儿异常敏感,宜取出胎儿,断脐后应用以及时加深麻醉。娩出胎儿后静脉注射芬太尼(100 μg)或舒芬太尼(10 μg),同时氧化亚氮浓度可增至 70%。手术结束前 5～10 分钟停用吸入药,用高流量氧"冲洗"肺泡以加速苏醒。待产妇吞咽反射,呛咳反射和神志完全恢复后才可以拔除气管内导管。

总之,剖宫产全麻应注意的环节有:①仔细选择全麻药物及剂量。②有效防治仰卧位低血压综合征。③断脐前避免过度通气,以防止子宫动脉收缩后继发胎盘血流降低,对胎儿造成不利影响。④认真选择全麻诱导时机(待消毒,铺巾等手术准备就绪后再诱导),以尽力缩短 ID 时间。通过注意各环节,全麻对胎儿的抑制是有可以避免的。

(3)全身麻醉的并发症及处理。

插管困难:由于足月妊娠后产妇毛细血管充血,体内水分潴留,致舌、口底及咽喉等部位水肿;另一方面脂肪堆积于乳房及面部。这些产妇特有的病生理特点使困难气管插管的发生率大为提高。产妇困难插管的发生率约为 0.8%,较一般人群高 10 倍,Mallampati 气道评分Ⅳ级和上颌前突被认为是产妇困难气道的最大危险因素。产妇死亡病例中有 10% 没有进行适当的气道评估,随着椎管内麻醉比例的增加,产妇总的病死率有所下降,但全麻病死率几乎没有改变。1979－1990 年的一项麻醉相关的产妇死亡的研究显示,因气道问题死亡占全麻死亡的 73%。问题在于没有足够时间评估气道;意料外的气道水肿;急诊手术;操作者水平所限;对插管后位置确认不够重视等。根据实际情况尽可能全面的评估气道;除常规备齐各型导管、吸引器械等设施外,可能尚需备气道食管联合导管、喉罩等气道应急设施,并做好困难插管的人员等准备,当气管插管失败后,使用面罩正压通气,或能使口咽通畅的仪器保证通气,如果仍不能通气或不能使患者清醒,那么就应该实施紧急气管切开了。

反流误吸:反流误吸也是全麻产妇死亡的主要原因之一,急诊手术和困难插管时更容易出现。不做预防处理时,误吸综合征的发生率为 0.064%。在美国,大多数医院碱化胃液已作为术前常规。尽管没有一个药物能杜绝反流,但 30 mL 的非颗粒抗酸剂可显著降低反流后的风险。H_2 受体拮抗剂(如雷尼替丁)虽能碱化胃液但不能立即起效,需提前 2 小时服用,其余对策包括术前严格禁食水;麻醉前肌内注射阿托品 0.5 mg;快速诱导插管时先给小剂量非去极化型肌肉松驰药如维库溴铵 1 mg 以消除琥珀胆碱引起的肌颤,避免胃内压的显著升高;诱导期避免过度正压通气,并施行环状软骨压迫闭锁食管;给予 5-羟色胺受体拮抗剂如格雷司琼预防呕吐。

术中知晓:术中知晓是产科全身麻醉关注的另一个问题,部分全麻剖宫产者主诉术中做梦或能回忆起术中的声音,但全麻剖宫产术中知晓的确切发生率目前尚无统计。术中知晓并不一定导致显性记忆,但即便是在没有显性记忆的情况下,隐性记忆也可产生不良影响,甚至是创伤后应激反应综合征(PTSD)。有研究发现,单纯 50% 的氧化亚氮(笑气)并不能提供足够的麻醉深度,术中知晓的发生率可高达 26%。有学者对 3 000 例孕妇辅以低浓度的强效挥发性麻醉药(如0.5% 的氟烷、0.75% 的异氟烷或 1% 的恩氟烷或七氟烷),可使知晓发生率降至 0.9%,同时不增加新生儿抑制。娩出后适当增加笑气和挥发性麻醉药的浓度,给予阿片类或苯二氮䓬类药物以维持足够的麻醉深度也可降低知晓的发生率。

新生儿抑制：除某些产前急症外，很多原因都可导致新生儿抑制，已证实，臀位和 I-D 时间延长是导致全麻下剖宫产新生儿抑制和窒息的重要因素。有研究显示，全麻和椎管内麻醉下行择期剖宫产时，新生儿酸碱状态、Apgar 评分、血浆 β 内啡肽水平、术后 24 小时和 7 天行为学均无明显差异，但全麻下 ID 时间与 1 分钟 Apgar 评分存在显著相关。ID 时间<8 分钟，对新生儿的抑制作用有限；ID 时间延长，可减少 Apgar 评分，但只要防止产妇低氧和过度通气、主动脉压迫和低血压或是控制 ID 时间<3 分钟，新生儿的酸碱状态可不受影响。

宫缩乏力：挥发性吸入麻醉药呈浓度相关性抑制宫缩，这在娩出前是有益的，但术后可能导致出血。有人分别用 0.5 MAC 的异氟烷和 8 mg/(kg·d) 丙泊酚持续输注维持麻醉（两组都合用 67%N_2O 和 33%O_2），结果异氟烷组产妇宫缩不良比例较高。如果能将挥发性吸入麻醉药浓度控制在 0.8～1.0M AC 以下，子宫仍能对缩宫素有良好的反应。氧化亚氮对子宫张力无直接影响。氯胺酮对宫缩的影响各家报道不一。

产妇死亡和胎儿死亡：尽管全麻下剖宫产的相对危险度较高，但考虑到全麻在高危剖宫产术中的地位，全麻剖宫产母婴死亡率高居不下也不足为奇。美国麻醉护士协会（AANA）一项有关产科麻醉的回顾表明，新生儿死亡和产妇死亡是最常见的严重并发症，分别占 27% 和 22%，产妇死亡病例中有 89% 是在全麻下实施剖宫产的，不能及时有效控制气道是导致产妇死亡最主要原因。

二、紧急剖宫产麻醉

紧急剖宫产是指分娩过程中母体或胎儿出现异常紧急情况需快速结束分娩而进行的手术，是产科抢救母胎生命的有效措施之一。常见原因为胎儿宫内窘迫、前置胎盘、胎盘早剥、脐带脱垂、忽略性横位、肩难产、子宫先兆破裂、产时子痫等，以急性胎儿宫内窘迫因素手术者为多见。由于手术是非常时刻临时决定的，以最快的速度结束产程、减少手术并发症、降低新生儿窒息率、保证母婴安全，高质量地完成手术是最终目的。故急诊剖宫产麻醉的选择非常重要。

紧急剖宫产时通常选择全麻，或静脉麻醉辅助下的局麻，也可通过原先行分娩镇痛的硬膜外导管施行硬膜外麻醉。美国妇产科学会（ACOG）指出，对于因胎心出现不确定节律变化而行剖宫产者，不必要将椎管内麻醉作为禁忌，腰麻-硬膜外联合麻醉使麻醉诱导时间缩短，镇痛及肌松作用完全，内脏牵拉反应少，避免了应用镇静镇痛药对胎儿造成的不良影响，减少新生儿窒息和手术后并发症，提高了剖宫产抢救胎儿的成功率，对减少手术后并发症起到很大的作用，是多数胎儿宫内窘迫可选择的麻醉方式。而且如果事先已置入硬膜外导管，通过给予速效的局麻药足以应付大多数紧急情况。如遇到子宫破裂、脐带脱垂伴显著心动过缓和产前大出血致休克等情况仍需实施全麻。

注意要点：①对急诊或子痫昏迷患者需行全麻时，宜按饱胃处理，留置胃管抽吸，尽可能排空胃内容物。术前给予 H_2 受体拮抗剂，如西咪替丁以减少胃液分泌量和提高胃液的 pH，给予 5-羟色胺受体拮抗剂如格雷司琼预防呕吐。②快速诱导插管时先给小剂量非去极化型肌肉松弛药以消除琥珀胆碱引起的肌颤，避免胃内压的显著升高，插管时施行环状软骨压迫闭锁食管，以防反流误吸。③常规备好应对困难气道的器具如小号气管导管、管芯、喉罩、纤支镜等。④由于氯胺酮的全身麻醉效应及其固有的交感神经兴奋作用，故对妊娠高血压综合征、有精神病史或饱胃产妇禁用，以免发生脑血管意外、呕吐误吸等严重后果。

三、特殊剖宫产麻醉

(一)多胎妊娠

一次妊娠有两个或两个以上的胎儿,称为多胎妊娠。多胎妊娠属高危妊娠,与单胎妊娠相比较,具有妊娠并发症发生率高,病情严重等特点,并易导致胎儿生长受限,低体重儿发生率高,其围生儿死亡率是单胎妊娠的 3～7 倍,随着辅助生育技术的提高和广泛开展,多胎妊娠发生率近年来有上升趋势,故如何做好多胎妊娠的分娩期处理十分重要。而多胎妊娠的分娩方式选择又与新生儿窒息密切相关,所以选择正确的分娩方式尤为重要。分娩方式对新生儿的影响:研究表明,第一胎儿出生后新生儿评分在剖宫产与阴道分娩两组间并无差异,而第二、三胎经阴道分娩组新生儿窒息率显著高于剖宫产组。因此,对于手术前已明确胎位不正、胎儿较大、产道狭窄或阴道顺产可能性不大的多胎妊娠以及前置胎盘、妊娠高血压综合征、瘢痕子宫及有母体并发症的产妇等应以剖宫产为宜。

1.多胎妊娠,妊娠期和分娩期的病理生理变化

(1)心肺功能易受损:多胎患者,宫底高,可引起腹腔和胸腔脏器受压,心肺功能受到影响,血流异常分布。胎儿取出后腹压骤减,受压的腹部脏器静脉扩张,双下肢血流增加,循环血容量不足引起血压下降;或胎儿取出后腹压骤减使下肢淤血回流,血压上升加重心力衰竭。因此在取胎儿时严密观察血压、心率、呼吸的变化,进行补液和使用缩血管药或扩血管药维持循环稳定。

(2)易并发妊娠高血压综合征:由于子宫腔过大,子宫胎盘循环受阻造成胎盘缺氧,如合并羊水过多,使胎盘缺血更甚,更易发生妊娠高血压综合征,比单胎妊娠明显增多,发生时间更早,而且严重并发症如胎盘早剥、肺水肿、心力衰竭多见。

(3)易并发贫血:多胎妊娠孕妇为供给多个胎儿生长发育,从母体中摄取的铁、叶酸等营养物质的量就更多,容易引起缺铁性贫血和巨幼红细胞性贫血;另外,多胎妊娠孕妇的血容量平均增加 50%～60%,较单胎妊娠血容量增加 10%,致使血浆稀释,血红蛋白和血细胞比容低、贫血发生程度严重,使胎儿发育受限。贫血不及时纠正,母体易发贫血性心脏病。

(4)易并发早产:多胎妊娠子宫过度膨胀,宫腔内压力增高,易发生胎膜早破,常不能维持到足月,早产儿及低体重儿是围生儿死亡的最主要因素,也是多胎妊娠最常见的并发症之一。

(5)易并发产后出血:多胎妊娠由于子宫腔容积增大,压力增高,子宫平滑肌纤维持续过度伸展导致其失去正常收缩功能,且多胎妊娠有较多的产前并发症。妊娠高血压综合征者因子宫肌层水肿,及长期使用硫酸镁解痉易引起宫缩乏力导致产后出血。此外,多胎妊娠子宫肌纤维缺血缺氧、贫血和凝血功能的变化、胎盘附着面大,使其更容易发生产后出血。准备好常用的缩宫剂,如缩宫素、卡孕栓等,以及母婴急救物品、药品;术中建立两条静脉通道,做好输血、输液的准备。

2.多胎妊娠的麻醉处理要点

(1)重视术前准备:合并心力衰竭者一般需经内科强心、利尿、扩血管、营养心肌等综合治疗以改善心功能。妊娠高血压综合征轻、中度者一般不予处理,重度者给硫酸镁等解痉控制血压,以提高麻醉和手术耐受性。

(2)椎管内麻醉是首选方法:因其止痛效果可靠,麻醉平面和血压较易控制。宫缩痛可获解除,对胎儿呼吸循环几乎无抑制。

(3)充分给氧:妊娠晚期由于多胎子宫过度膨胀,膈肌上抬可出现呼吸困难等压迫症状。贫

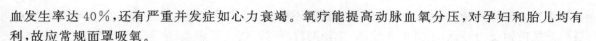

血发生率达40%,还有严重并发症如心力衰竭。氧疗能提高动脉血氧分压,对孕妇和胎儿均有利,故应常规面罩吸氧。

(4)合适体位:仰卧位时手术床应左倾20°~30°,以防仰卧位低血压综合征的发生。有报道90%产妇于临产期取平卧位时出现仰卧位低血压综合征。多胎妊娠发生率更高。

(5)加强术中监护:常规监测心电图、血压、脉搏血氧饱和度、尿量,维持术中生命体征平稳。血压过低、心率过缓者,给麻黄碱、阿托品等心血管活性药。心力衰竭、妊娠高血压综合征者,随着硬膜外麻醉起效,血管扩张,血压一般会有所下降,只有少数患者才需降压处理。注意补液输血速度,特别是重度妊娠高血压综合征者,往往已使用大量镇静解痉药及降压利尿药,注意预防术中、术后循环衰竭的发生。

(6)促进子宫收缩减少产时出血:多胎妊娠剖宫产中最常见并发症是产后出血,主要原因是子宫收缩力差。子宫肌层注射缩宫素10 U,静脉滴注缩宫素20 U,多能获得理想的宫缩力量,促进子宫收缩减少产后出血。

(7)重视新生儿急救处理:由于双胎妊娠子宫过度膨胀,发生早产可能性明显增加,平均孕期260天,有一半胎儿体重<2 500 g。多胎妊娠的新生儿中低体重儿,早产儿比例多,应做好新生儿抢救保暖准备,尽快清除呼吸道异物。重度窒息者尽早气管插管,及时建立有效通气。心率过缓者同时胸外心脏按压,并注射血管活性药物和纠酸药品等。

(8)术后镇痛:适当的术后镇痛可缓解高血压、心力衰竭,有利于产妇康复。

(二)畸形子宫

畸形子宫类型有双子宫、纵隔子宫、双角子宫、单角子宫、弓形子宫等。畸形子宫合并妊娠后,在分娩时可发生产程延长,胎儿猝死以及胎盘滞留等。为挽救胎儿,畸形子宫妊娠的分娩方式多采用剖宫产。但就麻醉而言,无特殊处理,一般采用椎管内麻醉均可满足手术。

(三)宫内死胎

指与孕期无关,胎儿在完全排出或取出前死亡。尽管围产期死亡率下降,宫内死胎的发生率一直持续在0.32%,宫内死胎稽留可引起严重的并发症——"死胎综合征",这会引起潜在的、渐进的凝血障碍,纤维蛋白原浓度下降<120 mg/dL,血小板减少<100 000/μL,活化部分凝血活酶时间延长大多在纤维蛋白原浓度下降<100 mg/dL时才出现。凝血障碍发生率(平均10%~20%)首先取决于死胎稽留的时间:在宫内胎儿死亡最初10天内这种并发症很少出现,时间若超过5周,25%~40%的病例预计发生凝血障碍病。因为从胎儿死亡到开始治疗的时间大多不明,确诊死胎后,为排除凝血障碍的诊断必须立即进行全套凝血检查:纤维蛋白原浓度、抗凝血酶Ⅲ浓度、血小板计数、活化部分凝血活酶时间、凝血活酶值以及D-二聚体。对血管内凝血因子消耗有诊断意义的是纤维蛋白原浓度下降至120 mg/dL以下,抗凝血酶Ⅲ的明显下降,血小板减少至100 000/μL以下,活化部分凝血活酶时间延长及D-二聚体浓度升高。治疗应在止血能力降低时(如纤维蛋白原<100/dL),及时给予新鲜冰冻血浆,给予浓缩血小板的绝对适应证是血小板降至20 000/μL以下。凝血障碍严重者均采用全麻完成手术。

(四)产妇脊柱畸形

产妇脊柱畸形,伴随不同程度的胸腔容量减小,加上妊娠中晚期膈肌上抬,严重者可出现肺纤维化、肺不张、肺血管闭塞或弯曲等,引起肺活量降低和肺循环阻力增加,导致肺动脉高压和肺源性心脏病。如发生肺部感染,更增加通气困难,易致心肺功能不全。此外,妊娠期血容量比非孕时血容量增加约35%,至孕32~34周达高峰,每次心排血量亦增加20%~30%,心脏负荷明显加重。因此脊柱畸形合并妊娠常引起呼吸循环衰竭,严重者威胁母儿生命。脊柱畸形孕妇对自然分娩的耐受力极低,一旦胎儿成熟,应择期行剖宫产终止妊娠,以孕 36～37 周为宜。临床麻醉医师应依据脊柱畸形部位、严重程度以及自身的麻醉技术水平来选择麻醉方式。

(郭艳杰)

第五节　妊娠合并心脏病患者手术的麻醉

一、概述

妊娠合并心脏病的发病率高达 0.4%～4.1%,是产妇死亡的第二大原因。妊娠及分娩过程中机体发生了一系列病理生理改变,心血管系统的变化尤为显著。因此,妊娠合并心脏病产妇的麻醉选择和实施,对于麻醉医师来说是一个巨大的挑战。麻醉医师必须通晓妊娠期心血管系统、血流动力学的变化,掌握心脏病的本质特别是不同心脏病的病理生理特点,了解各种麻醉药物对心血管系统的影响及处理各种术中并发症的常用方法。

(一)妊娠期心血管系统的变化

妊娠期间心血管系统主要发生 4 方面改变。首先,血容量增加,在妊娠晚期可增加 50%左右。第二,SVR 进行性下降,虽然心排血量增加 30%～40%,但平均动脉压仍维持正常,收缩压略下降。第三,心脏做功增加,在分娩过程中,由于疼痛及应激,心排血量可增加 40%～50%以上,对于有病变的心脏可能发生严重后果。而且,强烈的子宫收缩可导致"自体血液回输",使心排血量再增加10%～15%。第四,产妇往往处于高凝状态,对于一些高血栓风险的患者(瓣膜修补术后)容易导致血液栓塞。

(二)妊娠合并心脏病的分类

1.风湿性心脏病

随着医疗技术的发展,风湿性心脏病的发病率有所下降。但是风湿性心脏病仍然是妊娠期间最常见的心脏病。主要是瓣膜性心脏病,包括二尖瓣狭窄、二尖瓣关闭不全、主动脉瓣狭窄、主动脉瓣关闭不全及三尖瓣病变。

2.先天性心脏病

大部分先天性心脏病在妊娠前都已实施了心脏手术,只有少部分患者未进行手术。先天性心脏病主要分为:左向右分流(房间隔缺损、室间隔缺损、动脉导管未闭);右向左分流(法洛四联症、艾森曼格综合征);先天性瓣膜或血管病变(主动脉瓣狭窄、主动脉瓣关闭不全、肺动脉狭窄)等。

3.妊娠期心肌病

妊娠期或产后 6 个月内出现不明原因的左心室功能衰竭被称为妊娠期心肌病(也有人称为围产期心肌病)。其发病率有上升趋势,有报道称 7.7%的妊娠相关性孕妇死亡是妊娠期心肌病所致。

4.其他

其他包括冠状动脉性心脏病、原发性肺动脉高压、不明原因性心律失常。

(三)麻醉的总体考虑

1.术前评估

对妊娠合并心脏病的孕妇实施麻醉前必须进行充分的评估,包括心脏病的类型、心脏病的解剖特点、病理生理改变特点。重点评估心功能状态以及对手术、麻醉的耐受程度。必要时联合心血管专家、产科专家一同会诊,以便作出正确的判断。

目前对妊娠合并心脏病的功能状态及风险等级评估常采用 Siu 和 Colman 推荐的方法。

2.麻醉选择

麻醉医师在选择麻醉方式时,除了重点考虑心脏病性质和风险分级,还应考虑以下问题:①患者对手术过程中疼痛的耐受程度。②子宫收缩引起的自体血液回输对患者的影响。③子宫收缩剂的影响。④胎儿娩出后解除了下腔静脉的受压所引起的血流动力学急剧改变。⑤产后出血。到目前为止尚没有一种麻醉方法是绝对适用或不适用的。常用的麻醉方法及其优缺点如下。

(1)全身麻醉:其优点为能提供完善的镇痛和肌松;保证气道通畅及充分的氧和;避免椎管内麻醉所致的体循环血压下降等。但也存在一些缺点,若麻醉深度不当,气管插管和拔管过程易导致血流动力学剧烈变化;麻醉药物对心功能的抑制作用;增加肺循环阻力;增加肺内压,导致右心后负荷增加;插管困难发生率高;易发生反流误吸;全身用药对新生儿的影响等。

全身麻醉可用于绝大多数妊娠合并心脏病,特别适用于右向左分流的先天性心脏病如法洛四联症和艾森曼格综合征、原发性肺动脉高压、肥厚型心肌病等。而对于其他类型心脏病患者,全身麻醉不如连续硬膜外麻醉更理想。

(2)椎管内麻醉:连续硬膜外阻滞麻醉是目前妊娠合并心脏病的主要麻醉方法,在高风险的心脏病患者中也有应用。若采用间歇、缓慢追加局麻药,能保持较稳定的血流动力学状态;避免全麻所致的各种不良反应等优点。但是,硬膜外阻滞也存在阻滞不全的可能,以及神经损伤、全脊髓麻醉和椎管内出血等风险。

虽然对于一些病变较轻而且代偿完全的心脏病患者,单次蛛网膜下腔阻滞(腰麻)也可应用,但大多数学者并不主张单次腰麻用于妊娠合并心脏病患者,因为其可导致剧烈的血流动力学变化。

近年来较时髦的方法是连续腰麻,通过留置蛛网膜下腔微导管分次加入微量局麻药,从而达到镇痛完善、血流动力学扰乱轻的效果。已有较多的文献正面报道了该方法在妊娠合并心脏病患者中的应用。

(3)局部麻醉:目前已很少采用。只有在一些麻醉设施较差的小型医院偶尔被采用。

3.术中麻醉管理

(1)妊娠合并心脏病患者的麻醉管理的基本原则是:①维持血流动力学稳定,避免或尽量减少交感神经阻滞。②避免应用抑制心肌功能的药物。③避免心动过速或心动过缓。④根据心脏病的不同类型,选择合适的血管活性药物。⑤避免腹主动脉、下腔静脉受压,保证子宫胎盘的血液灌注。⑥预防反流误吸。⑦对产妇和胎儿实行严密监护。

(2)术中监护首选无创性的方法,常规的检测项目包括:血压、心电图、脉搏血氧饱和度、呼吸等。至于是否需要进行有创性监测取决于患者心脏病的类型及其严重程度。如患者心功能较差、临床症状明显者可施行有创监测。但有些类型的心脏病,如右向左分流、严重的主动脉瓣狭窄、原发性肺动脉高压等,即使症状不明显或没有症状也有必要进行有创监测。包括中心静脉压、桡动脉置管测压等。肺动脉导管测压需要较高的技术，而且有较高的风险，但在严重的心脏病患者进行此项监测还是很有必要的。但近来有人对肺动脉监测提出异议，认为此项监测风险过大，得不偿失。故建议使用无创性的经食管心脏超声作为首选的监测方法。

（3）术中应用子宫收缩剂的问题：对于妊娠合并心脏病患者，如果子宫收缩尚可，应尽可能避免使用缩宫素。即使有时必须使用，也应通过静脉缓慢滴注，切忌静脉注射。因为缩宫素能降低体血管阻力和血压，减少心排血量，增加肺血管阻力，外周血管总阻力的下降可引起快速性心律失常。合成的 $PGF_{2\alpha}$ 是一个强效子宫平滑肌收缩剂，可引起严重高血压、支气管痉挛、肺血管和体血管收缩等，因此也禁用于妊娠合并心脏病患者。米索是前列腺素 E_1 的类似物，已成功用于产后出血。但对于有冠心病或高血压患者应慎重，因为它可导致血压的剧降。近来有学者建议使用一种称为 B-Lynch 的压力缝合器缝合子宫切口来避免使用子宫收缩剂。

（4）术中应用血管活性药物的问题：术中有许多情况都需要使用血管活性药物。但对于心脏病患者，合理选择血管活性药物尤为重要。麻黄碱、肾上腺素因兼有 α 受体和 β 受体激动作用，可引起心动过速、增加心脏做功，同时增加肺血管阻力。因而不适用于大多数心脏病患者。纯 α 受体激动剂如去氧肾上腺素、间羟胺可引起反射性心率下降，可用于多数心脏病患者特别是有瓣膜狭窄或肥厚型梗阻性心肌病的患者，但对于有反流性病变的患者可能不利。

4.术后管理

产后头 3 天内，由于子宫收缩缩复，胎盘循环不复存在，大量血液从子宫回输至体循环，加之妊娠期过多的组织间液的回吸收，使血容量增加 $15\% \sim 25\%$，特别是产后 24 小时内，心脏负荷增加，容易导致心脏病病情加重，甚至发生心力衰竭或心脏停搏。因此，妊娠合并心脏病的患者在产后 72 小时内必须予以严密监护，对于合并有肺动脉高压者需持续监护到术后 9 天。

另外，有效的术后镇痛对于妊娠合并心脏病患者极为重要。可优先选择患者自控硬膜外镇痛（PCA）。

二、各种类型心脏病的麻醉要点

（一）瓣膜性心脏病

瓣膜性心脏病分为先天性或继发性，风湿热是继发性病变的主要病因。总体上说，妊娠期间由于血容量增加及体循环阻力降低，反流性瓣膜性心脏病患者对妊娠的耐受性高，而狭窄性瓣膜病变因为不能随着前负荷的增加同步增加心排血量，对妊娠的耐受性差。

1.二尖瓣狭窄

二尖瓣狭窄占妊娠期风湿性心脏病的 90%，大约 25% 的患者在妊娠期间才出现症状。二尖瓣狭窄可以是独立性病变也可伴有其他瓣膜病变。

（1）病理生理改变：二尖瓣狭窄的最主要病理生理改变是二尖瓣口面积减小导致左心房向左心室排血受阻。早期，左心房能克服瓣膜狭窄而增加的阻力，但随着疾病的发展，左心室充盈负荷不足，射血分数降低，同时左心房容量和压力增加，并导致肺静脉压和肺毛细血管楔压升高，从而发生肺间隙水肿、肺顺应性下降、呼吸功增加。最终可发展为肺动脉高压、右心室肥厚扩张、右心衰竭。妊娠能加重二尖瓣狭窄，解剖上的中度狭窄可成为功能性的重度狭窄。而且妊娠合并二尖瓣狭窄发生肺充血、房颤、室上速的发生率增加。

（2）麻醉注意事项。妊娠期合并二尖瓣狭窄患者麻醉时应重点关注：①避免心动过速。因为心动过速时，舒张期充盈时间缩短较收缩期缩短更明显，导致心室充盈减少。若术前存在房颤，尽量控制室率在 110 次/分以下。②保持适当的血容量和血管容量。患者难以耐受血容量的突然增加,术中过快过量输液、强烈子宫收缩等都可导致心脏意外如右心衰竭、肺水肿、房颤等。③避免加重已存在的肺动脉高压。正压通气、CO_2 蓄积、缺氧、肺过度膨胀、前列腺素类子宫收缩剂等都可增加肺动脉阻力,应予以重视。④保持体循环压力稳定。对于重度二尖瓣狭窄,全身血管阻力下降时可被心率增快(每搏输出量固定)所代偿,但这一代偿很有限。所以,术中应及时纠正低血压,必要时用间羟胺静脉滴注。

至于术中监护,足月妊娠而无症状者,一般不建议有创监护。对于症状明显的高风险患者,可给予有创监护包括中心静脉压、肺毛细血管楔压等。

麻醉选择:经阴道分娩者,建议优先选择连续腰段硬膜外阻滞镇痛,能较好保持血流动力学稳定。但近年有学者认为腰麻-硬膜外联合阻滞也是较好的镇痛方法。药物可采用局麻药加阿片类药,加用阿片类药能降低局麻药浓度又不增加交感神经阻滞。在产程早期,可硬膜外或蛛网膜下腔单独应用阿片类药物,也能取得很好的镇痛效果。对于椎管内麻醉禁忌者还可采用阴部神经阻滞的方法。

剖宫产麻醉的选择应考虑麻醉技术导致的体液转移、术中出血等问题。优先选择是硬膜外麻醉,通过缓慢注药来避免血流动力学波动。切忌预防性应用麻黄碱和液体预扩容。对于有症状者,术中补液应根据有创监测结果慎重进行。有些患者术前限制补液、应用β受体阻滞剂和利尿剂等,硬膜外麻醉时可发生严重低血压,此时可小心使用小剂量去氧肾上腺素(不增加心率、不影响子宫胎盘血流灌注)及适当补液来维持血压。房颤患者若出现室率过快,可予以地高辛或毛花苷 C 控制室率在 110 次/分以下,也可使用电复律(但在胎儿娩出前慎用),功率从 25 W/s 开始。窦性心动过速者可用普萘洛尔或艾司洛尔静脉注射。

某些重度二尖瓣狭窄者、或硬膜外阻滞禁忌者需行全身麻醉。只要麻醉深度适当,较好抑制喉镜置入、气管插管、拔管等操作所致的应激反应,全麻能够维持较稳定血流动力学。诱导药物避免应用对血流动力学影响较大的药物,建议使用依托咪酯。诱导前最好预防性应用适量β受体阻滞剂如艾司洛尔及阿片类镇痛剂。避免使用能导致心动过速的药物如阿托品、哌替啶及氯胺酮等。瑞芬太尼也是值得推荐的麻醉维持药物。缩宫素应慎用。

2.二尖瓣关闭不全

二尖瓣关闭不全在妊娠合并心瓣膜病变中位居第 2 位。年轻患者中,二尖瓣脱垂是二尖瓣关闭不全的主要原因。单纯的二尖瓣关闭不全患者能很好耐受妊娠。但后期容易出现房颤、细菌性心内膜炎、体循环栓塞以及肺动脉充血。

(1)病理生理学改变:二尖瓣关闭不全,左心室收缩期血液反流入左心房,导致左心房扩大,由于左心房顺应性好,早期不易出现肺充血的表现。但随着病程进展,左心房心肌受损,以及左心房和肺毛细血管楔压升高及肺充血。由于左心室慢性容量负荷过多,一部分血液反流入左心房,心室需要通过增加做功才能泵出足够的血液进入主动脉,会导致左心室心肌肥厚,晚期左心室扩大。另外,通过主动脉瓣的前向血流可减少 50%～60%,这取决于血流通过主动脉瓣和二尖瓣之阻力的比率。因此,降低左心室后负荷可增加二尖瓣关闭不全患者射血分数。

在妊娠期,左心室受损的患者难以耐受血容量增加,容易发生肺充血。不过妊娠时的外周血管阻力降低可增加前向性血流,相反分娩时或麻醉不完善时的疼痛、恐惧以及子宫收缩都可增加儿茶酚胺的水平而导致体循环阻力增高。

(2)麻醉注意事项。妊娠合并二尖瓣关闭不全麻醉时应重点关注:①保持轻度的心动过速,因为较快的心率可使二尖瓣反流口相对缩小。②维持较低的外周体循环阻力,降低前向性射血阻抗可有效降低反流量。③避免应用能导致心肌抑制的药物。

麻醉选择:分娩时提供有效镇痛能避免产痛所致的外周血管收缩,从而降低左心室后负荷。连续硬膜外阻滞和腰硬联合阻滞是首选的镇痛方法。

剖宫产麻醉也优先选择连续硬膜外或腰硬联合阻滞麻醉,因为这种麻醉能阻滞交感神经,降低阻滞区域的外周血管阻力,增加前向性血流,有助于预防肺充血。但需缓慢注药,避免血流动力学剧烈波动。

如果选择全麻,氯胺酮、泮库溴铵是值得推荐的药物,因为两者都能增加心率。如果术中出现房颤应及时处理。其他注意事项及术中监护也同二尖瓣狭窄。

3.主动脉瓣狭窄

主动脉瓣狭窄是罕见的妊娠合并心脏病,发病率仅 0.5%～3.0%。临床症状出现较晚,往往需经过30～40 年才出现。因正常主动脉瓣口面积超过 3 cm²,只有当瓣口面积小于 1 cm² 时才会出现症状。但一旦出现症状,病死率高达 50% 以上。妊娠不会明显增加主动脉瓣狭窄的风险。

(1)病理生理学改变:主动脉瓣狭窄导致左心室排血受阻,使左心室慢性压力负荷过度,左心室壁张力增加,左心室壁向心性肥厚,每搏心排血量受限。正常时心房收缩提供约 20% 的心室充盈量,而主动脉瓣狭窄患者则高达 40%,因此保持窦性心律极为重要。左心室心肌肥厚及心室肥大导致心肌缺血,加之左心室收缩射血时间延长降低舒张期冠状动脉灌流时间,最终发生左心室功能不全,肺充血。

主动脉瓣狭窄的风险程度取决于瓣膜口的面积及主动脉瓣口两端的收缩期压力梯度。收缩期压力梯度>6.7 kPa(50 mmHg)表明重度狭窄,风险极大。妊娠期由于血容量增加及外周阻力下降可增加收缩期压力梯度。

(2)麻醉注意事项。妊娠合并主动脉瓣狭窄的麻醉应重点关注:①尽量保持窦性心律。避免心动过速和心动过缓。②维持充足的前负荷,特别要避免下腔静脉受压,以便左心室能产生足量的每搏输出量。③保持血流动力学稳定,只允许其在较小的范围内波动。

对于收缩期主动脉瓣口两端的压力梯度大于 6.7 kPa(50 mmHg)者或者有明显临床症状者,建议给予有创监护(如前)。

麻醉选择:经阴道分娩者建议行分娩镇痛。连续硬膜外阻滞或腰硬联合阻滞用于分娩镇痛存在争议。因为主动脉瓣狭窄患者不能耐受交感神经阻滞引起的前负荷和后负荷的下降。尽管有文献报道成功地将 CSEA 用于主动脉瓣狭窄产妇的分娩镇痛,但并不主张其作为常规应用。蛛网膜下腔或硬膜外单纯注射阿片类镇痛药用于分娩镇痛值得推荐,因为其对心血管作用轻,不影响心肌收缩,不影响前负荷,不降低 SVR 等。

对于合并主动脉瓣狭窄患者行剖宫产的麻醉,区域麻醉和全身麻醉都可谨慎选用。但到底哪种麻醉方式更适合,存在争论。最近在 Anesthesia 上的两篇关于该类产妇麻醉方式选择的编者按,认为区域阻滞特别是椎管内麻醉存在深度的交感神经阻滞引起低血压、心肌和胎盘缺血的缺点。故有人提出,传统的硬膜外麻醉禁用于此类患者,但国内外大多数学者认为可谨慎使用。而全身麻醉可避免这些不良反应,提供完善的镇痛,而且在发生临床突发心脏意外时,保证气道通畅、充足氧供、使紧急心脏手术成为可能。因此,相对而言,全身麻醉更可取。全身麻醉的注意点参照二尖瓣狭窄。药物可选择对血流动力学影响较轻的依托咪酯联合适量阿片类药物及肌肉

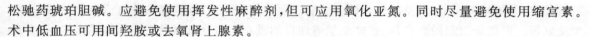

松弛药琥珀胆碱。应避免使用挥发性麻醉剂,但可应用氧化亚氮。同时尽量避免使用缩宫素。术中低血压可用间羟胺或去氧肾上腺素。

4.主动脉瓣关闭不全

主动脉瓣关闭不全可以先天性或后天性的。约75%的病例是由风湿热所致。该类患者往往有较长的潜伏期,因此常在40～50岁才出现症状。大部分主动脉瓣关闭不全的患者都能安全度过妊娠期,但仍有3%～9%的患者可能出现心力衰竭。

(1)病理生理学改变:主动脉瓣关闭不全时,左心室长期容量超负荷,产生左心室扩张、心肌肥厚、左心室舒张末期容量(LVEDV)降低以及射血分数降低等。病变程度取决于反流口的面积、主动脉与左心室间的舒张压梯度以及病程的长短。随着疾病的进展,可发生左心衰竭,肺充血及肺水肿等。妊娠可轻度增加心率,因此可相对缓解主动脉瓣关闭不全的症状。

(2)麻醉注意事项。妊娠合并主动脉瓣关闭不全的麻醉应重点关注:①避免体循环阻力增加。需要提供完善的镇痛,避免儿茶酚胺增加而导致SVR上升,术中可用硝普钠或酚妥拉明来降低SVR。②避免心动过缓。该类患者对心动过缓耐受性很差,因心动过缓延长心室舒张期的持续时间,主动脉的反流量也增加,应维持心率在80～100次/分。③避免使用加重心肌抑制的药物。

麻醉选择:经阴道分娩者建议优先选择硬膜外或腰硬联合行分娩镇痛。因为其降低后负荷、预防SVR上升和急性左心室容量超负荷。

剖宫产的麻醉选择及处理与二尖瓣关闭不全基本相同。

5.瓣膜置换术后

随着经济的发展和医学技术的提高,妊娠合并瓣膜性心脏病患者有许多都在产前施行了瓣膜置换术。对于此类患者,应了解是否有血栓形成、瓣膜流出口大小、有否心内膜炎及溶血等情况。但重点应关注抗凝剂的使用情况。为了避免双香豆素对胎儿的致畸作用,妊娠期间应用肝素代替进行抗凝治疗。因此,对此类患者实施椎管内麻醉时应评估凝血功能,以免硬膜外血肿、蛛网膜下腔出血等不良反应的发生。近来,也有人应用低分子肝素来抗凝。由于低分子肝素的半衰期长,除非停用12～24小时,否则对此类患者不得使用硬膜外或蛛网膜下腔阻滞麻醉。

(二)先天性心脏病

1.左向右分流心脏病

主要有ASD、VSD及PDA等。

(1)室间隔缺损。发病率占成人先天性心脏病的7%。病情严重程度取决于缺损口的大小及肺动脉高压的程度。大部分无肺动脉高压者都能很好耐受妊娠。但少数较大缺损合并有肺高压者,病死率高达7%～40%。妊娠期间血容量、心排血量增加可加重左向右分流及肺动脉高压。

病理生理学改变:血液从左心室分流至右心室,增加肺血流,早期可通过代偿性肺血管阻力降低而保持正常的肺动脉压。晚期,特别是较大缺损的VSD,分流量大,肺血管阻力不能代偿,可导致肺动脉高压,加上左心室做功过度而发生左心功能衰竭,肺动脉高压加剧,最终致右心衰竭,当左右心室压力相等时,可出现双向分流或右向左分流。

麻醉注意事项。VSD患者的麻醉应重点关注:①避免体循环阻力增加。但对于伴有肺高压者,也不应过度降低体循环阻力。②避免心率过快。③避免肺循环阻力升高。以免发生分流反转。关于麻醉选择,剖宫产和分娩镇痛都可优先选择硬膜外或腰硬联合阻滞麻醉。必要时也可选择全身麻醉。

(2)房间隔缺损:是最常见的先天性心脏病。病情进展缓慢,即使存在肺血流增加,也能较好耐受妊娠。但妊娠引起的血容量、心排血量增加可加重左向右分流以及右心室做功增加,心力衰竭发生率增加。其病理生理学改变也类似于 VSD。ASD 患者麻醉时应重点关注如下事项。①避免体循环阻力增加。②避免肺循环阻力下降,但对于肺动脉高压者应避免肺循环阻力增加。③防止并及时纠正室上性心律失常。麻醉选择可参照 VSD。

(3)动脉导管未闭:较大分流的 PDA 患者往往已接受手术治疗。而较小者临床发展缓慢,能较好耐受妊娠。①病理生理改变,主要是主动脉血液直接向肺动脉分流。增加肺血流量,最终形成肺动脉高压、右心衰竭。严重者也可致右向左分流。②麻醉注意事项基本与 ASD 患者的麻醉相同。

2.右向左分流的心脏病

(1)法洛四联症:对妊娠的耐受性很差,孕妇合并该心脏病的病死率高达 30%～50%。这种心脏病包括右心室流出道梗阻、室间隔缺损、右心室高压及主动脉骑跨等 4 个解剖及功能异常。

病理生理改变:右心室流出道梗阻导致通过室间隔缺损的右向左分流,分流程度取决于室缺的大小、右心室流出道梗阻的程度及右心室收缩力。因此保持右心室收缩力对于保持肺动脉血流和外周血氧饱和度很重要。但对于存在有动脉圆锥高压者,增加心肌收缩力可加重梗阻。另外,体循环压下降可加重分流及发绀。妊娠增加肺血管阻力、降低体循环阻力而加重分流。

麻醉注意事项。法洛四联症患者麻醉时应重点关注:①保持血流动力学稳定,避免体循环阻力下降。②避免回心血量减少。③避免血容量降低。④避免使用能引起心肌抑制的药物。

麻醉选择:阴道分娩者建议分娩镇痛。可以选择阿片类药物全身用药、椎管内应用阿片类药物及谨慎使用连续硬膜外阻滞(如果 SVR 能很好维持的话)。第一产程椎管内单纯应用阿片类镇痛药是最安全的方法。第二产程骶管阻滞较硬膜外安全。小剂量氯胺酮在产钳术中应用被证明是安全的。

剖宫产麻醉应优先选择全身麻醉,虽然小剂量低浓度的硬膜外麻醉也可谨慎使用,甚至近来有人报道了成功地使用连续腰麻,但血流动力学变化难以预料,风险较大。麻醉诱导应缓慢,避免过剧的血压下降,可复合采用阿片类药、依托咪酯及肌肉松弛药。术中维持可采用瑞芬太尼、卤族类吸入麻醉剂(如异氟烷可维持正常或轻微升高右心室充盈压)。建议行有创监护,一旦出现体循环压下降,应予以及时处理。

(2)艾森曼格综合征:约占先天性心脏病的 3%。该病包括肺动脉高压、原有的左向右流出道由于肺动脉高压而发生右向左分流、动脉低氧血症。各种左向右分流的心脏病晚期都可发展成艾森曼格综合征。该病的病死率极高,达 50%以上。其病理生理学改变与法洛四联症相似,右向左分流程度取决于肺动脉高压程度、分流孔大小、体循环阻力、右心收缩力等。妊娠可显著加重分流程度。麻醉注意点同法洛四联症。

(三)妊娠期心肌病

妊娠期心肌病又称围产期心肌病(peripartum cardiomyopathy,PPCM),是指既往无心脏病史,又排除其他心血管疾病,在妊娠最后一个月或产后 6 个月内出现以心肌病变为基本特征和充血性心力衰竭为主要临床表现的心脏病。该病发病率 1:3 000 到 1:15 000 不等。其病因不明,可能与病毒感染、自身免疫及中毒有关。高龄、多产、多胎、营养不良的产妇中发病率较高。随着治疗技术的提高以及心脏移植的开展其病死率有所下降,但仍然在 15%～60%,更有报道其病死率高达 85%。

1.病理生理学改变

主要是心肌受损,心肌收缩储备能力下降。分娩和手术应激都可增加心脏做功如心率增快、每搏输出量增加、心肌收缩加强等,导致心肌氧耗增加,进一步加剧心肌损害,舒张末期容量增加、心排血量下降,最终导致心室功能失代偿。

2.麻醉注意事项

PPCM 患者麻醉时应重点关注:①避免使用抑制心肌的药物。②保持窦性心律和正常心率。③避免增加心肌氧耗的各种因素。④谨慎使用利尿剂和血管扩张剂,注意控制液体输入量。⑤注意预防术中血栓脱落。

麻醉选择:经阴道分娩的产妇行分娩镇痛时可优先选用连续硬膜外阻滞镇痛。该方法有助于避免产痛所致的后负荷增加。对有心功能失代偿的患者,可缓慢注射局麻药加或不加阿片类镇痛药以降低心脏前后负荷。不主张硬膜外阻滞前常规给予预防性扩容或预防性使用血管活性药物。第二产程避免过度使用腹压,必要时可采用产钳或头吸器助产。产后慎用缩宫素。

剖宫产麻醉 全身麻醉和区域阻滞麻醉都可选用。虽然全身麻醉具有完善的气道管理、充分的氧供和完善的镇痛,但多种全麻药物都有加重心肌抑制的作用以及全麻插管和拔管过程增加心脏负荷。因此,PPCM 患者选用全身麻醉的比例正在下降。若区域阻滞禁忌,可谨慎选用全身麻醉。全麻时可选用氧化亚氮、依托咪酯、瑞芬太尼等对心血管影响较小的药物。有人主张用喉罩来代替气管插管,以避免插管所致的过剧应激反应。区域阻滞可优先选择硬膜外麻醉,但需避免过快建立麻醉平面,导致血流动力学过剧改变。另外,腰硬联合麻醉也非常适用于该类患者,但需控制腰麻药物剂量。近年报道较多的、也被多数专家接受的方法是连续腰麻,采用小剂量局麻药加阿片类镇痛药缓慢注射,从而避免血流动力学过剧波动,又有较完善的镇痛和麻醉效果。术中若出现明显的心力衰竭,可使用血管扩张剂硝酸甘油和利尿剂如呋塞米,谨慎使用强心剂毛花苷 C。若哮喘症状明显,必要时使用沙丁胺醇(舒喘灵)。

总之,该疾病风险较大,需做好充分的术前准备,必要时联合心内科医师会诊,作出正确判断,制定合理预案。严密术中监护,特别是有创监测。

(张虎峰)

第十五章

儿 科 麻 醉

第一节 小儿耳鼻咽喉科手术的麻醉

麻醉医师和耳鼻咽喉科医师要共用上呼吸道,而患儿往往存在一定程度的气道通畅问题,麻醉时甚至可能发生气道完全梗阻的情况(如取异物术)。如何保持足够的通气是耳鼻咽喉科手术麻醉的难点和重点。

一、麻醉特点

(一)气道管理难度及处理

(1)大多数手术涉及呼吸道,麻醉医师必须在维持安全气道的同时,提供清晰的手术野。

(2)小儿呼吸道的解剖特点与成人差异很大,即:头大、颈短、会厌软骨较大,腺体分泌旺盛,尤其是婴幼儿,呼吸肌薄弱,舌头易后坠等,易致呼吸道阻塞。

(3)这类患儿常有上呼吸道感染的症状。因此要同时考虑上呼吸道感染的严重性和手术的紧急性(如急性中耳炎)。

(4)先天性解剖异常、感染、异物、肿瘤、水肿和损伤等影响呼吸道通畅,引起不同程度的气道阻塞。喉乳头状瘤等脆性肿物占据或遮挡声门,多次复发及反复手术可造成局部解剖改变,增加了气管插管的难度和麻醉手术危险性。

(5)外科微创器械的发展为精巧的中耳手术提供新技术,麻醉必须为平稳的手术提供条件,减少出血,平稳苏醒,减少术后干扰。

(6)使用表面收缩剂时,麻醉医师必须对药物和剂量心中有数,因为该类药物吸收过多时,可导致严重的情况。小儿去氧肾上腺素的最大首次剂量是 20 μg/kg,临床上往往大于此剂量。用药时认真监测,去氧肾上腺素会使血压增高,但该作用消失很快,一般无须特别处理。偶有发生严重高血压,此时可用血管舒张剂(硝普钠)或 α 受体阻滞剂(酚妥拉明)降低血压。不能用 β 受体阻滞剂或钙通道阻滞剂,因为可能导致心排血量减少及肺水肿。

(二)喷射通气

高频通气(high frequency ventilation,HFV)是一种高频率低潮气量的通气方式。其通气频率至少是正常呼吸频率的 4 倍,而潮气量近于或少于解剖无效腔,据此能维持患儿有效的气体交换。HFV 通常分为三型:高频正压通气(high frequency positive pressure ventilation,HFPPV)、高频喷射通气(high frequency jet ventilation,HFJV)、高频震荡通气(high frequency oscillation ventilation,HFOV)。临床麻醉上最常用的是 HFJV。

现常用的 HFJV 机采用高压气源,通过一细孔导管以喷射的气流形式注入气道,通气频率为 60～120 次/分,儿童控制呼吸时驱动压为 0.6～1 kg/cm^2,辅助呼吸时为 0.3～0.5 kg/cm^2,吸呼比为 1:2。它与 HFPPV 的主要区别不是频率的高低,而是采用了喷射装置,所以其潮气量除喷射容量外,还有一部分根据 Venturi 原理卷吸带入的气体。高频喷射通气具有高频率、低潮气量、低气道压、循环干扰少、不影响自主呼吸、不增加颅内压、不产生因通气引起的手术区干扰等优点,主要用于喉、气管、支气管检查和手术时的通气维持。

HFJV 时的肺泡通气是较大地依赖于潮气量,而较小的依赖呼吸频率。在 HFJV 期间,潮气量取决于呼吸频率,当呼吸频率增加时,潮气量减少,从而导致肺泡通气量减少。因此,HFJV 时,潮气量的控制是影响肺泡通气的最重要因素。

在 HFJV 期间,排出二氧化碳的方法主要是增加输送的潮气量,增加输送的潮气量可以靠升高吸气压来完成,这导致肺泡通气量的增加和通气/灌注比值的改善。如果发生肺不张,可增加 PEEP 以复原肺容量和维持适当的功能余气量。

在 HFJV 期间肺容量并没有显著改变,因为峰压是低的,吸气时间也较短。因此肺容量保持在静态平均肺容量的大致水平。平均肺容量是由平均气道压决定的。因此,HFJV 期间的氧合主要取决于平均气道压,增加平均气道压即增加了肺容量,从而改善通气/灌注比例和氧合。

HFJV 的适应证:①支气管镜检查时,应用 HFJV 不影响操作和通气;②支气管胸膜瘘、支气管食管瘘、气胸及休克等需要人工通气而要求避免胸肺内压过高的患儿;③气管插管困难者或导管置换者,可边插管边从导管内行 HFJV;④在口腔或喉部手术时,高频通气经环甲膜穿刺喷射可有辅助通气效果。

高频喷射通气的潜在危险有二氧化碳蓄积、气胸、纵隔气肿、胃膨胀和反流、误吸及黏膜表面脱水。

(三)激光手术时通气处理

与普通光相比,激光是波长相同、运动方向相同、位相相同的单色光。激光能将大量能量聚焦在极小区域,导致靶组织凝结、切开或蒸发,具有出血少、组织反应轻、切割组织精确等优点。激光用于气道手术,其处理精确局限在病变部位,极少出血和水肿,不损伤周围结构,愈合迅速。CO_2 激光临床应用最广泛,尤其适用于治疗喉及声带乳头状瘤、喉蹼,切除声门下多余组织,凝固血管瘤。CO_2 激光散发的能量被血液及组织中的水分吸收。人体组织约含 80% 的水分,被组织水分吸收的激光能量迅速升高局部温度,使蛋白变性、靶组织挥发。激光热能气化组织的同时可烧灼血管,这样很少出血和发生术后水肿。

高度特异性的激光,定位不准的激光束可能造成患儿或无保护的手术室人员受伤。眼睛最易受损,因此所有的手术室人员都应佩戴有侧面保护的激光防护镜。CO_2 的穿透力有限(0.01 mm),因此只损失角膜。其他激光,如 Nd-YAG 激光穿透力强,可损伤视网膜且留下瘢痕。应让接受激光手术患儿的眼睛闭合,并覆盖湿纱布,再罩上金属防护罩。泄漏的激光束被湿纱布吸收,防止穿透患儿眼睛。激光辐射升高吸收光能组织的温度,因此易燃物,如手术铺单,应远离激光束的照射路径。激光用于气道时,应将湿毛巾覆盖面部和颈部暴露的皮肤,避免偏离的激光束灼伤皮肤。激光烟雾可损伤肺,已有长时间暴露引发间质性肺炎的报道。

激光可引燃麻醉所用的耗材,如气管导管,麻醉回路等。术中需使用金属、铝或铜箔包绕的

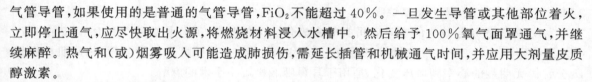

气管导管,如果使用的是普通的气管导管,FiO_2不能超过40%。一旦发生导管或其他部位着火,立即停止通气,应尽快取出火源,将燃烧材料浸入水槽中。然后给予100%氧气面罩通气,并继续麻醉。热气和(或)烟雾吸入可能造成肺损伤,需延长插管和机械通气时间,并应用大剂量皮质醇激素。

术后注意事项包括取头高位以减轻水肿和吸入湿化氧气,消旋肾上腺素有助于减轻喉头水肿。

二、麻醉前准备和术前用药

术前除检查耳鼻咽喉科情况外,还要了解全身状态。对伴上呼吸道感染者施行全麻时,麻醉并发症发生率较正常明显增高,择期手术应暂停。鼾症、肿瘤、再次手术、发育畸形者应进行困难气道程度估计,并做好技术和设备上的准备。拟经鼻气管插管者行术前鼻道检查;拟行气管异物取出术者明确气管异物的性质,有无肺不张、气胸;扁桃体手术出血再次手术患儿应考虑出血量、有无凝血功能障碍等。

术前用药常选颠茄类以抑制腺体分泌,保持呼吸道干燥,小儿阿托品0.02 mg/kg。对于情绪紧张患儿给予咪达唑仑糖浆口服,有抗焦虑和顺行性遗忘作用。1周岁以内婴儿和已有气道阻塞患儿一般不用阿片类术前药,严重气道梗阻或扁桃体出血再次手术者暂不给术前药,送至手术室后视病情给予颠茄类药。

三、麻醉药物的选择和管理

耳鼻咽喉科手术中一些手术的时间短、手术周转快,因而要求麻醉诱导快,术中达到一定的麻醉深度,术毕苏醒快,术后不良反应发生率低,通常需要选择一些短效的药物。

(1)瑞芬太尼作为一种新型 μ 阿片受体激动剂,主要经非特异性酯酶水解代谢,不依赖于肝肾功能,其起效时间迅速,作用时间短,1分钟可达有效浓度,其持续半衰期为3~5分钟,清除半衰期为9.5分钟,长时间输注给药或反复给药,其代谢速度无变化,体内无蓄积作用。能有效抑制气管插管反应和手术应激时的高血压反应,已广泛用于全身麻醉的诱导及维持可致剂量依赖性血压降低、心率减慢。瑞芬太尼的缺点是术后无镇痛作用,需在停用瑞芬太尼或术毕给予其他镇痛措施。

(2)丙泊酚是快速、短效静脉全麻药,静脉注射丙泊酚诱导起效快(30~40秒),无肌肉不自主运动、咳嗽、呃逆及术后恶心、呕吐等不良反应,半衰期短(低于40分钟),体内无蓄积,通过调节输注速度,可使血药浓度迅速达到稳态。停药后苏醒快、彻底,无恶心、呕吐等并发症,有抑制气管反射的作用,可减轻手术操作的不良反应,且有一定的镇吐作用,是呼吸道手术较理想的静脉麻醉药。

(3)七氟烷的血/气分配系数为0.63,故其诱导苏醒过程迅速。对呼吸道的刺激性小,诱导期平稳、无呛咳。即使长时间使用该药,患者麻醉苏醒亦很快,且对循环抑制轻微,对肝肾功能的影响小,还具有明确的心肌保护作用。七氟烷具有水果清香味,小儿对七氟烷的接受程度较好,常用于吸入麻醉诱导。

通常以氧气、N_2O、七氟烷混合诱导。另外也可以在给予睡眠量静脉麻醉剂后,以氧气、N_2O、七氟烷混合诱导。术中以氧气、N_2O、七氟烷维持麻醉,根据患儿的血压、心率变化调节吸入浓度。采用最小的有效浓度维持麻醉状态,手术结束前15分钟,将呼气末七氟烷浓度控制在

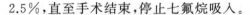

2.5％,直至手术结束,停止七氟烷吸入。

(4)罗库溴铵是起效快的中时效甾类非去极化肌肉松弛药,其作用强度为维库溴铵的1/7,时效为维库溴铵的2/3。气管插管剂量0.6 mg/kg,注药90秒后可作气管插管,临床肌松维持45分钟。无明显的心率和血压变化,适用于耳鼻咽喉科短小手术的麻醉。

四、苏醒期的观察和处理

术后,应维持气道通畅。拔管前,仔细检查咽喉部确认无血或无异物(纱布、牙齿或肿瘤残余物),在患儿清醒、咳嗽及吞咽反射恢复后拔管。涉及呼吸道的手术,应在麻醉恢复室接受有丰富经验护士的护理,以便早期发现异常情况,及时处理。因分泌物增多、舌后坠、声门水肿术后易发生呼吸道不全梗阻,经吸痰、放置通气道、纠正体位、吸氧、静脉注射地塞米松等治疗后缓解。必要时放置口咽通气道,防止舌后坠和分泌物过多引起呼吸道梗阻及呕吐物误吸。术后可能发生气道梗阻,如果时间长,会导致肺水肿,需要给氧,严重时甚至需要重新气管插管和正压通气。

术后呕吐很常见,在手术结束前预防性给予抗呕吐药,但是止吐药物可能会掩盖出血。

由于使用短效麻醉药物,通常需要术后镇痛,一般不用水杨酸,因为会诱发出血,可用对乙酰氨基酚(泰诺10～20 mg/kg口服)。对烦躁的小儿要慎用麻醉镇痛药,尤其是有气道不畅的迹象时,烦躁可能提示缺氧而不是镇静不够,过度镇静可能导致气道完全梗阻。

五、耳鼻咽喉科常见手术的麻醉

(一)耳部手术麻醉

1.鼓膜切开置管术

鼓膜切开置管术用于治疗中耳炎、中耳渗出或慢性上呼吸道感染综合征的小儿,手术时间一般5～10分钟,通常门诊即可完成。

N_2O、氧气、氟烷/七氟烷面罩吸入不仅可获得足够的麻醉深度,而且能迅速苏醒。一般不需要气管插管,但是要准备好喉镜和气管导管以防意外。也可以在局部麻醉和适量镇静药下手术,在注射局麻药前,静脉注射适量的丙泊酚可以提供轻度镇静,必要时也可加用咪达唑仑(0.02～0.04 mg/kg)。

这类患儿常有上呼吸道感染的症状,因此,要同时考虑上呼吸道感染病情的严重性和手术的紧急性(如急性中耳炎)。如患儿体温正常,胸片上没有异常表现,可进行手术。

术前口服对乙酰氨基酚或对乙酰氨基酚可待因可以镇痛,如果术中使用混有4％利多卡因的滴耳剂,术前则不需口服镇痛药。

2.乳突根治术和鼓室成形术

乳突根治术常用于慢性乳突炎患儿,鼓室成形术常用于鼓膜穿孔或中耳畸形的患儿。手术时间通常1～3小时,如乳突根治术和鼓室成形术同期进行则时间更久。此类手术需全麻,行气管插管控制呼吸,一般采用静吸复合麻醉。儿童可用咪达唑仑或丙泊酚、肌肉松弛药、麻醉性镇痛药诱导,婴幼儿可面罩吸入氧气、N_2O、七氟烷诱导。麻醉管理应注意以下4个方面。

(1)鼓室成形术中容易发生鼓膜凸出和鼓膜移植物移位。在放置筋膜移植物过程中及之后,避免用N_2O,因为N_2O会增加密闭腔隙中的压力,使移植物移位。咽鼓管不通的患儿,吸入N_2O还会使鼓膜穿孔和出血。

(2)中耳手术经常涉及面神经周围的分离,为防止术后面神经麻痹,术中需检查面神经的刺激征和对伤害刺激的运动反应。对使用肌肉松弛药的患者,应监测肌松效果并至少仍存有10%～20%的肌反应。

(3)中耳的显微手术要求术野无血,即使少量出血也可使解剖结构模糊不清。头部抬高15°可以增加静脉回流减少出血。使用挥发性麻醉药,辅用麻醉性镇痛药,必要时表面使用肾上腺素,均能提供令人满意的手术野。一般不用控制性降压来减少出血。

(4)平稳拔管很重要。尽量避免咳嗽,可预注利多卡因及在较深麻醉状态下拔管。术后给予镇痛药、止吐药。

(二)鼻咽部手术的麻醉

1.鼻息肉

鼻息肉常见于有胰纤维性囊肿病的小儿,可引起完全性鼻阻塞。胰纤维性囊肿病是一种外分泌腺的全身性疾病,可以导致胰腺功能不全、肝硬化,以及由于气管支气管分泌物黏度增加导致慢性阻塞性呼吸功能不全,可能伴维生素缺乏,在术前要予以纠正(肌内注射维生素 K_1)。

术前避免使用阿托品,只在需要时手术中使用。由于通气/血流比例异常,吸入麻醉药诱导延迟,因此最好用静脉诱导。术中使用的药物,应该能使患儿迅速苏醒、且无镇静药或肌肉松弛药的残余作用,以便得到患儿的早期合作,进行有效的咳嗽和呼吸运动疗法。应该保证良好的静脉补液,麻醉气体应湿化,插管后及拔管前要吸尽气管支气管内分泌物。

2.功能性内窥镜鼻窦手术

功能性内窥镜鼻窦手术(Functional Endoscopic Sinus Surgery,FESS)已经成为治疗慢性鼻窦炎最重要的手术,FESS 可以精确地去除病变组织和解除梗阻,使鼻窦开口扩大,恢复鼻窦的正常生理功能。适应证主要有:①窦口鼻道复合体阻塞,如筛泡肥大、中鼻道黏膜肥厚、息肉样变、中鼻甲息肉样变等;②慢性鼻窦炎,包括保守治疗无效的单组或多组鼻窦炎;③鼻息肉;④鼻咽纤维血管瘤;⑤脑脊液漏等。

FESS 均需在全麻下实施,术前用药物收缩鼻腔黏膜,麻醉可采用静脉诱导,吸入维持。术中患儿躁动将可能造成内镜进入颅内、失明和颈内动脉的损伤。

鼻腔黏膜血管丰富,易导致大量的出血,不仅影响操作,还可能危及生命。术前开放静脉通路,动脉穿刺置管连续监测直接动脉压,有条件时进行中心静脉压、尿量、血气分析监测。局部使用血管收缩剂、头高位15°～20°和控制性降压可以减少出血,术中放置咽喉填塞物可以减少血液进入声门。

血管收缩剂的最大剂量为1:200 000 肾上腺素 10 $\mu g/kg$。如果发生高血压,可加深麻醉或用血管舒张药,注意不要使用 β 受体阻滞剂或钙通道阻滞剂。

拔管时患儿口咽部残存的血液可能引起患儿咳嗽或者喉痉挛,应特别注意软腭后方积聚的血液,拔管后该部位的血凝块可能会脱落进入声门导致完全性气道阻塞,应在完全吸尽残血待清醒后拔除气管导管,确保经口呼吸通畅。

3.扁桃体切除和腺样体刮除术

扁桃体切除术和腺样体刮除术可能是耳鼻咽喉科最常见的手术。手术适应证主要是扁桃体反复或慢性感染、扁桃体窝脓肿、扁桃体和腺样体增生所致的上呼吸道阻塞。通常施行全身麻醉防止患儿术中挣扎、咳嗽和用力,术后应迅速恢复患儿的意识和保护性气道反射。

阻塞型睡眠呼吸暂停综合征(obstructive sleep apnea syndrome,OSAS)是以睡眠时出现上呼吸道塌陷、阻塞而引起严重打鼾甚至呼吸暂停为特征的综合征。呼吸暂停的定义为:通气停止幼儿和儿童 10 秒以上,孕后年龄(post conceptual age,CPA)<52 周的婴儿 15 秒以上。通气停止由听诊确定或氧饱和度<92%。睡眠性呼吸暂停的类型包括中枢型(缺乏通气气流,呼吸运动弱);阻塞型(缺乏通气气流,上气道梗阻,肋骨和腹肌的反常运动);混合型(中枢神经系统和梗阻问题均存在)。OSAS 诊断依靠临床评估(打鼾病史和无休息的睡眠)、夜间脉搏氧饱和度测定或多功能睡眠记录仪(Polysomnogram,PSG)。对睡眠的观测所作出的定量结果可以表述如下:每小时睡眠中发生呼吸暂停或呼吸不足的次数称为呼吸暂停低通气指数(apnea hypopnea index,AHI),可用来区分 OSAS 的严重程度,AHI 1~5、6~10、>10 分别表示儿童轻度、中度、重度 OSAS。

OSAS 的体征是无时无刻地嗜睡(包括日间嗜睡);扁桃体肥大导致咽腔狭小引起通气障碍;语言交流障碍;矮小(快动眼睡眠期受打扰会使生长激素释放减少)。由于长期慢性缺氧,OSAS 可引起严重心血管、肺和中枢神经系统的功能不全,肺源性心脏病患儿肺血管收缩引起肺循环阻力增加导致心排血量下降。解除扁桃体/腺样体的阻塞能够逆转大多数这些问题,并且还能够预防其他的一些问题,如肺动脉高压和肺源性心脏病。

睡眠呼吸暂停发病机制归因于解剖学和生理学两种因素。儿童常见的病因为扁桃体和(或)腺样体肥大。肿大的扁桃体阻吸气时阻塞上呼吸道导致呼吸困难,睡眠时发生气道梗阻和呼吸暂停。66%的患者存在肥胖症,颈部的脂肪浸润限制下颌的正常运动,导致睡眠时舌下坠。鼻咽气道的解剖学畸形(例如腭裂修复、小下颌、Pierre-Robin 综合征)也导致易感个体气道阻塞。近半数伴有梗阻性睡眠呼吸暂停综合征的患者被发现存在神经学功能障碍,中枢神经系统疾病影响控制上呼吸道肌肉系统的脑干区域,当负吸气压的塌陷力量超过咽部肌肉收缩的膨胀力量时,导致口咽部的阻塞,导致阻塞性的呼吸暂停。

阻塞型睡眠呼吸暂停综合征患儿通常伴随的表现有低氧血症、高碳酸血症和清醒时部分气道梗阻。治疗的目的是缓解气道梗阻和增加咽部的横断层面区域。因为扁桃体肿大通常是引起上气道梗阻的常见原因,最为常见的治疗措施是腺样体扁桃体切除术,66%的患儿扁桃体切除术后有效缓解睡眠呼吸暂停综合征。

OSAS 围术期的呼吸系统问题包括:插管失败,拔管后气道梗阻以及使用镇静药、阿片类镇痛药后出现呼吸停止。

在全麻诱导期间,所有未治疗的患儿都会表现出部分或全部上呼吸道梗阻,在意识消失后置入口咽通气道可以解除梗阻。合并气道解剖畸形患儿可能存在气管插管困难。

行扁桃体切除术和(或)腺样体切除术的 OSAS 的患儿发生术后上呼吸道梗阻的高危因素,包括<2 岁的患儿、颜面异常、发育停滞、张力减退、病态性肥胖、上气道创伤史、肺源性心脏病、多睡眠图显示呼吸性窘迫指数(RDI)>40 或最低氧饱和度<70%或悬雍垂腭咽成形术(UPPP)后的患儿,建议术后第一晚监测脉搏氧饱和度。如果这些患儿术后发生上气道梗阻可以考虑使用经鼻持续气道正压通气或双水平气道正压。

相对于正常儿童,大多数 OSAS 患儿可能有通气量减少和 CO_2 潴留。围术期对于这些易感的患儿要慎用那些已知可引起通气量降低的药物:镇静安眠药、抗焦虑药和麻醉药。幼儿或术前氧饱和度<85%的患儿应减少吗啡用量,因为可能会由于中枢阿片类受体的增量调节而再次出现低氧血症。扁桃体切除术和(或)腺样体切除术后静脉给予氯胺酮 0.5 mg/kg 与 0.1 mg/kg 的吗啡的镇痛效果类似。

(1)术前准备:慢性咽痛患儿常服用水杨酸类药物,应在术前 1 周停用,如近期服用且出血时间延长,手术最好推迟至血小板功能正常,否则易造成术中、术后出血。有显著气道梗阻的患儿,最好不用术前镇静药,阿托品应在术前或诱导前给药。

(2)麻醉管理:①婴幼儿可用 N_2O、氧气、七氟烷诱导,儿童可静脉快速诱导。使用挥发性吸入麻醉药、瑞芬太尼和短效肌肉松弛药通常可以达到满意的麻醉效果。②选择带套囊气管导管插管并固定于口唇中部,插管后仔细听诊双肺,避免插入一侧支气管。上开口器时应注意气管导管是否移位或受压,并适当加深麻醉抑制这一强刺激下的机体应激反应。③吸入或静脉复合维持麻醉,术中给予中短效肌肉松弛药。阿片类药可以减少麻醉剂的用量并提供术后镇痛。④术中应使用晶体液充分补液[$3\sim5$ mL/(kg·h)],因为扁桃体切除术中的出血量难以估计。

(3)术后处理:①手术结束时,仔细检查咽喉部,防止残留的出血导致喉痉挛。尽量避免用吸引管盲目地经口或经鼻吸引,因为刺激扁桃体窝或鼻咽部创面会引起新鲜出血。在患儿清醒且保护性气道反射恢复后拔管。麻醉恢复期应保持侧卧头略低位,以便于血液和分泌物排出口腔而不是反流进入声门内。②扁桃体切除术后呕吐很常见,可在手术结束前预防性给抗呕吐药物,但是应用止吐药物(如昂丹司琼)时要注意,可能会掩盖出血。③有阻塞性睡眠呼吸暂停病史的患儿必须清醒后才能拔管,镇静药或气道梗阻很容易诱发呼吸暂停,在恢复室应密切观察有无呼吸功能抑制。④对烦躁的小儿要慎用麻醉镇痛药,尤其是有气道不畅的迹象时。烦躁有时候是梗阻引起缺氧的症状,麻醉药的使用可导致呼吸暂停。禁忌使用水杨酸镇痛,因为会诱发出血。对乙酰氨基酚(泰诺 $10\sim20$ mg/kg 口服)或泰诺复合可待因常可提供足够的镇痛,尤其是已给麻醉镇痛药或丁哌卡因浸润麻醉的患儿。

4.扁桃体切除术后出血再手术

扁桃体切除术后出血发生在术后 6 个小时内,持续渗血比急性出血多见。因血液被吞咽或血凝块积滞在口咽部,故出血量常被低估。明显的活动性出血必须在麻醉下缝合或填塞出血部位。

(1)术前准备:①胃内有积血,诱导时可能发生反流误吸,插入大号胃管行胃肠降压。②因大部分出血被咽下,仅看到很少的出血,可能对低血容量估计不足。补足丢失的血容量,纠正贫血,恢复正常的循环指标,一般先用晶体液补充,然后根据血细胞比积考虑是否输血。③检查凝血功能。术前服用水杨酸类制剂导致的术后出血,可考虑输入血小板以利止血。④不给术前用药。

(2)麻醉管理:①静脉麻醉药加阿托品推注及琥珀胆碱快速诱导气管插管,同时压迫环状软骨。②麻醉诱导时由助手吸尽口咽部的血液,并确认丢失的血容量已补足。③麻醉维持同扁桃体切除手术。

(3)术后管理:①患儿完全清醒、咳嗽和吞咽反射恢复完全后拔管。②警惕再出血的可能性,检查血色素水平以确定是否需输血。③适当镇痛(不用阿司匹林),如果是纱布压迫止血,还要注意过度镇静可能导致气道完全梗阻;烦躁可能提示缺氧而不是镇静不够。

(三)喉、气管、食管手术的麻醉

1.喉乳头状瘤切除术

本病由病毒引起,菜花状的乳头状瘤可引起严重通气障碍。人们试过各种治疗方法,包括冷冻、超声和免疫疗法,目前比较推崇的是激光切除。小儿常于 $2\sim4$ 岁时发病,以后反复再发反复切除,青少年时期可自愈。日益加重的声音嘶哑和呼吸困难是再次手术的指征,喉镜检查前无法确定肿瘤的生长程度,有时肿瘤甚至会堵塞整个声门,手术时必须注意。术后给予雾化。

肿瘤生长在声门或气道的任何部位,且多部位生长。声带及声门上肿瘤使气道梗阻,给气道重建带来困难;根部在气管内的带蒂的肿瘤,诱导时面罩加压给氧,瘤体受蒂的牵引堵塞气管,造成严重窒息。多次手术可造成咽喉局部解剖不清,加上瘤体的遮挡,常难以窥视声门,气管插管难度极大。小儿术前检查较困难,难以对肿瘤范围,特别是气管内情况作出准确评估。婴幼儿难以清醒气管插管,镇静、睡眠又可加重气道梗阻,诱导处理很棘手。术前多存在明显呼吸困难,家长通常不接受气管切开,且气管切开有引起乳头瘤沿气管、支气管树播散的倾向。

(1)术前准备:①术前评估,呼吸道梗阻的程度;通气方式,睡眠状态中有无呼吸道梗阻、鼾声、呼吸暂停;咽喉镜检查的结果,气管插管是否可行;气道附近有无损伤;是否存在可能威胁生命的气道梗阻。②术前行 CT 和电子喉镜或纤维喉镜检查有助于了解肿瘤侵犯的范围。③适度的镇静药对患儿有利,但要注意防止对呼吸的抑制及对呼吸道的影响,有气道梗阻者避免使用。④准备不同尺寸的喉镜片、气管导管备用,并备纤维喉镜或支气管镜。

(2)术中管理:①诱导前应用阿托品以减少腺体分泌、减少心动过缓和减少喉部操作对自主神经的强烈刺激引起的心律失常。②如果患者无气道梗阻,吸入或静脉麻醉均可应用。③对气道梗阻患者应采用慢诱导,用氟烷或七氟烷保持自主呼吸下缓慢诱导,在给肌肉松弛药前必须先证明手控呼吸是有效的。④对上呼吸道完全梗阻的患者应采用清醒插管,在气道保证之后再行麻醉诱导。⑤不主张经口或经鼻盲插管,以防止损伤肿瘤致呼吸道完全梗阻。⑥如遇插管困难,患儿因缺氧而发绀,应立即面罩加压通气,同时助手用双手挤压患儿胸壁辅助通气,此法多可缓解缺氧。严重缺氧不缓解者,应紧急气管切开。⑦由于小儿喉腔组织疏松,淋巴管和血管丰富,术中极易造成组织水肿和出血,静脉给地塞米松 0.5～1 mg/kg 预防。

(3)术后处理:患儿完全清醒、咳嗽和吞咽反射恢复完全后拔管。术后呕吐很常见,可在手术结束前预防性给抗呕吐药物。

2.气管切开术

气管切开适用于上呼吸道梗阻的患儿或者其他需要做较长时间的气管吸引和机械通气呼吸支持的患儿。如作紧急气管切开而患儿缺氧严重,最好先将气道阻塞缓解或稳定后,再行切开操作。例如,用粗针头(14 G 或至少 16 G 针头)在环甲膜穿刺。

局麻下行气管切开虽然安全,但是患儿通常不能合作。全麻时患儿合作不会躁动,能尽快改善患儿全身情况及缺氧。术前不给镇静药或麻醉性止痛药,入手术室后予面罩吸氧,开放静脉后给予阿托品,给予吸入麻醉诱导,静脉给予利多卡因以减少自主呼吸时的喉反射,确保有效通气的前提下给予肌肉松弛药。吸入麻醉诱导需预防吸入药物浓度过大,使患儿不能耐受,出现屏气、挣扎,加重缺氧症状;静脉麻醉对呼吸抑制明显,不易控制麻醉深度,在气管插管困难情况下(如急性喉炎)易加重缺氧,一般不使用。

气管切开的早期主要并发症是套管位置不正确,置入套管后必须检查呼气末二氧化碳浓度,双肺呼吸音和氧饱和度。

3.食管镜

小儿的食管镜常用于取食管异物和食管狭窄扩张。

术前应仔细查看胸片,确定是食管扩张还是异物存留以及异物的位置,患儿无窒息可禁食以等待胃排空。

通常选择全身麻醉行气管内插管,术中最好应用肌肉松弛药并维持合适的麻醉深度以防因为操作中咳嗽或其他任何的活动导致食管穿孔。咽部的异物易滑向喉或气道,患儿要较深的镇静,入睡后进行诱导,避免兴奋、咳嗽。一旦开放静脉,先给阿托品,七氟烷吸入麻醉或琥珀胆碱辅助气管插管,辅助或控制呼吸,操作要轻柔,避免压迫环状软骨,以免激惹上气道或使异物移位。食管镜检中,环状软骨处的黏膜可能因前方有气管导管后方有硬的食管镜,两者的压迫造成损伤,应该用小1或2号的气管导管,减轻声门下水肿。患儿应预防性使用皮质激素,并在恢复室密切观察术后声嘶的症状。

术后观察患儿直到完全清醒。警惕食管穿孔,尤其是手术不顺利的患儿,穿孔的征象包括:心动过速、发热、气胸的体征及X线片显示气胸或纵隔气肿。如咽喉部用利多卡因喷雾则术后禁食2小时。

(四)内窥镜检查术的麻醉

支气管镜检查术及呼吸道异物取出术

支气管镜检查术包括呼吸道异物取出、呼吸疾病的诊断、吸引分泌物、肺膨胀不全的治疗等。

呼吸道异物多发生于1~5岁儿童,异物进入气管后,刺激气管黏膜引起剧烈呛咳。因异物大小不同,停留在呼吸道不同部位而产生不同症状,严重者可以出现呼吸困难。异物较大,嵌顿于喉头时可以立即窒息;而小的异物嵌顿于喉头时会出现吸气性呼吸困难、喉鸣、声音嘶哑、失声;异物停留在气管内随呼吸移动刺激气道可引起剧烈咳嗽;支气管异物时患儿咳嗽、呼吸困难的症状较轻,约95%异物位于右主支气管。

呼吸道异物操作与麻醉通气共用一气道,且取异物操作要求开放气道。如何选择安全的麻醉方法,维持良好的通气功能是气道异物取出术麻醉处理的关键。因此气管异物取出术麻醉有较高的风险性。

1.术前评估与准备

(1)术前评估应重点了解气道梗阻的位置和程度及气体交换情况。胸片有利于确定异物位置及一些继发性的病变,如肺膨胀不全、气肿、肺炎。

(2)术前要求禁食6小时,禁水2小时。无法确定气道是否通畅时,不给大剂量的镇静药。静脉注射阿托品以减少呼吸道分泌和减轻迷走神经紧张性。

2.麻醉管理

(1)由于气管异物患儿术前有不同程度的缺氧,麻醉前须经面罩吸纯氧或加压辅助呼吸,提高吸入氧浓度和通气量,使患儿术前缺氧得到纠正,为进一步实施麻醉、手术提供安全(基)。除非患儿已有呼吸功能不全,否则推荐保留自主呼吸。

(2)吸入麻醉诱导用N_2O、氧气、七氟烷/氟烷,如果X线胸片提示肺气肿,应避免使用N_2O,因N_2O引起患肺膨胀,或者静脉使用丙泊酚3 mg/kg,利多卡因1 mg/kg诱导。

(3)麻醉深度足够时,移开面罩置入喉镜,用利多卡因(最大剂量5 mg/kg)喷雾咽喉部、气管和支气管。完善的表面麻醉不仅可以消除反射,使手术操作时患儿更易于平稳,还可减少麻醉药物应用量,利于患儿尽快清醒。面罩吸氧到利多卡因起效(2~3分钟)后进行支气管镜检查。

(4)通过支气管镜的侧孔吸入氧气(5 L/min),保留自主呼吸。气管镜置入后气道变窄,气道阻力增大,无效腔量也增大,患儿的自主呼吸难以维持氧供。在术前充分吸氧的情况下,患儿可耐受在3~4分钟之内取出异物,当患儿出现呼吸抑制时,可用手堵住气管镜的窥视孔进行辅助呼吸。

(5)监测心电图、观察胸廓抬动或用听诊器监测呼吸情况,连续监测氧饱和度。浅麻醉,低通气,缺氧及迷走神经的紧张性增加可引起心律失常,包括结性节律、室性期前收缩、室性心动过速。可用手控过度通气,充分供氧及加深麻醉来治疗。

3.术后处理

禁食 2 小时(利多卡因喷雾后),密切观察患儿是否有喘鸣、呼吸窘迫或声门下水肿的隐性体征,吸入湿化氧气和雾化消旋肾上腺素常能改善呼吸道梗阻的体征。

(邹启帅)

第二节　小儿泌尿外科手术的麻醉

一、常见泌尿外科手术概述

(一)小儿泌尿系统疾病特点

(1)儿科泌尿系统疾病大多发生在胚胎或胎儿期,畸形发生越早病情越重。某些畸形不仅影响泌尿系统,也可能影响其他器官系统。如尿路梗阻导致肾发育障碍,肾功能不良,羊水生成减少而导致肺发育不良。如果合并其他器官疾病,可直接影响患儿手术和麻醉处理以及预后,术前评估要仔细。

(2)常见的小儿泌尿系统肿瘤发病年龄小,50%左右在 2 岁以下,恶性程度高,病灶可较早向周围组织浸润,或转移至肺、肝、骨髓及脑等部位。并可伴有全身状况不良及贫血。

(3)小儿泌尿系统疾病引起的高血压往往是在体检时发现。完善的硬膜外阻滞可不需要使用降压药,多数患儿术后可逐渐恢复正常。

(4)并发症严重或术前化疗的患儿,可有贫血和(或)骨髓抑制,全身情况差,对应激反应能力低下。如果肿瘤浸润周围大血管需大范围游离的手术患者,可发生大量出血,很容易超过其代偿能力。因此,术前贫血应适当补血,使血红蛋白>80 g/L 以上并充分备血。

(5)术中注意保温。

(二)麻醉要点

麻醉应根据患儿年龄、全身状况、手术部位和范围以及是否合并其他器官损害等问题综合考虑。隐睾、包皮环切、尿道下裂修补等,可施行适当浅麻醉状态下的骶管阻滞。若患儿较小,手术时间长,无论选择什么麻醉,都应气管内插管。硬膜外阻滞可满足大多数泌尿系统手术需要的镇痛、肌松和反射抑制。3 个月以内小婴儿可选用骶管阻滞。在硬膜外(骶管)阻滞的基础上气管内插管,使用让小儿能够耐受气管导管的麻醉用药即可,能减少吗啡类药物的应用,保留自主呼吸,使麻醉对循环和呼吸的抑制减少至最低。手术结束后,患儿苏醒快,拔管后有硬膜外良好的镇痛作用亦便于术后护理。根据患儿情况也可选用喉罩替代气管导管通气。

(三)麻醉注意事项

全身麻醉下气管内插管配合硬膜外(骶管)阻滞时,保持自主呼吸的麻醉较浅,要注意全麻的麻醉深度,以避免呛咳。尤其是使用喉罩时更应该注意,因为使用喉罩时的呛咳会引发支气管及喉痉挛而可能造成严重后果。喉罩复合应用肌肉松弛药控制呼吸的麻醉状态,可以避免麻醉过浅所致的并发症。

二、肾上腺皮质癌

(一)病理生理

肾上腺皮质癌是发生在肾上腺皮质的恶性肿瘤,发病年龄小,主要在幼儿和儿童。肿瘤刺激皮质醇分泌增加,主要为糖皮质激素和雄激素。盐皮质激素醛固酮增加对钠的重吸收和排钾,高血钠致细胞外液增加、水钠潴留和血压升高。糖皮质激素促进肝糖原异生,增加肝糖原,升高血糖,抑制蛋白质合成,增高血浆胆固醇,四肢脂肪分解,脂肪重新分布,形成向心性肥胖。患儿颈短、肥胖、水牛背、满月脸、多毛、衰弱无力。雄激素促进男孩性早熟,阴茎增大,睾丸和前列腺发育正常。女孩则阴蒂肥大和肌肉过于发达。

(二)麻醉要点

(1)此类患儿术前准备是降低血压,可口服降压药,补充氯化钾,以纠正血钾,补充皮质激素。

(2)因患儿年龄小,术中情况复杂,最好选用气管内插管全麻加硬膜外阻滞,以便于呼吸管理和抢救便利。术中严密监测血压、心率、心电图、血氧饱和度等。

(3)手术切除肿瘤时,皮质激素分泌突然减少,应持续静脉滴注氢化可的松 100~200 mg,若不能维持血压,可增加用量以达到血压维持平衡为好。术后继续补充 1~2 天,后改口服用药。为防止大出血,应充分备血。

(三)麻醉注意事项

关注血流动力学监测与输血、补液,以及皮质激素的补充等。

三、嗜铬细胞瘤

(一)病理生理

嗜铬细胞瘤在小儿罕见,肿瘤常位于肾上腺髓质,大小不一,一般多为 4~6 cm,被受压的肾上腺组织包绕。20%为双侧。这些细胞分泌多巴胺、肾上腺素和去甲肾上腺素。主要症状为持续性和突发性高血压。持续性高血压伴血管收缩使血管床容量缩小,血细胞比容升高。持续高血压可导致左心肥大、高血压心脏病及充血性心力衰竭。可能有高血糖和尿糖,糖耐量不正常,基础代谢高等。

(二)麻醉要点

(1)术前数天应使用 α 受体阻滞剂治疗,直到血压持续正常,血细胞比容降低。同时备足新鲜血液,准备好降压药、升压药、抗心律失常药等。

(2)麻醉处理的主要问题是高血压危象、严重低血压及室性心律失常,尤其在麻醉诱导、挤压肿瘤或阻断肿瘤静脉血管时发生。患儿应监测心率、血压、心电图,最好能监测中心静脉压,使之维持在 1.2~1.4 kPa(12~14 cmH$_2$O)。

(3)麻醉可采用气管内插管加硬膜外阻滞。儿童可选用咪达唑仑、芬太尼、丙泊酚、维库溴铵做慢诱导,诱导过程务必平稳,气管内插管后行硬膜外穿刺。硬膜外阻断交感神经反射,使手术操作过程减少血压波动。

(4)降压药可选用硝普钠静脉滴注。

(三)麻醉注意事项

(1)肿瘤摘除前:适量输血补液,补充血容量,防止肿瘤摘除后,血管床扩张导致血压下降。

（2）肿瘤切除时：由于儿茶酚胺水平迅速下降，需立即静脉注射去甲肾上腺素并加快静脉输液，扩张血容量维持血压。若术中出现室性心律失常，可用利多卡因或普萘洛尔处理。

（3）肿瘤切除后：因儿茶酚胺急剧减少及胰岛素分泌大大增加，可能发生低血糖，有人推荐手术开始至术后给含糖液体，并随时测量血糖。

四、肾衰竭患儿的麻醉

（一）病理生理

麻醉的危险有时来自肾功能的状态，肾功能不全可由于血小板减少、血小板功能变化以及毛细血管脆性增加，导致凝血功能障碍，具有出血倾向，贫血使红细胞携氧及运输能力降低。水、电解质紊乱使术中和术后维持水、电解质平衡困难，水中毒则是晚期肾稀释功能丧失的结果。多数患儿有明显的心力衰竭或血钾升高及酸中毒症状，心血管功能紊乱，使血流动力学的平衡不易维持。抗感染能力差，对手术麻醉耐受力明显下降。因此，术前应根据患儿贫血情况，如血红蛋白近期无下降或无突然下降。血红蛋白在 50 g/L 以上可接受手术。血钾应低于 5 mmol/L，如果钾离子过高应延迟手术至血液透析后，纠正酸碱失衡，把对患儿的干扰降至最低限度。

（二）麻醉要点

（1）重症患儿做短小手术，如果患儿能合作且情绪稳定，可采用局部麻醉，用 0.25％～0.5％利多卡因，不加肾上腺素，极量为 4 mg/kg。

（2）一般患儿应采用气管内插管全麻。由于肾功能减退，又加上酶功能障碍和酸碱失衡，情况复杂，要警惕麻醉药超量的危险。例如硫喷妥钠虽然经肾排出极少，但肾功能不全时，与血浆蛋白结合减少，游离份额增加而使其作用增强，故低蛋白血症时硫喷妥钠应减量。药物的药动学改变，主要与排除功能降低有关，但也与药物分布或肝脏生物转化的改变有关。①镇痛药芬太尼应为首选，因为其基本上是在肝脏代谢，而且其代谢产物无活性。②肌肉松弛药在肾功能不全的情况下应选用阿曲库铵，因其通过 Hoffman 途径降解，故清除与肾功能无关。也可用维库溴铵，对肾功能不全者很少有累积作用。③琥珀胆碱对心血管系统有不良影响和产生高钾血症的作用，应避免应用。④S-氯胺酮主要在肝脏生物转化，因而在肾功能不全的病例中没有蓄积的危险。但对于未经有效控制的严重高血压患者应该慎用。⑤咪达唑仑与丙泊酚的清除，在肾功能不全的病例无改变。⑥最好不使用恩氟烷，异氟烷则无肾毒性。

（3）术中应监测血压、脉搏、心电图，禁止在动静脉分流或瘘的肢体测血压。

（4）如果手术时间不超过 1 小时，术中不用肌肉松弛药。小量失血以乳酸钠林格液补充，大量失血以洗涤红细胞及低盐清蛋白补充，及时测定血红蛋白及血细胞比容，后者保持在 0.30 以下，避免过量输血。

（三）麻醉注意事项

对肾衰竭的患儿，应了解与麻醉直接有关的一些问题。

（1）肾衰竭患者对慢性贫血一般耐受较好，只有在明显需要的情况下才输血，而且最好应用洗涤红细胞。但血红蛋白＜50 g/L 时不应接受任何麻醉。

（2）麻醉诱导前，即使是急症病例，血钾也应恢复到能接受的水平（5.5～5.6 mmol/L）。可应用注射葡萄糖酸钙或氯化钙、碱性药、高渗葡萄糖溶液、离子交换树脂，甚至必要时进行透析。显然还需监测心电图。

（3）其他离子失衡也应该纠正。HCO_3^- 低于 15 mmol/L 者，应在手术前通过透析或注射碳酸氢钠纠正。术中过度通气应与术前过度通气同等对待。低钙血症、高磷血症、高镁血症,均应得到最好的纠正。

(4)术前不应停用抗高血压药。

(5)血液透析患者的最后一次透析,应在术前 12～24 小时进行。

(6)麻醉及其他每项操作均应严格遵守无菌技术。

（崔国军）

第三节　小儿骨科手术的麻醉

一、小儿骨科麻醉特点

小儿骨科麻醉的对象是小儿:年龄自新生儿至 14 岁,施行麻醉时必须对与麻醉有关的小儿解剖、生理及药理特点有所了解,才能顺利配合手术。有关小儿麻醉的解剖、生理及药理特点见表 15-1,可供参考。年龄越小,这些特点越明显。除麻醉方法及器械需适合小儿特点外,对小儿骨科手术也应了解。

表 15-1　与麻醉有关的小儿解剖、生理、药理特点

项目	特点
解剖	头大,舌大,扁桃体及增殖体大,鼻腔及呼吸道小,分泌物多
	喉头位置高,会厌长
	颈及气管较短
	肋间肌及膈肌较弱
	残余胎儿循环
	左心室顺应性低
	动静脉穿刺较困难
生理	肺顺应性低、气道阻力大
	功能余气量低
	血压较低、心律较快
	心排血量属心律依赖性
	体表面积/体重较高
	体液总量/体重较高
	体温易于波动
药理	肺泡气麻醉药浓度/吸入麻醉药浓度(F_A/F_I)升高快
	全身麻醉诱导及苏醒迅速
	吸入全麻药 MAC 较高
	肝脏生物转化机制不全
	药物分布容积大
	蛋白结合率较低

小儿骨科手术包括创伤(骨折、脱臼的清创和整复)、先天性畸形(如先天性髋关节脱位、斜颈等)、感染(急性骨髓炎、风湿性关节炎等)、生长或代谢障碍(如一侧下肢过长或过短、成骨不全、幼年性变形性骨软骨炎、突发性脊柱侧突等)、神经肌肉疾病(如脊髓灰质炎后遗症、先天性肌强直等)、神经性疾病(如大脑瘫痪、多发性神经纤维瘤等)以及骨肿瘤、骨囊肿等主要涉及四肢、脊柱及骨盆的手术。

小儿骨科患者一般健康情况较好,麻醉时无须极度肌松,麻醉处理也较简单,但某些患儿麻醉处理存在一定困难,如脊柱侧突患儿常有心肺功能障碍,手术出血多,术中需测定脊髓功能,术后常应用机械通气以防治呼吸功能不全。对神经肌肉疾病患儿,麻醉期间需随时警惕发生恶性高热。

小儿骨科疾病常需多次手术及麻醉,术前访视时需态度亲切和蔼,取得患儿的信任和合作。骨科手术的体位随手术病种而异,仰卧位常无特殊问题,但俯卧位或侧卧位常给麻醉管理造成一定困难,气管插管患儿自仰卧位转为俯卧位或侧卧位时,需认真保护气管导管,防止导管滑出或深入至一侧支气管。每次改变体位后,均应重新进行两肺听诊,证实导管位置正确,如发现导管进入一侧支气管,应及时纠正,否则长期单肺通气可引起严重缺氧。此外,还应注意体位变动对血流动力学的影响。俯卧位时应采用特殊支架垫起双肩及双髋部,避免对胸腹部压迫而致呼吸循环功能障碍。俯卧位患儿均应进行扶助或控制呼吸,以保证良好通气。对骨突部位要安放软垫,避免压迫神经和血管。

小儿四肢手术常放置止血带,使手术在"无血"状态下进行,使手术出血减少,但手术野血液色泽已不能作为衡量患儿情况的指标,应予注意。止血带充气压力应根据患儿收缩压而定,上肢压力高于收缩压 $0.67 \sim 1.33$ kPa($5 \sim 10$ mmHg),下肢压力高于其收缩压 $2.67 \sim 4.0$ kPa($20 \sim 30$ mmHg)。止血带维持时间上肢以 1 小时,下肢以 1.5 小时为限,麻醉医师应在麻醉单上记录止血带充气时间,到时及时减压,等待10分钟再充气。止血带充气时间过长,压力过大,均可造成神经损伤及肢体缺血等并发症。

某些骨科手术(创伤、脊柱、髋部手术)出血量多,由于小儿总血容量小,不能耐受大量出血,术前应准备充足血源,术中应保证输液通畅,并及时输血,必要时麻醉期间可进行血液稀释或控制性降压以减少出血量。控制性降压除可减少出血外,并可为手术者提供较清晰的手术视野,从而缩短手术时间,并提高手术安全性。

某些先天性畸形患儿常有潜在的神经肌肉疾病,肌肉受累的患儿应用卤代吸入性全麻药及琥珀胆碱时除易引起恶心高热外,并有引起心搏骤停的可能,应提高警惕。此外,对先天性骨科畸形患儿还要注意身体其他部位畸形。

骨科手术小儿有些已经石膏固定治疗,甚至长期卧石膏床,术前应尽量拆除石膏,以免影响麻醉操作。很多骨科手术结束后需行石膏固定,应作为手术的一部分对待,应待石膏固定并成型后再停止全麻,避免麻醉苏醒期躁动,影响石膏固定,从而影响手术效果。

骨科手术后疼痛常较剧烈,现已明确,小儿同样需要完善的术后镇痛治疗,否则术后并发症可能增多。

二、术前准备和麻醉前用药

(一)术前准备

小儿由于住院而离开家庭及父母,可产生严重心理创伤,有些矫形外科患儿需进行多次手术,住院时间较长,术前访视时对这些患儿更需关怀和同情,应与患儿建立感情,并对麻醉及手术情况进行必要的解释,减少其恐惧心理,从而避免手术后精神创伤、夜尿等后遗症。应从家长处了解病史及过去史,有无变态反应史及应用特殊药物(如肾上腺皮质激素)史以及麻醉手术史。家族中有无遗传缺陷病或麻醉后长期呼吸抑制(可能假性胆碱酯酶不足或神经肌肉疾病)。体检时应注意患儿体重,并与预计体重[年龄(岁)×2+8 kg]比较,可了解小儿发育营养情况,有无体重过低或超重,并应注意有无发热、贫血、水和电解质失衡情况,如有上述情况,术前应先纠正后再手术。此外,还应了解拟施手术的体位,手术创伤程度以及可能的出血量。

小儿不易合作,即使应用部位麻醉(包括局麻)也应按全身麻醉准备,以便随时更改麻醉方法。手术前应禁食以免全麻诱导时呕吐误吸,但小儿代谢旺盛,禁食时间过长,可引起患儿脱水、低血糖和代谢性酸中毒。近年研究麻醉前2小时小儿口服清淡液体与禁食8小时的小儿比较,胃内容物数量基本相同,而患儿术前哭闹现象明显缓解,故主张缩短麻醉前禁食时间,但固体食物、牛奶及含渣饮料仍应禁食6~8小时。目前推荐的小儿麻醉前禁食时间见(表15-2),对以往有呕吐史患儿,术前仍应禁食6~8小时。

表 15-2 小儿术前禁食时间(h)

年龄	固体食物、牛奶	水、清淡流汁
<6 个月	6	2
6~36 个月	6	3
>36 个月	8	3

(二)麻醉前用药

麻醉前用药的目的是使小儿镇静、抑制呼吸道黏膜及唾液分泌,减少麻醉期间迷走神经反射以及减少麻醉药用量。常用的麻醉前用药包括镇静镇痛药、抗胆碱能药及巴比妥类药。1岁以下婴儿不用镇静镇痛药,以免引起呼吸抑制,术前仅用阿托品0.02 mg/kg肌内注射。1岁以上小儿除应用阿托品外,可合用镇静镇痛药,常用哌替啶1 mg/kg或吗啡0.04 mg/kg对术前已有呼吸抑制或缺氧的小儿,禁用吗啡或哌替啶。近年小儿术前常用氯胺酮4~5 mg/kg肌内注射作为基础麻醉,故镇痛镇静药常省略。

小儿麻醉常用药如硫喷妥钠、羟丁酸钠、芬太尼、氟烷、琥珀胆碱等均有迷走神经兴奋作用,氯胺酮使呼吸道及口腔分泌增加,均需用阿托品对抗,故小儿麻醉前用药中阿托品有重要作用,不可省略。阿托品肌内注射作用可维持1小时,如手术时间冗长,术中应追加阿托品,追加量是0.01 mg/kg静脉注射,术前用药均在手术前45~60分钟肌内注射,急诊手术可静脉给药。

为减轻小儿术前注药痛苦,近年提倡术前口服给药,氯胺酮6~10 mg/kg加糖水至5 mL口服后20分钟起效,持续45~90分钟。也可用咪达唑仑0.5~0.6 mg/kg和氯胺酮5~6 mg/kg混合液口服或滴鼻,用药后3~5分钟入睡,并可耐受静脉穿刺。阿托品0.05 mg/kg口服2小时达作用高峰,口味不好且延迟胃排空时间,小儿不适用。术前口服用药不适于易引起恶心、呕吐的患儿。目前术前用药口服法尚未得到推广。

三、常用麻醉方法

小儿骨科手术常在四肢进行,是部位麻醉的良好对象。对能合作的儿童。下肢手术可用硬膜外或蛛网膜下腔阻滞,上肢手术可用臂丛神经阻滞。对不能合作的小儿可在氯胺酮基础麻醉下施行部位麻醉。对脊柱手术或手术时间冗长的四肢手术,仍以全身麻醉为首选。

(一)全身麻醉

全身麻醉是小儿麻醉的基本方法,骨科小手术可在肌肉、静脉注射或面罩吸入麻醉下完成,中等以上手术均应在气管内麻醉下施行。小儿气管插管可维持呼吸道通畅,减少呼吸无效腔,便于扶助或控制呼吸。现常用静脉及吸入复合麻醉维持麻醉。

全麻药中乙醚对呼吸道有刺激、术后恶心、呕吐多,甲氧氟烷虽镇痛好,但术后可引起肾衰竭,这些药现均已被淘汰。氟烷有芳香味,对呼吸道无刺激性,适宜小儿麻醉的诱导和维持。对短小手术、合并哮喘患儿手术尤为适宜。氟烷麻醉下心肌对儿茶酚胺的应激性增高,麻醉时应避免应用肾上腺素。小儿氟烷麻醉后肝毒性少,但前次氟烷麻醉后出现发热、黄疸或使用酶诱导药的小儿,以不用氟烷为宜。安氟醚及异氟醚麻醉诱导及苏醒迅速,且代谢降价产物少,因此并发症也少。安氟醚及异氟醚对循环功能的影响较小,但血容量不足小儿,应用异氟醚易引起血压下降。两种药均可引起呼吸抑制,麻醉时必须进行扶助或控制呼吸。七氟醚血气分配系数低,麻醉诱导及苏醒迅速,但其麻醉效能较低,小儿七氟醚 MAC 为 2.45,故诱导时吸入浓度需 3%~4%。七氟醚对呼吸道无刺激性,对呼吸循环抑制轻微,不增加心肌对儿茶酚胺的刺激性,对肝肾功能影响也小,适用于小儿麻醉。地氟烷对呼吸道有刺激,不适合诱导麻醉。

除吸入麻醉药外,静脉麻醉药氯胺酮镇痛好,静脉注射及肌内注射均有效,在小儿骨科手术中已广泛应用。肌内注射氯胺酮 4~6 mg/kg,2~8 分钟入睡,麻醉维持 20~30 分钟,静脉注射 2 mg/kg,注射后 60~90 秒入睡,作用维持 10~15 分钟。氯胺酮引起唾液及呼吸道分泌物增加,麻醉前必须应用抗胆碱药。氯胺酮常用于麻醉诱导或骨科小手术。氯胺酮兴奋交感神经,使血压升高,脉搏增快,外周血管阻力增加。氯胺酮可引起舌下坠及喉痉挛,应严密观察。氯胺酮对心肌有负性变力作用,直接抑制心肌,对危重、休克小儿不宜应用。氯胺酮缺点是苏醒迟,术后恶心、呕吐多见。此外,硫喷妥钠 4 mg/kg 静脉注射可用于小儿麻醉诱导,羟丁酸钠 50~80 mg/kg 静脉注射也可用于麻醉诱导及维持。异丙酚静脉注射 2~3 mg/kg 起效快,催眠作用好,维持时间短 5~10 分钟,苏醒迅速,术后恶心、呕吐少,但用药后血压下降 10%~25%,心率减慢 10%~20%,且对呼吸有抑制作用,应严密观察,3 岁以下小儿不宜应用异丙酚。

肌肉松弛药在小儿骨科麻醉中也已普及,常用药有琥珀胆碱 0.8~1 mg/kg、阿库溴铵 0.5 mg/kg、维库溴铵 0.08 mg/kg 和潘库溴铵 0.08 mg/kg,其中琥珀胆碱仅用于气管插管,后三种药可用于气管插管及术中肌松维持。琥珀胆碱静脉注射 30 秒即产生肌松,维持 3~6 分钟。如小儿静脉穿刺困难,可肌内注射 2 mg/kg,3~4 分钟可产生满意肌松。小儿静脉注射琥珀胆碱易引起心动过缓及心律失常,术前注射阿托品可预防。静脉注射琥珀胆碱引起血钾升高甚至心跳停止,对有血钾增高(严重创伤、截瘫)或有神经肌肉疾病的患儿应禁用琥珀胆碱。阿库溴铵、维库溴铵对心血管无不良反应,维持时间 20~30 分钟。潘库溴铵肌松维持时间 40 分钟,用药后心率增快,应避免与氯胺酮合用,但配伍使用芬太尼可消除芬太尼的心率减慢作用。

小儿气管插管以静脉快速诱导应用肌肉松弛药插管为常用,对估计插管困难的患儿可在静脉注射安定、羟丁酸钠或面罩吸入全麻下,保持自主呼吸,进行气管插管。气管导管以内径为标准(mm),1 岁用 3.0~3.5 号,2 岁用 4 号导管,2 岁以上小儿按公式 $4.0+\dfrac{\text{年龄(岁)}}{4}$ 计算导管号码。因有个体差异,应准备三根不同号码导管供插管时选用。小儿气管短,插管后应进行双肺听诊,避免导管插入过深误入一侧支气管。

气管内插管需维持较深的麻醉,以免引起呛咳,插管时可产生应激反应,插管后可产生喉痛等并发症。为避免这些不良反应,可选用喉罩,对喉、气管不会产生损伤,气道可以保持通畅。喉罩只适用于仰卧位手术,对俯卧位或侧卧位手术患儿不能应用。

对6岁以上小儿,气管插管后可应用循环麻醉机进行扶助或控制呼吸,6岁以下小儿可应用Jackson-Rees装置,该装置呼吸囊末端有活瓣可调节其开口大小(图15-1),有利于控制呼吸。当活瓣全部开放时,该装置可在小儿自主呼吸时应用,为避免自主呼吸时呼出的二氧化碳再吸入,氧流量应是患儿每分通气量的 2.5～3 倍。

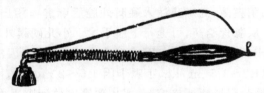

图 15-1　Jackson-Rees 装置

(二)部位麻醉

在适当的基础麻醉和辅助麻醉配合下,某些小儿骨科手术可在部位麻醉下完成。部位麻醉可以单独应用,也可与全身麻醉复合应用,可减少全麻药用量,并可用作术后镇痛。小儿常用的局麻药是利多卡因和丁哌卡因,其有关药理见表15-3。丁哌卡因进入血液后与 2-1 糖蛋白酸结合,年龄越小,血中 2-1 糖蛋白酸越低,因此血中游离丁哌卡因多,易于产生毒性反应,1岁以下小儿以不用丁哌卡因为宜。

表 15-3　应用于小儿的局麻药药理

局麻药	药效	起效	维持时间(分钟)	最大剂量(mg/kg)	蛋白结合率(%)	脂肪溶解度	消除率(L/min)	消除半衰期(分钟)
利多卡因	1	快	60～90	8	70	2.9	0.95	96
丁哌卡因	4	慢	120～180	2	95	28	0.47	210

骨科小手术可应用局部麻醉,局麻药以 0.5％普鲁卡因或 0.5％利多卡因为常用,1 次最大剂量普鲁卡因不超过 15 mg/kg,利多卡因不超过 8 mg/kg,以免局麻药逾量中毒。

下肢手术国内应用椎管内麻醉较多,5岁以上小儿可应用蛛网膜下腔阻滞腰麻,5岁以下小儿应用硬膜外或骶管阻滞。小儿蛛网膜下腔阻滞维持时间较成人短,可能与小儿脑脊液循环较快、代谢率较高有关。小儿腰麻可按体重、年龄或脊椎长度(自第七颈椎棘突至骶裂孔的长度,简称椎长)而用药,其剂量见表15-4。普鲁卡因作用时间短暂,仅 45 分钟,利多卡因阻滞平面易升高,影响呼吸和循环,均不适用于小儿腰麻,故药物以丁卡因和丁哌卡因为常用,以年龄或脊椎长度给药,麻醉维持 150 分钟。小儿循环代偿功能良好,麻醉期间血压较平稳,但如阻滞平面超过 T_6 脊神经,血压可能下降,呼吸也可部分抑制。小儿下肢手术腰麻阻滞平面在 T_{12} 以下,即可满足手术需要,但小儿难以忍受下肢麻木,术前应向患儿解释清楚,必要时可给辅助用药。小儿腰麻操作虽简单,但不能忽视麻醉管理,麻醉机及急救药物应准备在侧,术中要严密观察。小儿腰麻后头痛及尿潴留少见,是其特点。

表 15-4　小儿腰麻药物及剂量

局麻药	浓度（%）	体重剂量（mg/kg）	年龄剂量（mg/岁）	脊椎长度剂量（mg/cm）
普鲁卡因	3～5	2	8	1.5
利多卡因	2	2	8	1.2
丁卡因	0.3～0.5	0.2	0.8	0.12
丁哌卡因	0.25	0.2	0.6～0.8	0.12～0.15

小儿硬膜外腔脂肪组织、淋巴管及血管丛较丰富,腔内间隙相对较小,注药后麻醉平面易升高。小儿硬膜外神经纤细,鞘膜薄,局麻药注入硬膜外腔后麻醉作用出现较早,药物浓度可相应降低。小儿骶管腔容积小,从骶管给药,可施行下肢手术。小儿硬膜外常用药物是 0.8%～1.5% 利多卡因、0.1%～0.2% 丁卡因、0.2% 丁哌卡因或利多卡因、丁哌卡因混合液,按体重给药,利多卡因 8～10 mg/kg、丁卡因 1.2～1.5 mg/kg、丁哌卡因 1.5～2 mg/kg,用混合液时剂量要相应减少。小儿硬膜外阻滞时辅助药用量要严格控制,术中要严密监测呼吸循环状况,以防意外。

小儿上肢手术可应用臂丛神经阻滞,特别适宜于已进食而又必须进行的急诊手术。腋路法以腋动脉搏动为阻滞依据,适用于任何年龄小儿,而肌间沟法需以针刺异物感作为阻滞依据,只适用于能合作的小儿,但如应用神经刺激器做阻滞依据,则全麻小儿也可用臂丛阻滞。局麻药中 0.7%～1.5% 利多卡因 8～10 mg/kg 加肾上腺素 5 μg/mL,药效可维持 1.5～2 小时。0.1%～0.15% 丁卡因按 1.2～1.5 mg/kg 给药,可维持 1.5 小时;0.25% 丁哌卡因 1.5～2 mg/kg 给药,可维持 2～3 小时。为减少局麻药中毒反应,麻醉前应肌内注射安定 0.2 mg/kg 或苯巴比妥钠 2 mg/kg。

四、麻醉期间监测和管理

小儿麻醉期间情况变化快,应密切监测病情以保证患儿安全。现代化仪器给临床提供了很多方便,但任何仪器都不能代替麻醉医师的临床观察,心前区听诊心音强弱、心率、心节律、呼吸音和皮肤色泽,可为临床麻醉提供重要信息。小儿麻醉期间应测血压,只要血压表袖带合适,新生儿也可测得血压。正确的袖带宽度应为患儿上臂长度的 2/3,袖带过宽测得血压偏低,过窄则测得血压偏高。

小儿麻醉期间易发生缺氧、二氧化碳蓄积及体温变化,故麻醉期间应监测脉搏血氧饱和度、呼气末二氧化碳分压和体温。血氧饱和度测定可及时发现低氧血症,呼气末二氧化碳分压测定除可早期发现 CO_2 过高或过低外,并可及时发现气管导管滑出、恶性高热以及心跳停止等情况。体温监测在小儿也很重要,1 岁以下小儿麻醉期间体温易下降,1 岁以上小儿体温易升高。此外,心电图监测很必要。尿量代表内脏血流灌注情况,中等以上手术应留置导尿管记录尿量。大手术可根据情况监测桡动脉压、中心静脉压以及肌松程度、血糖及电解质测定。

小儿麻醉期间输液输血是保证手术安全的重要措施,小儿细胞外液多,水代谢率高,不能耐受脱水。手术前禁食及手术创伤出血均有液体丧失,必须及时补充。小儿液体需要量随体重增长而有不同,低于 10 kg 小儿每小时需水 4 mL,11～20 kg 小儿每小时需水 2 mL,21 kg 以上每小时需水 1 mL,可按表 15-5 计算小儿每小时需液量。

表 15-5　按体重计算每小时需液量

体重（kg）	每小时需液量（mL）
<10	kg×4
11～20	kg×2＋20
>20	kg＋40

麻醉期间输液量应包括：①正常每小时维持量。②术前禁食所致的失液量。③麻醉引起的液体丢失量，随麻醉装置而不同，紧闭法呼吸道液体丧失少，半开放装置吸入冷而干燥的气体时失液多。④手术引起的液体转移及丢失量，手术及出血均有细胞外液丢失，骨科小手术每小时液体丧失 2 mL/kg，中等手术失液每小时 4 mL/kg，大手术失液 6～10 mL/kg。

麻醉期间损失的是细胞外液，故术中应输乳酸钠复方氯化钠液（平衡液），平衡液所含电解质与细胞外液相近，输注时可补充血容量，维持血压，增加尿量，预防术后肾功能不全。平衡液不提供热量，小儿输液时应补充葡萄糖液，以预防低血糖，对禁食时间长的小儿输注葡萄糖液更有必要。输注葡萄糖可减少糖原分解及蛋白质消耗，预防酮中毒，但输注葡萄糖过多，可致高血糖，导致血浆渗透量过高及渗透性利尿，对患儿不利。目前认为按上述用量输注 1% 葡萄糖平衡液，可提供适宜的葡萄糖需要量。术中监测血糖，可指导输注葡萄糖液量。

小儿血容量少，不能耐受失血，新生儿失血 30 mL，相当于成人出血 400 mL。小儿术中输血除考虑失血量，还要考虑失血占血容量的百分比以及术前有无贫血。小儿血容量按 70 mL/kg 估计（新生儿按 85 mL/kg 估计）。凡失血量<10% 血容量，可不输血而仅输平衡液及血浆代用品（右旋糖酐、羟乙基淀粉、明胶制剂等）失血 10%～14% 血容量，应根据患儿情况输血输液。失血>14% 血容量，除输平衡液外，还应输血。输注平衡液与失血量之比是 3：1，输注胶体液与失血量之比是 1：1。输血时可输全血或红细胞液。对估计失血量较多的手术，术中应保证静脉通畅。

五、术后管理

全麻患儿麻醉结束，应转送麻醉后恢复室。待反射恢复，吸除分泌物后拔除气管导管，如通气情况良好，血氧饱和度 95% 以上，且循环情况稳定后，符合出恢复室条件时，可转送至病室。转送途中为防止舌下坠而致呼吸道阻塞，应将患儿头部转向一侧，以保持呼吸道通畅。据调查，小儿麻醉后在转送途中血氧饱和度下降至 90% 以下者达 18%。

苏醒期应特别注意呼吸系护理，由于全麻药、麻醉性镇痛药以及肌肉松弛药仍可有残余作用，可导致通气不足，而舌下坠可引起上呼吸道阻塞，必要时应置入口咽通气道。苏醒期患儿应常规吸氧并监测血氧饱和度。对气管内麻醉的患儿应注意有无喉痛、声音嘶哑或呼吸困难症状，应做对症处理。

麻醉后循环系统的处理应尽量维持血容量及心排血量正常，术后应适当输液，纠正血容量。

对部位麻醉患儿术后应观察麻醉平面恢复情况，有无神经系统并发症、尿潴留、头痛、恶心、呕吐等情况。

麻醉医师可按神志、呼吸、肢体运动、血压及皮肤色泽对小儿进行麻醉后恢复情况评分（表 15-6），以 10 分为满分，如达 10 分，表示患儿情况良好，可以不必做特殊观察及护理。

表 15-6　小儿麻醉后恢复情况评分

情况	评分
神智	
完全清醒	2
呼吸有反应	1
呼吸无反应	0
呼吸	
咳嗽或深呼吸	2
呼吸困难或受限	1
无呼吸	0
肢体运动	
有目的地运动	2
无目的地运动	1
无运动	0
血压	
术前水平±20%	2
术前水平±20%～50%	1
术前水平±50%以上	0
皮肤色泽	
红润	2
苍白、暗红或斑纹	1
发绀	0

　　小儿骨科手术后疼痛常较剧烈,术后疼痛不仅应激反应增高,由于疼痛,患儿常不敢深呼吸,从而影响呼吸功能,故小儿术后疼痛也应进行镇痛治疗。肌内注射给药本身引起疼痛,常不受患儿欢迎。对轻度术后痛可应用乙酰氨基酚 15～20 mg/kg 口服或用肛门栓剂 25 mg/kg。乙酰氨基酚不抑制呼吸,也无成瘾性。中度及重度手术后疼痛可应用麻醉性镇痛药,常用药是哌替啶 0.5 mg/kg 或吗啡 0.04 mg/kg 静脉注射。单次静脉注射给药作用时间短,需重复用药,现常用输液泵静脉连续输注给药,吗啡按每小时 10～20 μg/kg 给药,可提供良好镇痛。麻醉性镇痛药可引起呼吸抑制,婴幼儿以慎用为宜。对 6 岁以上可用患者自控镇痛(patient controlled analgesia,PCA)装置,根据疼痛按需给药。小儿术后疼痛也可应用硬膜外或骶管注入阿片类药及(或)局麻药镇痛。硬膜外注入丁哌卡因 0.8 mg/kg,术后可镇痛 6～8 小时;注入吗啡 0.04 mg/kg 加 0.9%氯化钠液至 10 mL,镇痛时间达 18～28 小时,用药后测定血压、脉搏、血氧饱和度、呼气末二氧化碳分压均在正常范围。但静脉注射或硬膜外注入阿片类药,均有产生呼吸抑制可能,用药后应严密观察,如患儿出现过度镇静、嗜睡、呼之不应以及呼吸幅度下降等,应及时处理。应用面罩加压氧吸入,静脉注射纳洛酮 0.5 μg/kg,已产生呼吸抑制者更应及时处理。除呼吸抑制外,硬膜外注入吗啡还可产生尿潴留、恶心、呕吐、抓痒等并发症。

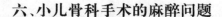

六、小儿骨科手术的麻醉问题

（一）创伤或车祸

小儿创伤或车祸除涉及四肢及骨盆骨折外，还应注意有无脑外伤、内脏损伤及气胸等。车祸出血多，常有休克症状，必须快速输平衡液及血浆代用品，及时进行骨折固定，并应分别轻重缓急进行处理。对脾破裂大出血，必须紧急手术。对气胸血胸应紧急进行胸腔引流。必要时可由各专科医师同时进行手术，其处理与成人相同，与成人比较，小儿创伤或车祸预后较好。

小儿最常见的创伤是单纯骨折，如肱骨髁上骨折、桡骨下端骨折、股骨骨折等，需在麻醉下闭合复位或手术复位。此类患儿常属急诊手术，术前除了解是否进食外，还要明确进食与受伤的间隔时间，如在进食后 1～2 小时受伤，由于创伤应激反应，幽门括约肌痉挛，胃内容物无法进入十二指肠，即使禁食 6～8 小时，全麻后仍可能发生呕吐误吸，从而危及患儿生命，选择麻醉时应考虑此点，已进食者应尽量避免全身麻醉，而选用部位麻醉。上肢手术可用腋路法臂丛神经阻滞。颈部肌间沟法臂丛阻滞用于小儿，常伴有膈神经阻滞，影响横膈活动，应予注意。下肢手术可用硬膜外或蛛网膜下腔神经阻滞，但麻醉前应先静脉输液。

（二）先天性髋关节脱位手术的麻醉

先天性髋关节脱位发病率占国内新生儿的 1‰，是常见的小儿骨科疾病，出生后早期诊断仅需手法复位及石膏固定治疗。可在氯胺酮麻醉下进行，麻醉医师应观察患儿石膏固定是否影响呼吸。儿童期发现先天性髋脱位常需手术治疗。进行髋关节切开复位或骨盆及股骨截骨术，此手术创伤大，出血多，术前应充分准备，待患儿营养状况改善后再施行手术，术前应准备足量血液。术前用药阿托品 0.02 mg/kg 及哌替啶 0.5 mg/kg 肌内注射，由于手术在侧卧位进行，对呼吸循环功能有一定影响，麻醉选择以气管内麻醉为首选，便于术中进行呼吸管理，保证患儿供氧。患儿可在静脉麻醉诱导[安定 0.2 mg/kg、氟哌利多 0.05 mg/kg、芬太尼 2 μg/kg、硫喷妥钠 4 mg/kg 或羟丁酸钠 60～80 mg/kg 及琥珀胆碱（或阿库溴铵）静脉注射后快速气管插管，继以氧化亚氮-氧-安氟醚或异氟醚吸入维持麻醉，术中辅以肌肉松弛药（潘库溴铵或维库溴铵）]。当患儿安置好手术体位后需再次进行二肺听诊，确保导管在气管内而无滑出或进入一侧支气管。术中应用粗套管针穿刺静脉，保证输液通畅，并根据出血情况及时输血。除气管内麻醉外，也可选用连续硬膜外阻滞，但小儿难以长时间忍受侧卧位下手术，术中必须加用辅助麻醉药甚至全麻药，增加了麻醉管理的复杂性。因此，学者单位较少应用连续硬膜外阻滞，必要时采用气管内麻醉与硬膜外阻滞复合麻醉，可减少全麻药用量，并可通过硬膜外用药作为控制性降压，减少术中出血。不论何种麻醉，术中应监测血压、脉搏、心电图、血氧饱和度及呼气末二氧化碳分压，必要时监测中心静脉压。术中应对出血量进行估计，出血纱布称重法有助于正确估计出血量，但需增加 20% 纱布吸血以外的出血量。为减少术中出血，除手术切口可用肾上腺素溶液浸润外，也可应用控制性降压（如硝普钠、硝酸甘油静脉滴注）减少出血量。对出血量不必等量输血，除补充部分血液外，可输注平衡液、血浆代用品（右旋糖酐、羟乙基淀粉、明胶制剂等）替代部分输血。

术毕自侧卧位转为平卧位时要密切注意呼吸循环变化。由于手术结束后需做髋人字形石膏固定，耗时较长，仍需维持麻醉，使患儿无躁动，应一直维持麻醉至石膏干燥成型，否则患儿躁动可影响石膏固定，从而影响手术效果。石膏固定后应注意是否影响患儿呼吸，必要时应拆除部分石膏，使患儿通气满意。应待患儿反射完全恢复、初步清醒后再返回病室。

（三）先天性斜颈纠正术

斜颈是儿童较常见的先天性畸形，主要因胸锁乳突肌挛缩所致。手术以切断挛缩的胸锁乳突肌为主，为防止畸形复发，手术后需上颈部石膏并向相反方向固定（过度矫正位），应作为手术的一部分对待。此类小儿一般情况良好，麻醉并无特殊问题，可在氯胺酮麻醉下手术，注意手术医师切断胸锁乳突肌附着点时，可能损伤颈外静脉，引起出血。当进行石膏固定时应保持患儿无躁动，故麻醉不应过早停止，否则影响手术效果。石膏干燥固定后仍应严密观察，应待反射完全恢复、清醒后再送回病室。

（四）脊髓灰质炎后遗症手术的麻醉

脊髓灰质炎是病毒引起的传染病，主要侵犯脊髓前角细胞，引起肌肉瘫痪，导致肢体及躯干畸形，发病 2 年后畸形成永久性，神经细胞也不能恢复，称脊髓灰质炎后遗症，俗称小儿麻痹后遗症。为改善各种畸形（如马蹄内翻足、股四头肌瘫痪、髋关节屈曲挛缩、膝屈曲畸形、肩关节或肘关节瘫痪畸形等），常需进行矫形外科手术。随着脊髓灰质炎口服疫苗的普及，脊髓灰质炎发病已逐渐消失。但以前发病的脊髓灰质炎后遗症仍不在少数，仍需进行手术，纠正畸形。

脊髓灰质炎后遗症手术以下肢手术居多，除做肌肉移位或替代手术外，有时也进行足骨的切开矫形融合手术，有时多个手术同时进行，切口分布在不同部位，麻醉时要考虑此点。此类手术常在儿童期进行，由于畸形，患儿迫切希望手术，麻醉期间常能合作，适宜施行部位麻醉，硬膜外阻滞常不能满足自下腹部至足部多个手术切口的镇痛要求，选用蛛网膜下腔阻滞可以满足手术要求。脊髓灰质炎后遗症手术时距急性期已多年，其病变已经静止，脊髓受侵的前角细胞已经死亡，病情已经稳定，故有的医疗单位采用蛛网膜下腔阻滞于脊髓灰质炎后遗症手术，经数千例患儿应用，效果良好，尚未发现麻醉后病情加重等并发症。常用丁哌卡因或丁卡因按脊椎长度用药，加肾上腺素后可满足手术要求。

（五）大脑瘫痪后遗症手术的麻醉

大脑瘫痪是一种上运动神经元的伤残综合征，常后遗痉挛性瘫痪，患儿常有大脑发育不全，智力迟钝，手术目的是解除痉挛，松弛肌肉。手术分三类：①骨与关节的手术主要是关节融合术，矫正畸形和稳定关节；②肌腱肌肉手术包括肌腱移位、切断、延长术，可纠正畸形且改进平衡；③选择性脊神经后根切断术解除痉挛和改善功能。前两类手术常需多次手术。目前认为选择性脊神经后根切断术最有效，其机制是选择性切断来自肌梭的 I_a 类纤维，破坏肌梭的传入联系，阻断 γ-环路，降低肌张力和解除痉挛，同时最大限度地保留感觉功能。

脑瘫患儿因脑发育不全，术前访视时应了解其智力情况，患儿常不能合作且对麻醉耐受性差，但要求肌松良好，麻醉需一定深度，以保证手术顺利。脑瘫手术均选用气管内全身麻醉，氯胺酮引起肌强直，不能用于脑瘫手术。对骨、关节、肌肉及肌腱手术，患儿取平卧位，除需用肌肉松弛药保持肌松外，无特殊要求。可静脉注射安定 0.2 mg/kg、芬太尼 2 μg/kg、氟哌利多 0.03 mg/kg、硫喷妥钠 4～5 mg/kg 或异丙酚 2 mg/kg 后加琥珀胆碱 2 mg/kg 快速诱导气管插管，继以安氟醚或异氟醚吸入，间断静脉注射阿库溴铵 0.5 mg/kg 或维库溴铵 0.08 mg/kg 维持肌松。脊神经后根切断术手术系俯卧位，且术中要求脊神经后根对电刺激必须有反应，除必须采用气管内全麻外，麻醉中还应控制肌肉松弛药的应用，以免影响肌肉对脊神经后根的反应。肌肉松弛药以应用中效或短效为佳，并应对肌肉松弛药进行监测。在电刺激脊神经后根时，肌力恢复到四个成串刺激中的第 3 个刺激颤搐反应出现较合适，如第 2 个或第 4 个刺激颤搐反应也出现，将明显影响电刺激的阈值，妨碍手术的顺利进行。根据某些医疗人员的经验，在麻醉诱导时用琥珀胆碱后不追加任何肌肉松弛药,经40分钟后对电刺激阈值无明显影响,电刺激脊神经后根时并降低全麻药吸入浓度,以满足手术要求。电刺激脊神经后根时可引起心率增快、血压略升高,可能系电刺激通过脊髓上行后束传导而反射性引起心脏交感神经所致。电刺激时气道内压可升高,可能与麻醉浅、肌肉松弛药作用减弱以及电刺激引起全身肌张力有关,停止电刺激后,其对循环呼吸的影响可消失,无须特殊处理。

(六)脊柱侧突手术的麻醉

脊柱侧突是脊柱侧移和旋转相结合的一种复杂畸形,导致胸廓畸形。先天性占15%,后天性占85%,其中继发于神经肌肉疾病占20%,特发性占65%。脊柱侧突由于脊柱弯曲而对心肺功能有影响,弯曲度低于65%,肺功能相对较正常,特发性脊柱侧突患儿弯曲度超过65%,对心肺功能影响大。先天性或因肌肉麻痹引起的脊柱侧突,对心肺功能影响也大。

脊柱侧突引起胸廓畸形,由于肺受压,导致限制性通气功能障碍,肺顺应性降低,潮气量、肺活量和肺总容量下降,功能性余气量减少,而余气量则正常。由于通气/血流比例失调,常同时有肺内分流增加。此外,并有胸壁弹性阻力增高,呼吸费力,能量消耗增多。病程越长,对心肺功能的影响越严重。脊柱侧突对心肺功能的影响(图15-2)。

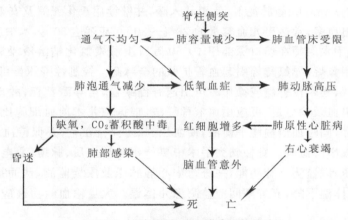

图15-2 脊柱侧突对心肺功能的影响

并发于肌肉或神经退行性病变的脊柱侧突患儿,除限制性通气功能障碍外,可同时有阻塞性通气功能障碍(时间肺活量降低),并可能伴有心肌损害。

术前访视时应了解:①脊柱侧突的病因及严重程度;②呼吸循环功能损害程度;③矫正手术的类型。对继发于神经肌肉疾病的脊柱侧突,对麻醉用药需特殊考虑,术中并应警惕恶性高热的可能。根据以上情况,估计患儿对麻醉和手术的耐受性,特别应注意有无呼吸困难、肺功能及血气分析检查结果。凡肺活量≤正常值35%,每分钟最大通气量≤正常值25%,时间肺活量≤正常值的50%,$PaO_2 < 8$ kPa (60 mmHg),$PaCO_2 > 7.46$ kPa(55 mmHg),手术后应施行机械通气。

脊柱侧突手术目的是利用矫正棒撑开矫正侧弯,使脊柱伸直,手术方式有Harrigton棒矫形术、Luque棒矫形术及多根肋骨切断矫形术等,手术需在俯卧位进行,手术切口长,创伤大、出血多、时间长。术中为确定手术是否损伤脊髓,麻醉中需进行"唤醒"试验,即麻醉期间使患儿暂时清醒,能根据医师指令活动下肢,如下肢能活动,表明脊髓无损伤,否则需重新调整手术。由于手术常在儿童期进行,术前访视应向患儿解释清楚,并教会他们术中服从指令,活动下肢。手术出血多,术中可进行血液稀释,应检查术前红细胞及血细胞比容数值、应充分备血,准备好抢救设备及药品。鉴于患儿常有呼吸功能障碍,术前用药不用麻醉性镇痛药,仅口服安定及肌内注射阿托品。

脊柱手术为俯卧位,为保持呼吸道通畅,患儿均应在气管内麻醉下进行手术,气管内全麻术中可进行机械通气。由于手术可能损伤胸膜(尤以肋骨切断矫形术),气管内麻醉更属必要。国内少数单位提出气管内复合硬膜外阻滞,但脊柱侧突硬膜外穿刺困难,且穿刺点与手术区域冲突,不便留置硬膜外导管,常需单次硬膜外用药,因此未能推广应用。对估计插管无困难的患儿,均采用静脉快速诱导插管,可在硫喷妥钠、安定、芬太尼静脉诱导后继以琥珀胆碱静脉注射插管。对有神经肌肉疾病的患儿,不用琥珀胆碱而改用维库溴铵或潘库溴铵插管。对估计插管有困难的患儿,不用肌肉松弛药而用慢诱导在自主呼吸下插管,必要时通过纤维气管镜插入气管导管。插管后麻醉维持应考虑术中"唤醒"需要,麻醉不宜过深,可选用氧化亚氮-氧-安氟醚麻醉,术中注入小量芬太尼镇痛。患儿需俯卧位,麻醉后应将患儿放置于脊柱手术专用手术台上,避免压迫胸腹部。如体位放置不当,椎静脉淤血,手术出血可以增多。在手术开始时可用中效肌肉松弛药如阿库溴铵、维库溴铵,估计手术放置 Harrigton 棒快完成前 1 小时免用肌肉松弛药,唤醒前 10分钟停用氧化亚氮,进行唤醒,令患儿移动足趾,如足趾能移动,提示脊髓功能完整,手术成功,此时用小剂量硫喷妥钠2 mg/kg静脉注射,使患儿入睡,并继续用氧化亚氮及安氟醚吸入。

脊柱侧突手术出血多,常达患儿血容量的 20%～30%,甚至达 50%,术中应保证静脉输液通畅,并观察出血量。手术医师在切口深部用 1∶50 万肾上腺素氯化钠溶液浸润,使血管收缩,可减少出血。术中不用氟烷、异氟醚等引起血管扩张的全麻药。控制性降压虽可减少出血,但俯卧位患儿有潜在危险性,当牵拉脊髓或操作时可引起脊髓缺血,可导致截瘫,故多数医疗工作者不主张使用。为减少出血及输血量,可应用血液稀释法,根据患儿术前血细胞比容,在麻醉后自静脉放血至血袋并贮存,同时加倍输注平衡液,使血压、脉搏保持正常,并保持血细胞比容在 30%,至手术后期再输回放出的血液。脊柱侧突手术中要严密监测血压、脉搏、心电图、血氧饱和度及呼气末二氧化碳分压,以监测心肺功能,并进行中心静脉压及尿量监测,从而指导输液输血。由于输血量多,可导致体温下降,麻醉期间应监测患儿体温。大量输血时血液应加温后输入,应注意凝血情况。

手术结束,待患儿反射恢复,吸尽呼吸道及口腔分泌物后,将患儿带气管导管送回麻醉后恢复室。患儿常有呼吸功能不全,可根据血氧饱和度及呼气末二氧化碳分压及潮气量情况,预防性进行机械通气,以改善呼吸功能。24 小时后根据血气分析及每分通气量决定是否继续机械通气,应待患儿全身情况改善,氧分压及 CO_2 分压正常后再撤离呼吸机,并拔除气管导管。

脊柱侧突手术创伤大,术后疼痛较剧烈,应进行术后镇痛治疗。

（崔国军）

第十六章

老年科麻醉与围术期管理

第一节　老年人的药理学特点

一、老年人药代动力学及药效学改变

老年药物代谢动力学简称老年药动学,是研究老年机体对药物处置的科学,即研究药物在老年人体内吸收、分布、代谢(生物转化)和排泄过程及药物浓度随时间变化规律的科学。药物的吸收、分布、代谢和排泄直接影响着组织中的药物浓度和维持有效药物浓度的持续时间,而组织中药物的浓度决定着药物作用的强弱,与药物的疗效和毒性有密切的关系。因此,临床用药时要了解药物在老年人体内过程的特点,以便更好发挥药物疗效和减少不良反应。

老年人随着年龄的逐渐增大,组织和器官的活力都会逐渐衰退,各个组织、系统也都会出现功能下降的现象,如血液循环系统功能下降,肝肾功能减弱等。这些变化致使药物在体内吸收、分布、代谢、排泄等过程与青年人不同。由于各器官功能的减退,血浆电解质易发生紊乱而对药物耐受性降低,使药物在老年人体内停留时间延长,血液中药物浓度升高,药物作用发生变化,易出现毒副反应。

因此,老年药动学改变的特点,总的来说是药物的主动转运吸收减少,药物代谢能力减弱,药物排泄功能降低,药物消除半衰期延长、血药浓度增高。了解老年人药物的药物代谢特点,对老年人治疗药物的用量控制和剂量调整具有非常重要的临床意义。

(一)药物吸收

药物吸收是指药物经给药部位进入血液循环的过程。药物进入血液循环必须通过胃肠细胞膜后方被吸收,其方式有四种,即被动扩散、主动转运、胞饮作用和由小孔滤入,其中最重要的是被动扩散。口服给药经胃肠道的吸收大多属于被动转运吸收,即药物分子从高浓度向低浓度扩散。被动转运吸收不需要载体和酶,也不消耗能量,其转运速度与膜两侧的浓度差成正比,当两侧药物浓度相等时,扩散就停止。水溶性小分子药物通过细胞膜上的孔道扩散,脂溶性药物(如有机酸:乙酰水杨酸、对乙酰氨基酚、磺胺甲噁唑)经过细胞膜的类脂质层扩散,都属于被动转运。只有少数药物属主动转运吸收,即药物分子由低浓度向高浓度一侧转运(逆浓度梯度移行)。这个过程需要载体和酶的参与,并且消耗能量;钠、钾、钙离子、氨基酸、维生素等都是以这种方式转运吸收的。

主动转运需消耗能量以形成一种可通过细胞膜的复合物,而后药物释放出来进入血液。这种具有高度特异性的吸收机制主要适用于氨基酸和维生素类的吸收过程。除了某些与天然物质非常相似的药物如甲基多巴外,药物通常不依靠这种机制吸收。主动吸收机制容易饱和或被阻断。

被动扩散是药物吸收的主要机制。它不会饱和(结构上相似的药物可通过此机制独立地转运而互不干扰)且不需消耗能量。药物经这种方式吸收,首先必须以水溶液状态靠近细胞膜,而后溶入脂性的细胞膜中,通过细胞膜后,在另一侧再次进入水相中。药物通过细胞膜的速率与其浓度梯度和脂—水分配系数成正比,脂-水分配系数愈高则吸收愈快。大多数药物为弱酸或弱碱,故同时以离子型和非离子型存在,两者的比例取决于 pH,当后者等于 pKa(酸性电离常数的负对数值)时,两者的比例相等。pH 升高时酸性药物的电离度增高,而碱性药物则反之。药物呈离子型时,其脂溶性差,因而不能良好的穿透细胞膜,故 pH 显著影响药物的转运速率,这就是 Brodie 于 1964 年提出的 pH 分配理论的基础,可用以解释为何有些药物完全不被吸收。例如,链霉素是完全离子化的,磺胺脒是非脂溶性的,但是这一理论是根据大白鼠试验的结果,药物用的是溶液,这可能是为什么 Brodie 的结果与临床实际尚有一些矛盾的原因。酸性药物如阿司匹林、华法林或苯巴比妥在胃酸环境下处于最不解离的状态,因而最易透过细胞膜被吸收。但事实上胃内的吸收缓慢,在小肠上部近于中性的环境下吸收更好。对乙酰氨基酚在老年人的吸收速率也证实了这点。长期以来一直认为小肠上部是最主要的吸收部位,这是非常合理的,即使吸收面积随年龄增长而稍有减少。但仍然有约两个网球场的面积那样大。也正是在这一部位药物达到最高浓度,增加其浓度梯度则加速其被动扩散。

口服给药是最常用的给药途径,药物主要经胃肠黏膜吸收进入血液循环。影响胃肠道药物吸收功能的因素较多,包括胃肠道黏膜的完整性、胃肠液分泌、胃液的 pH、胃排空速率、胃肠蠕动、胃肠道血流量以及胃肠道局部疾病状态等,都会影响药物的吸收。

1.胃黏膜萎缩,药物经主动转运的吸收减少

随着年龄的增加,胃黏膜逐渐萎缩。70 岁以上的人较 39 岁以下的人的胃黏膜主细胞、壁细胞、黏液颈细胞数减少 1/2,组织学的检查可见有胃腺萎缩。小肠黏膜固有层结缔组织增生,淀粉样变性,肠细胞数目减少,小肠绒毛变短,小肠黏膜表面积减少,集合淋巴结减少,十二指肠憩室炎的发生率增加,结肠肌层变厚等。药物在老年人体内的吸收特点是通过主动转运吸收的药物减少,被动扩散吸收的药物受影响不大。因此,通过主动转运吸收的钙、铁、维生素 B_1、乳糖等的吸收明显降低,而多数小肠上段通过被动扩散吸收进入血液的药物在老年人体内的吸收无明显改变,如口服给予维生素 B_2、四环素、普萘洛尔(心得安)、阿司匹林、对乙酰氨基酚(扑热息痛)、地高辛等药物。

2.胃肠道蠕动减慢,药物吸收速率减慢

胃排空快慢可影响口服药物作用的开始时间、高峰期和作用强度。老年人胃的张力和运动性降低,蠕动减弱,胃排空速率减慢,药物滞留时间延长,胃肠道刺激可能增强。胃排空速率的改变影响了药物吸收的速率而不是吸收量。这种吸收速率仅对那些需要得到即时作用的药物(如镇痛剂、催眠剂或抗生素,对后者的重要性低于前两类药物)是重要的。对于长期用药而言,吸收速率并不重要,因为稳态浓度不受影响。地高辛是一个很好的例子,吸收速率随年龄增长而延缓,但吸收总量不变。70 岁和 40 岁的人其吸收量分别为剂量的 76% 和 84%。所以,老年人胃肠道运动的改变是影响药物吸收的重要因素。

老年人胃肠道蠕动减慢,使药物与肠道吸收表面接触时间延长,理论上可使药物吸收增加。但是,老年人胃肠黏膜多有萎缩,小肠绒毛变短,吸收面积缩小,胃肠功能减弱,药时曲线下面积(AUC)多变化不大。另外,由于老年人胃排空减慢,延迟了药物到达小肠的时间,延缓了药物的吸收速度,达峰时间延长,到达有效血药浓度的时间推迟,对于在小肠远端吸收的药物或肠溶片的影响较大。老年人由于胃肠黏膜和肌肉萎缩,胃的排空减慢,使药物进入小肠延迟。这可使某些药物如对乙酰氨基酚(扑热息痛)等的最大血药浓度降低,达到最大血药浓度的时间延迟;某些在胃内代谢的药物,如左旋多巴的有效吸收量减少。反之,可使某些主要在近端小肠吸收的药物如维生素 B_2 的吸收量增加。此外,老年人的肠道肌张力和动力也随年龄增加而降低,可使药物在肠内停留时间延长而吸收增多。

3.胃液 pH 轻度升高,与酸碱度有关的药物吸收减少

随着年龄的增加,胃黏膜多有不同程度的萎缩,胃壁细胞的功能明显下降,致使胃酸的基础分泌和最大分泌量减少,胃液 pH 升高,女性比男性显著。70 岁的老年人,胃酸分泌较青年人减少 25%～35%,组胺刺激所产生的胃酸也减少,这都是由于胃黏膜发生萎缩所致。胃液 pH 的变化直接影响到药物的溶解和解离,弱酸性药物在碱性体液中容易解离,解离程度越高的药物吸收越差。弱酸性药物(如阿司匹林、巴比妥类和呋喃妥因)在正常胃酸情况下,多不解离,因而在胃内吸收良好;在胃酸缺乏、胃液 pH 升高的情况下,弱酸性药物多以解离形式存在,使这些药物的吸收减少。例如弱酸性药物巴比妥类,在酸性胃内容物中多不解离,因而在胃内吸收良好。在胃酸缺乏的情况下则解离的多,故老年人对于巴比妥类的吸收不如年轻人吸收的完全。一些碱性药物在正常胃酸情况下可以溶解,易被吸收;而在胃酸缺乏、胃液 pH 升高时则难以溶解,吸收率因此降低。一些遇酸不稳定的药物,如青霉素在老年人体内的吸收可以增加;一些在胃酸条件下易降解的药物,如左旋多巴则吸收减少。又如安定类药物,必须在胃酸中水解转化为有效代谢物去甲基安定才能发挥作用,因老年人胃酸分泌减少,胃内 pH 升高,使此种转化减少,血药浓度降低,药时曲线下面积减少,生物利用度降低,药效减弱。另外,胃酸减少和胃液 pH 升高,使药片在胃中崩解延缓,从而影响某些制剂(如四环素)的溶解和吸收。

4.胃肠血流减少,药物吸收减少

一般来说,胃肠道血管系统丰富。正常年轻人的胃接受心排血量 28% 的血液灌注,以保证物质的充分吸收。20～30 岁以后,心排血量每年约减少 1%。65 岁时心排血量约降低 30%,肝、胃肠血流降低 40%～50%。胃肠道血流量减少可影响药物吸收速率,如奎尼丁、氢氯噻嗪在老年人吸收可能减少。然而,老年人肝血流量减少,则使药物的首过消除效应减少,增加主要经肝脏氧化消除的药物(如普萘洛尔)的血药浓度。所以,老年人口服同样剂量的普萘洛尔,由于其肝血流量少,首过效应弱,因此普萘洛尔的消除减慢,血药浓度比青年人高。老年人服用普萘洛尔时宜相应减量,同时还要注意服用后血药浓度升高引起的不良反应。老年人脾血流减少30%～40%,脾血流减少也妨碍药物的吸收。

5.其他因素

胃肠道的肌张力及括约肌的功能随着年龄增加而降低,因为黏膜和肌肉萎缩,腹肌的伸展力减退,胃肠蠕动减慢,增加小肠转运时间,可增加吸收程度。情绪状态影响胃肠功能,老年人常有烦闷和抑郁,所以也可影响胃肠功能。

其他给药途径如肌内注射、直肠给药、静脉注射、舌下、局部给药等的药物吸收,也具有年龄相关性差异。老年人局部组织血流量减少,血液循环较差,皮下或肌内注射等的药物吸收较慢且

不规则,生物利用度降低。例如利多卡因肌内注射的吸收速率受注射部位的影响,主要取决于注射部位肌肉组织的血流量。对于危重或紧急状态的患者,还是宜静脉滴注给药,既快速生效,又易控制用量。但对安全范围小的药物如地高辛,静脉注射不安全,所以很少采用静脉给药。

综上所述,影响老年人对药物吸收的因素主要有胃酸分泌减少、胃液 pH 升高、胃排空速度减慢、胃肠道血流量减少等。对主要经被动扩散吸收的药物来说,其吸收率受年龄的影响不大。大多数药物吸收速率或吸收量在老年人和青年人之间无显著差异。另外,由于老年人胃肠蠕动减慢,药物在胃肠中停留时间延长,药物与肠道吸收表面接触时间延长,故总的吸收量仍不减少。如阿司匹林、对乙酰氨基酚、保泰松和磺胺甲噁唑的吸收,老年人与中青年人相差无异。因此,被动扩散吸收的药物在老年人吸收不变。

主动转运吸收的药物,如钾、钠、铁、钙以及维生素 A、维生素 B_1、维生素 B_6、维生素 B_{12}、维生素 C、维生素 D 等,在老年人吸收均减少。主动吸收需要消耗转运载体,这些载体在老年人中的分泌明显减少,所以主动转运的功能减弱,以上药物的吸收也随之减弱。如老年人的胃分泌维生素 B_{12} 载体(内因子,一种糖蛋白)明显减少,使得维生素 B_{12} 的吸收也明显减少。另外,由于老年人胆汁分泌减少,脂溶性维生素 D 吸收不良,加上肝肾功能减弱,对维生素 D 的转化能力下降,故 D_3 的形成减少;肠上皮细胞中运钙蛋白形成也减退,导致老年人钙吸收减少,血钙普遍缺乏,必须动员钙库(骨质)中的钙向血液中补充,因此,老年人先后都会出现骨质疏松,尤其是绝经后的老年妇女。

总之,老年人对于被动转运吸收的药物其吸收不变,对于主动转运吸收的药物则吸收减少。

(二)药物分布

药物的分布是指药物从血液向组织、细胞间液和细胞内转运的过程。大部分药物分布过程为被动转运,少数药物为主动转运。药物通过胃肠吸收后进入血液循环,随血液运送和分布到机体各组织器官后,与靶细胞上的受体结合而发挥药理效应,所以药物分布与药物的疗效及不良反应关系密切。药物进入全身循环之后,在体内的分布主要受药物的性质和机体内环境两方面的影响。药物的性质包括药物的理化特性(电离常数、油-水分配系数等)和蛋白结合率;机体的内环境包括体内总体液、体液的 pH、血浆蛋白浓度、血流量、肌肉量、脂肪量等。凡影响器官血流、机体成分、体液 pH、血浆蛋白量和组织功能的,都会影响药物在体内的分布。

药物的分布主要与以下因素密切相关。①器官和组织的血流量:血流量大的器官(如心、肝、肾)药物分布多,药物浓度高,作用增强,也易出现不良反应。②组织屏障:如血-脑屏障(是指血液与脑细胞、血液与脑脊液、脑脊液与脑细胞之间的 3 种隔膜的总称),离子化程度较高的药物不易通过血-脑屏障,而脂溶性高的药物易通过血-脑屏障,在脑脊液中药物浓度较高。③药物与组织的亲和力:药物分布过程与药物在血浆或靶器官的浓度有关。亲脂性药物由于易通过细胞膜和蓄积于脂肪组织而分布广泛,极性药物由于不易通过细胞膜而局限于细胞外液中;属主动转运的药物其分布可集中于某一特定器官而形成较高的浓度,如碘与甲状腺亲和力大,故碘在甲状腺浓度较高。④药物与血浆蛋白结合量:药物与血浆蛋白结合后,分子变大,不能穿透血-脑屏障进入中枢神经系统。⑤体液 pH:体液 pH 不同(血浆为 7.4,细胞外液为 7.4,细胞内液为 7.0),致使被动转送的药物在体内分布不均,且处于动态平衡。如改变血液 pH,也相应改变药物原有的分布特点。⑥机体蛋白含量:受体、体内脂肪和液体容量等,尤其后两项随年龄的改变最明显。机体组成的改变最终导致药物表观分布容积的变化。

药物在血液中,部分以游离型迅速转运分布到机体各部位及靶区而发挥作用,大部分与血浆蛋白结合而储存,游离型与结合型药物呈动态平衡而发挥持久药效。药物与血浆蛋白的结合率是改变分布容积(Vd)和清除率(CL)的重要因素之一。老年人血浆蛋白减少,药物与血浆蛋白的结合力比青年人降低约20%,因此使游离药物增加,药理效应与毒副作用增强。所以,老年人体内环境随年龄变化而变化,药物在老年人体内的分布也随之变化。因此,药物吸收后在老年人体内的分布可能受以下几方面变化的影响。

1.体内总体液减少,肌肉量减少,脂肪量增加

老年人机体组织的成分随年龄增长而变化。随着年龄的增长,功能性组织(骨骼肌、肝、肾、脑)逐渐萎缩,逐渐被其他组织(结缔组织、脂肪组织)所代替。因此,随年龄的增长,体内脂肪比例逐渐增加。脂肪组织从青年期(18~25岁)的18%(男性)和33%(女性)增加到老年期(65~85岁)的36%(男性)和45%(女性),而老年人非脂肪组织的比例则由82%降低到64%,这种情况男性比较明显。人体体液总量也随年龄增加而减少,主要表现在细胞内水分减少,细胞外水分改变不大。

药物分布在很大程度取决于药物的化学性质(水溶性或脂溶性)。随着老年人脂肪组织占体重的比例增加,脂溶性药物在脂肪组织内的分布量增加,分布容积增大。如地西泮(安定)、利多卡因、氯氮䓬、硫喷妥钠、氯氮平等的表观分布容积(Vd)增大,在体内滞留时间较长。药物的分布容积增加,可减少血浆药物浓度峰值,延长 $t_{1/2}$,减少不良反应。而且一些脂溶性药物发生再分布,易从脑组织转入脂肪组织。而水溶性药物在老年人体内的分布容积减小,如地高辛、青霉素、苯妥英钠、阿司匹林、对乙酰氨基酚、乙醇、吗啡、普萘洛尔等,表观分布容积(Vd)减小,在血液中浓度增高,血浆清除率减少,能较长时间维持有效的血浆药物水平,同时增加药物的不良反应。

2.心功能下降,器官血流量减少

老年人心脏瓣膜变硬,左心室壁增厚,心脏收缩速度减慢,心排血量减少,各脏器血流也发生相应改变。但各器官血流量的改变并非完全一致,肾、肝血流减少比较明显,使某些药物代谢清除减慢。30岁以后肾血流量每年减少约1%,肝血流量减少约1.5%,脑血流减少约0.4%,脑、冠状循环及骨骼肌的循环改变较小。另外,老年人血管粥样斑块形成、弹性减低、管腔狭窄,也会影响药物的分布。老年人血管内的弹力纤维减少,血管基膜变厚,特别是动脉粥样硬化的人,血管内脂肪酸等物质聚集,使动脉变窄,减少血流分布。不同脏器的血流量改变直接影响到药物的分布,如肌肉或皮下注射后,药物停留在局部的时间较长。血液循环和机体各部位的血流量与药物转运分布关系很大。老年人心排血量减少,一般30岁后每增1岁减少1%,65岁老年人的心排血量减少30%~35%。而机体各部位血流量分布变化是不均衡的,肝、肾等的血流量改变明显;大脑循环、冠状循环和骨骼肌循环的影响较小。老年人机体的这种血流量不均衡减少,致使药物在体内的分布相应受到不均衡的影响。

3.清蛋白减少,游离药物增加

药物进入血液循环后,不同程度地与血浆蛋白结合,其主要蛋白载体是清蛋白,其次是脂蛋白、α_1 酸性糖蛋白及某些球蛋白。药物的酸碱性影响其与不同的蛋白结合,酸性药物与清蛋白亲和力高,如阿司匹林、华法林、保泰松、青霉素和磺胺类;碱性亲脂性药更容易与 α_1 酸性糖蛋白(AGP)和脂蛋白结合,如心得普萘洛尔、阿普洛尔、氯丙嗪、丙咪嗪和奎尼丁。老年人血浆中AGP含量比青年人增多,AGP可使普萘洛尔、利多卡因、奎尼丁、氯丙嗪、异丙吡胺、阿米替林和抗抑郁药等的游离血药浓度降低,影响药物的分布。所以使用这些药物时,应考虑老年人血液中

的 AGP 水平。

与血浆蛋白结合后的药物,分子变大,不能通过跨膜转运到达靶组织,因此对药物的分布、药物作用效力和消除速率都有影响。与药物结合的血浆蛋白主要是清蛋白,老年人肝脏合成血浆清蛋白的能力降低,使血浆清蛋白浓度随年龄增长而降低,这种降低可因机体活动减少和伴由慢性疾病而加剧。年轻人的清蛋白量为血浆蛋白的 39%,老年人为 30%。当老年人营养不良、严重衰弱或患肝肾疾病时,清蛋白的生成会更少。因此,药物在老年人血浆中与清蛋白的结合率比年轻人低,没有与清蛋白结合的游离药物在血液循环中相对增加,游离药物的分布容积增大,作用增强,这就使得老年人易出现不良反应。

老年人清蛋白总量减少,使药物与蛋白的结合率下降,如苯妥英钠、哌替啶和保泰松的蛋白结合率在老年人中是降低的,而游离苯妥英钠的浓度增高,但清除率与年轻人比并没有多大改变。再如,水杨酸、保泰松和磺胺嘧啶与蛋白的结合率在老年人中也是下降的。这种蛋白结合率下降表明药物容易从结合部位被竞争剂所取代,使游离药物浓度进一步增高。蛋白结合率的改变仅对与蛋白高度给合的药物产生显著影响。假如药物仅有小部分与蛋白结合,则蛋白结合率即使有相当的改变,对药物分布也几无影响。如华法林与蛋白的结合率就很高,血浆蛋白总量稍有改变可引起血药浓度的明显变化。

4.清蛋白减少,不良反应发生的风险增加

Lewis 等于 1971 年发现泼尼松的平均每天剂量、清蛋白浓度和药物不良反应发生率间有相关性。当清蛋白浓度低于 25 g/L 时,不良反应增加 1 倍。低清蛋白血症使游离型泼尼松龙(泼尼松的主要代谢物)浓度增高,当清蛋白浓度在 40 g/L 时,该代谢物的蛋白结合率为 65%,而当清蛋白浓度为 25 g/L 时,其结合率仅为 48%。

5.合用多种药物时,不良反应发生的风险增加

老年患者常常可能同时接受多种药物治疗,血浆蛋白与药物结合的减少更为明显,因而出现药物不良反应的风险也大大增加。这是由于同时给予两种蛋白结合率高的药物时,两种药物可能与血浆蛋白的同一部位结合,产生竞争性抑制现象,使某些药物的游离血浆浓度发生改变。如有些药物能明显减少水杨酸盐、磺胺吡啶、保泰松和血浆蛋白的结合。单独给予阿司匹林时,老年人血浆中游离水杨酸盐只有 30%,当用两种以上药物时,游离水杨酸盐可增加至 60%。这是因为其他药物与血浆蛋白亲和力比水杨酸盐大,使水杨酸盐与血浆蛋白结合降低,游离水杨酸盐增加,表观分布容积增加,易产生胃肠道出血反应。

血浆蛋白结合率高的药物更容易受影响,使血液中的游离药物浓度明显增加,例如抗凝血药华法林。华法林与蛋白的结合率高,合用某些药物能使华法林的游离血药浓度升高而增加出血的风险。这可部分解释为什么老年患者对华法林的敏感性更高。对低蛋白血症或肾功能低下的老年人,苯妥英钠可增加神经和血液系统的不良反应,应根据年龄适当减少剂量。因此,随着同时用药种类的增多,毒性反应发生率显著增加,故老年人中药物毒性反应更多见。

一些与血浆蛋白结合率高的药物,如华法林与蛋白结合率高达 99%,当老年人使用常规成人量,血中游离型药物增高,增加了出血的危险性。其他还有保泰松、磺胺嘧啶、水杨酸盐、苯妥英钠、哌替啶等也使血药浓度升高,分布容积相对增加,药效增强。同时,随年龄增长,药物与红细胞结合也减少,如哌替啶在年轻人有 50% 与红细胞结合,而老年人只有 20% 的结合,导致游离药物增多。这也是老年人血药浓度较高的原因。

(三)药物代谢

药物的生物转化俗称药物代谢,主要在肝脏进行。药物在肝脏的代谢特点比较复杂,受很多因素的影响,如营养状况、环境因素、病理状态、遗传因素、合并用药以及年龄变化。成人在20~40岁时肝重约为1 200 g,从50岁以后肝脏的重量开始减轻,超过71岁肝重只有约741 g(减少)。老年人肝脏重量的减轻与代谢能力减弱密切相关。肝脏重量的减轻必然伴随肝细胞的减少,导致肝血流量降低。而多数口服药物经胃肠道系膜毛细血管吸收入血液后,首先经过肝微粒体酶灭活,再进入外周血液中,这一过程称为"首过效应"。老年人肝血流量比青年人减少40%~50%,因此药物的首过效应减弱。一些首过效应大的药物(如利多卡因和普萘洛尔)的代谢减慢、半衰期延长。若按常规剂量连续给药,易导致血药浓度过高而出现毒性。

另外,药物的代谢除了受肝脏重量的影响外,还受肝脏内药物代谢酶活性和数量的影响。药物被机体吸收后,需要通过氧化、还原、水解、结合等生物转化过程,转变成无毒或低毒的形式才易于排出体外,从而可以避免药物蓄积引起的药物中毒,这一生物转化过程即为药物代谢。药物代谢可以是某些药物"灭活"和解毒的过程,也可以是某些药物活化的过程,即有些没有活性的"前药"进入人体后,经代谢产生有活性的代谢产物而发挥药效。

药物在肝脏代谢通常分成两个阶段:第1阶段是细胞色素P450酶对小分子极性药物进行氧化、还原或分解代谢,各种药物最重要的"氧化"代谢反应主要在肝脏进行。第2阶段是药物分子与葡萄糖醛酸、乙酸、硫酸相结合,形成极性更大的分子,水溶性增加,使易于从尿液排出体外,但多失去药理活性。在肝微粒体酶中,对药物进行氧化代谢的主要是混合功能氧化酶系统,所以肝脏是药物代谢的主要场所。但也有少部分药物在肝脏以外的消化道、肠系膜等部位进行代谢。

大多数动物试验资料认为,随着年龄的增加,混合功能氧化酶的功能是降低的,肝微粒体的药物氧化酶P450的数量也随年龄的增加而减少,相应的酶活性显现一定程度的降低,对诱导或抑制剂的反应也随之减弱。但是,人肝细胞样本的研究显示,各种P450酶的含量和活性并未随年龄增加而有所减少和降低。

但是,由于老年人的肝脏重量和血流量都有明显降低,其肝脏的代谢能力还是有所下降,只是其代谢能力降低不多。这主要影响高清除率的药物,如经肝灭活的地西泮,其半衰期对20岁人群为20~40小时,而对80岁老人则延长4倍;而地高辛、普萘洛尔、保泰松、奎尼丁等药物的半衰期在80岁的老年患者体内只延长1倍左右。如安替比林与保泰松的半衰期,在青年人分别为12小时和81小时,而老年人则分别为17小时和105小时。再如三环类药物、利多卡因、氯甲噻唑等,老年人用量常为成年人的1/2~2/3;洋地黄获得治疗效果的剂量常为青年人的1/4。另外,有些药物的代谢不受年龄变化的影响,如氯硝西泮和奥沙西泮(去甲羟基安定),可以作为老年人较为理想的安眠药。

一般认为老年人的第2阶段生物转化过程没有太大的改变,如老年人体内消炎痛的代谢速度与年轻人一样;普萘洛尔经过与肝脏葡萄糖醛酸结合以后排除,也不受年龄的影响。但是,对乙酰氨基酚与葡萄糖醛酸结合速度呈年龄依赖性降低,血浆$t_{1/2}$延长。半衰期延长是老年人药物代谢的特点,表明用药剂量应该减少。

其他肝内的活性物质有些会随年龄增长而改变,如清蛋白和凝血因子在老年人中的产生减少;而有些成分则不随年龄改变,如血清门冬氨酸氨基转移酶、血清丙氨酸氨基转移酶、碱性磷酸酶没有改变,总蛋白没有明显降低。

(四)药物排泄

机体摄取的药物经吸收、分布、代谢和排泄等一系列过程,最终排出体外。肾脏是最重要的药物排泄器官,也是仅次于肝脏的药物代谢器官。少数药物也可通过肝胆、肠管、呼吸器官、皮肤、唾液和乳腺等系统排泄。多数药物以原形、活性或无活性代谢产物从肾脏排出,所以肾排泄与药效、维持药效时间及药物毒性反应密切相关。

老年人肾脏衰退,肾功能下降,主要表现为:肾单位减少,70岁时肾单位总数为青年人的$1/2\sim2/3$,肾组织重量约减少20%;40岁后肾血流量每年减少1.5%~1.9%,65岁以上老年人肾血流量为青年人的40%~50%;肾小球滤过率下降,20岁左右的青年人每分钟为120 mL/(min·1.73 m²),90岁时降为65 mL/(min·1.73 m²);肌酐清除率降低50%;肾小管分泌和重吸收功能约降低40%。老年人肾脏的衰退和功能的降低,对药物的排泄影响明显,致使药物半衰期延长,清除率下降,是造成药物蓄积中毒的重要原因。主要经肾排泄的药物,如地高辛、吲哚洛尔、普萘洛尔、奎宁、金刚烷胺、氨基糖苷类抗生素等,都存在这方面的问题,在使用时都必须注意调整用药剂量和间隔时间。多数药物在治疗剂量时,多为一级速率过程排除,药物浓度呈指数下降,半衰期与表观分布容积成正比,与药物清除率成反比。老年人对地西泮的半衰期延长,主要是因为表观分布容积增加,而不是清除率下降之故。某些药物及其代谢产物是通过肝胆系统排泄的,老年人肝胆功能减退,也会影响药物的排泄。

从上述可见,影响老年人药代动力学的因素较多,是一个复杂的过程,不同的研究方法得到的结论可能不尽一致,某些方面的研究还有待深化。所以在药物治疗的实践中,应注意监测血药浓度的动态变化,结合临床指征,随时调整用药剂量和间隔时间,并从中不断探索和揭示各类药物在老年人体内的代谢过程和规律。

二、老年人用药的安全性及基本原则

随着社会生产力的发展,科学的进步,人们生活和卫生保健的改善,人的平均寿命显著延长。老年人口迅速增长,发达国家和发展中国家均面临着人口老龄化的问题。随着我国老年人口迅速增长,老年慢性病患病率也越来越高,老年人已成为药品市场的最大消费人群,据统计,其消费的处方药品占23%~40%,非处方药品占40%~50%。老年人在生理、心理等方面均处于衰老与退化状态,这种状态会影响药物的吸收、分布、代谢和排泄。因此,老年人用药不仅药物不良反应发生率较高,而且一旦出现,其严重程度亦较高,甚至导致死亡。有文献报道,超过60岁的老年人因为药物治疗而发生不良反应的危险性是一般成人的2.5倍。

(一)老年人用药的不安全因素

1.多种药物联用

多种药物联用是老年人用药潜在风险的最危险因素,国外的一项老年人用药安全性的多因素分析显示,老年人用药的数量是唯一常见危险因素。我国老年人用药现象非常普遍,国内一项调查显示,有51.33%的老年人每天均服药,其中平均1天同时服3种药的达18.74%,同时服6种以上药的达21.52%,而合并用药的种数与药物不良反应(ADR)呈明显的正相关,合并用药0~5种,ADR的发生率为4.2%,合并用药5~10种,ADR的发生率为7.4%。我国老年人多种药物联用的原因主要是以下。

(1)医疗保健的需要:现代医学研究表明,人进入老年期后,由于组织器官的老化及生理功能的减退,老年人易患病并且常常是多种疾病缠身。据调查,城市有81.9%、农村有87.2%的老年人患有各种慢性疾病,其中约50%的患者同时患有2种以上慢性疾病。不同的疾病需要不同的药物治疗,多种疾病需多种药物治疗在所难免。

(2)我国缺乏老年全科医师,治疗缺乏综合考虑:在我国,只有大型的综合性医院才设有老年病科,一般的医院没有老年病科,也没有专门的老年病科医师。身患多种疾病的患者大多是到多个医院或同一个医院的不同专科接受多个医师的诊治,每个医师都是从自己的专业角度出发开出治疗药物,这就造成了患者要同时服用多种药物的局面。

(3)自购药品,自行用药:很多老年患者治病心切乱投医服药,特别是偏信一些夸大的医疗和药品或是保健品广告,往往在接受医院医师的处方药治疗后,还自行购买一些非处方药服用;我国的老人很多也有服用保健品、特别是中药保健品的习惯,这无疑又增加了用药的品种数量。上海一项调查显示,12.07%的老年人在医师处方以外自行加用药物,21.49%的人自行到药房购买药品,且服用保健品的人有29.2%。

2.重复用药

(1)重复开药:老年患者因患多种疾病接受多个医师的诊治时,常因为有的医师不认真记载病历,也没有仔细询问就诊的患者或其家属,造成重复开药。

(2)药名混乱:我国一药多名的现象非常普遍,而各医院使用的同一药的商品名往往不同,就是同一家医院,同一成分,由于规格不同,商品名不同也是屡见不鲜。

(3)对复方制剂成分不了解:当今复方制剂十分流行,医师每天都会开出各种复方制剂,每个患者都有可能服用复方制剂,如果不熟悉复方制剂所含的成分,很容易造成重复用药。

3.老年人特殊的生理、病理因素

老年人由于生理、生化和病理上的某些改变,他们体内处置药物的能力和青壮年有明显的不同,随着年龄的增长,特别是75岁以后,这种变化更为凸显。主要表现在以下。

(1)药动学方面:老龄所致的最大的药代动力学改变在于使药物的肝代谢和肾排泄减慢,从而使药物的半衰期延长,血药浓度升高甚至造成中毒反应,这是老年人药物中毒最重要的因素。此外,老年人血浆蛋白也明显低于青年人,可使药物游离型浓度增加,从而增加了药物中毒的风险。

(2)药效学方面:由于老年人的靶器官或细胞的敏感性增强,使他们对药物的反应比年轻人强烈,特别是对中枢神经抑制药物、降血糖药物、心血管系统药物反应特别敏感,导致正常剂量下的不良反应增加,甚至出现药源性疾病。

4.用药依从性差

老年人有自己的习惯思维,在服用药物时表现为自作主张,可以背着医师或家人拒服某药,或不按处方剂量,擅自增减用药剂量或用药次数。此外,老年人由于记忆力减退,常常漏服药物,特别是对于一天多次服用的药物。由于药物突然中断或由于一次漏服,下次加倍服用,引起血药浓度波动过大,以致药物不良反应或药源性疾病增加。

(二)老年人常见药物不良反应

1.抗生素类药物

氨基糖苷类抗生素如庆大霉素、卡那霉素主要由肾脏排泄,由于老年人肾功能减退,以致药物的耳、肾毒性增加,应慎用。青霉素因老年人有肾分泌功能减退而排泄延缓,或因血浆蛋白结合率降低,使血药浓度增高,易出现中枢神经毒性反应,如意识障碍、惊厥、癫痫样发作、严重的昏迷等。当青霉素使用剂量较大时,须考虑上述毒副作用。头孢菌素类抗生素对肠道菌群抑制作

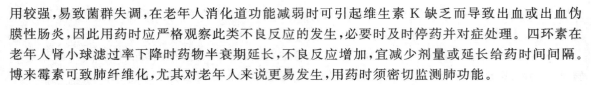

用较强,易致菌群失调,在老年人消化道功能减弱时可引起维生素 K 缺乏而导致出血或出血伪膜性肠炎,因此用药时应严格观察此类不良反应的发生,必要时及时停药并对症处理。四环素在老年人肾小球滤过率下降时药物半衰期延长,不良反应增加,宜减少剂量或延长给药时间间隔。博来霉素可致肺纤维化,尤其对老年人来说更易发生,用药时须密切监测肺功能。

2.解热镇痛剂

对乙酰氨基酚是最常用的解热镇痛药之一,该药不良反应较少,但因老年人药物半衰期明显延长、肝脏代谢能力降低,使用同样的剂量,老年人比青年人更易出现不良反应。因此,老年人服用该药时应严密观察不良反应,大剂量或长期服用时应个体化用药并监测血药浓度。

3.镇痛药

吗啡易致老年患者呼吸和心血管抑制作用,这可能与老年人高级神经功能衰退、对中枢抑制反应敏感有关。哌替啶可因血浆蛋白结合率降低而有较多的游离型药物与受体结合,导致呼吸抑制。因此,两药宜小剂量给药,同时观察临床反应。

4.局部麻醉药

老年人在应用利多卡因时药物半衰期延长,大剂量使用易出现精神症状和心脏抑制,应用时须监测血药浓度。有神经传导阻滞、脑血管疾病或对本品过敏者应禁用。

5.中枢神经系统抑制剂

老年人长期应用地西泮,其中枢抑制的不良反应发生率高,表现为头痛、头晕等,服用时宜从小剂量开始。苯巴比妥可延长中枢抑制作用或出现兴奋激动,可能因代谢延缓或排泄延迟所致,服用时也宜减小剂量。

6.抗癫痫药

苯妥英钠对肾功能低下或患有低蛋白血症的老年人,可增加其神经系统和血液系统方面的不良反应,其原因是苯妥英钠和血浆蛋白的结合率高,故应根据年龄调整剂量。

7.抗精神失常药

老年人应用氯丙嗪、奋乃静、三氟丙嗪等吩噻嗪类抗精神失常药时,帕金森病发生率高,且往往是永久性的,因此使用此类药物应严格遵循小剂量、个体化的原则,严密观察,防止帕金森病的发生。

8.抗帕金森病类药物

应用左旋多巴治疗初期,约 80% 的患者出现恶心、呕吐、食欲缺乏等,还可引起低血压、定向障碍等严重不良反应,这可能与该药兴奋延髓催吐化学感受区 D_2 受体有关。老年人由于器官功能减退,更易发生此类不良反应,应该小剂量用药并严密观察。

9.抗抑郁药物

阿米替林、丙米嗪是常用的抗抑郁药物,但多数老年人服用后出现烦躁不安、失眠、健忘、定向障碍、妄想等症状,这些症状与药物剂量无关,可能与神经功能失调有关,一旦出现应立即停药。

10.抗凝血药

肝素作为常用的抗凝血药,老年患者(尤其是老年女性患者)用药后出血发生率增加,因此用药时应监测凝血功能,避免同时应用抗血小板药物,如阿司匹林。

11.利尿药

老年人各脏器功能减退、调节功能下降,应用利尿药易引起电解质紊乱和脱水,应严密监测。

12.铁制剂

老年人可因胃酸分泌减少而导致铁制剂吸收下降,疗效降低,服用铁制剂时宜同时服用稀盐酸或维生素C或增加剂量。

13.锂制剂

老年人肾功能减退,药物排泄率降低,服用锂制剂易致蓄积中毒,应小剂量用药并监测血药浓度。

14.β受体阻滞剂

临床常用的β受体阻滞剂为普萘洛尔和美托洛尔,具有抗心绞痛、抗心律失常、抗高血压的作用。普洛萘尔因老年人肝功能减退和血浆蛋白含量降低而使不良反应增加,常见症状有眩晕、嗜睡、头痛、心动过缓、低血压、心脏传导阻滞等。因普萘洛尔可影响血糖浓度,因此老年糖尿病患者应慎用此药。口服美托洛尔血药浓度个体差异较大,且易通过血-脑屏障,可致神经功能失调,表现为失眠、多梦等不良反应,故老年人亦应慎用。对于本类药物,需要制订个体化给药方案,老年患者长期服用该类药物应避免骤然停药而导致原有症状加重。

15.强心苷类药物

地高辛和洋地黄毒苷是常用的抗慢性心功能不全的药物。地高辛60%～90%以原形经肾脏排泄,由于老年人肾功能衰退、清除能力下降而使药物半衰期延长,常规剂量易出现严重心脏毒性(如心律不齐、房室传导阻滞和窦性停搏等)和中枢神经系统功能障碍(眩晕、抑郁、自杀倾向)。洋地黄毒苷血浆蛋白结合率可达90%～97%,当与可以引起洋地黄毒苷血浆蛋白结合率降低的药物同时应用时,可使其游离型浓度骤增而出现严重的不良反应。处理措施根据肾功能调节药物剂量,严密观察临床反应,有条件时监测血药浓度。

(三)合理用药的基本原则

安全、有效是老年人合理用药的目标,有明确用药指征时,遵循个体化原则,有针对性地选择疗效可靠的药物并排除禁忌证。老年人用药疗程不宜过长,取得疗效后可以减量或停药,治疗无效时应及时更换其他药物,避免或减少药源性疾病的发生,让药物发挥最大疗效的同时,把不良反应降至最低。合理用药的一般原则如下。

1.合理选用药物

(1)明确诊断原则:衰老表现与多种病理现象交织,由于老年性疾病长期用药导致的药理作用,使临床诊断更加困难。

(2)药理、药性合理原则:各种药物都有其独特的药理作用、适应证和不良反应,有些药物还有明确的禁忌证。合理选用药物,要在熟悉各种药物、各种剂型的特点的情况下,有针对性地选择疗效好、不良反应小、适应病症的、有效安全的药物。

(3)权衡利弊原则:近期和远期疗效结合考虑。治病用药,首先考虑缓解症状,尤其是急、重患者,着眼于近期疗效的同时要尽量考虑远期效果,尤其慢性病的长期用药。

(4)确定优先治疗目标原则。

2.合理的用药剂量

由于老年人的药物体内过程有特殊性,所以在用药剂量上也应有特殊规律。但是由于老年人的衰老进程和个体差异较大,各种药物的体内过程影响因素较多,所以老年人用药剂量的特殊规律十分复杂。我国通常根据老年人的年龄、体重和体质情况而定。对年龄较大、体重较轻、体质较差的老年人应从"最小剂量"开始,即按成人量的1/5、1/4、1/3、1/2、2/3、3/4等顺序用药。

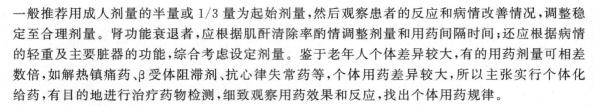

一般推荐用成人剂量的半量或1/3量为起始剂量,然后观察患者的反应和病情改善情况,调整稳定至合理剂量。肾功能衰退者,应根据肌酐清除率酌情调整剂量和用药间隔时间;还应根据病情的轻重及主要脏器的功能,综合考虑设定剂量。鉴于老年人个体差异较大,有的用药剂量可相差数倍,如解热镇痛药、β受体阻滞剂、抗心律失常药等,个体用药差异较大,所以主张实行个体化给药,有目的地进行治疗药物检测,细致观察用药效果和反应,找出个体用药规律。

3.合理的用药时间

关于服药时间和频率要考虑到药物的吸收效果、药物的刺激性和维持有效的血药浓度以及药物的体内过程等多种因素,而且已经形成了一套服药常规。除此之外,老年人由于对于药物的体内过程,对药物的敏感性、耐受性等多方面的特殊情况,在用药时间和间隔时间上又有某些特殊性。

4.合理的剂型

选用适合老年人服用的方便的剂型,如液体制剂相对于胶囊和大片剂服用方便;缓释制剂使每天服用次数减少。

5.合理的联合用药

老年人往往身患多种疾病,常常同时应用多种药物,在急重病症的治疗中,为控制并发症的发生,也常采用多种药物联用。这是临床上的常见现象,也是一种必要的治疗措施。但是多种药物同时应用,存在着药物与药物之间、药物与机体大分子之间错综复杂的相互作用关系,涉及生理、药理、生物化学和物理化学的配伍变化。其中有所期望的正效应,也有所不期望的负效应。合理的联合用药,就是要充分发挥其正效应,尽量避免或减少其负效应,达到防治多种病症,提高疗效,减小剂量,减轻毒副反应的目的。联合用药的负效应多且复杂,用药种类越多越严重。

(1)抓住疾病的主要矛盾:有针对性、少而精地用药,在非必需时,尽可能减少用药种类,切忌随意联用药物。

(2)根据需要合理联用:合理的药物联用可提高疗效,减少毒副作用。

(3)根据情况避免联用:有些药物联用会降低疗效、增加不良反应或产生不希望的物理化学变化,应注意避免。

6.补药的合理应用

补药是一类调整和加强机体生理功能、增强体质、防病健身、延年益寿的药物,是中医学的一类重要药物。进补除了要遵循"辨证施补,合理选用;注意季节时令,合理进补;注意服用方法;注意进补的宜忌和适时"四条原则以外,更重要的是要在正规中医医师的指导下进补。

现代医药中虽也有越来越多的滋补强壮保健药品,通过补充机体缺失物质,调整机体内环境的平衡,达到强身健体、抗衰老的目的,从这个意义上说,也可称为"补药",但它多分属于现代医学各大系统疾病防治药物,并未形成有理论体系的独立的一类药物。这类药品要注意分辨真假,不要盲目服用。

7.老年人依从性的提高

由于对于治疗疾病急于求成的心理以及老年人记忆力、理解力和视力下降,同时用药种类繁多,老年患者常常忘记服药或服错药,在有痴呆症状、抑郁症和独居的患者中尤其常见。因此,要从多方面提高老年患者的依从性,包括:简化治疗程序和方案;对有关用药的目的与医师建立良好的联系;建立使用药物的日程表和备忘卡;多室隔开的给药盒;对患者准确而简短的依从性指导。另外,对不同患者进行不同深度的人文关怀,如视力不好的患者应避免服用滴管计算用量的药物,以大字注明药物名称、用法和用量;行动障碍的患者要注意药品的包装;吞咽困难的患者要注意药物的服用问题,特别是要避免缓释剂型被掰碎服用。

8.及时停药原则

老年人用药方案开始时要制定明确的用药终点,应尽量缩短疗程,及时停药。外国学者说"老年患者从投药医师那里受益远不如从停药医师那里受益更多"。

用药安全问题不仅是医药学科的问题,很大程度上也是一个社会问题。老年人作为用药最频、最多的一个群体,其用药安全问题理应受医药界及全社会的高度关注和重视,只有经过社会各界的共同努力,其防范风险的能力才能提高。

（赵红梅）

第二节　老年人的麻醉管理

一、麻醉不同阶段管理重点

(一)麻醉诱导期

老年患者由于前述的诸多原因,平稳的麻醉诱导需精心选择麻醉用药、用药速度及剂量;恰当的循环容量评估与处理;适当应用心血管活性药。老年人对许多麻醉药物的敏感性增高,如依托咪酯、丙泊酚等需要量较青壮年减少20%。有些骨科手术有可能存在隐性失血,如骨盆骨折、转子下骨折等,给予正常剂量的丙泊酚可能导致血压的急剧下降。但并非麻醉药越少对患者就越有利,如果减少麻醉用药,达不到麻醉效果,对患者更不利。关键还是恰当评估,合理应用。由于老年人个体差异大、病情有差异,麻醉药需求量很难准确掌握,宜从小剂量开始,逐渐加大用量。麻醉诱导速度宜慢不宜快。血流动力学变化有时与麻醉深度并不一致,应适当应用心血管活性药。血容量相对或绝对不足是老年患者麻醉诱导期血压骤降的常见的、重要的原因。麻醉诱导前适当的液体治疗是必需的。如在麻醉诱导前给予人工胶体液(5～10 mL/kg)能显著改善麻醉诱导期血流动力学。

有高血压病史,特别是术前高血压未得到较好控制的老年患者,气管插管等操作可致血压剧升,心率加速,需积极预防和及时处理。除了需要合适的麻醉深度外,可选择应用α或β受体阻滞剂,钙通道拮抗剂或硝酸酯类等心血管活性药,以控制血压的剧烈变化,同时还可改善心肌缺血。

(二)麻醉维持

麻醉维持的重点是调节麻醉深度与控制手术应激水平所需麻醉深度相适应。麻醉维持要求各生命体征尽量处于生理或接近生理状态,注意维护重要器官功能。麻醉深浅要适应手术操作,及时控制由于手术创伤引起的强应激反应。目前常用的全麻药,如芬太尼、丙泊酚、异氟烷、氧化亚氮等和肌肉松弛药如维库溴铵、阿曲库铵等用于老年患者剂量均需减少。麻醉维持期多采用静吸复合麻醉。吸入麻醉控制容易,术后影响小,有些吸入麻醉药有心肌保护作用,是老年患者良好的麻醉选择。静脉麻醉药宜使用微泵持续给药。要达到平稳的麻醉,除上述因素外,维护水、电解质平衡与内环境的稳定也很重要。随着年龄的增加吸入麻醉药 MAC 降低,苏醒时的

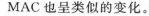

MAC 也呈类似的变化。

（三）麻醉复苏期

老年患者在麻醉恢复期处理恰当与否对各种并发症防治、促进康复有重要意义。恢复期处理难度有时超过麻醉诱导期和麻醉维持期。当恢复期处理医师为非该手术的麻醉者时，有时对患者既往病情了解不全面、术中麻醉处理情况不甚了解给恢复期处理带来困难，有时麻醉"意外"发生在恢复期。老年骨科手术患者恢复期面临诸多特殊问题，如气管导管拔管时机掌握、疼痛的恰当处理、肌松恢复程度的判断、神志恢复程度、血流动力学不稳定的处理、血容量判断与液体治疗、呼吸功能恢复、躁动预防与处理等。因此，要重视恢复期的处理。

在无周围神经阻滞或椎管内神经阻滞作为术后镇痛时，恢复期疼痛处理显得十分重要。疼痛往往是引起恢复期躁动、血压升高、心率增快、呼吸急促等的重要原因，宜给予适量麻醉性镇痛药。恢复期应用麻醉性镇痛药时要注意对呼吸、循环、神志等影响，需加强监测。不恰当处理反而引起苏醒延迟。

恢复期肌松恢复水平的评估对拔管时机的掌握有重要意义。老年人对肌肉松弛药耐量显著降低，蓄积作用较为明显，个体差异大，凭经验判断易入误区，宜依靠肌松监测仪评估。无条件作肌松监测时，要根据上肢握力、抬头试验等粗略评估结合自主呼吸时潮气量、呼吸频率、是否有呼吸困难、循环不稳表现等综合评估。

老年患者恢复期发生心率增快、血压增高、心肌缺血等心血管事件比例较高，危害极大，宜积极分析原因、排除诱因并积极对症处理。并存高血压、冠心病等心血管疾病者和肺功能不全者正确处理尤显重要。常见原因为疼痛、气管导管、导尿管、吸引呼吸道分泌物等刺激，有时为肌肉松弛药残余作用下费力呼吸所致。在无拔管条件的情况时宜给予短效镇静、镇痛药，继续支持或辅助通气，避免勉强拔管。尽管近年有学者推荐在一定麻醉或镇静水平下拔管，但掌握不当会招致更严重的并发症，需谨慎采用。恢复期心率增快、血压升高可适当应用心血管活性药，如短效 α、β 受体阻滞剂、硝酸酯类血管扩张剂、钙通道拮抗剂等。

恢复期躁动也是老年患者恢复期常见并发症，发生机制仍不十分清楚，无特效治疗方法。处理原则是去除病因，解除诱发因素和对症治疗，在原因未明确之前，主要是加强防护，避免发生意外伤害或严重并发症。若原因较为明确，应立即予以消除。神志欠清时的不良刺激是躁动最常见原因。如气管内吸引、导尿管等刺激常诱发患者不安。后者目前仍无良方，可考虑用丙泊酚镇静 1~2 小时。有时需要适当使用拮抗剂及催醒药。

二、循环管理

老年人麻醉期间循环管理是麻醉管理重点和难点。麻醉期间循环不稳定原因主要有 3 种：患者罹患心血管疾病、麻醉药物和麻醉操作对循环影响以及手术操作和手术失血等。老年骨科手术这 3 方面因素均存在，在整个围术期均需加强循环管理。

老年患者循环功能的衰退及罹患循环系统疾病，是围术期循环不稳定的主要病理基础。麻醉医师必须熟悉有关病变的病理生理基础，才能正确管理麻醉。针对不同病理生理变化选择合适方法处理。老年手术患者最常见心血管疾病是原发性高血压，大约一半手术患者有高血压病史。高血压严重程度、病程、治疗情况、效果等都影响围术期血流动力学的变化。尽管对高血压防治作了巨大努力，得到系统治疗的患者仍是少数。抗高血压药物种类较多，许多患者接受联合治疗，治疗效果不一。药物对围术期影响仍有许多不明之处。导致即使正规治疗的患者围术期

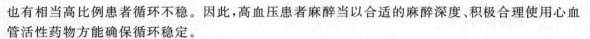

也有相当高比例患者循环不稳。因此,高血压患者麻醉当以合适的麻醉深度、积极合理使用心血管活性药物方能确保循环稳定。

罹患冠心病的老年手术患者围术期循环管理重点是控制心率、维持血压稳定,确保心肌氧供需平衡。术中应根据心电图的表现如 S-T 段分析,判断心肌氧供需状态。但是须注意部分患者,术前存在心肌肥厚,冠状动脉狭窄病变明显,侧支循环发育丰富,此类患者如心率慢、血压低,则可能因侧支循环供血不足,而使心肌缺血加重。对此类患者如将血压、心率维持于稍高水平,反而可能有助于改善心肌氧供。因此,在保证血压、心率平稳的基础上,以 S-T 段分析的趋势变化指导麻醉管理,应成为冠状动脉病变患者麻醉的常规。

慢性心衰患者接受骨科手术越来越多,这些患者围术期处理稍有不当会导致心衰加重,甚至导致循环衰竭。围术期处理重点是调节左右心室前后负荷,权衡强心、利尿、扩血管三者关系与效果。这类患者液体治疗尤显重要。围术期宜加强动态监测,经常评估,及时调整用药方能顺利度过围术期。

麻醉药对循环均有不同程度的影响,在老年患者尤为明显。但只要细心用药,加强监测,能避免严重循环扰乱。通常老年患者麻醉药的需求量均减少,且麻醉需要量及反应变异大。因此,麻醉用量必须个体化。丙泊酚可引起低血压,尤其是术前血容量不足、体质衰弱的老年患者,但只要小剂量(<1.0 mg/kg),缓慢给药,必要时应用适量心血管活性药,对于老年患者仍是比较理想的药物。依托咪酯对循环功能抑制较轻,以往曾推荐其用于心功能不稳定、高血压等患者,虽用药后血压、心率无明显改变,但常用诱导剂量不足以抑制气管插管反应,气管插管后血压骤升、心动过速等发生率较高,目前临床应用渐少。

吸入麻醉药能安全用于老年骨科手术中。氧化亚氮对循环的影响较小,作为麻醉一部分,能减少其他麻醉药用量。强效吸入麻醉药如异氟烷、七氟烷等在高浓度时对循环有抑制作用,老年患者应当避免高浓度使用。

麻醉期间循环管理中要注意麻醉操作对循环的影响。正如前述控制气管插管带来的循环影响是麻醉诱导期的重点。椎管内麻醉期间循环管理重点与全麻有诸多不同,应区别对待。联合麻醉时更应认真评估麻醉对循环的影响。

老年患者围术期常常需适当应用心血管活性药调控循环状况。麻醉期间使用心血管药物的目的有三:①治疗麻醉期间突发的心血管变化和意外事件如心搏骤停、各类心律失常、牵拉内脏引起的神经反射等。②预防可能发生的心血管变化,如蛛网膜下腔阻滞引起的低血压等。③与其他治疗措施联合使用,以支持循环功能稳定。

麻醉期间使用心血管药物的原则是:①熟悉和掌握各类药物的药理作用、用药剂量、给药方式、药物不良反应以及药物的相互作用。②根据监测结果,针对不同的循环变化进行治疗,如 SVR 下降,选择 α_1 受体兴奋药(如去氧肾上腺素等);SVR 升高,则选用血管扩张药(硝普钠等)。③用药后,应继续观察疗效,必要时可考虑联合用药,或改换其他药物,并注意药物可能引起的不良反应。对强效的肾上腺素能受体药,为控制用药剂量,防止循环波动,或因突然中断给药,应使用静脉输注泵或滴注泵,前者可减少输液总量,后者易于调节。在使用心血管药物过程中,应针对引起循环变化的病因进行积极治疗,同时不容忽视其他疗法(如液体治疗、呼吸管理等)。

三、呼吸管理

无论是否并存肺部疾病,老年患者围术期呼吸管理对预后有重要意义。呼吸管理目标是保证有效的通气、避免缺氧和二氧化碳蓄积。管理重点是建立并维持良好的呼吸道、维持足够的通气、积极预防呼吸意外、及时发现并处理呼吸异常。

非全身麻醉下施行老年骨科手术期间的呼吸管理十分重要但常被忽视。由于局部麻醉、周围神经阻滞和椎管内麻醉等并不抑制呼吸中枢,神经阻滞效果确切时对呼吸的影响很小,故常被忽视。但是,老年患者术前常并存呼吸疾病、呼吸功能降低或代偿能力的下降、围术期镇静镇痛药物的应用、体位对呼吸功能的影响等常带来许多呼吸问题。术中注意观察呼吸运动幅度、频率,尤其在应用镇静、镇痛药时。老年人对镇静、镇痛药敏感,个体间药效差距大,只有谨慎用药、加强监测才能避免或及时发现药物不良反应,并及时处理。区域阻滞效果不佳时应用辅助药物时要充分考虑对呼吸影响,宜确保呼吸道通畅,如果有困难应及时建立人工气道。通气不足时需辅助通气,必要时支持通气。放置口咽通气道、喉罩、气管插管等,要根据麻醉效果、手术大小、时间、应用麻醉辅助药物种类、剂量等综合考虑后选择合适的人工气道。老年人即使应用很小剂量的镇静、镇痛药,也会出现舌后坠、抑制呼吸中枢,导致呼吸道梗阻、通气不足,出现缺氧、二氧化碳蓄积,应积极防治。舌后坠时宜放置口咽通气道。喉罩的置入并辅助或支持通气能解决多数患者术中呼吸问题。喉罩置入困难或不适宜时宜行气管插管。药物导致呼吸抑制时需辅助或支持通气。椎管内麻醉下施行骨科手术时注意麻醉阻滞平面过广对呼吸的影响,这种情况常有循环问题,应该同时处理。

有些老年骨科手术特别是需在俯卧位下施行的脊柱手术宜在全身麻醉下进行。一般体位下老年骨科手术全身麻醉期间呼吸管理并无特殊,在保证呼吸道通畅、麻醉机工作正常、呼吸潮气量、呼吸频率设定合适等情况下,能维持有效通气。多数脊柱手术需在俯卧位下施行,术中呼吸问题是麻醉管理重点。建立通畅、牢靠的气道是前提。虽然有许多喉罩应用于俯卧位的报道和成功应用的经验,但多数手术宜用耐压的加强型气管导管建立人工气道。俯卧位下呼吸参数的设定与仰卧位时稍有区别,管理重点是对气道压的监测。气道压显著变化需及时查出原因并及时处理。常见原因是导管连接脱落或导管打折等,只要及时发现通常容易处理。俯卧位下气管导管意外拔出是极其危险的,应积极预防。一旦发生应迅速置入喉罩。宜选择 PROSeal 型喉罩。不能有效置入或无条件置入时宜迅速适度改变体位下控制呼吸并积极重新气管插管。

四、液体管理

麻醉期间维持有效循环血容量对老年骨科手术更具意义。一方面由于老年患者的生理变化以及代偿功能的下降,容量负荷的安全范围较小,易出现过荷或过少,直接影响循环状况。另一方面骨科手术通常伴有失血,而且失血量有时不易评估。因此,对每一具体病例术中液体补充究竟多少为合适,确是麻醉医师所面临的一个实际问题。

(一)液体治疗量的控制

需要补充的血容量可根据丢失的液体量或失血量进行初步估计。老年人可有肺动脉高压、PCWP 异常,易于发生循环容量超负荷。因此,输液速度因仔细调节,虽容量不足,也不能在短时间内快速滴入大量液体。在液体输注的过程中,应密切观察循环功能的变化,并根据各项监测指标的结果,及时调整输入的速度、容量和液体类别。血压和尿量是临床上监测循环容量的两个主要指标,也是液体治疗重要依据。尿量维持在每小时 0.5～1 mL/kg,说明重要器官灌注良好。中心静脉压(CVP)虽不能反映血容量,但可以反映心室负荷。监测 CVP 简单易行,对患者创伤小,老年患者应为常规的监测项目。因受正压通气的影响,测定的 CVP 值高于实际值,所以 CVP 要求维持在正常值的上限(12 cmH$_2$O 左右)。在右室顺应性下降,舒张功能减退,或三尖瓣功能异常时,CVP 不能正确反映 RVEDV。单一心室功能减退和 PVR 升高时,CVP 也不能反映左室前负荷。因此,对于重症患者,左心室功能减退和肺血管疾病患者,应同时监测肺毛细血管楔压(PCWP)。PCWP 和 CVP 同样不能监测循环血容量,但可以反映左室舒张末压力(LVEDP)、回心血量、左室功能,以及后两者的关系。

(二)液体种类的选择

补充循环血量时,应首先输入适量晶体液,以补偿丢失的组织间液和保护肾功能。复方氯化钠液的电解质含量接近细胞外液,并有助于改善心脏功能,应为首选。此外,乳酸阴离子(28 mEq/L)可以被肝脏转化为碳酸氢根,有利于纠正机体低灌注状态的代谢性酸中毒。晶体液的缺点为需要量大,并降低血浆胶体渗透压,所以应同时输入适量的胶体液以维持正常的胶体渗透压。临床上难以测定渗透压,可以根据尿量、血压、CVP 的变化关系进行判断。如果尿量已达到或超过每小时 1 mL/kg,血压能维持于正常范围(或稍偏低),而 CVP 或 PCWP 仍低于正常时,说明此时的胶体渗透压下降,需补充一定量的胶体,才能维持有效的循环血容量。目前临床提供各种人工胶体液,在围术期液体治疗中占重要地位,但如何合理应用还有较多争论。胶体液有其优点和缺点。不同胶体液的扩容效果、维持时间、可能不良反应有较大差异。如 500 mL 的 10%羟乙基淀粉可以达到 3 000 mL 的乳酸林格液的扩容效果,但是大量胶体液会降低氧的携带能力。在胶体液中,不同分子量、不同取代级的羟乙基淀粉(HES)保留在血浆中起扩容作用有较大差异。术中 10%～20%失血、失液量宜使用人工胶体液治疗。由于麻醉药物、麻醉方法引起容量相对不足是否用或部分用人工胶体液充填问题仍有争论。对于老年骨科手术宜适度应用并加强监测,以防容量过荷。老年骨科手术常面临输血问题。围术期输血真正目的仅是提供组织正常的氧供,常规标准要求 Hb>8 g/dL。美国麻醉医师学会(ASA)临床输血指导:当血红蛋白超10 g/dL主张不输血;当血红蛋白低于 6 g/dL 主张输血,特别是有急性贫血时。如果血红蛋白介于 6～10 g/dL 时是否需要红细胞输注,就要根据患者是否会发生氧合不足的并发症而决定。2005 年中国输血协会临床输血技术规范有关手术及创伤输血指南中指出,浓缩红细胞主要用于需要提高血液携氧能力的患者。当血红蛋白>100 g/L,可以不输浓缩红细胞。血红蛋白<70 g/L,应考虑输注。血红蛋白在 70～100 g/L,根据患者的贫血程度、心肺代偿功能、有无代谢率增高以及年龄等因素决定。急性大量血液丢失患者,或患者存在持续活动性出血,估计失血量超过自身血容量的 30%时应当输全血。因此,对于老年骨科手术患者输血要充分考虑并存疾病。

输血也存在许多问题。其一是输血反应,通常 3%的输血病例发生输血反应,包括发热、变态反应、急性溶血性输血反应、迟发性溶血性输血反应。其二,可能发生其他并发症:稀释性凝血障碍、肝炎、其他感染性疾病、枸橼酸中毒、酸碱失衡、体温过低等。出血很多的骨科手术病例经输血、输液的处理后,手术创面仍明显渗血,其原因常为稀释性低凝状态,丧失了大量的凝血成分。需补充有凝血成分的血制品:新鲜冷冻血浆(FFP)、冷沉淀、浓缩血小板等。

(赵红梅)

第三节 老年人手术的麻醉特点

一、术前估计及麻醉前准备

老年人由于全身性生理功能降低,对麻醉和手术的耐受能力较差,并存其他疾病的发生率高,因而麻醉和手术的风险普遍高于青壮年患者。术前对患者的全身情况和重要器官功能进行检查;对其生理和病理状态作出全面评估;对原发病和并存症积极治疗,使其在最佳生理状态下实施麻醉和手术,这是提高麻醉、手术成功率和安全性,降低术后并发症和死亡率的重要环节。

术前估计包括患者的全身状况及心、肺、肝、肾等重要器官的功能,以及中枢神经系统和内分泌系统的改变。应详细了解患者的现在和过去病史,通过体格检查、实验室和影像检查,必要时增加一些特殊检查,对所获得的资料加以综合分析,一旦诊断明确,应及早对异常状态进行治疗。

老年人麻醉、手术的危险,主要与原发病的轻重,并存疾病的多少及其严重程度密切相关。在评估麻醉和手术的风险程度时,一般均需考虑患者、手术、麻醉三方面的危险因素,这些因素之间存在着辩证的消长关系,每一具体因素也存在着程度上的差别。一般情况下,危险因素越多、程度越重或其性质越严重则风险越大。

老年人由于衰老过程所带来的生理改变,虽然增加了手术和麻醉的风险,但其危险程度远不如其术前存在的并存症以及并存症发展加重的可能性。一般而言,外科患者的年龄越大,存在与年龄有关的疾病的概率就越高,其体格状态也就可能越差。老年患者术前的病情及体格状态与围术期的发病率有明确的相关性。对病情和体格情况的粗略评估一般采用 ASA 分级标准,就发病率和死亡率的高低而言,ASA 4 级>ASA 3 级>ASA 2 级和 1 级。老年外科患者常并存有各种疾病,如高血压、冠心病、慢性呼吸系统疾病、慢性肾脏疾病、慢性肝脏疾病、代谢性疾病等。据统计,老年患者有 4 种以上疾病者约占 78%,有 6 种以上疾病者约占 38%,有 8 种以上疾病占 3%。这些疾病对老年人已经减退的各脏器系统的功能有广泛和(或)严重的影响,将进一步损害重要器官的储备功能,增加麻醉和手术的危险。可见老年患者手术时的病情和体格情况是头一项重要的危险因素。其次,急症手术是另一个危险因素。与择期手术相比,急症手术的危险要增加 3~10 倍,其原因是多方面的,例如:急症手术各方面的条件要比正常情况下的择期手术差;术前评估和术前准备不足;急症情况本身的严重程度及其急性后果对老年患者所造成的影响等。感染和脓毒症则无疑会危及患者的生命。再者,手术部位和手术创伤大小也是决定围术期危险大小的一个重要因素。在老年人,手术部位浅表或创伤小的手术与体腔、颅内或创伤大的手术相比,其死亡的危险相差10~20倍。此外,老年人常服用多种药物,药物的不良反应常对老年人构成严重的威胁。

二、麻醉前用药

老年人对药物的反应性增高,对麻醉性镇痛药(如哌替啶、吗啡)的耐受性降低。因此,麻醉前用药剂量比青年人减少 1/3~1/2。麻醉性镇痛药容易产生呼吸、循环抑制,导致呼吸频率减少、潮气量不足和低血压,除非麻醉前患者存在剧烈疼痛,一般情况下应尽量避免使用。老年人

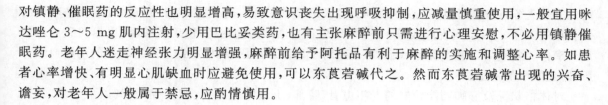

对镇静、催眠药的反应性也明显增高,易致意识丧失出现呼吸抑制,应减量慎重使用,一般宜用咪达唑仑 3～5 mg 肌内注射,少用巴比妥类药,也有主张麻醉前只需进行心理安慰,不必用镇静催眠药。老年人迷走神经张力明显增强,麻醉前给予阿托品有利于麻醉的实施和调整心率。如患者心率增快、有明显心肌缺血时应避免使用,可以东莨菪碱代之。然而东莨菪碱常出现的兴奋、谵妄,对老年人一般属于禁忌,应酌情慎用。

三、麻醉方法选择原则

老年人对药物的耐受性和需要量均降低,尤其对中枢性抑制药如全麻药、镇静催眠药及阿片类镇痛药均很敏感。其次老年人一般反应迟钝,应激能力较差,对于手术创伤带来的强烈刺激不能承受,其自主神经系统的自控能力不强,不能有效的稳定血压,甚或造成意外或诱发并存症突然恶化。因此,麻醉方法的选择首先应选用对生理干扰较少,麻醉停止后能迅速恢复生理功能的药物和方法。其次在麻醉、手术实施过程能有效地维持和调控机体处于生理或接近生理状态(包括呼吸、循环和内环境的稳定),并能满足手术操作的需要。再者还应实事求是地根据麻醉医师的工作条件、本身的技术水平和经验,加以综合考虑。事实上任何一种麻醉方法都没有绝对的安全性,对老年患者而言,也没有某种固定的麻醉方法是最好的。选择的关键在于对每种麻醉方法和所用药物的透彻了解,结合体格状况和病情加以比较,扬长避短,才有可能制定最佳的麻醉方案。实施时严密监测,细心观察,精心调控,即使十分复杂、危重的患者,往往也能取得较满意的结果。

四、常用的麻醉方法

(一)局部麻醉

局部浸润麻醉对老年患者最大的好处是意识保持清醒,对全身生理功能干扰极少,麻醉后机体功能恢复迅速。但老年人对局麻药的耐量降低,使用时应减少剂量,采用最低有效浓度,避免局麻药中毒。常用于体表短小手术和门诊小手术。

(二)神经(丛、干)阻滞

神经(丛、干)阻滞常用于颈部手术的颈神经丛阻滞,用于上肢手术的臂神经丛阻滞,其优点与局麻相似。要达到麻醉安全、有效,防止并发症发生,关键在于技术熟练、穿刺、注药准确,局麻药的剂量要比青年人减少。

(三)椎管内麻醉

椎管内麻醉对循环和呼吸容易产生抑制,而老年人的代偿调节能力差,特别是高平面和广范围的阻滞,容易出现明显的低血压,因此阻滞的平面最好控制在 T_8 以下,以不超过 T_6 为宜。麻醉平面越高,对呼吸、循环的影响越大。

1.硬膜外阻滞(硬膜外麻醉)

老年人的硬膜外间隙随增龄而变窄,容积减少;椎间孔闭缩,局麻药向椎旁间隙扩散减少。因而老年人对局麻药的需要量普遍减少,其实际需要量与患者的体格、年龄、手术部位、阻滞范围密切相关。通常 65 岁以上,体格衰弱或者病情较重的老年患者,多属小剂量范围(首次剂量 <6 mL,即获得 6～8 节段的阻滞范围),注药前先开放静脉输液,平卧后注入 2～3 mL 试验剂量,然后酌情分次小量追加,直至获得所需的阻滞平面。老年人脊椎韧带钙化和纤维性退变,常使硬膜外穿刺、置管操作困难,遇棘上韧带钙化直入法难以成功时,改用旁入法往往顺利达到目

的。老年人施行硬膜外麻醉应用哌替啶、芬太尼、氟哌利多、地西泮等辅助药物时,剂量宜小,为青壮年的 1/3～1/2。遇麻醉效果不佳时,切忌盲目增加辅助用药,慎用氯胺酮,以免招致心血管意外事件。常规给予患者鼻导管吸氧(必要时予以面罩加压吸氧)有助于维持较高的动脉血氧分压,防止缺氧的发生。

对体格状况及心肺功能较好的老年患者,腹部(上腹部包括胃、胆管等)及其以下手术,在国内仍广泛采用连续硬膜外麻醉,一般认为是安全的。上胸段和颈部硬膜外麻醉用于心肺功能明显衰退的老年患者应格外慎重。当手术需要麻醉范围较广,如腹、会阴部同时操作,一点硬膜外阻滞往往难以满足手术要求,采用两点硬膜外阻滞(腰骶段和下胸段)能取得较理想的效果,但需注意两点不要同时给药,防止单位时间内局麻药量过大引起中毒。

2.蛛网膜下腔阻滞(脊麻)

脊麻的阻滞效果确切完善,低位脊麻(T_{12}以下)对循环、呼吸影响较轻,适用于下肢、肛门、会阴部手术。由于老年人对脊麻敏感性增高,麻醉作用起效快,阻滞平面扩散广,麻醉作用时间延长。因此用药剂量应酌减 1/2～1/3,如做鞍麻注入丁哌卡因 5 mg 行肛门、会阴部手术或做低位脊麻注入丁哌卡因 7.5 mg 行下肢手术,均可获得良好的麻醉效果。近年来引进的连续脊麻,可小剂量分次注药,提高了脊麻的安全性,扩大了手术范围,降低了腰麻后头痛等并发症,用于老年人 T_8 以下手术是安全可靠的。

3.脊麻-硬膜外联合麻醉

脊麻-硬膜外联合麻醉具有起效快,作用完全,在作用时间和阻滞范围均较脊麻或硬膜外阻滞单独应用者优。可用于老年人腹、会阴联合手术,髋关节及下肢手术。

(四)全身麻醉

目前国内全身麻醉的应用日益增加,对老年患者全身情况较差,心肺功能严重受损以及并存症复杂的,普遍采用全身麻醉,上腹部手术一般认为全身麻醉较椎管内麻醉更为安全。为减轻心脏负荷,改善冠脉血流,或者为了减少全麻用药量,减轻全身麻醉药对机体的不良影响,采用全身麻醉与神经阻滞或硬膜外阻滞联合应用,取得良好效果,只要掌握得当,麻醉药物剂量相宜,麻醉和手术过程一般均较平稳。

1.麻醉诱导

应力求平稳,减轻气管插管时的心血管应激反应,同时防止麻醉药用量过大引起严重的循环抑制和缺氧。常用的诱导全麻药、镇静药,如芬太尼、阿芬太尼、咪达唑仑等,老年人对此类药物的敏感性增高,对依托咪酯、丙泊酚等需要量较青壮年减少 20%～40%,又由于个体差异大、静脉用量很难准确掌握,故一般先从小剂量开始,逐渐加大用量。也可采用静脉麻醉药与吸入麻醉药复合,相互协同减少各自的用量。肌肉松弛药剂量适当加大有利于气管插管。防止插管时心血管反应的方法很多,完善的咽喉、气管内表面麻醉对减轻插管时心血管反应作用肯定,对快诱导或慢诱导均有利。有高血压病史,特别是术前高血压未得到较好控制的老年患者,全麻诱导可致血压剧升,心率加速,除避免浅麻醉外,要及时给予降压药预防和治疗,β受体阻滞剂可改善心肌缺血,也是常用的措施。老年患者多存在血容量不足、自主神经调控能力降低,全麻后体位的改变容易引起剧烈的血压波动,应高度警惕。

2.麻醉维持

麻醉维持要求各生命体征处于生理或接近生理状态,注意维护重要器官功能,麻醉深浅要适应手术操作,及时控制由于手术创伤引起的过度刺激。一般而言,老年患者麻醉维持不宜太深,但过浅的麻醉会出现镇痛不全和术中知晓,应予避免。目前常用的全麻药,如异氟烷、氧化亚氮、芬太尼、丙泊酚等。肌肉松弛药如维库溴铵、阿曲库铵等用于老年患者是安全的,但剂量需减少。在给药方法上要特别注意其可控性,吸入麻醉的控制相对较容易,用于老年人麻醉维持是可取的。静脉麻醉药使用微泵持续控制给药,较单次或多次推注给药易于控制也较安全,吸入麻醉与静脉麻醉复合则更为灵活。呼吸管理在全麻维持中特别重要,老年患者对缺氧耐受能力差,保持呼吸道通畅,保证足够的通气量和氧供,避免缺氧和二氧化碳蓄积,这是时刻需要关注的。但过度通气对老年人也是不利的,可以招致冠脉痉挛、心肌缺血,如不及时纠正可能造成严重后果。全麻维持平稳,除与上述因素有关外,维护水、电解质平衡与内环境的稳定也很重要。

术毕苏醒期:老年人由于对麻醉药物的敏感性增高、代谢降低,术毕苏醒延迟或呼吸恢复不满意者较多见,最好进入苏醒室继续观察和呼吸支持,尤其是并存高血压、冠心病等心血管疾病者和肺功能不全者,待其自然地完全苏醒比较安全。在患者完全清醒后拔除气管时要切实减轻或消除拔管时的心血管反应,以免出现心血管意外。对老年患者拮抗药包括肌肉松弛药和麻醉性镇痛药的拮抗药使用必须慎重。

总之,术毕苏醒期,除维持呼吸、循环功能稳定外,还应防治患者在复苏过程呕吐、误吸,以及谵妄、躁动等精神症状。

(赵红梅)

第四节　老年人围术期的液体治疗

老年患者重要脏器功能减退,心血管储备能力降低;围术期由于手术前后禁食、术中失血,以及麻醉、手术创伤、疼痛等引起应激反应增强,使容量变化很大;老年患者对脱水、失血或液体负荷过多的代偿能力较差。因此,必须充分重视老年患者围术期的液体治疗,加强容量监测与评估,及时正确地补液、输血以确保老年患者平稳度过围术期。

一、老年患者液体治疗相关的生理变化

(一)心血管功能

1.心脏功能减退,液体负荷耐受力降低

老年患者心排血量降低,前负荷增加,对液体负荷的耐受力较差,易有充血性心力衰竭的倾向,这是因为老年患者应激时主要依靠增大舒张末期容量(前负荷)而提高每搏输出量,但这会引起充盈压上升。因而对老年患者的液体治疗时要注意按需补液,避免液体过多而加重心脏负担,尤其是心脏功能已有损害的老年心脏病患者。

2.对肾上腺素能受体的敏感性下降,外源性药物的反应减低

由于老年患者肾上腺素能受体的数量减少或敏感性减低,运动时老年患者血中的儿茶酚胺浓度比青壮年高,但所能达到的最快心率老年患者则慢于青壮年,这可能是实际上老年患者对外源性药物的变力和变速反应也明显减低。因此,将导致老年患者对低血压和血液稀释的代偿反应减弱。

3.心血管顺应性降低,对容量改变的适应能力差

老年患者血管弹性减退,动脉收缩压往往升高,周围血管阻力上升。整个心血管系统的顺应

性降低,对循环血容量改变的适应能力差。输血补液时速度过快或数量过大容易引起充血性心力衰竭,而在容量缺少时如果速度过慢而不及时补充也容易发生不良后果。很多临床医师往往对前者比较重视,而对后者注意不够。

老年患者的心血管功能除受衰老进程的影响外,还常受到各种疾病的损害,在老年患者中50%～65%有心血管疾病。故在评估其心血管功能状态时应特别重视其储备功能,过量输液会导致心功能不全和肺水肿,在围术期要特别注意对心功能的支持、维护和及时处理。

4.静脉压下降

老年患者因静脉壁张力下降,弹性减退和静脉血管床扩大,静脉压随着年龄而降低,故而在根据静脉压评价容量时要适当降低标准以免造成容量负荷过多。

(二)肾脏和水、电解质、酸碱平衡

1.肾脏的浓缩和稀释功能减退,既容易水肿也容易脱水

增龄老化对肾的主要改变是肾组织萎缩、重量减轻,肾单位数量平行下降,到80岁时较青年人肾脏总体积约减少30%。增龄也通过对肾血管的影响损害肾功能。肾血流量在40岁以前一般尚可保持良好,其后进行性下降,约每10年降低10%或略多,主要为肾皮质血流量下降。至80岁时肾血流量可降低50%,此时约50%肾功能单位已丧失或无功能。肾小球硬化进一步损害肾的滤过功能。肾血浆流量的下降,致使老年患者肾脏浓缩和稀释功能减退,既容易水肿也容易脱水。而且,由于老年患者骨骼肌萎缩,体内肌酐生成减少,尿中肌酐排出减少,故血清肌酐浓度仍维持在正常范围内,因此应注意不要对老年患者已降低的肾功能评价过高。

2.维持电解质和酸碱平衡能力下降

尽管老年患者其残留的肾功能在满足基础需要的情况下可以避免严重的氮质血症或尿毒症,但可用于经受严重水、电解质失衡的肾功能储备是很有限的。老年患者对葡萄糖的最大吸收速率降低。肾脏保钠的能力较差,肾素-血管紧张素-醛固酮系统反应迟钝、肾单位减少、每肾单位溶质负荷加重均可能是造成其保钠能力下降的原因,故老年患者易于出现低钠血症。但老年患者肾小球滤过率降低,对急性钠负荷过重不能适应,也可造成高钠血症。老年患者肾素-醛固酮反应迟钝(功能性低醛固酮症),肾小球滤过率又明显下降,存在发生高钾血症的潜在危险;但另一方面,由于脂肪组织的减少,降低了全身可交换钾的储备,又易于出现医源性低钾血症。

3.对抗利尿激素的反应性下降,水中毒危险增加

老年患者肾浓缩功能降低,保留水的能力下降,其原因除肾小球滤过率降低外,可能还有肾髓质血流量相对增加从而降低髓质中渗透浓度梯度和逆流倍增机制的效能,也可能还存在某种缺陷使肾小管内溶质不易进入髓质间质。老年患者对抗利尿激素的反应较低,正常情况下血中抗利尿激素的浓度高于青年人,抗利尿激素水平约每年增高 0.03 ng/L。老年患者对抗利尿激素不敏感,其远曲小管和集合管上皮细胞管周膜上的 V_2 特异受体对抗利尿激素的反应减弱。由于老年患者保留水的能力下降,若有对水摄入的限制或因口渴感缺乏而摄入不足可出现高钠血症,其次应激反应所致抗利尿激素过度分泌或某些药物影响水的排出,也使老年患者有发生水中毒的危险,此外,老年患者常有潜在性酸中毒。

4.对肾毒性药物的耐受性下降

老年患者的肾血流的供应降低和心排血量的重新分布无疑增加了肾对缺血的易感性。而老年外科患者约30%原有肾功能改变,肾疾病不仅增加围术期急性肾功能不全的危险,也影响许多麻醉药和辅助药的作用时限。老年患者的肾功能改变对药代动力学的主要影响是需经肾清除

的麻醉药及其代谢产物的消除半衰期延长。从老年患者肾功能改变的情况,提示我们进行液体治疗时必须注意:①维持老年患者的水、电解质和酸碱平衡要进行适当的监测、精确的计算和调节;②对经肾排泄的药物要注意调整剂量;③尽可能避免增加肾脏过多的负担,避免使用有肾毒性的药物。

(三)血液系统

在无疾病的情况下,增龄老化对于循环中的红细胞总量、白细胞计数、血小板的数量或功能和凝血机制均极少影响。骨髓总量和脾脏体积随年龄增长而渐行缩减,这使老年患者对贫血时红细胞生成反应减弱、红细胞脆性增加,故对贫血的耐受性下降。因此在大量失血时要注意补充失血量以维持携氧量和重要脏器的灌注。

二、老年患者围术期的液体治疗

(一)围术期的体液改变

健康的老年患者围术期的液体改变与年轻人相似,主要包括每天正常生理需要量、术前禁食后液体缺少量、麻醉手术前存在的非正常液体丢失量、失血量、呼吸道蒸发以及手术期间液体在体内的再分布与创面蒸发失液。

1.麻醉前后禁食引起的体液缺少量

以每小时计算,第一个 10 kg,液体容量为 4 mL/kg;第二个 10 kg,液体容量为 2 mL/kg;以后每个 10 kg,液体容量为 1 mL/kg。70 kg 患者,禁食 8 小时,则围术期麻醉术前禁食后液体缺少量为($4\times10+2\times10+1\times50$)mL/h$\times$(8 小时禁食)=880 mL。围术期生理需要量应从禁食时间开始计算,直至手术结束时间。但老年患者由于新陈代谢较慢,实际需要量可能会偏少,一般为 500 mL 左右。

2.不同手术创伤的液体再分布和创面失液

小手术创伤,额外体液需要量为 0~2 mL/kg;中手术创伤(如胆囊切除术),额外体液需要量为 2~4 mL/kg;大手术创伤(如肠道手术),额外体液需要量为 4~8 mL/kg。麻醉手术期间体内的液体再分布,如部分体液进入第三间隙,血管内部体液转移可导致血管内容量明显减少。烧伤、严重创伤患者、手术分离、腹膜炎常继发性引起大量体液渗出浆膜表面(形成腹水等)或进入肠腔内。这种体液的再分布,使体液进入细胞外液非功能性结构内,这些非功能性结构的体液不在体内起调节作用。同时要了解手术分离操作的程度,广泛分离会引起淋巴液明显丢失。一般 2 小时之内老年患者的腹部手术,如出血不多,从麻醉诱导开始至手术结束输液为 1 000~2 000 mL,其中晶体为 1 000~1 500 mL,胶体为 500 mL。

(二)围术期的液体治疗

健康老年患者的血容量和血浆容量改变不大,大多能够保持水、电解质和酸碱平衡。但因肾血浆流量、肾小球滤过率和肾小管的重吸收和分泌功能以及肾素-血管紧张素-醛固酮系统功能减退,应激时保持稳定的机制削弱,在疾病影响下易于出现血浆钠、钾和酸碱平衡失常以及血容量不足。麻醉前宜常规检查血清电解质,仔细评估血容量情况,如有异常应予纠正。

麻醉手术期间的液体治疗可针对性地分成两部分:围术期的生理需要量和麻醉手术期间失血和血管扩张补充量。除估算生理需要量之外,麻醉处理(如降压处理)、麻醉药物以及麻醉方法(连续硬膜外阻滞、腰硬联合麻醉和全身麻醉)是引起血管扩张的主要因素,并可导致有效血容量的减少。对于行择期手术的老年患者,硬膜外复合全麻下保留在血管中的液体多于单纯全麻,因为复合麻醉时中央室靶容量较小，液体能产生较大的稀释效应且在血管内保留时间长。关于这部分血容量的补充主要是依靠胶体，也有研究表明，在麻醉状态下麻醉分级Ⅰ～Ⅱ级老年患者实施晶体液 30 mL/kg 的体液治疗是安全的。若采用过多的晶体液补充会导致术后组织的水肿引起不良后果。有学者认为老年胃肠肿瘤患者围术期实施限制性补液方案能保护细胞免疫，继而减少围术期并发症的发生。

对于术中失血导致的血容量不足主要采用胶体，关于对老年患者麻醉期间输血需权衡利弊。过去多从携氧能力考虑，主张及时用等量全血补足术中失血。但老年患者对输血可能发生的不良反应耐受力比年轻人差，输血引起的乙型肝炎在老年患者潜伏期长而且病情严重、预后较差。适当降低血液黏度对脑和肾的氧供还有一定好处。普通成人血红蛋白<80 g/L 时应予输血，老年外科患者可相对放宽为血红蛋白<90 g/L，输注血小板的指征也应适当放宽为血小板 $<30 \times 10^9$/L。但对心室功能不全的老年患者，在血液稀释时难以增加心率和心肌收缩力来增加心排血量作为代偿，故宜尽可能使其血红蛋白维持在正常范围内。对老年贫血而心功能不全患者，还可考虑在输血的同时用利尿剂防止容量负荷过度。总之，麻醉期间输血还需根据具体情况个别化地作出决定。

麻醉期间需反复全面地评估血容量情况，除密切观察心率、血压、尿量、静脉压以及肺毛细血管楔压等指标外，必要时应用特殊监测手段进行评估，由于老年患者对血容量不足和容量过度负荷的耐受都比较差，心肾功能不全者更甚，故补液的速率和容量都要仔细慎重地掌握，既要及时补充液体又不可过量。有疑虑时采用"滴定法"，即在较短时间内以较快速度输入一定量的液体，同时密切观察血流动力学改变，以决定一段时间内输液的速率和数量。有时需反复"滴定"。正确应用"液体负荷试验"非常重要。应选择人工胶体溶液以 300～500 mL/h 速度或非糖晶体溶液以 500～1 000 mL/h 速度快速滴注，同时密切观察患者心率、血压及中心静脉压变化，若心率继续增快>10％和中心静脉压上升>0.4 kPa（3 mmHg），应警惕心脏功能不全、液体负荷过大；反之，心率逐渐减慢而中心静脉压无明显上升甚至略有下降，则提示有效循环血容量不足。对于合并心血管疾病的患者，特别是心功能储备差的患者，"液体负荷试验"的速度宜适当放缓，有时患者虽然体循环灌注仍有不足，但极差的心功能使之不能耐受快速的输液只能恒速逐渐补充并密切观察上述指标的变化趋势。如估计容量已补足而循环仍不稳定可用静脉滴注小剂量多巴胺或多巴酚丁胺支持。有研究报道，在老年高危手术患者，使用小剂量多巴酚丁胺较单纯补足液体能更好地维持组织的氧供，但在减少术后并发症和死亡率方面没有显著性差别。由于老年患者心泵功能和外周血管阻力自我调节能力的减弱，密切监测和目标指导下的液体治疗就成为保证冠状动脉的有效灌注和适宜的心脏前后负荷、维持心脏泵功能和调节外周血管阻力的关键。随着各种心血管功能监测指标的临床普遍应用，目标导向液体治疗已经取代了既往"宁少勿多"的经验治疗，成为老年重症患者液体治疗的基本原则。目标导向液体治疗是由多种容量管理方法衍生而来的新策略，是围术期液体管理的一种理念，其采用准确、实时、连续的监测手段，以已定目标指导输液，最大限度地维持有效循环血容量，稳定血流动力学，保证组织器官灌注及机体氧供等，已被证实可减少围术期并发症、缩短住院时间及改善疾病预后。因此，实施目标导向液体治疗的安全有效策略及准确可靠的指导参数成为近年来容量治疗领域探索的热点。目前有研究证实，围术期应用目标导向液体治疗可以显著降低术后恶心、呕吐、肠麻痹等并发症的发生率及缩短加强监护病房和住院时间。Scheeren 等采用多中心研究发现根据最佳每搏量变异指数和每搏量数值行目标导向液体治疗是可行的且能减少术后感染，继而减少器官功能衰竭。晶体或羟乙基淀粉均可用作实施目标导向液体治疗,后者和前者相比无优势。

在胶体和晶体液的选用方面,老年患者和年轻人并无差异,必要时也可使用高渗液。推荐选用乳酸钠林格液。有研究报道,使用生理盐水较乳酸钠林格液更易引起围术期高氯血症性酸中毒,这一现象虽不至于引起严重的不良后果,但在治疗过程中需要更多的碳酸氢盐和血液制品。而在常规补液中使用高渗生理盐水也易造成代谢性酸中毒,因此老年患者围术期的常规晶体液推荐使用乳酸盐林格液。此外,也有研究显示单纯使用晶体液的老年手术患者,与配合使用胶体液的相比具有更高的术后 C 反应蛋白、白细胞介素(IL-6、IL-8)及血浆和细胞内的黏附分子水平,由此推断使用胶体液可以显著减少老年患者术后炎症和内皮细胞损伤的发生。在脊麻下行全髋置换术的老年患者分别用 8 mL/kg 6% 羟乙基淀粉和乳酸林格液补充血管内容量前负荷,前者与后者相比能有效维持心排血量,说明胶体更能提高老年患者血流动力学的稳定性。但有学者则认为对老年手术患者应提高围术期管理以防止急性肾功能损伤,包括血流动力学平稳、避免使用肾毒性的药物。研究发现急性创伤患者输注 1.5 L 晶体或更多是产生致死率的独立危险因素,尤其在老年创伤患者高容量复苏会导致高致死率。

麻醉后维持正常的血容量也十分重要。使用椎管内麻醉的老年患者要注意麻醉消退后交感神经张力恢复使血管容量缩小,术后 2~3 天体内液体转移也可引起血容量改变。

三、特殊情况的液体治疗策略

(一)老年患者颅内高压的液体治疗

以前认为颅脑损伤伴发脑水肿与颅内高压,所以认为限制液体与钠的摄入量是"标准的液体疗法",限制每天输液总量在 2 000 mL 以内。因此常常造成患者的有效循环血量的不足和脑灌注压降低,脑缺血缺氧而病死率倍增;近年来则改变了这种观点,认为应根据不同病情与个体需要,适当地进行脱水与补液,即正规应用脱水制剂加"边补边脱"的液体疗法能够降低患者病死率。输入液量主要是以急性颅内高压的病情来决定,脑水肿伴有心、肺、肾疾病尤其有心、肾功能障碍者,应适当控制液体总量,液体需要量为 25~35 mL/(kg·d)。急性颅脑损伤酸中毒有时达重度或极重度,增加血-脑屏障通透性而使脑水肿加重、颅内压增高。因此,对脑水肿患者应及时纠正酸中毒,使 pH 达到稍偏碱性为宜。在纠正酸中毒的过程中大量使用碳酸氢钠会使钾离子进入细胞内,在进行脱水治疗的同时尿量增多后排钾也会增加,血清钾常常骤降。因此在纠正酸中毒、补液与脱水治疗过程中,低钾血症的出现较迅速,血清钾下降幅度较大,应及时纠正。

(二)老年患者心脏病患者的液体治疗

老年患者心血管系统疾病发生率较高,重症心脏病或心力衰竭患者常伴有交感神经兴奋、儿茶酚胺和醛固酮分泌过多。儿茶酚胺增多使外周血管收缩、肾小球滤过率降低、尿量减少,从而使血容量增加;醛固酮增多,引起潴水、潴钠、排钾,导致外周水肿,循环血容量增多。同时,由于老年患者肾功能下降、肾素-血管紧张素轴反应性降低进一步加重水钠潴留,形成恶性循环,加重心脏负担。心脏病患者对液体负荷十分敏感,麻醉前血容量不足,全麻诱导和硬膜外阻滞后易发生低血压,而心功能差的患者输液过多过快,又会加重心脏负担导致肺水肿和心力衰竭。因此,对老年患者心脏病患者应综合分析心率、动脉压、中心静脉压或肺毛细血管楔压和尿量等监测指标,结合全身情况判断血容量。

对施行非心脏手术的老年患者,麻醉前记录中心静脉压值可作为围术期液体治疗的重要参考指标,结合心率和血压判断前负荷,进行必要的调整后再施行麻醉。尤其是老年冠心病患者消化道疾病进行腹部手术时。合并冠心病的老年患者行胃肠手术时实施目标导向液体治疗与传统液体治疗相比能缩短加强监护病房和住院时间以及促进胃肠功能的尽早恢复。

对施行体外循环心脏手术的老年患者,体外循环期间血液稀释使胶体渗透压下降,毛细血管通透性增加,有较多液体进入组织间隙而引起水钠潴留、微循环障碍和有效循环血量降低。考虑老年患者红细胞携氧能力降低,体外循环中保持血细胞比容稍高于成年人体外循环中血细胞比容水平,有助于降低术后血红蛋白尿和组织水肿的发生。老年患者血管弹性减低,舒张期顺应性下降,特别是冠状动脉血管的灌注压稍有下降就易发生冠脉缺血,因此体外循环中应采用高流量灌注[桡动脉压力监测维持灌注压在 $8.0 \sim 10.7$ kPa($60 \sim 80$ mmHg)],以维持良好的灌注压。体外循环中为确保微循环灌注,术中可用少量扩血管药物以预防血管收缩造成外周阻力增加而产生的组织灌注不良,从而保证组织充沛的血液灌注。此外,体外循环放血、术后机器血回输、血液保护药的应用和术后输入血小板均能减轻出血、渗血和减少库血用量,这些血液综合保护措施在老年患者体外循环中取得较好效果。

(三)老年患者胸腔手术的液体治疗

胸腔开放后,由于胸腔负压消失,影响静脉回流,会引起血压的下降。老年患者心排血量下降,对低血压的反应减退,血管弹性下降,外周循环阻力上升,易引起重要脏器的灌注不足,因此术中要注意维持灌注压。需行开胸手术的老年患者又常合并不同程度的心肺功能不全,对容量负荷敏感度增加,中心静脉压监测血容量、静脉张力和右心室的功能,虽可作为输液、输血的指标,但中心静脉压受到胸膜腔内压的影响,在伴有严重肺疾病或心瓣膜功能改变时不能反映左心功能,必要时可用肺动脉漂浮导管来监测肺动脉压、中心静脉压及心排血量。在液体选择方面,晶体液虽可以快速补充有效循环血容量,但在血管内维持时间短,输注后水将移至组织间隙,大量使用易引起术后肺水肿,使肺毛细血管楔压升高,因此应适当使用胶体。此外,术后第一个12 小时内的大量补液是引起开胸手术患者死亡的重要危险因素,尤其是肺切除术。因此,术中、术后都应注意控制补液量,既要满足正常生理需求及维持有效循环灌注,又应避免循环过负荷而加重心肺负荷和引起肺水肿。有研究提示:①老年患者在单肺通气下行食管癌根治术中,低血容量情况常见,需要进行容量治疗,但血管外肺水基础值较高,输液治疗需谨慎;②术中以胸腔内血容积为目标实施目标导向液体治疗,围术期如没有严重并发症,对血管外肺水无影响,并在术毕可使心排血量增加,肺血管通透性指数有下降趋势,单肺通气期间心排血量稳定;③老年食管癌患者在胸膜腔闭合状态下,从仰卧位改为侧卧位时,脉压变异较每搏量变异数值稳定。另有研究发现对心肺功能良好的行肺叶切除手术的老年患者,限制液体输注并加用小剂量缩血管药物的治疗作用与麻醉诱导期进行扩容治疗对低血压的预防作用相当,在麻醉诱导期适当扩容治疗并不增加肺水肿的风险,且更有利于组织的灌注。

(四)急性高容血液稀释

急性高容血液稀释即在手术开始前,快速输注一定量晶体或胶体液,使血液适度稀释,可减少术中血液有形成分的丢失。近年来急性高容血液稀释以其操作简单,节省时间,减少因同种异体输血可能导致的血液污染的优点,受到了医学界的广泛关注。在围术期进行急性高容血液稀释,具有血液保护作用,使麻醉期间血流动力学更加稳定,尤其适合术前血细胞比容偏高的患者,其中不乏老年患者。但有关老年患者应用急性高容血液稀释的安全性尚未定论,术前禁饮食引起的血容量不足和麻醉药物的心血管抑制效应是引起麻醉诱导期血流动力学剧烈波动的主要原因。老年患者因生命器官功能减退,代偿能力下降,更易发生血流动力学紊乱。近年来的研究结果显示,急性高容血液稀释虽然对老年患者的血流动力学有一定的影响,但对于无心肺疾病的老年患者,术中应用急性高容血液稀释是安全可行的。用6%羟乙基淀粉 15 mL/kg 术前容量治疗可减少麻醉诱导期的循环系统功能变化,增加了血容量储备,对老年患者凝血功能和肾功能无明显影响,同时可以减少术中、术后异体血输注。因此认为,年龄并不是影响急性高容血液稀释实施的主要因素,只要心肺功能正常,对老年患者行急性高容血液稀释不失为一种有效安全的措施。但是血液稀释后心排血量增加,血黏度降低,外周阻力降低和心血管交感神经兴奋会导致心脏前负荷明显增加,因而对老年患者不应快速输液,对有心肺疾病的老年患者行急性高容血液稀释时应谨慎,并加强监测,以免循环超负荷。

综上所述,老年患者尤其是重危患者必须应用目标导向液体治疗,加强液体治疗监测,主要监测内脏组织灌注和氧合程度指标如下。①血流动力学指标:心率、平均动脉压、心脏指数、尿量;②氧合及其衍生指标:动脉氧分压、混合静脉血氧分压、动脉血血氧饱和度、混合静脉血血氧饱和度、氧输送、氧耗量等;③代谢性指标:动脉血 pH、静脉血 pH、碱剩余、血乳酸等;④近期文献报道连续监测指标:脉搏灌注变异指数、收缩压变异度、脉压变异度以及每搏量变异度等。老年患者尤其是重危患者液体治疗时,必须综合应用多种临床指标精确实施不同情况下老年患者围术期的液体治疗,同时在补充血容量和其他液体丢失时,还应充分考虑维持电解质和酸碱平衡,正确选择胶体液与晶体液,确保老年患者围术期液体治疗的安全和有效。

(赵红梅)

第五节 老年人围术期的体温监测与调控

随着医学的进步和人们生活条件的改善,我国人均寿命明显延长。近年来的就诊人群中老年患者的比例在不断上升,接受手术的老年患者数量也日益增多,高龄已经不是手术的禁忌证。

体温是机体重要的生命体征。生理状态下,机体通过体温调节系统保持产热和散热的动态平衡,从而恒定维持体温。中心体温在(37±0.4)℃,是指内脏温度,以直肠或食管温度为代表。外周温度指皮肤温度在 27～32 ℃。但健康老年男性和女性的中心温度较健康青年男性和女性低 0.4 ℃。虽然差异有统计学意义,但在生理学上对机体没有影响。然而,老年患者围术期体温变化比青年患者更大,是由于老年患者生理功能的减退、手术室环境温度的变化、手术期间患者内脏、肢体大面积长时间暴露、大量补液输血以及麻醉药物抑制了老年患者的体温调节功能所造成的。围术期低体温和高体温都可诱发或导致严重并发症。因此,了解老年患者体温调节的变化、体温下降及升高的原因、体温变化对老年患者生理功能的扰乱以及积极采取调控体温的措施,对预防和处理老年患者与体温有关的并发症至关重要。

一、老年患者体温调节的变化

当机体在冷环境或热环境下,维持体温恒定几乎涉及全身所有系统,即心血管、呼吸、神经、内分泌、肾脏、骨骼肌和免疫系统的相互协同和整合。但随着年龄的增加,这些系统的功能会自然衰退,且在全身会出现功能共鸣性衰退,包括体温调节功能,如骨骼肌的衰老不仅会出现肌张力降低和收缩功能减退,而且会出现寒战产热减少,导致体温降低。外周动脉硬化不仅危害心脑

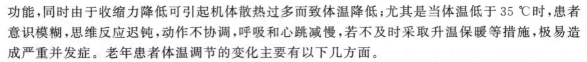

功能,同时由于收缩力降低可引起机体散热过多而致体温降低;尤其是当体温低于35℃时,患者意识模糊,思维反应迟钝,动作不协调,呼吸和心跳减慢,若不及时采取升温保暖等措施,极易造成严重并发症。老年患者体温调节的变化主要有以下几方面。

(一)老年患者心血管系统变化对体温调节的影响

皮肤的血液循环在皮下形成一个快速变化的保温层,靠近皮肤表面血流量的多少决定了保温层的厚度。流经皮肤的血流量越多,血流中的热量传导到体表的距离就越短,有利于机体在热环境中热量的散失。反之,流经皮肤的血流量越少,血液中热量传导到体表的距离就越大,有利于机体在冷环境中热量的储存。

1.老年患者对冷暴露皮肤血流量和散热的影响

皮肤血管的舒缩受交感神经活动的控制。青年人支配皮肤血管的交感神经放电频率增加,其末梢释放去甲肾上腺素和其共存递质神经肽Y与血管平滑肌上的肾上腺素α_1和α_2受体以及神经肽Y Y_1受体结合引起血管平滑肌收缩,使血管直径变小,而减少皮肤血液流量,使皮肤温度降低到接近环境温度,有利于减少机体在冷环境中热量的散失。另一个交感神经共存递质腺苷三磷酸(ATP)及其受体P_2X也参与平滑肌舒缩的调节,事实上这也是机体受到寒冷刺激时皮肤血管的反射性反应。

老年患者暴露于冷环境中,不仅能引起支配皮肤血管的交感神经的放电率明显降低,而且去甲肾上腺素合成和释放也减少,推测后者可能是随着年龄的增加,体内酪氨酸羟化酶的必须辅助因子生物效率降低,导致合成去甲肾上腺素减少。老年患者神经肽Y和ATP的合成与释放基本停止,交感神经释放共存递质功能几乎完全丧失。老年患者皮肤血管收缩功能减弱,在寒冷环境中保持热量的能力降低,从而导致体温下降。

2.老年患者对热暴露皮肤血流量和散热的影响

正常人暴露于热环境中,会引起皮肤和体温上升,伴随着交感缩血管纤维紧张性降低使皮肤血管舒张;如果体温持续上升,支配皮肤的交感舒血管神经纤维兴奋释放乙酰胆碱与血管平滑肌细胞膜上M受体结合引起血管舒张,进一步提高皮肤血液流量,促进皮肤散热。同时乙酰胆碱与汗腺上M受体结合后引起出汗反应,增加蒸发散热。

老年患者暴露于热环境中,血管反射性舒张开始的时间延迟,血管最大舒张力降低。用精氨酸酶抑制剂治疗能提高老年患者在热环境中的血管舒张反应。

用热刺激正常成人局部皮肤,使伤害性热觉瞬时感受器电位V_1传入神经纤维兴奋,能引起局部血液流突然短暂的增加。热刺激引起一氧化氮的释放使血管平滑肌舒张;一氧化氮也能抑制去甲肾上腺素能神经纤维的活动,使血管舒张。然后,血管舒张反应会逐渐减弱,目前不清楚反应减弱是血管舒张功能的降低还是血管紧张性的恢复。

老年患者对热刺激局部皮肤使伤害性热觉瞬时感受器电位V_1传入神经纤维兴奋引起局部血管舒张反应降低,这与老年患者全身热暴露时皮肤血管舒张反应减弱是相似的。其原因一方面是由于老年患者精氨酸生物利用率降低使一氧化氮合成减少,另一方面是由于活性氧族的积聚引起一氧化氮降解增多,降低老年患者在热环境中散热的能力,导致体温升高。

3.老年患者引起心血管系统变化对体温调节的影响

冷暴露或热暴露引起皮肤血流量的变化不是单一的皮肤血管反应,而是机体对内外环境温度变化引起心排血量重新分布和维持血压恒定的综合性心血管反应。老年患者暴露于热环境中,心排血量增加反应明显小于青年人,通常认为是老年患者肾上腺素能受体敏感性降低所致;

分布于心脏 β_1 受体敏感性也降低,影响与交感神经末梢释放的去甲肾上腺素的结合,使心脏的每搏输出量减少。老年患者在热环境中内脏血流量的增加多于皮肤血液流量的增加,这可能与老年患者内脏交感神经的紧张性放电减少引起内脏血管舒张有关。老年患者暴露于冷环境,心血输出量只有少量的增加;但血压较青年人升高,特别是从热中性温度区突然转移到冷环境中血压升高更明显,这与老年患者大动脉硬化有关。随着年龄的增长皮肤逐渐老化,真皮层萎缩变薄和皮下脂肪减少也是导致老年患者在冷环境中皮肤温度降低的原因之一。

(二)老年患者出汗功能的变化

在热中性温度区,总散热量等于产热量,临床上曾采用称患者体质量的方法计算每天的能量平衡。当环境温度高于皮肤温度时,皮肤传导、对流和辐射散热减少甚至停止,机体出汗散热。老年患者暴露于热环境中,全身和局部出汗反应减弱现象并不是在全身汗腺同时出现,而是随着年龄增大逐渐减弱,首先出现下肢出汗减弱,然后逐渐发展到躯干、上肢体,最后是前额。进一步研究发现,老年患者不仅热刺激激活汗腺的数量减少,而且汗腺分泌汗液的功能降低的更明显,这种现象是汗腺结构的变化(汗腺萎缩)还是汗腺对胆碱能纤维敏感性降低所导致出汗减少,目前不清楚。

(三)老年患者机体产热功能的变化

人体在冷环境中不断散热的情况下,要维持体温的恒定必须依靠机体完善的产热功能。人体产热主要是通过骨骼肌的战栗性产热及褐色脂肪的非战栗性产热完成。在冷环境中骨骼肌战栗产热量大约占机体总热量的 1/3,但这种产热作用随着机体的衰老产热量逐渐降低。老年患者骨骼肌产热减少的主要原因是在自然增龄过程中,多因素作用于神经肌肉链一个或多个环节引起骨骼肌的质量下降和肌张力降低。

机体除了骨骼肌的战栗性产热外,所有组织器官都有非战栗性代谢产热的功能,其中褐色脂肪 的代谢产热量最多,约占非战栗产热总量的 70%。人和动物在冷环境中,褐色脂肪的生热量是基础条件下的 2 倍。将啮齿类动物暴露在 10 ℃环境中 5 天后,褐色脂肪及解偶联蛋白 1 含量显著增加。这一过程是通过交感神经释放去甲肾上腺素与褐色脂肪细胞膜 β_3 肾上腺受体结合,激活细胞内腺苷酸环化酶,催化 ATP 生成 3',5'-环磷酸腺苷,触发褐色脂肪胞内脂滴中甘油三酯水解为甘油和脂肪酸,并在线粒体中氧化。褐色脂肪线粒体内膜上分布的解偶联蛋白 1 通过促进氧化呼吸链驱出的质子重新进入线粒体,而造成氧化磷酸化解偶联,使能量绕过 ATP 合成,产生热量以增加体温。因此,褐色脂肪是冷环境下非战栗产热的主要来源,在维持体内能量平衡和体温调节中起重要作用。

老龄大鼠的褐色脂肪和解偶联蛋白 1 均减少,可能导致老龄大鼠维持体核温度的能力下降 50%~60%,而出现低温现象。去甲肾上腺素可增加褐色脂肪线粒体中解偶联蛋白 1 的数量,说明褐色脂肪产热很大程度上受交感神经的调节。老龄大鼠交感神经的活动不仅未减弱,反而出现活动增强现象,说明交感神经传出到褐色脂肪的信号增强,但其引起褐色脂肪产热作用却减弱。给大鼠去甲肾上腺素后,青年大鼠耗氧量大于老龄鼠,表明同样强度的刺激作用于老龄鼠和青年大鼠的交感神经,青年大鼠产热效应要大于老龄鼠,提示这种现象可能与褐色脂肪的 β 肾上腺素受体变化有关。目前认为,老年患者在冷环境中产热减少主要与褐色脂肪细胞萎缩,褐色脂肪线粒体中解偶联蛋白 1 的数量和 β 肾上腺受体减少所致有关。

(四)老年患者皮肤温度敏感性的变化

准确地感知环境温度对启动冷暴露和热暴露引起的生理反应非常重要,特别是皮肤温度感觉能为维持体温的最佳恒定状态提供调节输入信号。但老年患者的温度敏感性随年龄增加而降低，尤其是热感觉比冷感觉降低的更明显。当老年患者所处环境温度降低到热中性温度区以下，并允许将室内温度调节到自我感觉舒适的温度时，其反应所需的时间比青年人长。青年人能够分辨 1 ℃左右的温差，而老年患者通常不能分辨＜4 ℃的温差，这样就不能及时将温度信号传入到体温调节中枢，因而也不能快速作出防御性体温调节反应。老年患者温度敏感性和温度感知能力降低的特点是先从下肢远端减弱，然后逐渐发展到上肢和躯干。

老年患者温度敏感性和温度感知能力降低的原因，可能与皮肤老化而引起皮肤温度感受器的密度降低、皮肤血流量减少、感觉神经纤维的损耗以及传导速度降低有关。在老年患者非暴露部位皮肤观察到，每 3 mm² 横截面积皮肤中的微小血管数量较青年人减少达 30％。在灵长类动物中发现，冷觉感受器的功能活动高度依赖氧的供给。所以，当老年患者皮肤微血管减少引起皮肤血液供应量降低，可导致供氧不足影响皮肤温度感受器的功能，最终可导致与年龄相关的温度敏感性降低。

用共聚焦显微镜在人体发现，神经纤维支配紧靠表皮下的真皮乳头层微血管，皮肤微血管循环功能降低，会直接影响温度敏感神经纤维的功能。目前认为外周神经纤维损耗以及传导速度降低也是老年患者温度敏感性降低的两个主要因素。在老龄小鼠外周神经和背根神经节中发现，由于参与动作电位上升支 80％内向电流形成的电压依赖性钠离子通道和参与体温调节的温度敏感性阳离子通道瞬时感受器电位 V_1 均明显减少，因而影响膜通道蛋白对外周传入信号的转导。另外，下肢神经钠离子通道和电位 V_1 减少更明显，与前面提到的老年患者下肢远端的温度敏感性降低最明显的临床特点一致。

（五）老年患者行为性体温调节的变化

人体体温相对恒定有赖于自主性体温调节和行为性体温调节的功能活动。在热中性温度区，体温的恒定主要依赖自主性体温调节。但在极端环境温度条件下，自主性体温调节则不能维持体温的恒定，而主要依赖于行为性体温调节。行为体温调节反应通常出现在自主性调节之前，只要皮肤温度感受器感受到环境温度的变化或眼睛看到以及耳朵听到温度变化的信息，就会增减衣服和打开保暖或降温设置。目前对于老年患者行为性温度调节的研究比较少，但通常认为老年患者行为性体温调节能力较青年成人降低，主要是老年患者温度敏感性的降低，延缓了对环境温度变化的感知，而延迟了行为性调节活动。另外，中枢神经系统的调节功能减弱也可能是行为性体温调节能力降低的原因之一。

总之，老年患者不仅体温调节功能降低，而且对高温和低温环境的耐受力也有限。其主要原因是：①体温调节几乎涉及全身所有系统，老年患者机体各系统功能的自然衰退在体内产生共鸣效应（包括体温调节系统），而影响了体温恒定的维持；②老年患者不仅动脉管壁硬化和弹性降低，而且暴露于冷环境中支配皮肤血管的交感神经放电率降低和去甲肾上腺素合成与释放也减少，使血管收缩功能减弱，引起机体散热增加，导致机体保持热量的能力降低；③老年患者冷暴露时战栗性产热能力减弱与衰老伴随骨骼肌质量降低和皮肤血流量减少有关；④老年患者褐色脂肪非战栗性产热能力减弱与褐色脂肪质量和（或）解偶联蛋白 1 水平降低有关；⑤老年患者暴露于热环境中散热功能降低与全身出汗减少和皮肤血管反射性舒张功能减弱有关；⑥老年患者行为性体温调节能力降低，主要由老年患者温度敏感性降低而延缓了对环境温度变化的感知和中枢神经系统的调节功能减弱所致。

二、围术期体温监测技术

(一)体温监测装置

1.热敏电阻和热敏电偶

目前最常用热敏电阻和热敏电偶电子温度计。热敏电阻体温测定仪其原理是把金属(如铜、镍、锰、锌)氧合半导体放置在探头的尖端,半导体电阻随温度变化而变化。当温度升高时其阻值下降,反之亦然。由于半导体半径<0.1 mm,电容很小,因此变化迅速。热敏电阻仪在5~45 ℃范围内精确度很高,可保持数年不变。

热敏电偶仪是由两种不同金属构成的一个环路,利用温差电现象来测定温度。环路中的两个电极接在不同温度中,一端接测温处,另一端接固定温度,产生电动力。产生电流的大小与温度差成正比。经过校准,可由电表指针直接读数,使用方便。

热敏电阻与热敏电偶测温仪具有测量精确,可直接连续读数、远距离测温的优点,并可用一个电路显示器和多个探测电极,同时测量几个部位体温,因此是麻醉手术期间最好的测温仪。

2.液晶测温计

液晶测温计是一条可以黏附于老年患者皮肤(常用额头)上的液晶贴带。液晶带由胆固醇组成,颜色随体温变化而读出温度,液晶带与其他单纯测量皮肤温度方法不同。由于外周温度常不能反映中心温度,所以必须考虑测温的部位。液晶带测温计具有价廉、非创伤性、能较理想的反映体温变化的趋势,然而当皮肤血管收缩时,尤其对恶性高热老年患者不能精确反映中心温度,虽然液晶带测温是一项新技术,其可靠性仍在研究之中。

3.红外线传感器

红外线温度探测器外观上似圆镜,可用来探测鼓膜温度,由于鼓膜温度与中心体温有较好的相关性,这种探头已逐渐普遍使用,表面有一层经过处理的塑料膜减少了老年患者之间交叉感染的机会。这种探头有以下缺点:①只能作不同时间段的测量;②探头需准确放置于鼓膜处,如置于耳道处,其测量值可能偏低。

4.玻璃管型汞温度计

玻璃管型汞温度计是常用于诊断的温度计,使用简便,其缺点是精确性差。若使用前汞柱未甩至适当水平之下,测温时老年患者有张口呼吸、测温前有饮冷热食物,或测温时间不够等,均易引起误差。测量腋下温度时,若上臂未能紧贴胸壁,腋下有空气流通,则所测体温偏低。经肛门测直肠温度时,若有粪便存留,也影响测温准确性。且汞温度计为玻璃制品,易破碎,有汞吸收中毒的危险。因此,除非无其他测温仪,目前一般不用于麻醉手术期间测温。

(二)测温部位

人体各部位的温度并不一致。直肠温度比口腔温度高0.5~1.0 ℃,口腔温度比腋窝温度高0.5~1.0 ℃。体表各部位的皮肤温度差别也很大。当环境温度为23 ℃时,足部温度为27 ℃,手为30 ℃,躯干为32 ℃,头部为33 ℃。中心温度比较稳定。由于测量部位不同,体温有较大的变化。在长时间手术、危重及特殊老年患者的体温变化更大。因此,围术期根据老年患者需要可选择不同部位连续监测体温。

1.耳鼓膜

鼓膜温度可反应脑的温度,因鼓膜有丰富的动脉血供,来自颈外动脉分支的耳后及颈内动脉,可表示脑内血流温度,试验证明鼓膜温度与血管运动反应、心率有密切关系。和其他测试中

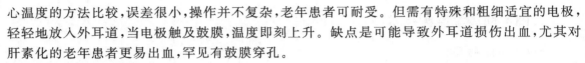

心温度的方法比较,误差很小,操作并不复杂,老年患者可耐受。但需有特殊和粗细适宜的电极,轻轻地放入外耳道,当电极触及鼓膜,温度即刻上升。缺点是可能导致外耳道损伤出血,尤其对肝素化的老年患者更易出血,罕见有鼓膜穿孔。

2.鼻咽和深部鼻腔

将测温探头置于鼻咽部或鼻腔顶部,都是监测体温常用部位。易受吸入气流温度的影响。如吸入冷空气,测得温度偏低;若吸入加热雾化的气体,鼻咽部温度可升高。由于鼻咽部黏膜血管丰富,操作时必须轻柔,以免损伤黏膜而出血。

3.食管

食管内测温与探头放置深浅关系较大。测温探头放置在食管上段,易受呼吸道气体温度的影响,所以不准确。探头正确放置的部位应在喉下24 cm,左心房和主动脉之间。可以反映中心体温或主动脉血液的温度。而且能迅速显示大血管内血流的温度。因此,心脏手术人工降温和复温过程中常监测食管温度,特别是对体表和中心温度的温差较大或终止体外循环后体温续降的判断很有用,尤其是观察复温是否恰当,以便根据温度测定结果采取相应措施,有实际意义。

4.直肠

是测量体内温度常用部位,测温探头应超过肛门6 cm。放置过浅在用降温毯降温和电热毯升温时,可直接影响测温结果,也受腹腔灌洗液及膀胱镜检查等的影响。人工降温或复温过程中,体温迅速改变时,直肠温度变化较慢,应引起注意。

5.膀胱

将探头放入膀胱测温比直肠测温能更好地反应中心体温。经常受尿液流速、泌尿、生殖器手术操作的影响,因此不常用。

6.口腔

将玻璃管水银温度计置于舌下即可测得,方法简单,但常受食物、高流量通气等因素影响。不适用于无牙昏迷、不能合作及危重老年患者。

7.腋窝

测温时必须将上臂紧贴胸壁使腋窝密闭,同时探头应放在腋动脉部位,测出的温度接近中心温度。受测量血压及静脉输液用药的影响。

8.皮肤

皮肤温度能反映末梢循环状况,在血容量不足或低心排血量时,外周血管收缩,皮肤温度下降。皮肤各部位温差很大,受皮下血运、出汗等因素影响。

记录皮肤温度图可确定交感神经阻滞的平面,也可区别外周神经急性期与慢性期损伤。

9.肌肉

恶性高热发作前,肌肉温度的升高往往先于其他部位的温度。目前已设计细针测温装置,可刺入三角肌连续监测肌肉温度,凡有特殊指征的病例可以选用。

10.肺动脉

应用肺动脉导管插入肺动脉测定混合静脉血温度是中心体温和血液温度最好的指标。因为这项监测技术创伤性大,一般与热稀释法测定心排血量同时使用。总之,麻醉期间常用的测温部位为鼻咽、直肠、食管和鼓膜。但前二者易受干扰,影响准确性。鼓膜温度虽能反应下丘脑温度,但易损伤耳道,因此常用于研究工作。目前食管下段被广泛接受为最佳体温监测部位,由于与主动脉相邻,基本上可代替大血管内血液温度(即中心温度)。

三、老年患者围术期低体温的原因

围术期体温低于 36 ℃称低体温。当体温在 34～36 ℃时为轻度低体温,低于 34 ℃为中度低体温。其发生率报道不一在 60%～80%。老年患者体温调节能力降低围术期低体温的发生率更高。虽然多数情况低体温并不构成生命威胁,但由于需氧增加,对于心血管功能储备不足的老年患者,其并发症和死亡率显著增加。严重低体温治疗无效,可发生室颤、心搏骤停等严重后果。

麻醉期间体温下降可分为三个时相,第一时相的表现典型,发生早与快,通常发生在麻醉诱导后 40 分钟内,中心体温下降近 1 ℃。主要原因为麻醉后发生血管扩张,机体热量中心向外周再分布的结果,但尚无热量丢失。第二时相是以后的 2～3 小时有一个较慢的温度下降过程,每小时丢失 0.5～1.0 ℃,是由于热量丢失到周围环境中。第三时相是患者体温与环境温度达到平衡状态时的相对稳定阶段,中心体温趋于稳定,冷热丧失达到最小。

常见老年患者围术期低体温的原因如下。

(一)术前体温丢失和产热不足

老年患者体温调节功能较差,其原因包括肌肉变薄,静息的肌张力较低,体表面积/体重之比增大、皮肤血管收缩反应能力降低及心血管储备功能低下。20～40 岁平均产热生成是每小时 167.4 J/m²(40 cal/m²),而 60 岁以上减少到每小时 125.5 J/m²(30 cal/m²)。老年患者疾病及创伤本身伴有血容量不足,组织摄取氧能力下降,机体产热减少,导致体温降低。

危重老年患者失去控制热丢失和产生热量的能力,极度衰弱的老年患者,往往体温过低,则死亡率增加。严重创伤老年患者易发生低体温,且创伤程度和中心体温呈负相关。休克时伴有体温过低死亡率明显升高。当皮肤的完整性受到损害如严重烧伤、剥脱性皮炎等使皮肤温度感受器受损、截瘫、尿毒症、糖尿病的老年患者均明显地对寒冷刺激敏感,热量丢失增加。黏液性水肿、肾上腺功能不足导致产热减少。

(二)室温

手术室温度对老年患者的体温影响较大,当室温低于 21 ℃时,老年患者散热明显增加。其原因是患者通过皮肤,手术切口、内脏暴露以及肺蒸发增加,使热量丢失占 15%～30%;通过患者的热量传导到冷手术台或其他接触物上丢失热量占 20%～35%;通过冷空气对流老年患者热量丢失占 15%～30%;通过辐射形式使老生患者热量丢失占 30%。手术时间长于 3 小时使体温下降至 34～36 ℃或更低。当室温>32 ℃时老年患者皮肤不容发挥对流、辐射散热作用导致体温升高。室温保持在 23～25 ℃对老年患者可维持正常体温。

(三)麻醉方式和麻醉用药

全身麻醉时的老年患者下丘脑调节机制、血管运动、寒战及其他反射均遭抑制,同时代谢率降低。热潴留及消散均与正常不同。全身麻醉使体温调节的阈值改变,冷反应自 37 ℃降至 34.5 ℃,热反应则自 37 ℃增至 38 ℃,阈间范围增大。但超过此范围,体温调节反应丧失。在此间范围内(34.5～38 ℃)老年患者依据体热的再分布和代谢产热和向环境散热而改变体温,即体温随环境温度而改变。此期间的低体温具有一定特征性。中心体温首先快速下降,一般于诱导后第 1 小时明显降低,随后缓慢线性降低,逐渐趋于稳定,基本保持不变。全身麻醉抑制了机体对温度改变的行为反应,包括有意识地增减衣服或离开过热过冷的环境。

区域阻滞麻醉可从多方面影响体温调控。区域阻滞后自主性温度调节功能下降,血管收缩与寒战阈值降低,阻滞区域的温度觉传入被阻断,从而影响体温调节反应。阻滞区域血管扩张、寒战反应消失,散热增加,寒冷防御的触发温度低于正常,因此体温降低的程度与阻滞范围有关。与全身麻醉相比椎管内阻滞麻醉的老年患者,手术后恢复正常体温的时间延长。蛛网膜下腔或硬膜外腔注入局麻药或镇痛药可降低脊髓温度调节中枢作用。末梢温度感受区亦能被局部或区域阻滞麻醉所阻断。已显示硬膜外腔注入舒芬太尼可抑制寒战和降低体温。

全身麻醉复合椎管内阻滞麻醉较单纯的全身麻醉或椎管内阻滞麻醉更早出现再分布低体温,线性期体温下降速度更快,更容易发生严重低温。

所有全身麻醉药物均可抑制下丘脑体温调节中枢,显著降低自主神经系统的温度调节能力。这种影响主要表现为热反应阈值轻度升高,而冷反应阈值显著降低。丙泊酚、瑞芬太尼及右美托咪定均可轻微增加出汗的阈值,显著降低血管收缩和寒战阈值,并呈线性变化。异氟烷和地氟烷可轻度增加出汗阈值,低浓度时抑制血管收缩和寒战的程度低于丙泊酚,而常规浓度时强于丙泊酚。氟烷或恩氟烷联合应用氧化亚氮和芬太尼时可降低血管收缩阈值,但对出汗和寒战无影响。健康成人用氟烷可降低外周血管收缩阈值 2.5 ℃,异氟烷降低血管收缩阈值为 1% 异氟烷降低 3 ℃,可显著降低寒战的最大反应强度。氧化亚氮麻醉对体温调节影响更大,但寒战的最大反应强度有所降低,寒战的增益几乎不受影响。七氟烷、恩氟烷和异氟烷产生一定程度的肌肉松弛,并抑制产热。肌肉松弛药的应用由于降低肌肉张力和抑制寒战,促使热量丢失。而咪达唑仑对体温调节反应的影响最轻。

(四)术中输液输血

术中静脉输注大量温度较低的液体,尤其是快速输入冷库血可使中心体温下降,通常患者输入 1 L 室温晶体液体或一个单位 4 ℃库血可使体温下降 0.25~0.5 ℃。当大量快速输血,以每分钟 100 mL 4 ℃库血连续输注 20 分钟,体温可降至 32~34 ℃,对老年患者可发生严重并发症。

(五)大量灌注液冲洗膀胱

老年患者经尿道前列腺切除术时,需大量灌注液冲洗膀胱,如灌注液不加温也可使老年患者体温降低,时有发生严重低体温。经尿道前列腺切除术手术期间,经尿道大量灌洗液可以引起老年患者低体温的发生机制:①前列腺内含有丰富的静脉丛,手术期间静脉窦开放,大量低于体温的灌洗液(21~22 ℃),通过开放的静脉窦进入血液循环,使中心体温下降;②大量持续膀胱冲洗,经过水的传导、对流,带走身体的大量热量,增加了机体额外热能的消耗,机体为维持体温的恒定,就要增加产热,产生寒战;③有报道经尿道前列腺切除术期间,当灌入 13 000 mL 灌洗液时,中心温度发生明显下降;随着灌洗液的速度及量的增加,当灌洗液达 26 000 mL 时,中心温度进一步下降。这可能与大量快速的液体吸收入血液后,机体散热超过了产热的速度,导致中心体温继续下降;④老年患者基础代谢率降低,重要器官已出现退行性变,产热减少,体温调节中枢功能有不同程度的下降,对大量进入体内的灌洗液代谢缓慢,造成低体温。

(六)其他

如用大量室温液体冲洗胸腔或腹腔也可使体温下降;肝移植术时冷灌注液冲洗后供肝植入及大量输血均可使体温降低;皮肤消毒时使用挥发性消毒液,热量的丧失;手术时间长,体表暴露面积大,手术切口大,肠管、腹膜及胸腹腔内容物暴露时间长;术前外科手术区域皮肤用冷消毒液擦洗,如裸露皮肤的面积大,时间长;长时间机械通气时吸入气体的温度和湿度未经加温湿化器处理,这些都使机体通过传导、对流、蒸发等方式不同程度的丢失体热导致低体温。

老年患者从手术室转入病房的运送途中,室外温度低于手术室温度热量会丢失,可导致体温下降。其影响程度与保温措施有关。目前认为一个重要的现象即所有手术后引起老年患者体温下降的原因已不存在时,而患者的中心体温仍在继续下降称迟发性体温下降。

四、老年低体温对生理功能的影响

低体温主要是降低氧耗量,体温每下降 1 ℃,氧耗量下降约 7%,有利于神经外科和主动脉内膜剥离术等手术的开展;低体温有利于脑复苏和移植器官的冷却保存,低体温可预防恶性高热发生,如一旦发生恶性高热也可显著减轻其严重并发症。低体温可发生不少并发症可引起寒战、低氧血症、心肌缺血、凝血紊乱、伤口感染、药物作用时间延长以及苏醒延迟等的影响。

(一)寒战对机体影响

寒战是麻醉期间患者低体温最常见的临床症状。在全身麻醉下,机体对于体温降低的反应一般表现不明显。待麻醉减浅至恢复期,代谢增强,交感神经功能亢进,机体代偿低体温的反应就明显表现出来,最突出的征象为寒战和血管收缩。寒战时氧耗量明显增加,可达静息时的 4～5 倍,如供氧不足,易出现低氧血症,造成混合静脉血氧饱和度下降,还可能出现心血管功能的不稳定和酸中毒。剧烈寒战可致伤口裂开,增加出血,颅内压和眼压升高而发生意外。寒战可明显引起全身不适,不少患者认为寒冷、寒战是手术后记忆最深和印象极差的回忆。

(二)低体温对呼吸功能影响

低体温使支气管痉挛,支气管分泌物增加;抑制延髓呼吸中枢,抑制咳嗽反射;使纤毛运动减弱,保护性气道反射减弱。老年患者呼吸肌力变弱,肺储备功能降低,呼吸频率和分钟通气量减少并降低呼吸中枢对低氧和高二氧化碳的通气反应。围术期低体温更易诱发肺部感染等呼吸系统并发症,而肺部感染是老年患者围术期死亡的高危因素之一。

(三)低体温对心血管系统的影响

低体温也是心血管系统并发症的常见原因,老年患者低体温发生血管系统并发症是正常体温者的 3 倍。低体温可直接抑制窦房结功能,抑制心肌收缩,减慢传导,心率、心排血量随体温下降而降低。体温 33 ℃以下时可使心房至心室的传导减慢,P-R 间期和 Q-T 间期延长,心律失常。体温 28 ℃时可发生心室颤动。低体温可使血中去甲肾上腺素浓度增加 3 倍,增强心肌和血管收缩,外周血管阻力增加,心肌做功和耗氧量增加,由此可引起心肌缺血和心律失常。

(四)对血红蛋白氧合的影响

低体温时血红蛋白对氧的亲和力增加,体温每降低 1 ℃,血红蛋白对氧的亲和力约增加 5.7%;由于低体温时 pH 增高,导致血红蛋白对氧的亲和力进一步增加,使氧离解曲线左移,少量溶解于血中的氧也被血红蛋白吸附,低体温时血液黏滞性增高从而增加了低灌注的危险,因此容易造成组织缺氧和血栓形成。

(五)对凝血功能的影响

低体温不直接影响血小板数量,但血小板功能会受到严重损害。体温轻度降低时血小板黏附和聚集功能异常,当体温低于 33 ℃时,酶活性和血小板功能均受到影响,引起凝血异常。

低体温通过影响组织因子和因子Ⅶa 形成复合物而对凝血酶生成的初始阶段有抑制作用。低体温时合成凝血因子的能力不足,出血时间延长。有报道体温每降低 1 ℃增加出血量 280 mL,围术期输血量增加 20%。

(六)对麻醉药物的影响

低体温时许多麻醉药物的药代动力学会延缓。低体温也会非常敏感影响代谢药物的酶。这些药物包括吸入麻醉药、肌肉松弛药和静脉麻醉药。低体温时吸入全麻药肺泡最低有效浓度降低,体温每下降1 ℃肺泡最低有效浓度下降5％。吸入全麻药组织可溶性是增加的,造成机体摄取更多,因而需要更长排出时间,如不注意易致麻醉过深。低体温时内脏血流减少,肝功能降低,依赖于肝脏代谢、排泄的药物半衰期明显延长;肾血流及肾小球滤过率减少,依赖于血浆清除的药物神经肌肉阻滞时间延长,患者体温下降2 ℃时维库溴铵的作用时间几乎是原来的两倍;患者体温下降3 ℃时,阿曲库铵的作用时将增加60％。低温体外循环期间罗库溴铵的作用时间也延长。中心温度每降低1 ℃,丙泊酚和芬太尼静脉给药浓度约增加10％和5％。低体温使麻醉药物的作用时间和恢复时间延长常易引起术后苏醒延迟。

(七)对手术伤口的影响

低体温引起与伤口愈合欠佳相关的并发症。其发生机制为:①低体温引起血管收缩。血管收缩使氧向皮下组织扩散的压力降低,这与伤口愈合直接相关;②轻度低体温损害了正常的免疫系统,尤其是T细胞介导而产生的抗体和中性粒细胞的氧化杀菌活性。在血管收缩和低氧区域依赖氧气而产生的氧自由基显著减少;③低温引起的蛋白质消耗和胶原合成减少可影响切口愈合。

(八)其他

体温过低增高对创伤老年患者的死亡率,术后低体温与负氮平衡及低钾血症有关。低体温可使一些病情加重,如镰形红细胞性贫血、雷诺病等,含冷凝集素老年患者及显微血管整形老年患者也须避免低体温。

围术期老年患者的低温引起的交感神经反应和肾上腺髓质反应可干扰心肌能量代谢,使老年患者心脏不良事件发生率明显提高,显著增加失血量和围术期切口感染,延长住院时间,影响多种麻醉药和肌肉松弛药的药代动力学及其作用,可能导致麻醉后苏醒延迟。低体温可影响脉搏血氧饱和度、躯体感觉诱发电位、运动诱发电位等神经系统功能的监测,对老年患者术后恢复和预后造成不良影响。

五、老年患者体温调控措施

加强围术期预防和保温的措施,维持老年患者体温平衡,减少低体温引起的并发症。虽然围术期有多种预防低体温的方法,然而单一的方法往往不能达到预期的效果。多种方法的结合应用是可以有效地预防低体温的发生。

(一)低体温的预防措施

(1)医务人员重视围术期的体温监测:目前我国麻醉医师对术中体温监测有了相当的重视,但还不够主要表现在除心血管、移植等大手术外,还没有做到围术期常规监测体温。美国麻醉医师学会围术期保温治疗指南建议,全麻超过30分钟及预期体温变化明显(如体腔手术、长时间大手术等)的区域阻滞麻醉患者,术中均应监测体温。老年患者都应连续监测体温。

(2)术前给予老年患者心理安抚和评估:术前给予老年患者心理安抚可以减少患者因紧张引起的对冷刺激的阈值下降。术前根据老年患者的病情、年龄、手术种类、胸、腹腔内脏暴露的面积、手术时间以及皮肤的完整性(如烧伤、皮炎、皮疹、压疮)等来评估手术期间是否有体温下降的可能以及其下降的程度,并制定保温措施,记录基础体温。

(3)寒冷天气老年患者从病房运送到手术室,推车和被服预热保持暖和,不让老年患者有寒冷感觉,更不能发生寒战。手术床垫被,覆盖毯子以及帽子也应预热,尽量减少体温丢失。

(4)手术室温度应维持在23～25 ℃,相对湿度为60％～70％。

(二)体表加温

1.被动隔离

由于代谢产生的热量大部分是通过皮肤丢失,因此,有效的无创性保温可降低皮肤热丢失。穿过皮肤的热量大部分是通过皮肤温度确定的,但热损耗不能简单地直接通过皮温得以计算。此外,确定热量传导只能通过中枢体温的变化,该温度受温度调节反应的影响,并在体内进行热量的再分布。通过辐射散热丢失的热量是整个围术期丢失热量的60%,手术室内温度决定了代谢热量丢失的速度,通过辐射、对流散热和手术创面蒸发散热而完成。主要通过减少皮肤散热,手术室内的温度23℃是患者正常体温需要的最低室温。通过增加手术室内温度来保持手术患者的体温是不切实际的方法。

手术室很容易获得的隔热物品有棉毯、手术巾、塑料膜、太空被等。每一层这些隔热物品大约可以减少30%热量丢失,而且隔热作用没有太大差别,保暖效果主要与所覆盖面积成正比,被动加温可以减少围术期患者丢失热量,但是不会给患者加热。

2.主动加温

(1)对流皮肤加温:充气加温是围术期最常用的方法。好的充气加温系统不会导致代谢热的丢失,而且可以通过皮肤给患者加温。即使在大手术中,充气加温通常也可以使患者保持正常体温,而且其效果比垫在患者下面的循环水加热更好。

然而,对一些特大的手术,充气加温也不能维持患者体温正常,特别是在肝移植、非体外循环下冠脉搭桥术、多发性创伤、截石位腹部大手术等。

(2)传导皮肤加温:放在患者身上或周围的循环水加温垫几乎可以完全阻断热量丢失。常用54 cm×15 cm可流动的循环水毯,水温可调控在40 ℃,循环水毯一条覆盖在老年患者身上,另一条垫在手术台上,老年患者就像"三明治",能产生有效的保温作用。但手术开始后覆盖的面积减少,同时垫在手术台上的水毯,由于人体重力作用压迫毛细血管使其保温作用减弱,但垫在手术台上的循环水毯仍然是目前最常用的术中保暖措施之一。

(三)血管内加温

因为是直接向身体的中心部位传输热量,血管内加温可能是热量传输的最佳方法。血管内加温系统包括一个热量交换器(通常通过股静脉插入下腔静脉和一个控制器)。可以向体内或体外传输热量的功率为400~700 W,因此是给患者加温或降温效果极佳的方法。但是这种方法是有创的,且极为昂贵,一般用于传导加热效果不佳的患者身上,如大面积创伤的患者。

(四)术中预防热量丢失

皮肤消毒液及冲洗液应加热,手术期间应用热盐水纱布垫盖在暴露的浆膜面上。切口手术巾的血液及时吸引并用干暖纱布覆盖,切口周围保持干净。

给老年患者用冷而干燥的气体通气,使呼吸道热量丧失增加,气体加温及湿化后吸入,可预防经呼吸道失热。面罩或气管插管提供温暖气体能通过纵隔和气管黏膜传递热量。呼吸蒸发器能传递高达40~46 ℃的吸入气体,而不引起黏膜热损伤,温热气体均能减少深部温度的进一步下降。

老年患者输入液体和库血的都应加温后再输入,最简单的方法是将输液器通过加热至38~40 ℃的水中,对低流速输入有效,高流速输入效果有限。目前国内外的各种血液加温器效果较好,尤其是可调控的血液加温器对高流速输入时加温效果也肯定,但价格较贵。经血液加温器输入的液体和血液只能预防因输液或输血导致的低体温,但不能改变已发生的低体温。胸、腹腔冲洗液,老年前列腺电切术膀胱灌注液都应加温后应用。

六、老年患者围术期体温升高

围术期高体温新陈代谢相应增高,体温每升高 1 ℃,新陈代谢增高 10%;而新陈代谢增高,体热产生也增加,体温更升高,两者互为恶性循环。体温升高使氧耗量增高,产生呼吸性及代谢性酸中毒,呼吸和心脏做功增加,同时由于蒸发出汗过多,造成血容量减少和电解质紊乱。由于上述病理生理,组织极易缺氧,尤其是心脑等重要器官缺氧,可产生低血压、面肌抽搐,惊厥等征象,严重缺氧可引起不可逆组织损害,甚至死亡。虽然恶性高热在老年患者发生率很低但一旦发生死亡率极高。故麻醉手术期间应作体温监测,如有体温升高,必须积极采取降温措施。

(一)围术期引起体温升高的因素

(1)手术室温度及湿度过高:室温高妨碍辐射传导和对流散热,湿度高影响蒸发散热,因而老年患者可有体热潴留,引起体温升高。夏季也可保持室温在 23～25 ℃,相对湿度 60%～70%,因室温高而导致体温升高已少见。

(2)手术时无菌巾覆盖过多:使皮肤辐射、传导、对流散热均难以进行,只能通过蒸发出汗散热。长时间手术灯光的辐射热可使老年患者体温升高,胸腹腔手术用热盐水灌洗或盐水纱布热敷,均可使体温升高。

(3)麻醉影响:抗胆碱能药物如阿托品抑制汗腺分泌,影响蒸发散热。全麻时诱导不平稳或麻醉浅,使肌肉活动增加产热增多。气管导管过细或未做控制呼吸,使呼吸肌做功增加。气管导管插入过深单肺通气、使二氧化碳潴留等都可使体温升高。

(4)老年患者基础情况:术前有发热、感染、菌血症、脱水等,均使体温升高。脓毒血症可引起低血压和全身血管扩张,细胞因子介导的炎症引起全身炎症反应同时存在高热。

(5)内分泌代谢异常:包括儿茶酚胺过量,如嗜铬细胞瘤、甲状腺功能亢进手术中如发生甲状腺危象、肾上腺皮质危象等体温可显著升高。

(6)中枢神经系统源性高热:包括创伤,指下丘脑损伤导致体温调定点的上调、脑器质性病变、脑外科手术在下视丘附近部位操作也可出现体温升高。

(7)骨髓腔放置骨水泥:可因化学反应引起体温升高。输入不相容的血制品引起免疫相关的输血反应如发热、溶血和白细胞凝集反应。

(8)保温和复温过度。

(9)恶性高热。

(二)术期高热的防治原则

(1)正确连续测温可做到早期发现体温升高,是预防术中高温的先决条件。

(2)术前根据老年患者的病情、年龄、麻醉及手术方式,合理选用抗胆碱能药物,术前已有发热的老年患者,应针对病因进行相应处理后再麻醉。

(3)不管是炎热的夏天还是寒冷的冬天手术室温度应控制在 23～25 ℃,不应过度保温和复温。

(4)麻醉诱导及维持力求平稳,不至麻醉过浅。维持正常的呼吸和循环功能,避免由于气管导管、呼吸机条件等原因引起的缺氧,尤其是二氧化碳潴留。

(5)不过度保温,术中胸、腹腔各种冲洗液、输血补液及吸入气体的加温应适度。

(6)由于脱水、输血补液反应等引起的高热作相应的处理。

(7)一旦发生高热首先要确定原因,在病因治疗的同时应用退热药物及体表物理降温,术中常用冰水湿敷体表物理降温,湿敷于前额及大血管处(颈部、腹股沟、腋窝等)或头下置冰袋。亦可用75％乙醇擦浴,物理降温时加深全麻深度,清醒老年患者需镇静或冬眠治疗。恶性高热典型症状是经硫喷妥钠静脉注射及琥珀胆碱诱导,但下颌肌紧张而不松弛,气管插管困难,以后在吸入氟烷或安氟醚过程中逐渐发生全身肌强直,随即突发高热(全麻后 20～40 分钟),体温升高速度很快,最高可升至 45～46 ℃。呼气末二氧化碳分压可超过 13.3 kPa(100 mmHg)。高热时出现心动过速、呼吸增快、血压下降、发绀等必须及时诊断积极治疗。

(赵红梅)

参 考 文 献

[1] 魏洪伟,张明阳,郭玲,等.临床麻醉与并发症处理[M].哈尔滨:黑龙江科学技术出版社,2022.

[2] 王春花.实用麻醉手术操作与护理[M].北京:科学技术文献出版社,2021.

[3] 种朋贵.现代临床麻醉学[M].昆明:云南科技出版社,2020.

[4] 谭明韬.临床麻醉技术与实用[M].长春:吉林科学技术出版社,2022.

[5] 张抗抗.现代麻醉基础与临床实践[M].昆明:云南科技出版社,2021.

[6] 徐铭军,刘志强,宋兴荣.妇产科麻醉典型病例分析[M].北京:科学技术文献出版社,2020.

[7] 徐知菲.临床急重症与麻醉学[M].西安:陕西科学技术出版社,2021.

[8] 韩丰阳.实用麻醉理论与操作[M].哈尔滨:黑龙江科学技术出版社,2021.

[9] 王建立.医学麻醉技术与手术麻醉实践[M].北京:中国纺织出版社,2022.

[10] 胡玉翠.实用临床麻醉学[M].哈尔滨:黑龙江科学技术出版社,2020.

[11] 赫赤,宗晓菲,王昭安.现代麻醉与临床实践[M].北京:中国纺织出版社,2021.

[12] 孙君隽,刘幸清,解小丽,等.新编麻醉技术与临床实践[M].开封:河南大学出版社,2021.

[13] 张冬梅.麻醉与疼痛[M].长春:吉林科学技术出版社,2022.

[14] 李婷.临床麻醉治疗与监护[M].长春:吉林科学技术出版社,2021.

[15] 贾庆山,马桂芬,高建国,等.现代麻醉技术与疼痛治疗[M].哈尔滨:黑龙江科学技术出版社,2022.

[16] 张学春.麻醉技术与临床实践[M].北京:中国纺织出版社,2020.

[17] 陈华永.临床麻醉与重症监护[M].长春:吉林科学技术出版社,2021.

[18] 徐少群,王帅,刘直星,等.现代临床麻醉技术与疼痛治疗[M].北京:中国纺织出版社,2022.

[19] 戴体俊,徐礼鲜,张丹参.实用麻醉药理学[M].北京:人民卫生出版社,2021.

[20] 冯艺,吴安石,左明章.麻醉科分册[M].北京:人民卫生出版社,2021..

[21] 叶建荣.临床麻醉技术与应用[M].北京:科学技术文献出版社,2020.

[22] 索光辉.现代临床麻醉学精要[M].天津:天津科学技术出版社,2021.

[23] 张春海,王家磊,高建国,等.临床麻醉与疼痛诊治[M].哈尔滨:黑龙江科学技术出版社,2022.

[24] 高静.麻醉理论与临床实践[M].天津:天津科学技术出版社,2021.

[25] 郑晖,石景辉.临床麻醉案例解析[M].北京:人民卫生出版社,2021.

［26］刘艳丽.现代医学手术麻醉与临床实践［M］.天津:天津科学技术出版社,2021.

［27］邱德亮.实用临床麻醉学精粹［M］.济南:山东大学出版社,2021.

［28］刘思洋.临床医学麻醉与围手术期处理［M］.北京:中国纺织出版社,2022.

［29］王群,张桂萍,程显玲.临床麻醉学实用指南［M］.天津:天津科学技术出版社,2021.

［30］张中军.现代麻醉学精粹［M］.济南:山东大学出版社,2022.

［31］姜开阳.现代麻醉学技术与处置要点［M］.南昌:江西科学技术出版社,2021.

［32］张飞蛾.现代疼痛治疗与麻醉新进展［M］.开封:河南大学出版社,2021.

［33］胡宝吉.临床麻醉学理论与实践［M］.天津:天津科学技术出版社,2021.

［34］王丽娟.实用临床麻醉技术［M］.哈尔滨:黑龙江科学技术出版社,2020.

［35］何巍,逯家宇,陈枝.临床外科与麻醉［M］.汕头:汕头大学出版社,2022.

［36］张颖,王立平,何晓艳,等.分析全身麻醉和椎管内麻醉在髋关节置换术中的麻醉效果［J］.中文科技期刊数据库医药卫生,2022(4):0001-0003.

［37］王永林.椎管内麻醉不同给药方法对剖宫产术中产妇优良率、不良反应分析［J］.中外女性健康研究,2022(3):63-64.

［38］杨萍.小儿手术麻醉中气管插管麻醉与喉罩麻醉的效果［J］.中文科技期刊数据库医药卫生,2022(4):0067-0069.

［39］普天伟.丙泊酚复合瑞芬太尼靶控静脉麻醉与传统静脉复合麻醉的临床应用对比［J］.山西医药杂志,2021,50(2):226-229.

［40］李翠,穆蕊,余剑波.麻醉药脑保护作用的研究进展［J］.中国当代医药,2021,28(27):35-38.